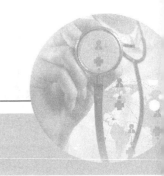

专科技能培训教程

儿科学分册

主　　编　刘利群　杨作成　李　瑛

副 主 编　李杏芳　陈淳媛　胡劲涛　段元冬　杨良春

编　　委（按姓氏笔画排序）

　　　　　王乐园　邓小鹿　田　朗　朱彦潼　向　军　刘利群
　　　　　刘沉涛　刘玲娟　江　杰　李　瑛　李　颖　李师君
　　　　　李杏芳　李卓颖　杨　辉　杨作成　杨良春　肖阳阳
　　　　　邹润梅　张星星　陈　芳　陈志衡　陈淑媛　陈淳媛
　　　　　罗雪梅　胡劲涛　段元冬　党西强　钱玉洁　席　琼
　　　　　曹　艳　董青艺　熊佳佳　戴红梅

编写秘书　李杏芳

人民卫生出版社
·北　京·

图书在版编目（CIP）数据

专科技能培训教程.儿科学分册 / 刘利群，杨作成，
李瑛主编.—北京：人民卫生出版社，2022.10
ISBN 978-7-117-33218-7

Ⅰ.①专…　Ⅱ.①刘…②杨…③李…　Ⅲ.①儿科学
—技术培训—教材　Ⅳ.①R

中国版本图书馆 CIP 数据核字（2022）第 102125 号

| 人卫智网 | www.ipmph.com | 医学教育、学术、考试、健康，购书智慧智能综合服务平台 |
| 人卫官网 | www.pmph.com | 人卫官方资讯发布平台 |

专科技能培训教程
儿科学分册
Zhuanke Jineng Peixun Jiaocheng
Erkexue Fence

主　　编：刘利群　杨作成　李　瑛
出版发行：人民卫生出版社（中继线 010-59780011）
地　　址：北京市朝阳区潘家园南里 19 号
邮　　编：100021
E - mail：pmph @ pmph.com
购书热线：010-59787592　010-59787584　010-65264830
印　　刷：北京汇林印务有限公司
经　　销：新华书店
开　　本：787×1092　1/16　　印张：26
字　　数：633 千字
版　　次：2022 年 10 月第 1 版
印　　次：2023 年 1 月第 1 次印刷
标准书号：ISBN 978-7-117-33218-7
定　　价：86.00 元
打击盗版举报电话：010-59787491　　E-mail：WQ @ pmph.com
质量问题联系电话：010-59787234　　E-mail：zhiliang @ pmph.com
数字融合服务电话：4001118166　　E-mail：zengzhi @ pmph.com

丛书前言

2020 年国务院办公厅《关于加快医学教育创新发展的指导意见》明确提出要"深化住院医师培训和继续医学教育改革"。临床医师在完成住院医师规范化培训后,需要进一步完成专科医师规范化培训,才能成为能独立从事某一专科临床医疗工作的专科医师。而专科技能作为临床实践能力的一环,在专科医师规范化培训及医护人员的继续医学教育中尤为重要。

中南大学湘雅医学院是久负盛名的老校,创办于 1914 年,是我国第一所中外合办的医学院,具备医学本科生、研究生、进修生、住院医师规范化培训等完整的学位教育和继续教育教学体系。中南大学湘雅医学院素来治学严谨,坚持把培养具有扎实的临床实践能力和高尚的职业精神作为教学的根本任务;各附属医院历来重视住院医师规范化培训,尤其在专科医师规范化培训上投入大量的人力和物力,培养了一大批专科高端人才,积累了丰富的专科培训经验。

目前尚无一套涵盖临床医学各专科的专科技能培训教材,为了更好地帮助医护人员提高专科技能操作水平,中南大学湘雅医学院召集各附属医院的临床专科教师,讨论需要撰写的专科技能培训项目和内容,编写了这套《专科技能培训教程》系列教材。

《专科技能培训教程》系列教材涵盖范围广、系统性强,综合了各专科的临床技能培训内容。丛书包括临床各专科和护理共 12 分册,是一套系统的临床专科技能培训教材。内容不但包括常见的各专科技能操作的规范流程、评估标准及操作易犯错误分析,还列出了目前常用的训练方法和相关知识测试题。每一个分册均附有操作视频等数字化资源,生动直观地将专科技能操作全方位多角度展示给学员,让学员有更加身临其境的感受。

本丛书汇聚了湘雅医学院各附属医院临床专家的智慧,紧跟各专科新技术的前沿,对提高各专科医师的专业技能水平有很大的帮助。适用于住院医师及专科医师规范化培训,亦可以用作高等医学院校的专科技能教学的指导用书。

本套丛书由于首次编写,难免有遗漏或错误之处,敬请读者及同仁不吝赐教,予以斧正,以资完善。

陈　翔　吴　静　陈俊香
2022 年 10 月

前　言

随着现代科学技术的高速发展,儿科临床诊疗新技术、新方法不断涌现。儿童支气管镜技术、胃肠镜技术、各种穿刺活检术、血浆置换技术、干细胞移植技术及体外膜氧合技术的应用,让儿科疑难疾病及危急重症的诊治水平迈上了新的台阶,使无数危急重症患儿得到救治。儿科医师需要具备扎实的理论知识、过硬的临床技能及最新的诊疗技术,才能更好地服务患儿。本书是专科技能培训教程系列教材的一分册,立足于儿科专科医师临床技能培训,旨在规范、提高儿科医师专科技能操作水平。

本书着重介绍了儿科临床中需要掌握的诊断技术、治疗技术及其临床应用,内容涵盖新生儿、呼吸、心血管、消化、肾脏、血液肿瘤、神经、遗传代谢内分泌、危急重症及儿童保健10个儿科亚专业。每章内容包括概述、操作规范流程、操作规范检查表、常见操作错误及分析、常用训练方法及培训要点以及相关知识测试题。另外,本书还配备了操作视频等数字化资源,直观地将各项操作全方位展示给读者。本书编写内容翔实,可操作性和实用性较强,可供儿科住院医师、研究生、主治医师等不同层次的人员作参考。

所有编委均来自中南大学湘雅医学院三个附属医院的儿科临床一线专家,他们多年来一直从事相关基本临床技能的操作和教学,具有丰富的实践经验。他们认真严谨、求真务实,为本书的顺利完稿贡献了力量,在此一并表示感谢。由于时间紧迫,书中可能存在不足和错误之处,恳请儿科领域的各位专家和广大读者指正。

刘利群　杨作成　李　瑛

2022 年 10 月

目　录

第一章

新生儿专业专科技能

新生儿复苏
技术（视频）

第一节　新生儿复苏技术

一、概述

新生儿窒息是导致全世界新生儿死亡、脑瘫和智力障碍的主要原因之一,正确规范的新生儿复苏能有效降低窒息的病死率、伤残率。1987 年,美国儿科学会和美国心脏协会联合建立新生儿复苏项目,制定了相应的新生儿复苏指南,随后在循证医学的基础上每 5 年修订一次。中国新生儿复苏项目专家组结合中国大陆实际情况,于 2005 年制定了《中国新生儿复苏指南》,并于 2011 年和 2016 年进行了两次修订。本节参照国内外最新的新生儿复苏指南,介绍目前最新的新生儿复苏技术。

二、新生儿复苏技术操作规范流程

(一) 适应证
适用于出生时窒息的新生儿以及需要呼吸循环支持处理的新生儿。

(二) 禁忌证
无明显禁忌证。

(三) 操作前准备
1. 患儿的准备　将新生儿置于预热辐射台上。
2. 物品(器械)的准备　新生儿复苏设备和药品齐全,单独存放,功能良好。根据复苏流程准备器械及物品,具体可参照新生儿复苏器械及用品快速检查表(表 1-1-1)。

(1)保温:环境温度 25~28℃,提前预热辐射保温台,准备预热的毛巾或毛毯、肩垫、温度传感器;若为早产儿还需准备帽子,胎龄<32 周的早产儿需要准备塑料袋或保鲜膜。

(2)清理呼吸道:吸引球或者吸痰管(10F 或 12F)、负压吸引装置(可提供负压 80~100mmHg)、胎粪吸引管。

(3)正压通气:正压通气装置(自动充气式气囊或 T- 组合复苏器)、足月儿和早产儿面罩、胃管(8F)、喉罩气道(可选)。

(4)供氧:氧源(氧流量 10L/min)、脉搏氧饱和度仪及传感器、空氧混合仪、目标氧饱和度值表格。

表 1-1-1 新生儿复苏器械及用品快速检查表

复苏措施	复苏器械和设备
保暖	预热辐射保温台
	预热毛巾或毛毯
	温度传感器
	帽子(早产儿)
	塑料袋或保鲜膜(胎龄<32 周早产儿)
清理呼吸道	吸引球
	10F 或 12F 吸痰管连接壁式吸引器(压力 80~100mmHg)
	胎粪吸引管
听诊	听诊器
通气	氧流量(10L/min)
	给氧浓度调整为 21%(如果是胎龄<35 周早产儿,氧浓度调整为 21%~30%)
	正压通气装置(自动充气式气囊或 T- 复苏组合器)
	足月儿和早产儿面罩
	8F 胃管和大号空针
氧气装置	常压给氧装置
	脉搏氧饱和度仪及传感器
	空氧混合仪
	目标氧饱和度值表格
气管插管	喉镜及 0 号和 1 号镜片(00 号,可选)
	导管芯(铁丝)
	气管导管(内径 2.5mm、3.0mm 及 3.5mm 规格)
	二氧化碳(CO_2)检测器(可选)
	卷尺和气管导管插入深度表
	防水胶布、插管固定装置
	剪刀
	喉罩气道(1 号)及 5ml 注射器(可选)
药物	1∶10 000(0.1mg/ml)肾上腺素
	生理盐水
	脐静脉插管和给药所需物品
其他	心电监护仪和电极片
	无菌手套

（5）气管插管：喉镜及 0 号和 1 号镜片（必要时准备 00 号）、气管导管（内径 2.5mm、3.0mm 及 3.5mm 规格）、导管芯、卷尺和气管导管插入深度表、气管导管固定的胶布、剪刀、二氧化碳（CO_2）检测器（可选）、喉罩气道（1 号）及 5ml 注射器（可选）。

（6）药物及给药装置：1 : 10 000 肾上腺素，生理盐水，脐静脉插管包，三通管，注射器（1ml、5ml、10ml、20ml、50ml）及针头。

（7）其他：无菌手套、心电监护仪和电极片、听诊器。

3. 操作者的准备　新生儿复苏需要团队合作，由熟练掌握新生儿复苏技术的新生儿科医师和产科医师共同讨论复苏方案，在新生儿出生前就做好准备。每次分娩时至少有 1 名熟练掌握新生儿复苏技术的医护人员在场，其职责是照料新生儿；高危分娩时需要组成有儿科医师参加的复苏团队（3~4 人），并进行分工；多胎分娩时，每名新生儿都应由专人负责。

（四）操作步骤

熟练掌握新生儿复苏流程图（图 1-1-1）中的每个环节，从新生儿出生开始，一边评估，一边进行复苏处理。

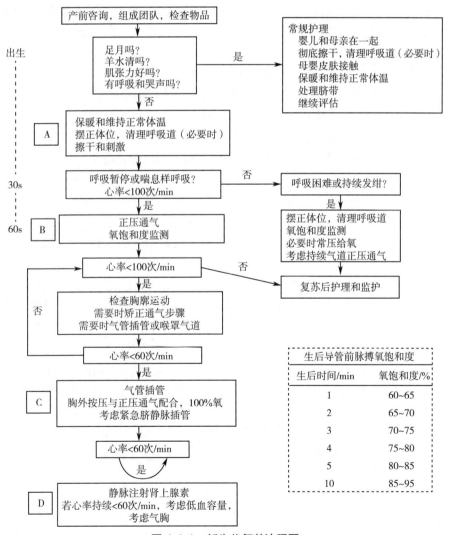

图 1-1-1　新生儿复苏流程图

1. 快速评估 新生儿出生后立即用几秒的时间快速评估以下 4 项指标：是否足月？羊水是否清亮？肌张力是否好？是否有哭声或呼吸？

若以上 4 项均为"是"，则进行常规护理（如婴儿和母亲在一起，彻底擦干身体，必要时清理呼吸道，母婴皮肤接触，保温和维持正常的体温，处理脐带，继续评估）。

若以上 4 项任何一项为"否"，则需要进行以下初步复苏。

2. 初步复苏

(1) 保温和维持正常的体温：用预热的毛巾或毛毯包裹新生儿，将其放在辐射保温台上。

(2) 摆正体位：新生儿应取仰卧位，采用肩垫使颈部轻度仰伸至"鼻吸气"位置，使咽后壁、喉和气道成一条直线。

(3) 清理呼吸道（必要时）：如口咽部有分泌物，用吸引器或吸痰管 (8F 或 10F) 先口咽后鼻腔清理分泌物，应限制吸引的深度和吸引的时间 (<10 秒)，吸引器的负压设置在 80~100mmHg 之间。

羊水胎粪污染的处理：当发生羊水胎粪污染时，首先评估新生儿有无活力（新生儿有活力需同时满足 3 个条件：呼吸有力、心率 >100 次 /min、肌张力好，否则为新生儿无活力）。如果新生儿有活力，按照上述方法清理呼吸道；如果新生儿无活力，则在 20 秒内气管插管及用胎粪吸引管吸引胎粪。

(4) 擦干和刺激：迅速擦干新生儿全身（助手协助一起，按"脸—头—躯干—四肢—后背"顺序擦干），并移走湿毛巾；如新生儿仍无呼吸或哭声，则用手拍打或手指弹新生儿的足底或摩擦其背部 2 次以诱发自主呼吸，重新摆正新生儿体位至"鼻吸气"体位。

初步复苏需在 30 秒内完成，随后进行评估：确认呼吸、心率，观察新生儿有无正常的胸廓起伏，助手听诊新生儿心率 6 秒，乘以 10，即得出新生儿每分钟心率。

3. 正压通气

(1) 正压通气的指征：呼吸暂停或喘息样呼吸，或心率 <100 次 /min。如果新生儿有呼吸且心率 ≥100 次 /min，但是有呼吸困难或持续发绀，在给予持续气道正压通气 (continuous positive airway pressure, CPAP) 或常压给氧后新生儿氧饱和度仍不能维持在目标值，可以考虑尝试给予正压通气。

(2) 正压通气的实施：EC 手法放置面罩后，采用自动充气式气囊或者 T- 组合复苏器进行正压通气，正压通气的频率为 40~60 次 /min，压力为 20~25cmH_2O，并大声喊口号："1(捏)、2(放)、3(放)"，以保证 40~60 次 /min 的呼吸。

(3) 给氧浓度：进行正压通气前，助手将脉搏氧饱和度仪的传感器接在新生儿的右手手腕或手掌中间表面。胎龄 ≥35 周的新生儿开始复苏时，空氧混合仪给氧浓度调至 21%。胎龄 <35 周的新生儿开始复苏时，空氧混合仪给氧浓度调至 21%~30%，流量调节至 10L/min。然后在脉搏氧饱和度仪的监测指导下，用空氧混合仪调整给氧浓度，使氧饱和度达到目标值。

(4) 矫正通气步骤：正压通气 3~5 次后，评估胸廓有无起伏，如胸廓起伏不良，则进行矫正通气步骤（"MRSOPA"）。逐步进行：

M：调整面罩（重新放置面罩与面部形成好的密闭）。

R：摆正体位（轻度仰伸位），再次判断有无胸廓起伏，如仍无起伏，则进行下一步操作。

S：吸引口鼻（用吸引球或吸痰管吸引口鼻）。

O：打开口腔（用手指打开新生儿的口腔），再次判断有无胸廓起伏，如仍无起伏，则进行下一步操作。

P：增加压力(每次增加 5~10cmH2O 直到达到胸廓运动，足月儿面罩通气最大的推荐压力是 40cmH2O)，再次判断有无胸廓起伏，如仍无起伏，则进行下一步操作。

A：替代气道(使用替代气道如气管导管或喉罩气道)。

(5)留置胃管：持续气囊面罩正压通气>2 分钟，需常规经口插入 8F 胃管，用注射器抽气，并保持胃管远端处于开放状态。

有效正压通气 30 秒后再次评估，如新生儿有自主呼吸且心率 ≥100 次/min，可逐步减少并停止正压通气，根据脉搏氧饱和度值决定是否常压给氧；如心率<60 次/min，则进行气管插管正压通气，并开始胸外按压。

4. 胸外按压

(1)胸外按压指征：经过 30 秒有效的正压通气(可见明显的胸廓起伏)，心率仍低于 60 次/min。

(2)气管插管：胸外按压前需进行气管插管。足月儿使用 1 号镜片，早产儿使用 0 号镜片。操作者左手持握喉镜；保持新生儿头部呈"鼻吸气"体位，整个操作过程持续予以常压给氧；喉镜镜片沿着舌面右侧滑入，将舌推至口腔左侧，推进镜片直至尖端到达会厌软骨谷；轻轻提起镜片，寻找声门，声带看起来像反向的字母"V"；待声门开放，插入气管导管管端直至声带线达到声门水平；撤出喉镜，将导管紧贴新生儿上颚，如有金属芯，将金属芯导丝从导管中撤出；气囊正压通气判断气管导管位置。以上步骤需在 30 秒内完成。

(3)胸外按压操作：采用拇指法给新生儿实施胸外按压。胸外按压位置：胸骨下三分之一。体表标志：双乳头连线中点下方，避开剑突。拇指并列或叠压在一起放置在按压点处，双手合抱婴儿胸廓，将手指置于婴儿背部提供支撑。按压深度为胸廓前后径的 1/3。胸外按压与气管插管正压通气配合进行，比例为 3:1，大声喊口号："1、2、3、吸"。1 分钟内需完成 90 次按压及 30 次正压通气。

胸外按压时给氧浓度上调至 100%，胸外按压 60 秒后再次评估：如心率 ≥60 次/min，停止胸外按压，以 40~60 次/min 的频率继续正压通气，给氧浓度可下调至 40%；如心率<60 次/min，检查正压通气和胸外按压操作是否正确，是否给氧浓度为 100%，如通气和按压操作皆正确，第二助手应紧急行脐静脉插管，给予肾上腺素。

5. 药物

(1)肾上腺素

1)给药指征：在 30 秒有效正压通气和 60 秒胸外按压配合气管插管正压通气后，心率仍<60 次/min，考虑给予肾上腺素。

2)给药途径及剂量：肾上腺素首选静脉途径给药，剂量为 1:10 000 溶液 0.1~0.3ml/kg (0.01~0.03mg/kg)，脐静脉给药后予生理盐水 1ml 冲管。在脐静脉途径建立的过程中，可先经气管导管内给肾上腺素 1 次，剂量为 1:10 000 溶液 0.5~1.0ml/kg，气管导管内给药后快速正压通气 3~5 次，促进药物吸收。肾上腺素可每 3~5 分钟重复应用 1 次。

(2)扩容剂

1)给药指征：有低血容量、怀疑失血或新生儿休克(苍白、脉搏微弱、前胸皮肤毛细血管再充盈时间>3 秒)的新生儿在对其他复苏措施无反应时，可考虑使用扩容剂，推荐生理盐水。

2)给药途径及剂量：生理盐水，首次剂量为 10ml/kg，经脐静脉或骨髓腔途径 5~10 分钟内缓慢推入,必要时可重复扩容 1 次。

3)脐静脉插管:沿脐根部打一个松的结,如在切断脐带后出血过多,可将此结拉紧。在夹钳下离皮肤约 2cm 处用手术刀切断脐带,可在 11、12 点钟位置看到大而壁薄的脐静脉。脐静脉导管连接三通管和 5ml 注射器,充以生理盐水,导管插入脐静脉 2~4cm,见抽吸有回血即可。早产儿插入导管可稍浅一些。

给药过程中,持续予以胸外按压,配合气管插管正压通气,每 30 秒评估 1 次,如心率 ≥ 60 次 /min,则停止胸外按压,以 40~60 次 /min 频率继续正压通气,给氧浓度可下调至 40%,并在脉搏氧饱和度仪的监测指导下调整给氧浓度;如心率 ≥ 100 次 /min,则减少正压通气的频率及压力,观察自主呼吸情况,若患儿自主呼吸好,可拔除气管导管,转新生儿重症监护病房(neonatal intensive care unit,NICU)进行复苏后处理。

(五)并发症及处理

1. 新生儿气胸　正压通气压力过大容易并发新生儿气胸,控制正压通气的压力,尽量采用 T- 组合复苏器进行正压通气,并注意正压通气与胸外按压的配合。如果在复苏过程中,对复苏措施效果欠佳,双侧胸廓及呼吸音不对称,需警惕新生儿气胸的可能,必要时予以胸腔穿刺抽气。

2. 肋骨骨折　胸外按压位置不当或压力过大,可能导致新生儿肋骨骨折。故操作时应确保胸外按压位置为胸骨下 1/3,体表标志为双乳头连线中点下方,避开剑突;按压深度为胸廓前后径的 1/3。

3. 高氧损伤　新生儿,尤其是早产儿,对高动脉氧分压非常敏感,容易出现高氧损伤,如早产儿视网膜病变(retinopathy of prematurity,ROP)、支气管肺发育不良(bronchopulmonary dysplasia,BPD)等,因此新生儿复苏中应注意用氧安全。胎龄 ≥ 35 周的新生儿开始复苏时,空氧混合仪给氧浓度应调至 21%;胎龄 <35 周的新生儿开始复苏,空氧混合仪给氧浓度调至 21%~30%。然后在脉搏氧饱和度仪的监测指导下,用空氧混合仪调整给氧浓度,使氧饱和度达到目标值。复苏后定期眼底检查随访。

4. 胎粪吸入综合征　羊水胎粪污染时,新生儿复苏后容易并发胎粪吸入综合征。当羊水胎粪污染时,如果新生儿无活力,应在 20 秒内进行气管插管及用胎粪吸引管吸引胎粪。

(六)操作注意事项

1. 新生儿复苏过程中注意保温,胎儿娩出前调节环境温度至 25~28℃,提前预热辐射保温台、毛巾或毛毯,在辐射保温台上进行复苏,及时擦干,早产儿戴帽子,胎龄 <32 周的早产儿可用塑料袋或保鲜膜包裹躯干部及四肢保温。

2. 正压通气时需判断是否为有效通气,有效通气的表现为胸廓起伏良好、心率迅速增快。如达不到有效通气,则需做矫正通气步骤("MRSOPA")。

3. 复苏过程中注意给氧浓度的选择,在脉搏氧饱和度仪的监测指导下,用空氧混合仪调整给氧浓度,使氧饱和度达到目标值。

4. 胸外按压与气管插管正压通气配合进行,比例为 3:1,注意胸外按压及正压通气的频率,避免胸外按压的中断。

(七)相关知识

大部分新生儿不需要干预即可完成从宫内到宫外环境的过渡,约有 10% 的新生儿在出生时需要额外帮助才能开始呼吸,约有 1% 的新生儿需要使用各种复苏技术才能存活。由于不是每次复苏均能提前预测,因此在每次分娩现场至少要有 1 名熟练掌握新生儿复苏技术的医护人员在场,每个分娩的新生儿均应立即进行快速评估,以决定其是进行常规护理还是初步复苏。

三、新生儿复苏技术规范检查表

新生儿复苏技术规范核查、评估见表 1-1-2、表 1-1-3。

表 1-1-2　新生儿复苏技术规范检查核查表

项目	内容	是	部分	否
操作前准备	产前咨询			
	组建复苏团队,并分工			
	物品和器械的准备: 预热辐射保温台、毛巾或毛毯、肩垫、温度传感器;早产儿准备帽子,胎龄<32 周早产儿准备塑料袋或保鲜膜			
	吸引球或者吸痰管(10F 或 12F)、负压吸引装置(可提供负压 80~100mmHg)、胎粪吸引管			
	自动充气式气囊或 T- 组合复苏器、足月儿和早产儿面罩,胃管(8F),喉罩气道(可选)			
	氧源,脉搏氧饱和度仪及传感器,空氧混合仪,目标氧饱和度值表格			
	喉镜及 0 号和 1 号镜片(必要时准备 00 号)、气管导管(内径 2.5mm、3.0mm 及 3.5mm 规格)、导管芯、卷尺和气管导管插入深度表、气管导管固定的胶布、剪刀、二氧化碳(CO_2)检测器(可选)			
	1:10 000 肾上腺素、生理盐水、脐静脉插管包、三通管、注射器(1ml、5ml、10ml、20ml、50ml)及针头、无菌手套、心电监护仪和电极片、听诊器			
操作过程	快速评估:是否足月? 羊水是否清亮? 肌张力是否好? 是否有哭声或呼吸?			
	初步复苏:保温和维持正常的体温			
	初步复苏:摆正体位			
	初步复苏:清理呼吸道(必要时)或胎粪吸引			
	初步复苏:擦干和刺激,重新摆正体位			
	正压通气的指征及实施			
	连接脉搏氧饱和度仪			
	给氧浓度的选择			
	矫正通气步骤			
	胸外按压的指征及实施			
	气管插管			
	药物的指征及实施			
	脐静脉插管			
	停止胸外按压,继续正压通气			
	停止正压通气			
操作后处置	转 NICU 进行复苏后的处理			
	书写新生儿复苏记录			

表 1-1-3　新生儿复苏技术规范检查评估表

项目	5分	4分	3分	2分	1分
操作过程流畅度					
操作检查熟练度					
人文关怀					

评分标准：

5分：操作过程清晰，操作熟练流畅。掌握新生儿复苏适应证，操作前物品准备齐全，复苏流程熟练清晰，评估分析正确，操作手法准确，过程流畅，无并发症；人文关怀到位。

4分：介于5分和3分之间。

3分：操作过程基本清晰，大致完成操作流程。操作前重要物品准备齐全，复苏流程基本清晰，评估分析正确，操作手法基本掌握，无明显并发症；有人文关怀。

2分：介于3分和1分之间。

1分：操作过程不熟练，不能完整完成操作流程。操作前物品准备不齐全，复苏流程不熟悉，评估分析不准确，操作手法有误，出现并发症；人文关怀不到位。

四、常见错误操作及分析

1. 新生儿复苏流程错误　新生儿复苏流程有别于儿童及成人心肺复苏流程，新生儿复苏流程在"ABCD"复苏原则下，包括4个步骤：快速评估和初步复苏、正压通气和脉搏氧饱和度监测、气管插管正压通气和胸外按压及药物和/或扩容。新生儿复苏需严格按照新生儿复苏流程进行。

2. 新生儿复苏过程中通气建立不充分　有效的通气是新生儿复苏成功的关键，在建立有效通气前，不应进行胸外按压及使用药物。新生儿复苏开始通气时即刻连接脉搏氧饱和度仪，并观察胸廓是否起伏，如胸廓起伏不好，则进行矫正通气步骤。

五、目前常用训练方法及培训要点

目前多采用新生儿窒息复苏模型进行操作训练，亦可采用"SimBaby高级模拟人"进行模拟训练，能更好地模拟新生儿窒息的各种场景，适用于儿科医师的培训。

六、相关知识测试题

1. 新生儿复苏过程中，下列措施中最重要、最有效的是

A. 心脏除颤　　　　　　　　　　　B. 扩容

C. 建立有效通气　　　　　　　　　D. 使用肾上腺素

E. 胸外按压

2. 新生儿复苏时，胸外按压的指征是

A. 心率<60次/min

B. 心率<80次/min

C. 心率<100次/min

D. 有效通气30秒后心率仍<60次/min

E. 有效通气30秒后心率仍<100次/min

3. 新生儿复苏时,胸外按压与人工通气比为
    A. 3 : 1　　　　　　　　　B. 15 : 1　　　　　　　　　C. 15 : 2
    D. 30 : 1　　　　　　　　　E. 30 : 2

4. 新生儿复苏经脐静脉途径使用肾上腺素的浓度及剂量为
    A. 1 : 1 000 肾上腺素 0.1~0.3ml/kg
    B. 1 : 1 000 肾上腺素 0.5~1.0ml/kg
    C. 1 : 10 000 肾上腺素 0.1~0.3ml/kg
    D. 1 : 10 000 肾上腺素 0.5~1.0ml/kg
    E. 1 : 10 000 肾上腺素 0.1~0.3mg/kg

5. 胸外按压配合正压通气时,口号"1、2、3、吸"的耗时为
    A. 1 秒　　　　　　　　　　B. 2 秒　　　　　　　　　　C. 3 秒
    D. 4 秒　　　　　　　　　　E. 5 秒

答案: 1. C　2. D　3. A　4. C　5. B

(董青艺)

第二节　新生儿换血技术

一、概述

新生儿换血技术是治疗新生儿严重高间接胆红素血症最迅速的有效方法之一。主要用于重症母子血型不合的新生儿溶血病,可换出血液中部分游离抗体和致敏红细胞,减轻溶血,并迅速降低血清胆红素水平,防止发生胆红素脑病,同时可纠正贫血,改善携氧功能,防止发生心力衰竭。新生儿换血技术还可用于葡萄糖 -6- 磷酸脱氢酶(glucose-6-phoshate dehydrogenase deficiency,G-6-PD)缺乏或其他原因所致的严重高间接胆红素血症。

二、新生儿换血技术操作规范流程

(一) 适应证

以间接胆红素升高为主的严重新生儿高胆红素血症,尤其是母子血型不合溶血病所致的高胆红素血症是新生儿换血技术最常见的适应证。此外,部分换血也是换血疗法的一种,可用于新生儿红细胞增多症。新生儿高间接胆红素血症和 / 或母子血型不合溶血病的换血指征如下。

1. 出生胎龄 35 周以上的早产儿和足月儿可参照 2004 年美国儿科学会推荐的换血参考标准(图 1-2-1),出生体重 <2 500g 的早产儿换血标准可参照表 1-2-1。在准备换血的同时先给予患儿强光疗 4~6 小时,若血清胆红素水平未下降甚至持续上升,或对于免疫性溶血患儿在光疗后血清胆红素水平下降幅度未达到 34~50μmol/L(2~3mg/dl),立即给予换血。

2. 严重溶血,出生时脐血胆红素 >76μmol/L(4.5mg/dl),血红蛋白 <110g/L,伴有水肿、肝脾大和心力衰竭。

3. 已有急性胆红素脑病的临床表现者,不论胆红素水平是否达到换血标准,或是血清总胆红素(total serum bilirubin,TSB)在准备换血期间已明显下降,都应换血。

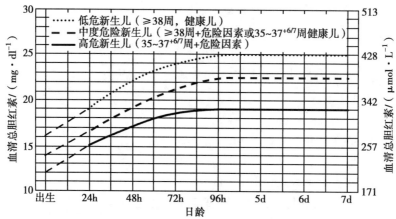

图 1-2-1　胎龄 35 周以上早产儿及足月儿换血参考标准
危险因素包括同族免疫性溶血、G-6-PD 缺乏、窒息、
显著的嗜睡、体温不稳定、败血症、代谢性酸中毒。

表 1-2-1　出生体重＜2 500g 的早产儿换血的血清总胆红素参考标准

出生体重 /g	血清总胆红素 /(mg·dl⁻¹)					
	<24h	<48h	<72h	<96h	<120h	≥120h
＜1 000	8	10	12	12	15	15
1 000~1 249	10	12	15	15	18	18
1 250~1 999	10	12	15	15	18	18
2 000~2 299	12	15	18	20	20	20
2 300~2 499	12	18	20	22	23	23

（二）禁忌证

1. 呼吸、循环等生命体征不稳定。

2. 严重出血倾向。

（三）操作前准备

1. 患儿的准备

（1）抽血完善血生化、凝血功能、输血前检查、溶血全套及血型,完善对患儿与母亲血型的检查。

（2）换血前禁食 1 次,并抽空胃内容物,给予静脉维持生理需要量的输液。

（3）目前多选择经外周血管途径换血。术前术后根据患儿情况可适当给予镇静。

（4）环境准备:换血需在消毒隔离的环境中进行,通常在 NICU 中进行,室温保持在 26~28℃。操作前戴口罩帽子、术前洗手,如进行脐血管换血置管操作则必须穿手术衣、戴无菌手套;周围血管换血时有条件的也应穿手术衣、戴无菌手套。

（5）患儿在远红外线辐射保温台上仰卧,固定四肢。

2. 物品(器械)的准备

（1）血源选择:Rh 血型不合者应采用 Rh 系统与母亲同型、ABO 系统与患儿同型的血源;ABO 血型不合者可用 O 型红细胞及 AB 型血浆,其他原因所致的高胆红素血症可选用与患儿同型血。红细胞与血浆的比例为 2:1。换血量为患儿血容量的 2 倍(新生儿血容量约 80ml/kg,故换血量一般为 150~180ml/kg)。2 倍血容量换血大约可换出患儿 85% 的致敏红细胞和 60% 的胆红素和抗体。应尽量选用新鲜血液,库存血储藏时间不宜超过 3 天。

(2)器械用品:远红外线辐射保温台 1 张、心电监护仪 1 台、负压吸引装置 1 套、输氧装置 1 套、输血器 2 副、加温输液(血)泵 2 台、普通输液泵 1 台、1~20ml 各型无菌注射器及针头数副、三通管 2 个、无菌手套 3 副、止血钳 1 把、留置血标本的各种试管数根、皮肤消毒剂、头皮针、盛放废血容器、换血记录单等。

根据换血部位不同准备开放动静脉通路物品:通过脐血管换血,需准备脐静动脉插管包;通过外周血管换血,需准备 24G 静脉留置针 2 套及肝素帽数个、留置针敷贴数张。

(3)药物准备:100ml 生理盐水 2 瓶,肝素钠 1 支,10% 葡萄糖酸钙 2 支,硫酸鱼精蛋白 1 支,酚妥拉明 3~5 支,急救备用药品等。

3. 操作者的准备

(1)核对患儿信息:包括患儿姓名、性别、年龄、床号、主诉。

(2)查看患儿血生化、凝血功能、溶血全套、血型及患儿母亲血型等结果。

(3)确认患儿无新生儿换血治疗的禁忌证。

(4)再次确认患儿家属已签署新生儿换血治疗知情同意书。

(四) 操作步骤

1. 将患儿转入 NICU,患儿仰卧于远红外辐射保温台上,固定好四肢并接心电监护。术前禁食 1 次,并抽出胃内容物以防呕吐误吸。

2. 选取好外周动、静脉并常规消毒,用留置针穿刺进入血管后接上三通管,留置针敷贴固定后连接充满肝素生理盐水的注射器。静脉可选用周围静脉,动脉可选用桡动脉、肱动脉、腋动脉等。若选择脐动、静脉途径,按照脐血管留置规范留置脐动、静脉。

3. 记录换血前患儿生命体征(心率、呼吸、血压、经皮氧饱和度)及经皮胆红素(transcutaneous bilirubin,TCB)。从动脉端抽出血,从静脉端输入血,抽出与输入同时进行,要点为“同步、等量、等时”。速度为 1~2ml/(kg·min)。控制换血全程时间在 90~120 分钟。换血开始后抽取的第一管血,用来完成其他检验项目(如血培养、G-6-PD 活性测定、血红蛋白电泳、地中海贫血基因检测、甲状腺功能等)的检查。

4. 换血过程中,严密观察患儿体温及生命体征变化,每 5 分钟记录一次心率、呼吸及经皮氧饱和度,每 10 分钟测量血压一次。每置换 50ml 血液,复查血气分析、快速血糖及 TCB。

5. 换血完毕,如无再次换血治疗的可能,则可拔除动脉置管,用无菌纱布加压包扎。

6. 换血结束时,复查血常规、血生化、凝血功能、血气分析、快速血糖,记录 TCB。

7. 术后禁食一次,给予静脉维持生理需要量的输液。患儿继续光疗退黄治疗并持续心电监护至少 24 小时。

(五) 并发症及处理

1. 感染　换血全过程应严格执行无菌操作,有感染依据者应用抗生素。

2. 低体温　患儿置于远红外线辐射保温台上,环境温度保持在 26~28℃之间,所用血预热或加温输血,换血过程中监测患儿体温。

3. 高钾血症 与应用库存血有关,尽可能采用新鲜血液换血,换血过程中进行心电监护,监测血钾。

4. 低镁血症、低钙血症 与血液中枸橼酸盐保养液有关,换血过程中注意监测血钙、血镁水平,必要时予补钙、补镁治疗。亦有文献报道每置换 100ml 血液,缓慢静脉注射 10% 葡萄糖酸钙注射液 1ml + 10% 葡萄糖溶液 1ml,预防低钙血症。

5. 血小板减少症 与换血选用的血源中无血小板有关,输血后注意监测血常规,若有出血倾向可输注血小板治疗。

6. 低血糖症、高血糖症 与患儿应激有关,换血术中及术后注意监测血糖,根据血糖调整静脉维持液输注速度。

7. 代谢性酸中毒 与使用库存血有关,应注意监测血气分析,必要时纠正酸中毒。

8. 坏死性小肠结肠炎、肠穿孔 采用脐血管途径换血者可能发生,亦可能与快速输血有关,换血过程中及换血前后应适当禁食。

(六)操作注意事项

1. 应严格掌握换血指征,避免过度治疗。换血前向患儿家属详细交代病情及换血中可能发生的风险,并签署换血治疗知情同意书。

2. 若行脐血管置管,需警惕血管穿孔进而导致出血、导管进入腹腔、损伤肝脏,测量导管进入深度或 X 线片明确导管位置,如导管过深可致心律失常和心搏骤停。

3. 换血若选用库存血,其储存时间不宜超过 3 天,以防血钾过高引起心律失常。

4. 换血输入血液时应采用加温输液泵输注,或将血液提前置于室温下复温,保持在 27~37℃之间;库存血若未经逐步复温而立即输入,可致低体温、心血管功能异常。水浴复温的温度不宜超过 37℃,以免发生溶血。

5. 换血过程中要注意出入量平衡,抽注速度尽量保持恒定,抽血量大于输血量可致血容量不足甚至休克,输血量大于抽血量可致心力衰竭。

6. 换血过程必须谨慎操作,切勿有空气、血凝块进入患儿体内,否则可致空气栓塞、血栓。

(七)相关知识

过去大多采用脐静脉单管交替抽注法,因脐静脉是新生儿生后早期最容易建立的静脉通道,但因抽注不同步可致血压波动而影响各脏器的平衡供血。故近年来多采用外周动、静脉双通道同步抽注法。分别选择外周动脉(如桡动脉、颞浅动脉、肱动脉或腋动脉等)和静脉(如腋静脉、股静脉或大隐静脉等)各一条。也有采用外周静脉 - 静脉同步换血,以股静脉或颈内静脉抽血、另一外周静脉输血的方式换血。随着智能输液泵的临床应用,已有报道采用两部输液泵建立全自动双管末梢血管换血,使换血过程在封闭的回路中全自动进行,操作更简单、无污染、并发症少、效果好。

三、新生儿换血技术规范检查表

新生儿换血技术规范检查核查、评估见表 1-2-2、表 1-2-3。

表 1-2-2　新生儿换血技术规范检查核查表

项目	内容	是	部分	否
操作前准备	核对患儿信息:包括姓名、性别、年龄、床号、主诉			
	查看患儿血生化、溶血全套、凝血功能及血型,患儿母亲血型			
	明确患儿有无新生儿换血治疗禁忌证			
	确定患儿家属已签署新生儿换血治疗知情同意书			
	血源准备:选择合适类型的红细胞及血浆,并计算所需红细胞及血浆的量和换血速度			
	物品(器械)的准备:输血器、加温输液(血)泵、普通输液泵、各型无菌注射器及针头、三通管、盛放废血容器、24G 静脉留置针 2 套及肝素帽(或者脐静动脉插管包)、生理盐水、肝素钠、硫酸鱼精蛋白、酚妥拉明及急救药品准备妥当			
操作过程	体位:患儿仰卧于远红外辐射保温台上,固定好四肢并接心电监护			
	术前患儿禁食 1 次			
	留置外周动静脉并固定(或进行脐血管插管)			
	记录换血前患儿生命体征及 TCB			
	从动脉端抽出血,从静脉端输入血,确保出入血量平衡			
	换血开始后抽取的第一管血,完成其他检验项目			
	换血过程中监测生命体征(每 5 分钟记录一次心率、呼吸及血氧饱和度,每 10 分钟测量血压一次)			
	每置换 50ml 血液,复查血气分析、快速血糖及 TCB			
	换血完毕,如无再次换血治疗可能,拔除动脉置管,无菌纱布压迫包扎			
	换血结束时,复查血常规、血生化、凝血功能、血气分析、快速血糖			
操作后处置	术后禁食一次,静脉维持生理需要量输液			
	继续光疗退黄治疗,并继续心电监护至少 24 小时			
	书写换血记录			

表 1-2-3　新生儿换血技术规范检查评估表

项目	5分	4分	3分	2分	1分
操作过程流畅度					
操作检查熟练度					
人文关怀					

评分标准:

5 分:操作过程清晰,操作熟练流畅。掌握新生儿换血适应证及禁忌证,操作前严格执行查对制度,物品及血源准备齐全,术前检查结果分析到位,换血操作流程熟练清晰,过程流畅,无并发症;人文关怀到位。

4 分:介于 5 分和 3 分之间。

3 分:操作过程基本清晰,大致完成操作流程。新生儿换血适应证及禁忌证基本掌握,操作前血源准备正确,术前检查结果分析大致正确,换血操作流程基本清晰,过程基本流畅,无明显并发症;有人文关怀。

2 分:介于 3 分和 1 分之间。

1 分:操作过程不熟练,不能完整完成操作流程。新生儿换血适应证及禁忌证掌握欠佳,操作前血源准备有误,换血操作流程不熟悉,过程不流畅,出现并发症;人文关怀不到位。

四、常见错误操作及分析

1. 换血的血源选择错误　新生儿换血技术属于特殊配血,有别于日常临床用血,需根据不同病因选择合适的血源,如 Rh 血型不合新生溶血病应采用 Rh 系统与母亲同型,ABO系统与患儿同型的血源;ABO 血型不合新生儿溶血病可用 O 型红细胞及 AB 型血浆;其他原因所致的高胆红素血症(如 G-6-PD 缺乏)可选用与患儿同型血。

2. 换血过程中生命体征不平稳　换血过程中很容易出现出入血量不平衡,从动脉端抽出血,从静脉端输入血,抽出与输入一定要"同步、等时、等量",换血过程中严密监测生命体征,如有异常,及时暂停换血。

五、相关知识测试题

1. 新生儿换血技术的适应证**不包括**

    A. 血清胆红素水平达到换血标准

    B. 具有胆红素脑病早期表现

    C. 新生儿溶血病合并胎儿水肿

    D. 新生儿溶血病光疗下血清胆红素进行性增高

    E. 严重的新生儿高直接胆红素血症

2. ABO 血型不合新生儿溶血病患儿拟行外周双通道同步换血治疗,患儿血型为 A 型,最佳的换血血源为

    A. A 型红细胞及 A 型血浆   B. AB 型红细胞及 AB 型血浆

    C. O 型红细胞及 AB 型血浆   D. O 型红细胞及 O 型血浆

    E. A 型红细胞及 AB 型血浆

3. 患儿体重 2.8kg,严重高间接胆红素血症,拟行外周双通道同步换血治疗,需准备的血浆量为

    A. 300ml 红细胞 + 150ml 血浆   B. 225ml 红细胞 + 225ml 血浆

    C. 150ml 红细胞 + 300ml 血浆   D. 450ml 红细胞

    E. 450ml 血浆

4. 新生儿换血技术常见的并发症**不包括**

    A. 感染   B. 电解质紊乱

    C. 血糖紊乱   D. 胆红素脑病

    E. 出血

5. Rh(D) 血型不合新生儿溶血病患儿拟行外周双通道同步换血治疗,患儿血型为 A 型 Rh(D) 阳性,患儿母亲血型为 AB 型 Rh(D) 阴性。换血应采用的红细胞血型为

    A. A 型 Rh(D) 阳性   B. A 型 Rh(D) 阴性

    C. AB 型 Rh(D) 阳性   D. AB 型 Rh(D) 阴性

    E. O 型 Rh(D) 阳性

答案:1. E　2. C　3. A　4. D　5. B

(董青艺)

第三节　新生儿颅脑超声技术

一、概述

新生儿颅脑超声技术是指借助现代超声技术,分别经前囟、后囟和侧囟观察颅脑结构和病变。其技术发展基于超声技术及围产新生儿学的发展,对于新生儿而言,颅脑超声具有无创便捷、不需要镇静、可床边检查的优势,具有很高的实用性。1984年,北京大学第一医院儿科从中国儿童发展中心获得了美国捐赠的小型新生儿颅脑超声诊断仪,从此开始了中国新生儿的颅脑超声应用研究。新生儿颅脑超声技术的深入开展对神经系统疾病的诊断具有"里程碑"样的重要意义,已成为NICU中患儿的常规检查手段。

二、新生儿颅脑超声操作规范流程

(一) 适应证

1. 各种颅脑损伤的患儿,如缺氧缺血性脑病、颅内出血、脑发育性疾病、中枢神经系统感染、脑肿瘤及代谢性脑病等。

2. 协助判断新生儿神经系统的发育过程,动态复查颅脑超声有利于观察早产儿及病情危重新生儿的颅脑发育进程。

3. 所有需要筛查有无合并神经系统病变的新生儿。

(二) 禁忌证

1. 绝对禁忌证　新生儿颅脑超声作为可在患儿床旁进行的一种操作技术,安全性高,无须镇静患儿,没有绝对禁忌证。各种考虑神经系统疾病的患儿均可进行此操作。

2. 相对禁忌证

(1) 患儿局部皮肤出现严重破溃或皮肤感染。

(2) 患儿囟门极小或已经闭合。

(三) 操作前准备

1. 患儿的准备

(1) 向患儿家属告知病情,签署颅脑超声检查知情同意书。

(2) 评估患儿病情,决定颅脑超声检查的时机。

(3) 保持患儿安静状态,可在吃奶后执行此项操作,一般不需要使用镇静药物,必要时使用安慰奶嘴,避免患儿哭吵不安及身体的扭动。如果检查到患儿抽搐,需待其抽搐停止后再行此项操作。患儿检查时体位取仰卧头正位。新生儿头发一般稀疏,因此不需要备皮。

(4) 加强患儿保暖,对放置在辐射保温台及暖箱中的患儿,直接在此保温条件下检查患儿即可;对于放置在普通小床上的患儿,检查时可将患儿临时转移至辐射保温台上。

(5) 避免交叉感染,如果同一时间段内要为多名患儿行颅脑超声检查,优先检查无感染性疾病的患儿,将感染性疾病的患儿放在最后检查。

2. 物品(器械)的准备

(1) 选择合适的探头,一般选用高频凸阵小型探头,扇形扫描,频率范围5.0~7.5MHz;更高频的探头对显示颅脑边缘及脑外间隙结构的效果更佳。

(2)准备超声专用耦合剂及消毒专用湿纸巾,每检查完一个患儿,需清洁消毒探头,避免发生不同新生儿之间皮肤交叉感染。

3. 操作者的准备

(1)核对患儿信息:包括患儿姓名、性别、年龄及主要诊断。

(2)确定患儿家属已签署颅脑超声检查知情同意书。

(3)核查患儿的颅脑超声检查申请单,了解患儿的初步诊断,明确患儿颅脑超声检查时需重点观察的信息。

(4)严格遵循消毒隔离制度,操作者需戴好口罩及帽子,清洁及消毒双手。

(5)评估患儿病情,明确患儿有无颅脑超声检查的禁忌证。

(6)操作者站在患儿右侧或头侧,选择操作方便的位置进行经前囟或侧囟的超声检查。如果经后囟检查,操作者需将患儿头部转向一侧,或轻扶患儿坐起,以暴露后囟。

(四)操作步骤

1. 确定检查部位

(1)经前囟检查:是新生儿颅脑超声的首选检查部位。超声探头经此作不同角度的偏转,经冠状面扫描,可获得颅内从额叶到枕叶各层面的影像;经正中矢状面、左右旁矢状面检查,可获得颅脑正中到双侧颞叶间各层面的影像。

(2)经侧囟扫描:此种扫描方式可对颅内行近似于水平断面的探查,可显示大脑脚、丘脑及颅底血管等结构。但是由于婴儿侧囟关闭较早,超声探查范围有限,这限制了该方法的临床应用,但此检查部位常作为脑血流动力学检查的透声窗。

(3)经后囟检查:超声探头在新生儿后囟处自上向下偏转,能最充分地显示近于水平位的颅脑结构,弥补了前囟扫描时不易探及的颅底部声像的不足。但由于新生儿后囟较小,闭合也早,限制了该方法的实际应用。

2. 明确超声扫描层面

(1)经前囟做冠状面扫描

1)额叶层面(0°):探头置于前囟,最大限度向前额方向探查,将此切面定义为0°。可见大脑前中裂、扣带回及双侧额叶白质。

2)侧脑室前角层面(20°):探头轻轻向后偏转20°,可见侧脑室前角、透明隔腔、胼胝体、胼周动脉、扣带回及尾状核头部区域。

3)第三脑室层面(40°):探头继续后偏移40°,可见侧脑室前角基底部、脉络丛、侧脑室中央部、尾状核头部、丘脑、豆状核、第三脑室、脑桥和大脑外侧裂。

4)侧脑室中央部 - 后角层面(70°):此切面自前上至后下斜切侧脑室中央部及后角,可见侧脑室中央部、后角、脉络丛和小脑。

5)枕叶层面(80°~90°):此切面已越过侧脑室,可见枕叶白质和脑沟回。

(2)经前囟做矢状面扫描:矢状面扫描以脑正中线为基线,逐渐向双侧颞叶方向逐层扫查,双侧最大可见范围分别约45°。

1)正中矢状面(0°):此切面能最大限度地显示正中线上的脑结构,可见第三脑室、脉络丛、透明隔腔、胼胝体、大脑前动脉、扣带回、中脑、脑桥、延髓、第四脑室及小脑。

2)侧脑室前角层面(10°):此切面主要显示侧脑室前角,可见侧脑室前角与中央部交界处、尾状核头部。

3）侧脑室中央部 - 后角层面（30°）：此切面主要显示侧脑室及脉络丛，可见侧脑室中央部及后角、脉络丛、丘脑、尾状核头部和尾状核沟。

4）岛叶层面（40°~45°）：探头继续向颞叶方向探查，可见岛叶和脑沟回。

（3）脑室大小及测量

1）侧脑室前角：正常新生儿呈缝隙状或羊角形，增宽时表现为前角变钝，直至自然弯曲弧度消失，最终成为球形。超声可测量前角最宽径，并描述其形态。

2）侧脑室中央部：冠状面扫描时在侧脑室中央部 - 后角层面上，测量中线至侧脑室外缘长度与同一水平线上中线至同侧颅骨内板的长度之比，正常为<1/3。旁矢状面充分显示侧脑室时，可测量侧脑室深度，正常为<2mm。

3）侧脑室后角：在旁矢状面侧脑室中央部 - 后角层面，测量后角斜径（后角内缘至最远端连线的长度）与其延长线（后角斜径作延长线直至枕骨内板）的比值，正常为<1/2。

（4）第三脑室：冠状面是显示第三脑室最清晰的层面，测量其水平最宽径，正常 3mm。

3.　检查部位涂上超声专用耦合剂，即可进行颅脑超声检查。根据美国医学超声协会推荐，进行颅脑超声检查时，在冠状面中，患儿的右侧应定位于图像左侧；在矢状面中，患儿的枕部应定位于图像的右侧。

4.　超声结果判读及摄片留图

（1）新生儿常见颅脑疾病的超声影像

1）颅内出血：超声影像上表现为强回声；颅内出血吸收期，强回声消失；颅内出血后组织液化会形成无回声的囊腔；脑室内出血如果继发梗阻性脑积水，超声影像可见梗阻以上部位的脑室扩大。

2）缺氧缺血性脑损伤：早期均表现为脑水肿（广泛强回声，严重者脑室受压变窄），后期可出现脑出血、神经元广泛坏死（表现为脑水肿消退后双侧脑实质不均匀的回声增强，或出现散在分布的粗大点状和颗粒状强回声）、脑白质损伤、脑梗死（早期表现为脑水肿，后期可液化形成囊腔）、脑萎缩（全脑萎缩超声表现为脑容积缩小，脑裂及脑外间隙增宽；中央性脑萎缩多表现为侧脑室形态改变，如脑室轻中度扩大、形态不规则或双侧脑室不对称）和囊腔形成（多发生于病变后 3~4 周，超声表现为低回声或无回声区，低回声最终被无回声替代，较小囊腔多于 3~4 个月后消失，较大囊腔永远存留）等改变。

3）脑白质病变：损伤早期脑水肿，超声影像表现为强回声；白质病变较轻者约 1 周可恢复正常；病变严重者脑白质液化会形成无回声的囊腔，可伴有脑室扩大和脑萎缩。囊腔直径>2mm 时超声即可发现异常。

4）宫内感染所致脑损伤：超声影像可出现脑内钙化（超声表现为极强回声，边界清楚、偏圆形；常出现于脑室周围、丘脑、基底节区域，也可分布于双侧脑半球）、先天性脑积水（表现为脑室扩大，但脑室内无明显出血痕迹）、先天性脑萎缩（表现为脑整体性容积缩小）及脑梗死（多表现为小的梗死灶）等改变。

5）化脓性脑膜炎：超声影像可出现脑膜炎（超声表现为脑沟回影像粗重、回声增强）、脑炎（早期表现为脑水肿、脑组织回声增强；后期回声降低，严重者坏死液化形成囊腔）、脑室炎（脑脊液回声不均匀，可出现强回声的絮状、颗粒状物；脑室壁增厚、回声增强）及脑脓肿（超声表现为强回声包裹的囊腔，其内回声不均匀，可随体位而变化）等改变。

（2）颅脑超声对新生儿脑发育过程的判断：主要评价指标包括脑的整体背景、脑沟回的形态和脑室形态。

1)脑容积:新生儿的胎龄越小,脑容积越小;二维超声可选一个标准层面进行测量;三维超声更有利于量化分析脑的容积。

2)脑整体背景回声:胎龄28周时脑实质回声低而均匀细腻,双侧脑室周围白质回声均匀、稍强,外周无明显边界,似薄雾状;胎龄32~34周时脑实质回声偏低、较均匀;胎龄36~37周时脑实质回声略低;胎龄40周时脑实质呈中等强度回声,可见细微颗粒。

3)脑沟回:胎龄28~34周时新生儿的正常脑沟回已经出现,但脑回宽、脑沟浅,沟回弯曲曲线细窄,呈中等强度回声;胎龄36~37周时脑沟回弯曲曲线仍较细窄,脑回宽度与脑沟深度与胎龄40周的足月儿近似;胎龄40周时,脑回变窄、脑沟变深,沟回弯曲自然,呈现直径1~2mm的强回声。

4)脑室:胎龄28周时双侧脑室保留胎儿期未完全回缩的大脑室迹象,即侧脑室前角、后角分别向额叶、枕叶方向延伸,呈伸展的"S"形,后角较大,更为明显;胎龄34周后双侧脑室形态正常。

5)岛叶:超声检查经旁矢状面可显示岛叶。胎龄28周时岛叶轮廓存在,但尚未分化,其间无脑沟回结构;胎龄32~34周时岛叶分化尚不完全,仅见长回及不完全的短回;胎龄36~37周时双侧岛叶已完全分化,可见清晰的长回和短回。

(五) 并发症及处理

新生儿颅脑超声检查作为一种无创性操作技术,只要操作者熟练掌握此技术,按照规范执行,操作手法轻柔,便不会对患儿造成不良影响。如果操作者不遵守操作规范,可能导致以下并发症:

1. 患儿的低体温　由于操作者不注重对患儿的保暖所致,操作过程中加强保暖即可避免患儿的低体温。

2. 患儿间的交叉感染　由先检查感染患儿,再检查非感染患儿所致。操作过程中应注意对超声探头的清洁消毒;若检查部位皮肤严重溃损或感染,应暂缓检查;还要注意操作者的手卫生。这些措施均有助于避免患儿间的交叉感染。

(六) 操作注意事项

1. 操作者在开展新生儿颅脑超声检查前,需接受相关训练,以确保操作技术的熟练性及检查结果的准确性。

2. 需遵循超声仪器的操作规范进行此项操作,操作手法轻柔,避免过度用力导致患儿颅脑损伤。

3. 注意消毒隔离,尤其是早产儿及感染性疾病患儿。操作者注意手卫生;在检查完新生儿的任一部位后,均应清洁消毒超声探头,以避免交叉感染。

4. 应尽量减少对患病新生儿的不良刺激,在床旁进行此项操作;注意超声耦合剂的预热,操作时对新生儿应注意保暖,以减少患儿的热量丧失及预防低体温。

5. 超声检查应在患儿安静时进行,一般不建议使用镇静剂,可使用安慰奶嘴以减少患儿哭吵。

6. 选择合适的检查时机　不同神经系统疾病在不同的时间点行颅脑超声检查,具有不同的针对性。

(1)颅内出血:绝大多数颅内出血发生于生后3天内,在生后1周内完善颅脑超声检查,可查出 90%~95% 的颅内出血患儿；对病情严重且生命体征不稳定的颅内出血患儿，应酌情复查，直至病情稳定，注意观察有无梗阻性脑积水及出血性脑梗死的迹象。颅内出血 1~2 个月后再次复查颅脑超声有助于了解颅内出血的最终吸收情况。

（2）缺氧缺血性脑损伤：发病 3 天以内行颅脑超声检查，可了解脑水肿病变的发生情况及严重程度；发病 7~10 天行颅脑超声检查可观察脑水肿是否恢复；发病 3~4 周时复查颅脑超声有助于了解颅内是否存在遗留病变。

（3）脑发育问题：生后短时间内行颅脑超声检查，有助于评价胎儿阶段的脑发育状况；生后 1~3 个月检查，可评价患儿生后的脑发育情况。

（4）中枢神经系统感染：宫内感染所致的神经系统病变在患儿生后即可行颅脑超声检查；生后神经系统感染的患儿，酌情行颅脑超声检查。

7. 颅脑超声与其他的头颅影像学检查（CT、MRI）应互补应用。颅脑超声具有简便易操作、无创、廉价，以及能够动态监测的优势，但其使用也具有一定的局限性：不能很好地诊断矢状旁区域损伤；对脑梗死的敏感性不及 CT 及 MRI；对硬膜下出血、蛛网膜下腔出血及小脑出血的敏感性差；对颅底病变诊断效果不佳。因此，1 次颅脑超声检查未发现病变不代表患儿神经系统完全正常，临床应根据患儿病情，选择合适的检查手段（颅脑 CT、MRI 与超声），互补诊断。

（七）相关知识

临床常用的超声机器只要配备了高频凸阵小型探头（频率范围 5.0~7.5MHz）或相控阵探头（频率范围 2~10MHz），并安装了相应的颅脑超声检查软件，即可以用于颅脑超声检查。目前国内最常用的床旁超声机是国产超声机 M7 和 M9，机型小巧方便移动，均配备了相控阵探头及高频线阵探头，可用于颅脑超声及肺脏超声检查。

三、新生儿颅脑超声规范检查表

新生儿颅脑超声规范检查核查、评估见表 1-3-1、表 1-3-2。

表 1-3-1 新生儿颅脑超声规范检查核查表

项目	内容	是	部分	否
操作前准备	核对患儿信息：姓名、性别、年龄、主诉			
	询问患儿病史，尤其是神经系统疾病			
	确定患儿家属已签署颅脑超声检查知情同意书			
	明确患儿有无颅脑超声检查的禁忌证			
	物品（器械）的准备：确定颅脑超声相关设备正常，图像采集系统及图文报告系统操作正常；监护设备、消毒湿巾准备妥当			
操作过程	确定颅脑超声检查方式（经前囟、后囟或侧囟检查），以方便对患儿颅脑的每个区域分别进行扫查			
	确定颅脑超声扫描的层面（冠状面、矢状面及脑室）			
	检查部位涂上超声专用耦合剂，对患儿颅脑的各个层面进行扫描检查			
	常用二维超声及彩色多普勒超声扫描模式，必要时采用三维超声技术以进一步协助诊断			
	进行颅脑超声结果判读及摄片留图			

续表

项目	内容	是	部分	否
操作后处置	为患儿擦去检查部位的耦合剂,穿好患儿衣服,注意保暖			
	使用专用的消毒卫生湿巾清洁消毒超声探头			
	观察患儿生命体征,有异常者向患儿主管医师汇报			
	向患儿主管医师沟通患儿的颅脑超声检查结果			

表 1-3-2　新生儿颅脑超声规范检查评估表

项目	5分	4分	3分	2分	1分
操作过程流畅度					
操作检查熟练度					
人文关怀					

评分标准:

5分:操作过程清晰流畅,无卡顿,检查熟练,颅脑超声检查层面准确,图像采集全面;人文关怀到位,注意对患儿的保暖及生命体征观察,与患儿主管医师有病情及检查结果沟通。

4分:介于 5分和 3分之间。

3分:操作过程能整体完成,卡顿次数少于 3次,颅脑超声检查层面基本准确,图像采集基本全面;人文关怀基本到位,有时候能注意对患儿的保暖及生命体征观察,与患儿的主管医师有部分沟通。

2分:介于 3分和 1分之间。

1分:操作粗暴,颅脑超声检查层面不准确,图像采集不全;无人文关怀,不注意对患儿的保暖及生命体征观察,与患儿的主管医师无沟通。

四、常见操作错误及分析

1. 颅脑超声扫描层面不全影响扫描检查结果。需要操作者熟练掌握颅脑超声扫描技术,不遗漏颅内病变。

2. 颅脑超声定位不准确导致图像中的病变部位不准确。在冠状面中,应将患儿的右侧定位于图像左侧;在矢状面中,应将患儿的枕部应定位于图像的右侧。

五、目前常用训练方法及培训要点

模型训练:新生儿超声头部模型(普通型及异常型),可用于新生儿颅脑超声扫查训练。

六、相关知识测试题

1. 胎龄 26 周早产儿,反复惊厥,伴呼吸衰竭,临床考虑颅内出血。为明确诊断,以下检查中最可行且必要的是

　　A. 血常规　　　　　　　　　　　B. 头颅 CT

　　C. 头颅 MRI　　　　　　　　　　D. 床旁颅脑超声

　　E. 腰椎穿刺脑脊液检查

2. 缺氧缺血性脑损伤的新生儿,颅脑超声检查的常见征象**不包括**

　　A. 脑内钙化　　　　　　B. 脑水肿　　　　　　C. 脑白质损伤

D. 脑梗死 　　　　　　　　E. 神经元广泛坏死

3. 颅脑超声对新生儿脑发育过程的判断指标**不包括**

　A. 脑容积 　　　　　　　　B. 脑沟回 　　　　　　　　C. 脑室形态

　D. 脑整体背景回声 　　　　E. 脑水肿

4. 经前囟做冠状面扫描,能扫查到的层面**不包括**

　A. 额叶层面 　　　　　　　B. 侧脑室前脚层面 　　　　C. 正中矢状面

　D. 枕叶层面 　　　　　　　E. 第三脑室层面

5. 经前囟做矢状面扫描,能扫查到的层面**不包括**

　A. 正中矢状面 　　　　　　B. 枕叶层面 　　　　　　　C. 侧脑室前角层面

　D. 侧脑室中央部 - 后角层面　E. 岛叶层面

答案:1. D　2. A　3. E　4. C　5. B

(胡劲涛)

第四节　新生儿肺脏超声技术

一、概述

　　长期以来,医学界对肺脏疾病的诊断主要依赖于胸部 X 线检查,用超声诊断肺脏疾病是近年来医学领域的一个"革命性进展"。从 2010 年开始,中国专家开创性地将超声检查应用于新生儿肺脏疾病的诊断。国内外众多研究也证实,肺脏超声比传统的 X 线检查具有更高的敏感性和准确性,可在床边开展、便于动态观察,尤其适合危重症患儿,并可减少新生儿住院期间的射线暴露及损害。近年来的研究与临床实践也证明,超声技术还可指导和辅助新生儿肺脏疾病的治疗与护理。新生儿肺脏超声技术已经成为新生儿呼吸系统疾病诊断与治疗中的重要措施,也是临床医师需要掌握的专科技能。

二、新生儿肺脏超声操作规范流程

(一) 适应证

　　1. 各种新生儿肺脏疾病的诊断,如新生儿呼吸窘迫综合征、新生儿暂时性呼吸增快、新生儿肺炎、新生儿胎粪吸入综合征、新生儿肺不张、新生儿肺出血、新生儿气胸。

　　2. 超声定位 / 引导下行胸腔穿刺治疗大量胸腔积液或气胸。

　　3. 超声监测下使用支气管肺泡灌洗术治疗肺不张。

　　4. 超声监测下指导呼吸机的应用与撤机。

　　5. 超声监测下指导外源性肺泡表面活性物质的应用及疗效评价。

(二) 禁忌证

　　1. 绝对禁忌证　新生儿肺脏超声作为可在床旁进行的一种操作技术,安全性高,没有绝对禁忌证。各种考虑肺脏疾病的患儿均可进行此操作。

　　2. 相对禁忌证

　　(1)检查部位皮肤有严重感染或破溃者,需暂缓超声检查。

　　(2)患儿如果存在低体温或病情危重需抢救者,需待体温复温及病情相对平稳后,再行超声检查。

（三）操作前准备

1. 患儿的准备

（1）向患儿家属告知病情，签署肺脏超声检查知情同意书。

（2）评估患儿病情，决定超声检查的时机。

（3）保持患儿安静状态，必要时使用安慰奶嘴，避免患儿哭吵不安及身体扭动。如果检查抽搐患儿，需待其抽搐停止后再行此项操作。

（4）加强对患儿的保暖，对放置在辐射保温台及暖箱中的患儿，直接在此保温条件下检查患儿；对于放置在普通小床上的患儿，检查时可将患儿临时转移至辐射保温台上。

（5）避免交叉感染，如果同一时间段内要为多名患儿行肺部超声检查，先检查无感染性疾病的患儿，将感染性疾病的患儿放在最后顺位检查。

2. 物品和器械的准备

（1）选择合适的探头：新生儿肺脏超声检查建议使用高频线阵探头，其频率范围为9~14MHz。患儿体重越小、胎龄越小，所使用的探头频率越高；频率相对更高的探头对水肿和胸膜下的微小病变更敏感。线阵探头能够保证足够的分辨率，以便发现微小的肺部实变等异常；线阵探头表面与新生儿皮肤贴合更好，贴的范围大，病变范围一目了然。没有线阵探头的情况下，可以使用凸阵探头，选择高频率。

（2）预设条件：目前常用的超声检查设备，一般没有新生儿肺脏超声检查的预设模式，可以请仪器生产厂家技术人员帮助设定；也可选择小器官模式，进行适当调节。①深度调节，一般设置深度为4~5cm，从剑突下经肝脏扫描膈肌和肺底时，增加深度至6~7cm；②动态范围与压缩，通过对弱信号选择性放大来完成；③谐波成像，谐波成像的图像表现更细腻，但后方衰减增加；基波成像可在远场显示更多的胸膜线反射；④聚焦点数量和位置，新生儿一般采用1~2个聚焦点，聚焦点放置在胸膜线的位置；⑤边缘增强，新生儿肺脏超声检查时要适当增加边缘增强，以方便观察胸膜线；⑥斑点噪声抑制（SRI），使用SRI降低噪声，可使图像更柔和，边界平滑，新生儿肺脏超声检查时SRI值常设置为2~4；⑦高分辨率，在观察胸膜及其下的微小实变时使用该功能，可以局部放大，清晰观察细节信息；⑧时间增益补偿，为获取均匀一致的图像，可分别对近场和远场及图像中间区域的回声信号进行分段抑制或提升；⑨增益，增益是对所接收信号的放大，不改变输出功率，图像显示不清时，可适当调节增益；⑩灰阶图，决定回声亮度与振幅的关系，可根据需求选择不同的灰阶图。以上是进行肺脏超声二维图像检查优化图像时常用的功能键，根据患儿的不同状态，进行个体化调节，以获取清晰的二维图像。

（3）准备超声专用耦合剂及消毒专用湿纸巾，每检查完一个患儿，需清洁消毒探头，以避免发生新生儿的交叉感染。

3. 操作者的准备

（1）核对患儿信息：包括患儿姓名、性别、年龄及主要诊断。

（2）确定患儿家属已签署肺脏超声检查知情同意书。

（3）核查患儿的肺部超声检查申请单，了解患儿的诊断，确定肺脏超声检查时需重点观察的信息。

（4）严格遵循消毒隔离制度，操作者需戴好口罩及帽子，清洁及消毒双手。

(5) 评估患儿病情,明确患儿有无肺脏超声检查的禁忌证。

(四) 操作步骤

1. 进行肺脏分区

(1) 通常以腋前线、腋后线为界,将每侧肺脏分成前、侧、后三个区域,即两侧肺脏被分为 6 个区域(6 区分区法)。为了避免被检查部位的遗漏,还可以两侧乳头连线为界,把每侧肺脏分成上下两部分,即两侧肺脏被分为 12 个区域(12 区分区法)。

(2) 为了便于标记及描述病变部位,在临床工作中可采用 R/L 1~6 分区标记法,R 代表右侧肺脏,L 代表左侧肺脏,R1 右前上,R2 右前下,R3 右腋上,R4 右腋下,R5 右后上,R6 右后下;L1 左前上,L2 左前下,L3 左腋上,L4 左腋下,L5 左后上,L6 左后下。

2. 患儿体位　行肺脏超声检查时,患儿可采取仰卧、侧卧或俯卧位,以方便对肺脏的每个区域分别进行扫查。

3. 扫查方法　对患儿进行肺脏超声检查时,需对肺脏的各个区域进行纵向(探头与肋骨垂直)或横向(探头沿肋间隙走行)扫查,以纵向扫查(与身体纵轴平行)最为常用及重要。

4. 选择肺脏超声检查的扫描模式

(1) 二维超声:是最常用的超声扫描模式,大多数肺脏疾病可通过二维超声得出明确诊断。

(2) M 型超声:在诊断气胸时,如果二维超声不能确诊,可采用 M 型超声以进一步协助诊断。

(3) 彩色多普勒超声:主要用于对血管、气管及动静脉进行鉴别。使用彩色多普勒超声可帮助鉴别低回声管状结构是血管还是充液的支气管,判断血管是动脉还是静脉,还可判断血流方向及测量血流动力学参数。

5. 采用宽景成像扫描　沿着探头标志点侧向滑动探头时,宽景成像可将采集的每一帧图像构建成一幅扩展图像,可全面展示被检查的区域及其邻近结构。执行此功能时,应保持探头在初始状态,不要摆动探头,沿着探头方向匀速滑动探头,不可倒退。

6. 检查部位涂上超声专用耦合剂,即可进行肺脏超声检查。患儿出现呼吸系统症状时,可随时进行肺脏超声检查,并根据病情变化定期复查及随访。

7. 超声结果判读及摄片留图

(1) 新生儿肺脏超声常用术语

1) 胸膜线与肺滑:胸膜线是由胸膜与肺表面声阻抗的差异所形成的强回声反射,在超声下呈光滑、清晰、规则的线性高回声;胸膜线消失、粗糙模糊、不规则或不连续等均为异常。实时超声下探头与肋骨垂直扫描时,于胸膜线处可见脏胸膜与壁胸膜随肺脏呼吸运动而产生一种水平方向的相对滑动,称为肺滑。

2) A 线:当声束与胸膜垂直时,因混响伪像形成多重反射而产生的一种与胸膜线平行的线性高回声,位于胸膜线下方,超声下呈一系列与之平行的光滑、清晰、规则的线性高回声,彼此间距相等,回声由浅入深逐渐减弱至消失。

3) B 线、融合 B 线与肺间质综合征(alveolar-interstitial syndrome,AIS):起始于胸膜线并与之垂直、呈放射状发散至肺野深部的线性高回声称为 B 线。当探头与肋骨垂直扫描时,如整个肋间隙内表现为密集存在的 B 线(B 线相互融合难以区分计数)而肋骨声影仍清晰显示,称为融合 B 线。任一扫描区域内有连续 2 个以上肋间隙存在融合 B 线时称为肺间质综合征（AIS）。

4）致密 B 线与白肺：当探头与肋骨垂直扫描时，如肺野内存在过于密集的 B 线，可导致整个扫描区域内的肋骨声影几近消失，称为致密 B 线。如两侧肺脏的每个扫描区域均表现为致密 B 线，且 A 线消失，称为白肺。

5）肺实变与肺搏动：在超声影像上呈"肝样变"的肺组织称为肺实变，可伴有支气管充气征或支气管充液征，严重者在实时超声下可见动态支气管充气征。肺实变范围较大、程度较重而接近心脏边缘时，实时超声下可见实变肺组织随心脏的搏动而搏动，称为肺搏动。

6）碎片征：实变肺组织与充气肺组织分界不明确时，二者之间所形成的超声征象称为碎片征。

7）肺点：随着呼吸运动，实时超声下所见肺滑存在与消失交替出现的分界点称为肺点。肺点是气胸的特异性征象，可准确定位轻、中度气胸时气体边界所在的位置，但重度气胸时无肺点。

8）双肺点：由于病变程度或性质不同，在肺脏超声影像的上下肺野之间可形成一明显的分界点，称为双肺点。

9）沙滩征与平流层征：M 型超声下，可见由胸膜线上方波浪线样的线性高回声与胸膜线下方肺滑产生的均匀颗粒样点状回声共同形成的一种类似沙滩样表现的超声影像，称为沙滩征或海岸征。肺滑消失时，胸膜线下方的颗粒样点状回声被一系列平行线所替代，称为平流层征或条形码征。

（2）正常新生儿肺脏超声影像学特点：新生儿正常肺组织在超声下呈低回声。B 型超声下胸膜线与 A 线均呈清晰、光滑及规则的线性高回声，彼此等间距平行排列，由浅入深，A 线回声逐渐减弱至消失；可有少数几条 B 线（生后 3~7 天内）或无 B 线（出生 3~7 天后），但无 AIS、胸腔积液和肺实变等超声征象；实时超声下可见肺滑；M 型超声下表现为沙滩征。

（3）新生儿常见肺脏疾病的超声改变

1）新生儿呼吸窘迫综合征：肺脏超声可出现以下表现，如肺实变伴支气管充气征、胸膜线异常与 A 线消失、非实变区呈 AIS 样改变、双肺点及胸腔积液等。需要注意的是，新生儿呼吸窘迫综合征可能出现双侧肺脏的病变程度与性质不一致（如一侧肺脏有实变，另一侧无实变），也可出现同一侧肺脏不同肺野的病变程度与性质不同（如某一肺野表现为实变，另一肺野表现为水肿或胸腔积液等）。

2）新生儿肺炎：肺实变伴支气管充气征或支气管充液征是肺炎最主要的超声影像学改变，且肺实变的程度和范围与疾病程度有关，实变可位于肺野的任何一个或多个部位，在同一肺野内也可存在大小和形状不同的实变区。实变区胸膜线异常、A 线消失；非实变区可见 B 线或呈 AIS 改变。少数患儿可有不同程度的单侧或双侧胸腔积液。

3）胎粪吸入综合征：肺实变伴支气管充气征是胎粪吸入综合征最重要的超声声像图特点，实变范围与疾病程度有关，实变区边界不规则或呈锯齿状，可见碎片征；两侧肺脏实变程度可能不同，同一侧肺脏内也可存在大小不同的实变区。实变区胸膜线异常与 A 线消失；非实变区可见 B 线或呈 AIS 改变；少数患儿可有胸腔积液或双肺点。需要注意的是，仅依据肺脏超声表现，胎粪吸入综合征与新生儿肺炎难以鉴别，需结合病史及其他实验室检查才能明确诊断。

4）新生儿湿肺：湿肺的超声表现为不同程度的肺水肿,但无肺实变伴支气管充气征。轻度湿肺主要表现为 AIS 或双肺点;重度湿肺在急性期主要表现为致密 B 线、白肺或程度较重的 AIS,病情恢复可出现双肺点。湿肺也可出现胸膜线异常、A 线消失;常出现不同程度的单侧或双侧胸腔积液。

5）肺不张：超声表现为肺实变伴支气管充气征,严重者可见平行排列的支气管充气征或支气管充液征。严重或大面积肺不张早期,实时超声下可见动态支气管充气征。大面积肺不张,实变区边缘多清晰、规则及锐利;小范围局限性肺不张,实变区边缘与周围肺组织可能界限不明显。严重或大面积肺不张早期,实时超声下常可见肺搏动,肺滑往往消失;小范围局限性肺不张,肺搏动常不明显,肺滑仍可存在。彩色多普勒超声下,实变区可见肺血流(频谱),这是不张的肺组织能够恢复的生理基础;肺不张发展至晚期时,肺血流可消失。

6）新生儿肺出血：碎片征是肺出血最常见的超声征象。可出现肺实变伴支气管充气征,肺实变的程度和范围与原发病和出血程度有关;80% 以上的肺出血患儿有不同程度的单侧或双侧胸腔积液,胸腔穿刺可证实积液为血性;可有原发肺疾病的超声表现;还可能出现胸膜线异常、A 线消失和 AIS 等改变。

7）新生儿气胸：①实时超声下肺滑消失是超声诊断气胸最重要的征象,肺滑存在基本上可除外气胸。②存在胸膜线与 A 线,胸膜线与 A 线消失时可基本除外气胸。③无 B 线,B 线存在时可基本排除气胸。④明确存在的肺点是轻中度气胸的特异性征象,重度气胸无肺点,肺点诊断气胸的特异度为 100%、灵敏度约为 70%;B 型与 M 型超声均可发现肺点,但 M 型超声更容易。⑤在 M 型超声下,气体所在部位呈平流层征。

（五）并发症及处理

新生儿肺脏超声检查作为一种无创性操作技术,只要操作者熟练掌握此技术,按照规范执行,不会对患儿造成不良影响。如果操作者不遵守操作规范,也可能导致以下并发症。

1. 患儿的低体温　由于操作者不注重患儿保暖所致,操作过程中加强保暖即可避免患儿的低体温。

2. 患儿间的交叉感染　先检查非感染患儿,再检查感染患儿;操作过程中注意对超声探头的清洁消毒;如检查部位皮肤严重破溃或感染,暂缓检查;注意操作者的手卫生。这些措施均有助于避免患儿间的交叉感染。

（六）操作注意事项

1. 操作者在开展新生儿肺脏超声检查前,需接受相关训练,以确保操作技术的熟练性以及检查结果的准确性;需遵循超声仪器的操作规范进行此项操作。

2. 注重操作细节,超声探头与肋骨垂直是保证肺脏超声检查准确可靠的关键。与纵向扫查相比,横向扫查更易于发现局限于一个肋间隙的胸膜下小范围肺实变;从内向外、从上至下逐一肋间的横向扫查更利于发现气胸时的肺点征象。病变主要累及肺下叶和膈面时,也可借助肝脏为透声窗进行扫查,对以实变为主的肺脏疾病有一定意义。

3. 注意消毒隔离,尤其是早产儿及感染性疾病患儿。操作前操作者应清洁消毒双手;在检查新生儿的任一个部位前后,均应清洁消毒超声探头(可使用专用的消毒卫生湿巾),以避免患儿之间的交叉感染。

4. 超声检查应在患儿安静时进行,一般不建议使用镇静剂,可使用安慰奶嘴以减少患儿哭吵。应尽量减少对患病新生儿的不良刺激,在床旁进行此项操作。注意超声耦合剂的预热,操作时对新生儿应注意保暖,以减少患儿的热量丧失,避免出现低体温。

5. 新生儿气胸的超声诊断受操作者水平的影响较大,为了提高新生儿气胸的超声诊断准确性,可采取以下诊断步骤:①首先观察胸膜线与 A 线,如不存在,除外气胸。②如胸膜线与 A 线存在,实时超声下观察肺滑,如存在,除外气胸。③如胸膜线与 A 线存在而肺滑消失,进一步观察 B 线,如存在,除外气胸;如不存在,可确诊气胸。④在上述基础上观察肺点,如存在,则为轻中度气胸;如不存在,则可能为重度气胸。⑤通常情况下,B 型超声就能够对气胸作出明确诊断,必要时可行 M 型超声进一步确认,如呈沙滩征,除外气胸;如呈平流层征或发现肺点,则可确诊气胸。

（七）相关知识

临床常用的超声仪器只要配备了高频线阵探头(频率范围 9~14MHz),在肺脏超声预设模式下(或选择小器官模式进行适当的参数调节后),均可用于肺脏超声检查。目前国内最常用的床旁超声机小巧、方便移动,均配备了相控阵探头及高频线阵探头,可用于颅脑超声及肺脏超声检查。

三、新生儿肺脏超声规范检查表

新生儿肺脏超声规范检查核查、评估见表 1-4-1、表 1-4-2。

表 1-4-1　新生儿肺脏超声规范检查核查表

项目	内容	是	部分	否
操作前准备	核对患儿信息:姓名、性别、年龄、主诉			
	询问患儿病史,尤其是呼吸系统疾病			
	确定患儿家属已签署肺脏超声检查知情同意书			
	明确患儿有无肺脏超声检查禁忌证			
	物品(器械)的准备:确定肺脏超声相关设备正常,图像采集系统及图文报告系统操作正常。监护设备、消毒湿巾准备妥当			
操作过程	患儿采取合适的体位(仰卧、侧卧或俯卧位),以方便对肺脏的每个区域分别进行扫查			
	采用 12 区分区法,将两侧肺脏分为 12 个区域			
	检查部位涂上超声专用耦合剂,对肺脏的各个区域进行纵向(探头与肋骨垂直)或横向(探头沿肋间隙走行)扫查			
	首选二维超声扫描模式,必要时采用 M 型超声及彩色多普勒超声进一步协助诊断			
	进行超声结果判读及摄片留图			
操作后处置	为患儿擦去检查部位的耦合剂,穿好患儿衣服,注意保暖			
	使用专用的消毒卫生湿巾清洁消毒超声探头			
	观察患儿生命体征,有异常者向患儿主管医师汇报			
	向患儿主管医师沟通患儿的肺脏超声检查结果			

表 1-4-2　新生儿肺脏超声规范检查评估表

项目	5分	4分	3分	2分	1分
操作过程准确度					
操作检查熟练度					
人文关怀					

评分标准：

5分：操作过程清晰流畅，无卡顿，检查熟练，肺脏超声检查层面准确，图像采集全面；人文关怀到位，注意对患儿的保暖及生命体征观察，与患儿主管医师有病情及检查结果沟通。

4分：介于5分和3分之间。

3分：操作过程能整体完成，卡顿次数少于3次，肺脏超声检查层面基本准确，图像采集基本全面；人文关怀基本到位，有时候能注意对患儿的保暖及生命体征观察，与患儿的主管医师有部分沟通。

2分：介于3分和1分之间。

1分：操作粗暴，肺脏超声检查层面不准确，图像采集不全；无人文关怀，不注意对患儿的保暖及生命体征观察，与患儿的主管医师无沟通。

四、常见操作错误及分析

1. 肺脏超声操作时，超声探头与肋骨不够垂直，导致声束与胸膜不垂直，其后方没有形成多重反射，没有形成典型的 A 线，导致肺部超声图像不标准。

2. 超声探头选择不合适，导致微小病变的漏诊。新生儿肺脏超声操作时，应选择频率较高的线阵探头，以便发现水肿及胸膜下的微小病变。

五、目前常用训练方法及培训要点

目前尚缺乏新生儿肺脏超声检查的模型或虚拟训练方法。

六、相关知识测试题

1. 胎龄 28 周早产儿，有胎膜早破 3 天病史，生后 2 小时内出现呼吸困难，进行性加重。为协助诊断，下列检查中**不需要**进行的是

    A. 动脉血气分析　　　　　B. 血常规＋C 反应蛋白　　　C. 胸部 X 线片

    D. 肺脏超声　　　　　　　E. 肺部穿刺活检

2. 有关新生儿呼吸窘迫综合征（NRDS）的典型肺脏超声改变，下列选项中**不正确**的是

    A. 肺实变伴支气管充气征　　　　　B. 双肺点

    C. 实时超声下肺滑消失　　　　　　D. 胸腔积液

    E. 胸膜线异常与 A 线消失

3. 新生儿肺出血最常见的超声征象是

    A. 大范围肺实变　　　　　B. 碎片征　　　　　C. 胸腔积液

    D. 双肺点　　　　　　　　E. 肺不张

4. 超声诊断新生儿气胸最重要的征象是

    A. 存在胸膜线与 A 线　　　　B. 存在 B 线　　　　C. 存在肺点

    D. 存在沙滩征　　　　　　　　E. 实时超声下肺滑消失

5. 以下选项中,**不属于**新生儿肺炎的典型超声影像学表现的是

  A. 肺实变伴支气管充气征   B. 胸膜线异常

  C. 可见较多 B 线或 AIS 改变   D. B 线消失

  E. 胸腔积液

答案:1. E 2. C 3. B 4. E 5. D

(胡劲涛)

第五节　新生儿亚低温治疗

一、概述

20 世纪 90 年代,在对成年动物亚低温的神经保护作用的研究基础上,初步开展了对新生动物的研究。随后的临床研究表明,对围产期发生缺氧缺血的新生儿给予亚低温治疗,可降低神经系统后遗症而不造成不良反应。将脑部温度降低 2~5℃ 的亚低温治疗已被认为是临床上行之有效的改善新生儿缺氧缺血性脑病(hypoxic-ischaemic encephalopathy,HIE)患儿预后的重要手段。亚低温对脑的保护机制可能包括以下几方面:①降低脑组织氧耗量,减少脑组织乳酸堆积;②抗细胞死亡;③激活内源性保护机制;④抑制内源性毒性产物对脑细胞的损害;⑤抑制炎症反应;⑥减少钙离子内流,阻断钙对神经元的毒性作用;⑦保护血脑屏障,减轻脑水肿。亚低温有选择性头部亚低温(冰帽系统)和全身亚低温(冰毯系统)2 种方式,可根据临床应用经验进行选择。

二、新生儿亚低温治疗操作规范流程

(一) 适应证

新生儿胎龄 ≥36 周和出生体重 ≥2 500g,生后 6 小时以内,并且同时存在以下情况。

1. 有胎儿窘迫的证据　①急性围产期事件,如胎盘早剥、脐带脱垂,以及严重胎心异常变异或迟发减速;②脐血 pH<7.0 或 BE ≤ −12mmol/L。至少满足以上 1 项。

2. 有新生儿窒息的证据　① 5 分钟阿普加评分(Apgar score)<5 分;②脐带血或生后 1 小时内动脉血气分析 pH<7.0 或 BE ≤ −12mmol/L;③需正压通气至少 10 分钟。至少满足以上 1 项。

3. 其他　生后 6 小时内有中重度新生儿 HIE 的表现(符合中华医学会儿科学分会新生儿学组制定的新生儿 HIE 诊断标准)或振幅整合脑电图(aEEG)脑功能监测异常的证据。①严重异常:上边界电压 ≤ 10μV;②中度异常:上边界电压>10μV,下边界电压<5μV;③惊厥。aEEG 至少描计 20 分钟并存在以上任意 1 项异常情况。

(二) 禁忌证

1. 绝对禁忌证

(1)缺乏 HIE 的临床症状和体征,且初始振幅整合脑电图监测正常。

(2)存在严重的先天性畸形,特别是复杂发绀型先天性心脏病,复杂神经系统畸形,21/13/18 三体等染色体异常等。

(3)颅脑创伤或中、重度颅内出血。

(4)全身性先天性病毒或细菌感染。

(5)临床有自发性出血倾向或血小板计数<50×10^9/L。

2. 相对禁忌证　出生 12 小时以后的新生儿。

(三) 操作前准备

1. 患儿的准备

(1)将患儿放置在远红外辐射式抢救台(首选)或暖箱中,关闭远红外辐射式抢救台或暖箱的电源。

(2)新生儿应尽量裸露,去除新生儿身体上一切可能的加温设施。

(3)为新生儿放置心电监测、氧饱和度监测、血压监测、体温监测设备及振幅整合脑电图监测电极和设备。

(4)帮助新生儿建立动脉及静脉通路,留置胃管。

(5)在执行亚低温操作前,新生儿需要完善以下检查:血常规、C 反应蛋白、血气分析、血乳酸、血清电解质(钠、钾、氯、钙)、血糖、肝功能、肾功能、凝血功能、常规心电图及颅脑超声。

2. 物品(器械)的准备

(1)选择合适的温度探头:可选择直肠温度探头、鼻咽部温度探头或食管温度探头;温度探头放置后应标记位置,作为操作后无滑脱的标识。同时放置皮肤温度探头于患儿腹部,监测皮肤温度。

(2)选择合适的冰帽或冰毯:冰帽应覆盖新生儿头部,不要遮盖眼睛;冰毯应覆盖新生儿躯干和大腿。冰帽和冰毯均不能覆盖新生儿颈部。

(3)选择合适的医用控温仪(亚低温治疗仪)。

3. 操作者的准备

(1)核对患儿信息:包括患儿姓名、性别、年龄及主要诊断。

(2)确定患儿家属已签署新生儿亚低温治疗知情同意书。

(3)评估患儿病情及皮肤情况,明确患儿有无亚低温治疗的禁忌证。

(4)了解患儿的基本病情,根据患儿的体重选择合适的冰帽或冰毯。

(5)严格遵循消毒隔离制度,操作者需戴好口罩及帽子,消毒双手。

(四) 操作步骤

1. 初始治疗阶段(降温阶段)

(1)如果新生儿体温尚未达到可接受的温度范围,开始诱导亚低温治疗,1~2 小时到达亚低温治疗的目标温度(33.5~34℃)。

(2)当新生儿直肠温度降至 33.5℃ 以下时,应开启暖箱或远红外辐射式抢救台的电源,以维持患儿体温。

(3)如果新生儿的体温已经处于亚低温治疗的可接受温度范围内,可直接进入维持治疗阶段。

2. 维持治疗阶段

(1)达到亚低温治疗的目标温度后转为维持治疗 72 小时,需连续监测皮肤、鼻咽部或食管温度。开始每 15 分钟记录 1 次,直至达到目标温度后 1 小时,然后每 2 小时记录 1 次,复温期间每小时记录 1 次。

(2) 维持治疗期间,冰毯或冰帽应保持干燥;每 4 小时需检查新生儿皮肤 1 次,每 2 小时变动 1 次新生儿体位。

(3) 亚低温治疗期间,需根据患儿病情,继续给予其他对症支持治疗。

(4) 亚低温治疗期间,新生儿皮肤可能发暗或呈灰色,如果血氧饱和度正常,可不予特殊处理。

(5) 在此阶段,如果新生儿存在持续低氧血症(经积极呼吸支持治疗后,血氧饱和度仍<80%)或持续低血压(经积极支持治疗及使用血管活性药后,平均动脉压仍<35mmHg)或心率持续降低或出现心律失常,应及时处理或停止亚低温治疗。

(6) 一旦新生儿开始亚低温治疗后出现任何不良反应,均应终止亚低温治疗,按照复温流程进行复温。

3. 监测指标

(1) 亚低温治疗期间的 24 小时、48 小时及 72 小时,需复查血常规、动脉血气分析、血乳酸、肝功能、肾功能、血清电解质、血糖、血钙及凝血功能,有异常者随时复查。

(2) 亚低温治疗期间需持续心电监测及脑功能监测。

(3) 新生儿住院期间至少需行一次常规脑电图检查。

(4) 亚低温治疗复温后 24 小时需行头颅影像学检查。

(5) 亚低温治疗期间,每天需检查神经系统症状及体征。

4. 需要中断亚低温治疗时的处理

(1) 如果新生儿需要离开 NICU 进行影像学检查或其他操作,应暂时中断亚低温治疗,关闭降温设备。

(2) 新生儿检查时,尽可能保留冰帽或冰毯;如果必须去除,应尽可能缩短去除时间。

5. 复温方法

(1) 机器可控复温法:目前常采用此法复温,主张缓慢复温,设定目标体温及水温,每 2 小时升温 0.5℃,12 小时内使患儿体温恢复至 37℃左右。

(2) 复温期间每小时记录 1 次鼻咽部温度或直肠温度,直至温度升至 36.5℃。

(五) 并发症及处理

1. 亚低温阶段可能出现的不良反应及处理　新生儿亚低温治疗期间可能出现多器官系统功能障碍,其原因可能与窒息缺氧本身或低温治疗或与两者均有关。

(1) 呼吸系统:①呼吸道分泌物黏稠,吸痰时需在气管内滴入生理盐水,加强翻身、拍背及肺部理疗;②接受低温治疗的窒息患儿可能发生新生儿持续性肺动脉高压,需要吸入一氧化氮(NO);③体温降低可使二氧化碳分压(PCO_2)和氧分压(PO_2)相应降低,过低的 PCO_2 可影响脑血流自主调节功能,导致脑血流灌注减少,低温治疗期间调整呼吸机通气参数以维持血气分析值在纠正后的正常范围。

(2) 循环系统:①良性生理性窦性心动过缓,常见现象,无须处理;②低温治疗很少会导致严重心律失常或 Q-T 间期延长;③窒息新生儿低温治疗期间易发生血流动力学变化,需持续监测循环功能(如血压、心率及尿量等),如需给予扩容或正性肌力药物,最好应用超声心动图以评估心功能。

(3) 血液系统:①窒息新生儿常出现凝血功能异常,但低温治疗不会加重此异常;②窒息新生儿低温治疗期间较易出现血小板减少;③低温治疗期间可能出现末梢循环低灌注及高黏滞综合征,可能增加微血栓形成的潜在风险。处理:加强监测,一旦患儿出现出血倾向或显著凝血功能异常(高于正常值 2 倍以上),应输注血液制品。

(4)消化系统:窒息患儿本身肠道血流减少,低温治疗可能使肠道血流供应更加降低,为减少坏死性小肠结肠炎的发生率,在低温治疗期间禁止肠道喂养。

(5)皮肤受损:低温治疗的患儿可能发生皮下脂肪坏死、红斑及手足发绀,故低温治疗期间应定期变动体位(至少每隔 6 小时),并评估皮肤的完整性。

2. 复温阶段可能出现的不良反应及处理

(1)惊厥:复温阶段发生惊厥的风险增加,多表现为脑电图监测发现的异常放电,而无临床表现(亚临床型)。

(2)低血压:复温可能导致外周血管扩张及血管内容积增加,如血管充盈不佳可能导致低血压。如复温期间发现血压呈下降趋势,可输注生理盐水及使用血管活性药物以维持血压。

(3)部分研究提示复温期间新生儿可能发生惊厥、呼吸暂停及低血糖等并发症,认为缓慢复温更加符合脑血流及心血管系统的生理特征,应避免快速复温。

(六) 操作注意事项

1. 决定低温治疗效果的关键因素 ①治疗时间窗;②目标温度;③低温治疗持续时间;④复温过程。在临床操作过程中应注意把握以上关键点。

(1)治疗时间窗:缺氧缺血后亚低温的即刻实施对于脑保护而言至关重要,尽量争取在缺氧缺血后 6 小时内给予亚低温治疗,可最大限度降低脑损伤。

(2)目标温度:目前仍以 34℃ 作为低温治疗的目标温度。临床应用过程中尽量避免过度降温,治疗过程中维持体温 33.5~34℃。

(3)低温治疗持续时间:长达 48~72 小时的亚低温治疗具有显著的神经保护作用。时间过长会增加凝血功能障碍和全身性感染等不良反应的发生率。

(4)复温过程:复温应缓慢,避免快速复温引起的不良反应,如失血性休克、凝血功能障碍及反跳性高血钾。通常复温的时间 ≥ 5 小时,体温上升 ≤ 0.5℃/h。

2. 亚低温治疗的退出标准 出现以下情况之一者,不再适合行低温治疗,应尽快开始复温治疗。

(1)存在持续低氧血症,经积极呼吸支持治疗后,动脉血氧饱和度(SaO$_2$)仍<80%,持续 2 小时以上。

(2)平均动脉压<35mmHg,给予血管活性药物和扩容处理后,仍然<35mmHg,持续 4 小时以上。

(3)心率持续<80 次/min 或出现心律失常,需及时处理或停止亚低温治疗。

(4)连续 12 小时尿量<1ml/(kg·h)。

(5)存在明显出血倾向且凝血功能异常,经积极治疗仍未缓解。

(七) 相关知识

目前临床应用的新生儿亚低温治疗仪的主要类型是国产医用控温仪(亚低温治疗仪)。

三、新生儿亚低温治疗规范操作表

新生儿亚低温规范治疗核查、评估见表 1-5-1、表 1-5-2。

表 1-5-1　新生儿亚低温规范治疗核查表

项目	内容	是	部分	否
操作前准备	核对患儿信息：姓名、性别、年龄、主诉			
	询问患儿病史，尤其是窒息缺氧病史及神经系统表现			
	确定患儿家属已签署新生儿亚低温治疗知情同意书			
	检查患儿皮肤情况，明确患儿有无亚低温治疗的禁忌证			
	物品和器械的准备：确定亚低温治疗仪相关设备及冰帽/冰毯运行正常，心电监护设备、脑功能监护仪及体温监护设备准备妥当，选择合适大小的控温服			
操作过程	开启亚低温治疗仪，连接温度传感器，连接监护仪			
	降温阶段，开始诱导性亚低温治疗			
	达到亚低温治疗的目标温度后转为维持治疗 72 小时，连续监测皮肤、鼻咽部或食管温度			
	亚低温治疗期间需持续心电监测及脑功能监测			
	亚低温治疗期间，每天需检查神经系统症状及体征			
操作后处置	采用机器可控复温法逐渐复温			
	复温期间每小时记录 1 次鼻咽部温度或直肠温度，直至温度升至 36.5℃			
	观察患儿生命体征及临床状况，有异常者向患儿主管医师汇报			

表 1-5-2　新生儿亚低温规范治疗评估表

项目	5分	4分	3分	2分	1分
操作过程准确度					
操作检查熟练度					
人文关怀					

评分标准：

5 分：操作过程清晰流畅，检查熟练，实施亚低温及复温过程正确；人文关怀到位，注意对患儿的生命体征及病情观察，与患儿主管医师有病情及检查结果沟通。

4 分：介于 5 分和 3 分之间。

3 分：操作过程能整体完成，实施亚低温及复温过程基本正确；人文关怀基本到位，有时候能注意对患儿的生命体征及病情观察，与患儿主管医师有部分沟通。

2 分：介于 3 分和 1 分之间。

1 分：操作粗暴，实施亚低温及复温过程不正确；无人文关怀，不注意对患儿的生命体征及病情观察，与患儿主管医师无沟通。

四、常见操作错误及分析

体温测量不准确，亚低温治疗时保持核心温度是治疗的关键，必须保证直肠温度探头插入 4cm，以避免排便反射使体温探头脱出而导致体温测量不准确。

五、相关知识测试题

1. 新生儿亚低温治疗的最佳时间窗是
    A. 生后 6 小时之内
    B. 生后 6~12 小时之内
    C. 生后 12~24 小时之内
    D. 生后 24 小时之内
    E. 生后 72 小时之内
2. 新生儿亚低温治疗可能出现的不良反应**不包括**
    A. 血小板减少
    B. 窦性心动过缓
    C. 呼吸道分泌物黏稠
    D. 严重心律失常
    E. 二氧化碳分压（PCO_2）下降
3. 新生儿亚低温治疗的禁忌证**不包括**
    A. 临床有自发出血倾向
    B. 存在复杂发绀型先天性心脏病
    C. 重度窒息新生儿
    D. 存在重度颅内出血
    E. 诊断败血症
4. 关于新生儿亚低温治疗,下列说法正确的是
    A. 低温治疗会恶化患儿的凝血功能
    B. 低温治疗会导致严重心律失常
    C. 复温阶段发生惊厥的风险会降低
    D. 低温治疗期间提倡肠道喂养
    E. 低温治疗可以抑制炎症反应
5. 新生儿亚低温治疗最合适的治疗持续时间是
    A. 6~12 小时
    B. 12~24 小时
    C. 24~48 小时
    D. 48~72 小时
    E. 96~120 小时

答案:1. A　2. D　3. C　4. E　5. D

(胡劲涛)

第六节　新生儿振幅整合脑电图

一、概述

　　全导联视频脑电图是脑电监测的"金标准",但一般至少需要放置 16 个电极才能获得满意的新生儿脑电图,且操作复杂,需要专业人员进行阅读。振幅整合脑电图(amplitude-integrated EEG, aEEG)是一种脑细胞电生理活动的监测手段,同属脑电图的检查范畴,通过一定时限内的连续监测,提取以振幅电压为主要标志的脑细胞电活动信息,反映大脑电活动的基本状态与规律。aEEG 技术于 20 世纪 70 年代末开始应用于欧洲,2003 年复旦大学附属儿科医院率先在中国开展应用此技术,aEEG 技术的出现克服了全导联视频脑电图的限制,使新生儿脑功能长时间连续监测成为可能。aEEG 操作简单、可实时床旁连续监测脑电活动、阅读简单,对脑损伤高危儿的监测具有重要的临床价值。

　　aEEG 的工作原理类似于心电图,记录了头皮电极间的电位差及其随时间的变化趋势,

整合压缩后的脑电信号以慢速度(1~10cm/h)打印或存储,对时间轴的压缩处理使aEEG能够实现对长时间监测到的脑电信号幅度信息并进行概括显示,有利于突出脑电信号幅度信息的长程变化趋势。aEEG主要通过分析波幅的动态变化来判断脑功能,其上边界反映的是脑电波形的振幅,下边界主要由脑电的幅度和脑电波峰间距决定,反映脑电的连续性。aEEG侧重提取显示长时间脑电监测的幅度信息,通过非对称带通滤波、半对数幅度显示、时间压缩等数据处理,强调显示长时间监测中脑电幅度的变化趋势,具有抗干扰性强、输出结果直观及易于判读等优势。

二、新生儿振幅整合脑电图操作规范流程

(一) 适应证

1. 有脑损伤表现或存在脑损伤高危因素的新生儿 高危因素包括围产期缺氧窒息史、新生儿顽固性低血糖、先天性遗传代谢病、颅内出血、脑卒中、中枢神经系统感染、严重高胆红素血症等,aEEG用于发现脑损伤、评价脑损伤的程度和预后。

2. 新生儿脑发育的评估。

3. 新生儿惊厥和可疑惊厥发作的检测。

4. 脑损伤治疗效果的评估,如亚低温治疗、抗惊厥药物止惊治疗等。

(二) 禁忌证

1. 绝对禁忌证 新生儿aEEG作为可在患儿床旁进行的一种无创检查技术,安全性高,没有绝对禁忌证。各种考虑颅脑病变或需要评估脑功能状况的患儿均可进行此项检查。

2. 相对禁忌证

(1)头皮检查部位皮肤有严重感染或大面积破损、头皮外伤严重、巨大头皮血肿、广泛或开放性颅脑外伤患儿,以及因无法放置电极或可能因放置电极而导致感染的患儿,需暂缓aEEG检查。

(2)极度烦躁不安无法配合检查的患儿。

(三) 操作前准备

1. 患儿的准备

(1)患儿应尽量在喂奶后安静状态下进行aEEG操作,尽可能减少对患儿行为状态和常规护理的打扰。

(2)患儿采用仰卧位,头部应尽量避免扎头皮针或留置套管针;如头发过密,可先剃除头发。由于新生儿皮肤电阻非常高,其头部皮肤必须认真清洁。

(3)患儿所处新生儿病房或NICU中的多种仪器(如监护仪、呼吸机、暖箱及输液泵等)易对脑电记录产生干扰,在患儿行aEEG操作时,应尽可能避免使用或远离上述仪器。

2. 物品(器械)的准备

(1)准备磨砂膏、棉签、导电膏、电极(多采用盘状电极)数个、脑电监测用网帽或弹力绷带、记录纸,必要时备一次性剃刀。

(2)脑电图仪器,尤其是放大器部分应尽量接近患儿,远离各种干扰源,保证仪器有良好的接地,保证头皮上的地电极、参考电极和记录电极接触良好,以减少伪差。

(3)所有与患儿接触的电极或传感器均应消毒或使用一次性产品。

(4)设定和调节多种记录参数。

（5）传统的脑电电极，如盘状电极、水凝胶电极及针式电极，都可用于 aEEG 的信号记录。最常使用盘状电极；水凝胶电极在用磨砂膏轻柔备皮后容易黏附，适用于早产儿使用；皮下针式电极非常纤细，使用时不需要备皮，抗干扰性强，适合长时间稳定的信号记录，但皮下侵入可能引起患儿轻微不适。

3. 操作者的准备

（1）操作者需要进行过 aEEG 检查操作的规范化培训。

（2）核对患儿信息：包括患儿姓名、性别、年龄及主要诊断。

（3）确定患儿家属已签署新生儿 aEEG 操作知情同意书。

（4）评估患儿病情，明确患儿有无 aEEG 操作的禁忌证。

（5）了解患儿的基本病情，明确患儿的胎龄，获取患儿的用药情况（如镇静催眠药、抗惊厥药、肌肉松弛药及中枢兴奋药物），确定患儿的清醒-睡眠状态。

（6）严格遵循消毒隔离制度，操作者需戴好口罩及帽子，消毒双手。

（四）操作步骤

1. 电极安装及导联选择

（1）电极放置前局部皮肤用磨砂膏充分清洁，去除局部油脂；如头发过密，需局部剃除毛发。

（2）aEEG 常用电极为头皮电极，分为记录电极和参考电极。电极放置位置与国际 10-20 系统一致。仅一个参考电极时放在前额正中，使用两个参考电极时则另一个放在头顶部中心 Cz 位置。

1）单导（单通道）aEEG：是 aEEG 检查的经典通道，在评价新生儿脑发育和脑损伤方面与脑电图（EEG）有较好的一致性。单导 aEEG 监测记录电极首选放置在双侧顶骨 P3-P4 或中央区 C3-C4 部位。

2）双导（双通道）aEEG：应用于双侧大脑病变不对称的患儿，可以分别反应左右大脑半球脑功能受损的情况，记录通道常选择 F3-P3 和 F4-P4 或 C3-P3 和 C3-P4；应用于新生儿惊厥患儿，可以提高新生儿惊厥检测的敏感度，记录通道可选择 C3-C4 和 P3-P4 同时记录，或 C3-C4、P3-P4 中任一通道联合 O1-O2、F3-F4、T3-T4 中任一通道同时记录。

3）多导（多通道）aEEG：4 通道、8 通道等更多通道应用于 aEEG 监测，可以提高新生儿惊厥的检出率，记录电极可以选择放置在 C3、C4、O1、O2、Fp1、Fp2、T3、T4 等位置。需要注意的是，多通道 aEEG 并不能替代视频脑电图（VEEG）或传统脑电图（conventional EEG，cEEG），后者仍是诊断惊厥的"金标准"。

4）特殊情况下的电极放置：如患儿有头颅血肿、局部头皮破损或进行体外膜氧合等操作时，记录电极位置的选择需避开皮肤损伤处和可能影响操作的关键部位，但要注意双侧对称。

2. 记录时间　一般选择 2~4 小时/次。如果操作过程中干扰过多，需要延长监测时间，以能记录到 2 个完整的睡眠周期作为参考。根据病情的需要，可适当增加监测时间或复查次数。

3. 检查过程中的管理

（1）aEEG 监测过程中由医护人员或家属进行病情监测，建议有条件者可同步进行视频监测，以增加对干扰的鉴别性。

（2）加强巡视，注意有无电极脱落及接触不良现象；无视频监测条件时，对检测过程中患儿出现的特殊事件，如可疑惊厥发作、呼吸暂停或喂奶、检查、治疗等操作，应记录发生时间及同期患儿表现。

（3）早产儿因睡眠周期尚未发育成熟，可同步记录呼吸、心率，以便辅助分辨睡眠周期。

4. 优质图形判断　aEEG 图形背景干净、整洁；操作等干扰在图形中所占比例小于 1/3。

5. 完成操作后的后续工作

（1）操作完成后，拆除电极片，清洁局部皮肤，清理电极片上的导电膏。早产儿皮肤薄嫩，拆除电极后需要注意观察局部皮肤有无受压变红或破损。

（2）填写相关资料，保存好图形。

6. 图形判读，书写 aEEG 检查报告。

（1）图形判读步骤

1）识别干扰：读图时首先要识别各种伪差干扰，如电极脱落、电极松动、交流电干扰、肌电干扰及呼吸机干扰等。新生儿脑电监测过程中不可避免地会有医疗操作和患儿的各种活动动作，导致对脑电的干扰；在图形分析时，要注意识别各种操作和活动时的标注。

2）图形分析：应从图形的振幅和背景活动、睡眠周期、有无异常放电及原始脑电四部分顺次分析。

3）结合病史得出结论：通过分析图形、结合病史及患儿胎龄进行综合分析，判断患儿脑电活动度为正常、轻度异常还是中 - 重度异常，并书写报告单。

（2）aEEG 的基本指标

1）上边界振幅：aEEG 波谱带的上边界电压为上边界振幅，反应脑电活动所能达到的最高强度。早产儿上边界振幅随胎龄增加而降低，至 37 周后上边界振幅随胎龄增加而增加。

2）下边界振幅：aEEG 波谱带的下边界电压为下边界振幅，反应脑电活动的基础水平，随胎龄增加而增加。

3）睡眠周期：指随睡眠 - 觉醒程度的变化，aEEG 波谱带呈现光滑正弦曲线样变化，分为活动睡眠（active sleep，AS）期和安静睡眠（quiet sleep，QS）期。睡眠周期随胎龄增加逐渐成熟，分为以下几种情况：无睡眠周期、不成熟睡眠周期、成熟睡眠周期。

4）异常放电：在 aEEG 上表现为下边界和 / 或上边界振幅突然升高，紧随其后可能出现一段短暂的电压抑制期。其中，单次惊厥发作表现为背景波谱带中断的"驼峰样"改变，反复惊厥发作表现为多次"驼峰样"改变，惊厥持续状态时 aEEG 表现为"锯齿样"波形。

5）暴发间期（interburst intervals，IBI）：指两次暴发之间电压抑制的时间，反映脑成熟度和脑损伤的严重程度。早产儿 IBI 随胎龄增加而缩短。IBI 长于相应胎龄则提示患儿可能存在脑损伤，IBI 延长时间越长，脑损伤程度越重。

6）暴发次数：指每小时出现暴发性脑电活动的次数，反映早产儿脑电活动的成熟度，同时也反映脑损伤的严重程度。

7）连续性：指脑电活动是否始终能够保持一定波幅并围绕基线上下波动。连续性与胎龄有关，可反映脑发育的成熟度；正常新生儿中胎龄 36 周后的 AS 期和胎龄 44 周后的 QS 期均应全部表现为连续图形；但脑损伤新生儿连续性变化可落后于实际胎龄。aEEG 的连续性可分为以下两种情况：连续图形，aEEG 表现为波谱带宽度不变，下边界振幅波动于 5~10μV 之间，上边界振幅波动于 10~25μV 之间；脑电图中脑电活动始终保持一定波幅并围绕基线上下波动。不连续图形,aEEG 表现为波谱带增宽,下边界振幅降低;脑电图中表现为低电压背景下间断出现中 - 高波幅段的暴发性波群。

(3)aEEG 的评估标准

1)根据脑电背景活动对脑功能进行评价:即根据 aEEG 上边界、下边界振幅和连续性对新生儿脑电活动进行分类,目前普遍采用 Hellström-Westas 等提出的五分类方法:①连续正常电压;②不连续正常电压;③暴发 - 抑制;④持续低电压电;⑤静止、平坦波。

其中①为正常,②为轻度异常,③、④为中 - 重度异常,⑤为重度异常;出现③④⑤则提示患儿预后不良。

2)根据睡眠周期进行评价:睡眠周期与胎龄有关,胎龄 28 周以前无睡眠周期,后逐渐出现,胎龄 37 周睡眠周期成熟,清晰可辨。新生儿脑损伤时可能出现睡眠周期成熟度落后于胎龄。

3)根据是否存在惊厥进行评价:推荐单通道或双通道 aEEG 结合同期脑电图共同判读用于新生儿惊厥的筛查。

4)正常足月儿 aEEG 特点:背景活动为连续正常电压,即脑电活动连续,下边界振幅 $\geq 5\mu V$,上边界振幅 $\geq 10\mu V$,具有成熟的睡眠周期,未监测到异常波。如 aEEG 表现为背景异常或睡眠周期不成熟,提示患儿可能存在脑损伤。

5)早产儿 aEEG 特点:背景活动、睡眠周期随胎龄变化,随胎龄的增加上边界振幅逐渐减低,下边界振幅逐渐升高,脑电图形逐渐由不连续图形过渡到交替图形,最后变为连续图形,睡眠周期也从最早的无法辨认到出现成熟的正弦样变化。通过 aEEG 图形变化可定性评价早产儿的脑发育。

(4)aEEG 检查报告的书写

1)患儿基本信息:患儿一般情况、母孕史、胎龄、患儿使用药物(镇静剂、抗惊厥药)、患儿临床诊断或临床特点。

2)脑电图形及图形描述:附完整的 aEEG 图形,在图形中标注睡眠周期,同时对特殊事件进行标记。同期特征性的脑电图图形也应附在报告中,如暴发 - 抑制、惊厥发作、不连续图形等。图形描述需包括 aEEG 背景活动(上边界、下边界振幅和图形连续性)、睡眠周期及有无惊厥发作。如检测到惊厥发作,需描述发作的开始、持续和结束时间;如存在惊厥持续状态,需记录开始和结束的时间。

3)结论及提示:确定性结论,如脑电活动成熟延迟、脑电活动轻度异常、脑电活动中度或重度异常;提示性结论,根据图形特点标明是否需要结合病史考虑、是否需要复查、复查间隔时间及是否需要多导脑电检查;早产儿需结合胎龄特点进行结果解释;如有惊厥要单独诊断。

4)签名及日期:检查者签名,标注检查日期。

(五) 并发症及处理

新生儿 aEEG 作为一种无创性检查技术,只要操作者熟练掌握此技术,按照规范执行,便不会对患儿造成不良影响。但如果操作者不遵守操作规范,也可能导致以下并发症。

1. 检查部位头皮压红或破损 由于操作者未按照操作规范清洁头部皮肤或不规范放置电极所致,早产儿更易出现此并发症,严格遵循操作规范即可减少此并发症的发生。

2. 患儿间的交叉感染 由先检查感染患儿,再检查非感染患儿所致。操作过程中应注意对电极或传感器的消毒灭菌或使用一次性产品;如检查部位皮肤破损或感染,安装电极时尽量避开病变处皮肤。这些措施均有助于避免患儿间的交叉感染。

（六）操作注意事项

1. 正确的电极放置是获得可靠脑电信号信息的重要保障。

2. 在脑电信号记录中，要保证电极输入阻抗在设备允许范围内，避免混入噪声引起误判。aEEG 描记时电阻最好小于 20kΩ。每次描记前必须校正，目前仪器可进行自动校正；但长时间描记时，仍需每 24 小时手动校正一次。

3. 结合视频监测记录病情变化（如惊厥）或用药、各种护理操作等；无视频监测条件时，需在 aEEG 上做记录，以便在分析明确脑电图变化的原因时区分伪迹。

4. 分析 aEEG 图形时，还需注意识别影响 aEEG 图形的一些因素，如呼吸运动、肌肉活动、电极间距离、头皮水肿、心电干扰及其他设备干扰（如高频通气）等。

5. 头部局部皮肤的擦洗和电极的固定，对于成功描记 aEEG 图形非常关键；新生儿，尤其是早产儿，皮肤很薄，剃头发和擦洗头部皮肤时应非常小心，以免头皮破损及继发感染。

（七）相关知识

1. 数字化 aEEG 是随着数字化技术发展起来的新技术，其突出特点是在实现 aEEG 信号处理的同时，也保存了原始脑电信号，可实现对记录数据的二次评价，提高了质量控制和数据的可解读性。

2. aEEG 作为一种简化的脑电图显示方法，专用于表示脑功能监护仪（cerebral function monitor，CFM）的输出结果。目前临床常用的脑功能监护仪均具有操作简单、受环境干扰少、判读容易且可长时间床旁连续监测的优势。

三、新生儿振幅整合脑电图规范检查表

新生儿振幅整合脑电图规范检查核查、评估见表 1-6-1、表 1-6-2。

表 1-6-1　新生儿振幅整合脑电图（aEEG）规范检查核查表

项目	内容	是	部分	否
操作前准备	核对患儿信息：姓名、性别、年龄、主诉			
	询问患儿病史，尤其是胎龄、窒息缺氧病史及神经系统异常表现，了解用药史			
	确定患儿家属已签署新生儿 aEEG 检查知情同意书			
	明确患儿有无 aEEG 检查的禁忌证			
	物品（器械）的准备：确定新生儿 aEEG 检查相关设备正常，探头、电极、导电膏、磨砂膏、网帽、监护设备、消毒湿巾等准备妥当			
操作过程	患儿采取合适的体位（仰卧），清洁头部皮肤，必要时剃除头发			
	采用通用的国际 10-20 导联系统作为定位参考，将电极涂上导电膏后，放置电极，戴好网帽			
	一般记录 2~4 小时；如果 aEEG 监测过程中操作干扰过多，需延长监测时间，以能记录到 2 个完整的睡眠周期作为参考			
	观察病情，避免电极脱落及接触不良，填写记录单			

续表

项目	内容	是	部分	否
操作后处置	为患儿擦去检查部位的导电膏,清洁局部皮肤,注意观察局部皮肤有无压红/破损			
	及时清洗电极帽			
	观察患儿生命体征,有异常者向患儿主管医师汇报			
	填写相关资料,保存图形,判读图形			
	向患儿主管医师沟通患儿的 aEEG 检查结果			

表 1-6-2　新生儿振幅整合脑电图规范检查评估表

项目	5分	4分	3分	2分	1分
操作过程准确度					
操作检查熟练度					
人文关怀					

评分标准:

5分:操作过程清晰流畅,检查熟练,电极放置准确,避免干扰,aEEG 监测图形判读准确;人文关怀到位,注意对患儿的保暖及生命体征观察,与患儿主管医师有病情及检查结果沟通。

4分:介于 5分与 3分之间。

3分:操作过程能整体完成,电极放置基本准确,aEEG 监测图形判读基本准确;人文关怀基本到位,有时能注意对患儿的保暖及生命体征观察,与患儿的主管医师有部分沟通。

2分:介于 3分和 1分之间。

1分:操作粗暴,电极放置及 aEEG 监测图形判读不准确;无人文关怀,不注意对患儿的保暖及生命体征观察,与患儿的主管医师无沟通。

四、常见操作错误及分析

1. 电极放置错误　电极放置应以通用的脑电电极国际 10-20 系统作为定位参考。

2. 电极固定不良或脱落　需加强巡视观察。

五、相关知识测试题

1. 新生儿振幅整合脑电图的基本判读指标**不包括**

　　A. 振幅　　　　　　　　　　　B. 背景活动(连续性)

　　C. 睡眠 - 清醒周期　　　　　　D. 惊厥活动

　　E. 异常放电的起源及部位

2. 足月新生儿振幅整合脑电图的睡眠周期特点**不包括**

　　A. 正常周期时程<10 分钟　　　B. 平滑的正弦波变化

　　C. 宽带代表安静睡眠期　　　　D. 窄带代表活动睡眠期

　　E. 安静睡眠期与活动睡眠期交替出现

3. 关于电活动抑制的表现,正确的说法是

　　A. 电活动抑制的突出表现为高电压

B. 波谱带上边界振幅降低最为显著

C. 轻度电活动抑制时上边界振幅降低至 5μV 以下

D. 重度电活动抑制时下边界振幅降低至 3μV 以下

E. 重度电活动抑制时上边界振幅降低至 5μV 以下

4. 严重脑功能改变的 aEEG 特征**不包括**

A. 持续性严重低电压　　　　　　　　B. 脑电活动不连续

C. 电位低平及暴发抑制　　　　　　　D. 频繁或持续性高波幅电活动

E. 睡眠周期持续时间长

5. 背景活动异常的表现**不包括**

A. 弥漫性慢波背景　　　　B. 暴发 - 抑制　　　　C. 半球间对称

D. 低电压　　　　　　　　E. 电静息

答案:1. E　2. A　3. D　4. B　5. C

（胡劲涛）

第七节　新生儿无创通气

一、概述

　　新生儿,尤其是早产儿,由于肺发育不成熟或各种疾病导致呼吸窘迫或呼吸衰竭时,往往需要进行呼吸支持。呼吸支持方式包括有创机械通气和无创通气。有创机械通气能显著提高患儿的生存率,但其并发的感染、机械通气相关性肺损伤等亦严重影响其近期结局及远期预后;为了尽量减少有创机械通气的并发症,近年来临床倾向于优先应用无创通气。无创通气是指通过鼻塞、鼻罩、面罩和喉罩等相对无创方式与呼吸机连接或无须建立人工气道的通气方式,临床上多采用双侧鼻塞密闭环路的方式连接。目前 NICU 最常用的无创通气模式为经鼻持续气道正压通气(nasal continuous positive airway pressure,NCPAP)和经鼻间歇正压通气(noninvasive intermittent positive pressure ventilation,NIPPV)。

二、新生儿无创通气操作规范流程

(一) 适应证

1. 可能发生呼吸窘迫综合征(respiratory distress syndrome,RDS)的高危新生儿或者新生儿 RDS 的初始治疗。

2. RDS 患儿应用肺表面活性物质(pulmonary surfactant,PS)拔除气管插管后呼吸支持。

3. 呼吸窘迫、呻吟、吸气性三凹征,予以鼻导管、面罩或头罩吸氧时,当吸入氧浓度分数(FiO_2)>0.30 时,动脉血氧分压(PaO_2)<50mmHg 或经皮氧饱和度($TcSO_2$)<90% 者。

4. 早产儿呼吸暂停。

5. 有创机械通气拔除气管插管后出现的明显吸气性凹陷和 / 或呼吸窘迫者。

6. 有自主呼吸的极早产儿(出生胎龄 25~28 周),应在产房预防性应用 NCPAP。

7. NIPPV 可作为 NCPAP 失败后的营救性治疗。

（二）禁忌证

1. 无自主呼吸者。

2. 呼吸窘迫进行性加重，不能维持氧合（$FiO_2>0.40$，$PaO_2<50mmHg$），动脉血二氧化碳分压（arterial partial pressure of carbon dioxide，$PaCO_2$）$>60mmHg$，$pH<7.25$ 者。

3. 先天畸形，包括先天性膈疝、气管食管瘘、后鼻道闭锁、腭裂等。

4. 心血管系统不稳定，如心跳呼吸暂停、低血压、心功能不全、组织低灌注等。

5. 肺气肿、气胸、消化道大量出血、严重腹胀、新生儿坏死性小肠结肠炎、局部损伤（包括鼻黏膜、口腔、面部）。

（三）操作前准备

1. 患儿的准备

（1）患儿家属签署新生儿无创通气知情同意书。

（2）患儿置于远红外线辐射保温台上或者新生儿暖箱内，调整体位，患儿头部靠近呼吸机患者端，以仰卧位为主，亦可采用俯卧位、头偏向一侧，通常不需要镇静。

2. 物品（器械）的准备

（1）环境准备：通常在 NICU 中进行，室温保持在 26~28℃。操作前戴好口罩帽子、清洁洗手。

（2）器械用品：NCPAP 装置 1 台及相应灭菌呼吸机管路 1 套，或者 NIPPV 呼吸机 1 台及相应灭菌呼吸机管路 1 套；远红外线辐射保温台或新生儿暖箱 1 台、心电监护仪 1 台、负压吸引装置 1 套、输氧装置 1 套、吸痰管、一次性胃管、无菌注射器、灭菌用水等。

3. 操作者的准备

（1）核对患儿信息：包括患儿姓名、性别、年龄、床号、主诉。

（2）确认患儿无新生儿无创通气的禁忌证。

（3）确认患儿家属签署了无创通气治疗知情同意书。

（四）操作步骤

1. 准备无创呼吸机 将 NCPAP 或者 NIPPV 装置安装好，检查气源连接、管道连接、气源加温加湿。

2. 预设参数 无创呼吸机参数设定应根据患儿基础疾病及疾病严重程度。

（1）NCPAP：压力设定通常为 3~8cmH_2O，呼吸暂停患儿为 3~4cmH_2O，RDS 患儿至少为 6cmH_2O，但一般不超过 8cmH_2O。气体流量应大于静息每分钟通气量的 3 倍，即 6~8ml/kg× 呼吸次数 / 分钟数 ×3，通常设定为 4~8L/min，FiO_2 则根据氧合情况设定为 0.21~0.40。

（2）NIPPV：吸气峰压（peak inspiratory pressure，PIP），初始值一般设定在 15~25cmH_2O；呼气末正压（positive end expiratory pressure，PEEP）一般设定为 4~6cmH_2O；吸气时间根据疾病性质设置；FiO_2 根据氧合情况进行调节，范围为 0.21~0.40；呼吸频率一般设定在 15~40 次 /min。

3. 连接患儿与无创呼吸机 选择合适的鼻塞或鼻罩，正确连接并固定好。

4. 留置胃管 经口留置一次性胃管并固定，间断排气，必要时进行胃肠减压。

5. 参数调节 根据患儿病情及血气分析结果随时调整呼吸机参数，其中压力调整幅度 1~2cmH_2O，FiO_2 调整幅度 0.05，呼吸频率调整幅度 5~10 次 /min，最终达到缓解呼吸窘迫和改善通气氧合的目标;维持目标动脉血氧分压:50~70mmHg(早产儿),60~80mmHg(足月儿);维持动脉氧饱和度 90%~94%。

6. 撤离无创呼吸机 病情稳定可逐渐下降呼吸机参数,目前尚无统一的撤机标准。

(1)NCPAP:当呼吸机参数压力<4~5cmH$_2$O、FiO$_2$ ≤ 0.25 时,若患儿无呼吸暂停及心动过缓、无 TcSO$_2$ 下降、无明显呼吸费力,可考虑撤离。

(2)NIPPV:当呼吸机参数 FiO$_2$<0.30、PIP<14cmH$_2$O、PEEP<4cmH$_2$O、呼吸频率<15 次/min时,若患儿无呼吸暂停及心动过缓、无 TcSO$_2$ 下降,可考虑撤离。撤离 NIPPV 后可酌情考虑 NCPAP 过渡。

7. 继续监测患儿呼吸、循环及血氧饱和度情况,撤机后 2 小时复查动脉血气分析。

(五) 并发症及处理

1. 新生儿气漏综合征 包括气胸、纵隔气肿、间质性肺气肿、皮下气肿、心包积气等,新生儿气漏综合征与患儿肺部基础病变、呼吸机压力参数过高有关。应用无创通气时,应动态监测患儿肺部病变情况,并根据患儿病情,及时调整呼吸机压力参数,以预防和及时发现呼吸机相关性气压伤的发生。

2. 腹胀 经鼻塞或者鼻罩无创通气治疗的新生儿,由于容易吞入空气而导致腹胀,严重者可因膈肌上抬影响呼吸运动。为防止腹胀,可留置胃管排气。

3. 鼻黏膜损伤 因鼻塞持续压迫鼻黏膜导致局部黏膜和皮肤损伤,应选择合适的鼻塞,加强护理,在固定鼻塞前可在患儿鼻部、鼻中隔前部皮肤使用医用敷料(如水胶体、液体敷料等)保护皮肤。

4. 二氧化碳潴留 使用 NCPAP 的患儿,由于压力参数设置过低、肺泡萎陷,或者压力参数过高、呼吸阻力增加,导致二氧化碳排出困难;可选择合适的呼吸机参数,或更换无创通气模式。

5. 对心血管系统的影响 无创通气呼吸机压力参数过高可能影响回心血量,采用均衡的呼吸机参数维持目标氧饱和度。

(六) 操作注意事项

1. 应严格掌握无创通气指征,避免过度治疗。无创通气前向患儿家属详细交代病情及无创通气可能发生的风险,并签署无创通气治疗知情同意书。

2. 确保呼吸机管道连接紧密牢固,气源经过加温加湿后再输入患者端。

3. 无创通气治疗前,将呼吸机参数设置好,再连接患儿与呼吸机患者端。

4. 采用均衡的呼吸机参数(压力及 FiO$_2$)维持目标氧饱和度,警惕发生呼吸机相关性压力伤及氧损伤,将心电监护的经皮氧饱和度报警下限设置为 89%,上限设置为 95%。

(七) 相关知识

随着新生儿医学的发展,新生儿呼吸系统的疾病谱和严重程度也发生了很大变化,呼吸机辅助通气的方式亦随之改变。目前新生儿临床应用的无创通气模式除了 NCPAP 及 NIPPV,还有双相气道正压(bi-level positive airway pressure,BiPAP)、加温湿化高流量鼻导管通气(heated humidified high flow nasal cannula,HHHFNC)、无创高频振荡通气(noninvasive high-frequency oscillatory ventilation,NHFOV)。各种通气模式各有利弊,无绝对优势,临床医师应根据患儿病情及 NICU 的具体情况,选择最熟悉的通气模式,以求达到患儿的受益最大化。

三、新生儿无创通气规范检查表

新生儿无创通气规范检查核查、评估见表 1-7-1，表 1-7-2。

表 1-7-1 新生儿无创通气规范检查核查表

项目	内容	是	部分	否
操作前准备	核对患儿信息：包括患儿姓名、性别、年龄、床号、主诉			
	明确患儿有无新生儿无创通气禁忌证			
	确定患儿家属已签署新生儿无创通气治疗知情同意书			
	物品和器械的准备：NCPAP 装置 1 台及相应灭菌呼吸机管路 1 套，或者 NIPPV 呼吸机 1 台及相应灭菌呼吸机管路 1 套；远红外线辐射保温台或新生儿暖箱 1 台、心电监护仪 1 台、负压吸引装置 1 套、输氧装置 1 套、吸痰管、一次性胃管、无菌注射器、灭菌用水等			
操作过程	体位：患儿仰卧于远红外辐射保温台上或者新生儿暖箱内，头部靠近呼吸机患者端并接心电监护			
	准备无创呼吸机，检查气源连接、管道连接、加温加湿			
	预设呼吸机参数			
	连接患儿与无创呼吸机，正确连接并固定好鼻塞或鼻罩			
	留置胃管并固定，间断排气			
	定期监测血气分析，根据病情调节呼吸机参数			
	呼吸机参数达到撤机标准，撤离无创呼吸机			
操作后处置	撤机后继续监测患儿呼吸、循环及经皮氧饱和度情况			
	书写无创通气记录			

表 1-7-2 新生儿无创通气技术规范检查评估表

项目	5分	4分	3分	2分	1分
操作过程准确度					
操作检查熟练度					
人文关怀					

评分标准：

5 分：操作过程清晰，操作熟练流畅。掌握新生儿无创通气适应证及禁忌证，操作前严格执行查对制度，物品准备齐全，无创通气操作流程熟练清晰，参数设置合理，过程流畅，无并发症；人文关怀到位。

4 分：介于 5 分和 3 分之间。

3 分：操作过程基本清晰，大致完成操作流程。基本掌握新生儿无创通气适应证及禁忌证，操作前严格执行查对制度，重要物品准备齐全，无创通气操作流程基本清晰，参数设置合理，过程基本流畅，无明显并发症；有人文关怀。

2 分：介于 3 分和 1 分之间。

1 分：操作过程不熟练，不能完整完成操作流程。新生儿无创通气适应证及禁忌证掌握欠佳，操作前重要物品准备不齐全，无创通气操作流程不熟悉，参数设置不合理，过程不流畅，出现并发症；人文关怀不到位。

四、常见错误操作及分析

1. 呼吸机管道连接错误 呼吸机管路进气口及出气口,或者湿化罐进气口及出气口连接错误,致使气源未经过加温加湿直接进入患儿体内,可导致患儿低体温及呼吸道分泌物黏稠堵塞,通气效果欠佳。

2. 无创通气患儿氧合维持欠佳 呼吸机参数设置不恰当,应根据患儿病情及严重程度个体化设置均衡的呼吸机参数,如压力、FiO_2 等,并确保鼻塞或鼻罩与患儿的密闭性,保证呼吸机管路中压力达到呼吸机设定值。

五、相关知识测试题

1. 新生儿无创通气适应证**不包括**

　　A. 呼吸窘迫综合征　　　　　　　　B. 早产儿呼吸暂停

　　C. 有创机械通气撤机后过渡　　　　D. 呼吸衰竭

　　E. 新生儿休克

2. 新生儿无创通气的常见并发症**不包括**

　　A. 纵隔气肿　　　　　　　B. 鼻黏膜损伤　　　　　　C. 喂养不耐受

　　D. 肺部感染　　　　　　　E. 二氧化碳潴留

3. 新生儿应用 NCPAP(参数:FiO_2 0.4,压力 5cmH_2O,流量 7L/min)辅助通气,动脉血氧分压 85mmHg。应进行调整的呼吸机参数是

　　A. 下调 FiO_2　　　　　　　B. 下调流量　　　　　　C. 下调压力

　　D. 上调 FiO_2　　　　　　　E. 上调压力

4. 新生儿应用 NCPAP(参数:FiO_2 0.3,压力 6cmH_2O,流量 8L/min)辅助通气,动脉血氧分压 45mmHg,胸廓稍饱满。应进行调整的呼吸机参数是

　　A. 下调 FiO_2　　　　　　　B. 下调流量　　　　　　C. 下调压力

　　D. 上调 FiO_2　　　　　　　E. 上调压力

5. 早产儿 RDS 患儿应用 NCPAP(参数:FiO_2 0.35,压力 5cmH_2O,流量 8L/min)辅助通气,二氧化碳分压 65mmHg,胸廓稍凹陷。应进行调整的呼吸机参数是

　　A. 下调 FiO_2　　　　　　　B. 下调流量　　　　　　C. 下调压力

　　D. 上调 FiO_2　　　　　　　E. 上调压力

答案:1. E　2. D　3. A　4. D　5. E

(董青艺)

第二章

儿童呼吸专业专科技能

0201

儿童可弯曲支
气管镜检查
（视频）

第一节　儿童可弯曲支气管镜检查

一、概述

儿童可弯曲支气管镜检查是通过儿童可弯曲支气管镜顺次、清晰地观察声门、气管、隆突、1~4 级气管和支气管黏膜状态，并可以通过支气管肺泡灌洗、支气管刷检、肺活检等操作辅助诊断儿童肺内感染和肺实质性疾病。1978 年，Wood 和 Fink 最早报道 127 例儿科支气管镜检查，初步评价支气管镜在儿童呼吸系统疾病中的应用。目前，儿童可弯曲支气管镜的临床应用已由简单的观察、诊断发展成现代儿童呼吸系统疾病诊断、治疗中不可缺少的诊疗手段。

二、儿童可弯曲支气管镜检查操作规范流程

(一) 适应证

1. 复发或难治性肺炎。

2. 喉鸣、反复或持续性喘息、局限性喘鸣。

3. 原因不明的慢性咳嗽、反复呼吸道感染、可疑异物吸入、肺不张、肺部团块状病灶、胸腔积液、气管或支气管狭窄、声音嘶哑或声带麻痹、上腔静脉综合征。

4. 肺部弥漫性病变、气管和 / 或支气管肺发育不良、气管和 / 或支气管畸形。

5. 咯血、胸部外伤。

6. 确认气管插管位置、评估气管插管相关损伤、撤离呼吸机困难。

7. 瘘管，包括支气管 - 胸膜瘘，气管、支气管食管瘘。

8. 支气管肿瘤、纵隔占位、纵隔气肿。

9. 心胸外科围手术期患儿的气道评估和管理。

10. 支气管镜下治疗者，有气管或支气管内异物、气管或支气管内狭窄、肺不张等。

11. 不明原因的生长发育迟缓、睡眠障碍等需要鉴别诊断者。

(二) 禁忌证

1. 绝对禁忌证

(1)术中氧合不充分，且经治疗不可改善者。

（2）严重心肺疾病，如严重心律失常、重度心力衰竭、哮喘急性发作期者。

（3）休克、严重高血压、精神异常者。

（4）明显的胸主动脉瘤。

2. 相对禁忌证

（1）急性或慢性病急性发作，经治疗可恢复者。

（2）持续高热，体温>38.5℃者，可将体温降到38.5℃以下再进行支气管镜检查，以防止热性惊厥。

（3）支气管哮喘、低氧血症、高碳酸血症、肺动脉高压者。

（4）血小板减少症、有出血倾向者（如果需要活检）。

（5）高血压者。

（6）血红蛋白低于60g/L或凝血酶原时间（PT）延长3秒以上。

（三）操作前准备

1. 患儿的准备

（1）为避免交叉感染，检查前应完善乙型肝炎表面抗原（hepatitis B surface antigen，HBsAg）、抗丙型肝炎病毒（hepatitis C virus，HCV）、抗人类免疫缺陷病毒（human immunodeficiency virus，HIV）等相关检查。

（2）术前禁食：根据食物在胃内被排空的时间长短，制订不同的禁食时间，包括母乳4小时，牛奶、配方奶、淀粉类固体食物6小时，脂肪类固体食物8小时。婴儿和新生儿在禁食2小时后可同时静脉注射含糖液体，以防止低血糖和脱水。

（3）3岁以上患儿应术前测血压、完善心电图检查。若有高血压、心律失常，或支气管镜检查禁忌证者，应暂缓检查。

（4）监护人签署支气管镜检查知情同意书。

（5）术前1%利多卡因雾化吸入咽部麻醉，提高患儿内镜检查的舒适度。

（6）4岁以上患儿，给予心理护理，消除患儿的恐惧感，嘱其平静呼吸、不要咽口水，以避免不必要的恶心反应。

（7）松开患儿衣领口及裤带，取仰卧位躺于检查床上，肩部略垫高，头部摆正。

2. 物品（器械）的准备

（1）儿童可弯曲支气管镜相关设备正常，包括光源、注气、注水、吸引器正常。

（2）图像采集系统及图文报告系统操作正常。

（3）监护设备、氧气及急救药品准备妥当，根据患儿年龄选择合适的氧气面罩、喉镜和气管导管。

（4）眼罩遮盖保护患儿眼部，消毒纸巾清除患儿口腔流出的唾液、痰液或呕出物。

（5）利多卡因注射液1支，生理盐水1瓶。

3. 操作者的准备

（1）核对患儿信息：包括患儿姓名、性别、年龄、主诉。

（2）确认患儿禁食、禁饮时间。

（3）询问患儿既往有无高血压、心、肺、脑疾病等病史，有无服用抗凝、抗血小板药物（如阿司匹林、华法林）等，以及有无出凝血疾病史。

（4）麻醉支气管镜需询问有无麻醉药物过敏史。

（5）查看患儿血常规、凝血功能、心电图及既往检查结果。

（6）明确患儿有无支气管镜检查禁忌证。

（7）确定患儿监护人已签署支气管镜检查知情同意书。

（8）开放静脉通道。

（9）操作者站于患儿头侧进支气管镜。

（四）操作步骤

1. 进镜方法

（1）操作者用左手持儿童可弯曲支气管镜操作部,右手持支气管镜前端约20cm处的硬性部,调节上下弯角钮,使软管部略弯曲,使支气管镜纵轴与气管方向一致。支气管镜在直视下动作轻柔地插入鼻腔,或者经口圈插入口腔,到达下咽部。如果患儿前期接受了气管切开术,切开口处可直接与气管进行通气而不需要经过喉。注意观察患儿鼻腔、咽部有无异常。

（2）喉:儿童喉部长3~7cm,位于C_4、C_5、C_6前方,由软骨、韧带和肌肉组成。声门由上方的前庭襞(假声带)、下方的真声带和后方的杓状软骨构成。在吸气过程中,声带内收,声门裂缝之间仅有一个非常小的开口。通过支气管镜内镜视野可以观察到会厌前端、杓状会厌皱襞两侧和双侧鼻窦梨状隐窝。小儿喉部组织娇嫩,软骨柔弱,轻微炎症或刺激易引起喉部黏膜下组织肿胀。当小儿喉腔内黏膜肿胀1mm时,声门入口通气面积会减少到原面积的35%,因此小儿支气管镜操作过程中动作需轻柔。

支气管镜插入喉上方后,观察患儿的会厌有无形态异常、活动度是否正常,是否有会厌塌陷;杓会厌皱襞周围、会厌谷、梨状隐窝是否有分泌物积聚;声带运动是否良好及对称,是否存在矛盾运动、声带麻痹、声带固定、声带水肿、声带小结、息肉、囊肿;声门下喉狭窄、咽喉反流、肉芽肿等其他病变。

（3）气管:气管起始于环状软骨下缘,下至胸骨角平面分叉。小儿气管前壁由16~20个不完全C状软骨构成,其后壁由膜性气管肌肉组织组成。小儿气管的长度依据年龄、身高而不同。气管横径在2岁以前为0.5~0.9cm,2~10岁为0.7~1.5cm。从新生儿到成人,气管的长度增加3倍,直径增加4倍。

支气管镜通过声门后进入气管,边注入1%利多卡因溶液0.5~2.0ml表面麻醉气管,边进入至隆突,观察气管腔有无狭窄、黏膜有无溃疡、肿块、气管塌陷等其他病变。

（4）主支气管:右主支气管与气管纵轴的延长线夹角为25°~30°,左主支气管与气管纵轴成45°角。主动脉弓绕过左主支气管中段的上方,在支气管镜检查时,可见主动脉弓的搏动。

支气管镜沿隆突两侧分别进入左右主支气管,分别注入1%利多卡因溶液0.5~2.0ml表面麻醉主支气管。观察支气管黏膜是否苍白或充血,表面是否有新生结节,黏膜下血管充盈怒张,是否存在瘘管、狭窄、新生肿块,支气管管腔是否通畅。

（5）段支气管:右上叶开口直径平均为10mm,远端分为尖、前和后段支气管。右主支气管在分出右上叶后延伸到右中间支气管。右中间支气管前壁继续延伸,成为右中叶支气管,继而亚段分为内段和外段。右下叶支气管由右中间支气管后壁延伸而来,进而演变成5段,包括右下叶背段、右下叶内基底段、右下叶前基底段、右下叶外侧基底段和右下叶后基底段。左主支气管远端分为左上叶支气管、左下叶支气管。左上叶支气管分为舌段(包括上舌段和下舌段)和固有上叶(由尖段和前后段组成)。左下叶支气管首先向后延伸出左下叶背段,随后延伸呈前内基底段、后基底段和外基底段。

支气管镜分别进入左右主支气管后,继续向下逐一到达4级段支气管。观察支气管黏膜是否苍白或充血,表面是否有新生结节,黏膜下血管充盈怒张,是否存在瘘管、狭窄、新生肿块,支气管管腔是否通畅,支气管管腔异常分泌物,支气管软化等。

2. 退镜观察

(1)下叶段支气管:支气管镜进入4级支气管后,沿段支气管开口进入5级支气管,观察各级支气管开口、黏膜和管腔是否通畅。避免遗漏右下叶背段支气管和左下叶背段支气管。

(2)主支气管:支气管镜退至左主支气管,向左旋转支气管镜操作部,同时上翘支气管镜插入部进入左上叶开口。然后继续上翘支气管镜插入部,进入左上叶支气管固有上叶段支气管。支气管镜退至右主支气管,向右旋转支气管镜操作部,同时上翘支气管镜插入部进入右上叶开口。然后继续上翘支气管镜插入部,进入右上叶支气管。观察各叶支气管开口、黏膜和管腔是否通畅。

(3)气管:支气管镜退至气管,观察气管的前壁、后壁、左侧壁和右侧壁黏膜是否充血肿胀、溃疡、新生物,气管是否存在管腔塌陷。声门下是否存在狭窄、溃疡或新生物。

(4)喉:当支气管镜退出声门后,观察患儿声带活动度。观察会厌有无形态异常、活动度是否正常。

3. 摄片留图 支气管镜下应观察管腔的大小、形态、气管和支气管壁情况;黏膜色泽、光滑度、黏膜下血管、分泌物性状。对可疑部位行摄片、活检、刷取细胞涂片等操作。

(1)喉:通常喉上方摄片1张,包括会厌、声门及声门下。

(2)气管:倒视见气管上段、中段和隆突各1张。

(3)主支气管:倒视见左主支气管和右主支气管各1张。

(4)段支气管:包括右上叶支气管开口、右中叶支气管开口、右下叶支气管开口、左上叶支气管开口、左下叶支气管开口各1张,共5张。

(5)病灶的追加拍摄:若发现病灶,则需要通过更多的观察和摄片了解关于病灶的情况。通常情况下,至少拍摄3张照片。体现病灶所在部位的远距离照片、中距离拍摄及近距离观察。

(五) 并发症及处理

1. 心血管意外 包括心脏意外,如心律不齐和心搏骤停等,尤其是年龄小于6个月的患儿或原有心、脑疾病的患儿容易出现。由于操作时间过长,患儿耐受度降低等可能引起心电图异常、血压升高等。

预防措施:操作轻柔,术前应询问病史,年龄小于6个月的患儿或原有心脏疾病的患儿应术前检查血压、完善心电图及肺功能、开放静脉通道,一旦出现心血管意外,应立即中止检查,就地组织抢救。

2. 肺部并发症 如低氧血症、呼吸暂停,尤其是年龄小于6个月的患儿或者原有心脏疾病的患儿容易出现。

预防措施:术前询问病史。术前适当镇静,操作轻柔,一旦出现低氧血症、呼吸困难、呼吸暂停,应立即中止检查,就地组织抢救。

3. 气道出血、咯血　多发生在活检后、内镜治疗或者有凝血机制障碍的患儿也可能因为操作不当引起器械损伤。儿童咯血量24小时<20ml为少量,21~100ml为中量,>100ml为大量;1次咯血<5ml为少量,<50ml为中量,>100ml为大量。新生儿气管、支气管较大儿童狭窄,虽然1次咯血<5ml为少量出血,但也可能堵塞主气道引起窒息。

预防措施:术前与患儿家长进行沟通,备血,支气管镜检查在手术室进行,胸外科医师需及时跟进。术前应询问病史,并检查出凝血时间、血小板计数;术中应操作轻柔,出血倾向或静脉曲张可疑的患儿应尽量避免活检。活检时一定要保持视野清晰,看清病灶,避开血管,活检结束后若发现出血要及时采取止血措施,包括出血局部喷洒冰盐水、1:10 000肾上腺素溶液,或凝血酶粉,一定要观察到出血停止后再退镜,必要时给予输血及外科协助处理。

4. 低血糖反应　因患儿长时间禁食、禁饮,会出现心悸、乏力、出汗、饥饿感、面色苍白、震颤、恶心、呕吐等低血糖反应,较严重的如意识模糊、精神失常、肢体瘫痪,大小便失禁、昏睡、昏迷等。

预防措施:婴幼儿禁食2小时以上者,同时静脉注射含糖液体。

5. 麻醉意外　麻醉支气管镜检查过程中出现误吸、过敏反应、呼吸困难、苏醒延迟等,甚至出现意识障碍,乃至死亡。因此,内镜操作过程中必须由专职麻醉医师进行麻醉,以避免严重并发症。

预防措施:操作轻柔,注气不能过多,术前应询问病史,了解既往病史及药物使用情况。

6. 感染　操作时吸入性肺炎、咽部外伤感染、一过性菌血症、器械清洗消毒不严引起的医源性感染等。

预防措施:操作轻柔,适时抽吸,严格器械清洗消毒。

7. 药物过敏　围手术期药物均可引起过敏反应,表现为皮肤瘙痒、胸闷、脉搏细速、头晕、恶心、头痛、手指麻木,甚至呼吸困难、血压下降及过敏性休克等。

预防措施:术前仔细询问药物过敏史,出现药物过敏时应立即给予抗过敏处理。

8. 呼吸道穿孔　可由于活检取材进入过深或撕拉过深引起穿孔;也可由于操作人员支气管镜操作经验不足,特别是对呼吸道解剖结构不明,操作粗暴、动作不熟练,或是患儿存在原发病变等原因出现穿孔。

预防措施:操作轻柔,循腔进镜,活检时注意进入深度。一旦发生穿孔,应立即中止检查,可行X线透视观察胸腔或纵隔是否有游离气体以确诊,必要时请外科医师协助处理。

9. 其他　鼻腔出血、喉痉挛、支气管哮喘、虚脱、坠床、惊厥、癫痫发作等。

预防措施:操作轻柔,术前仔细询问病史,根据情况给予酌情处理。

(六) 操作注意事项

1. 在学习儿童可弯曲支气管镜操作前,需学习有关小儿呼吸内镜检查的相关理论,包括内镜操作的适应证、禁忌证;熟悉小儿呼吸道及相关脏器的解剖结构,掌握常见儿科呼吸道疾病及相关疾病的内镜表现及处理原则,轻柔操作,避免暴力进镜。

2. 操作过程中,需循腔进镜,保持视野清晰,如呼吸道内仍有黏液附着,需要清洁干净。

3. 在观察呼吸道的过程中适当注入生理盐水,保持视野清晰,观察仔细,特别是病变好发区,并尽量不留盲区。

4. 如需活检,需在直视情况下进行靶向活检,根据相关指南和共识意见规范地进行活检,并注意向患儿及其家属交代活检后注意事项。

5. 术后处理 仅做常规支气管镜检查且未行活检的患儿,若术后咽喉部无不适感,并且无气促、呼吸困难、咯血等症状,在支气管镜检查术后需禁食、禁饮 2 小时,同时监测生命体征和血氧饱和度;麻醉支气管镜检查术后的患儿需 6 小时内禁食、禁饮,同时监测生命体征和血氧饱和度,并且需要专人护理,检查完成 6 小时后,患儿可进食流质食物,之后逐渐过渡到正常饮食。整个术后处理过程均需注意观察有无咯血、呼吸困难等情况。

(七)相关知识

1. 儿科临床常用的可弯曲支气管镜 临床工作中会根据儿童年龄大小,选择合适外径的儿童可弯曲支气管镜。常用的儿童可弯曲支气管镜外径为 2.8~4.0mm,吸引孔道直径为 1.2~2.0mm。外径为 2.2mm 的超细支气管镜不具备吸引孔道,主要用于评价早产儿和足月儿远端小气道病情。

2. 儿童气道直径计算公式 气道直径(mm)= 4 + 年龄(岁)/4

3. "边麻边进"(局部表面麻醉)复合清醒镇静 术前用 1% 或 2% 利多卡因雾化吸入,入支气管镜室前 15 分钟应用右美托咪定 3~4μg/kg 滴鼻,入支气管镜室后给予咪达唑仑 0.1~0.3mg/(kg·次),总量 ≤10mg。支气管镜插入到喉部、声门前、气管、左右主支气管,分别喷洒 1% 或 2% 利多卡因 1~2ml。镇静后开始操作,若患儿因个体差异镇静效果不佳、体动或呛咳明显,加用丙泊酚 0.5~1.0mg/(kg·次)。

三、儿童可弯曲支气管镜检查规范检查表

儿童可弯曲支气管镜检查核查、评估见表 2-1-1、表 2-1-2。

表 2-1-1 儿童可弯曲支气管镜检查核查表

项目	内容	是	部分	否
操作前准备	核对患儿信息:包括患儿姓名、性别、年龄、主诉			
	询问禁食、禁饮情况			
	询问患儿既往有无高血压、心脑疾病等病史			
	询问有无服用抗凝、抗血小板药物(如阿司匹林、华法林等),有无出凝血性疾病史。麻醉支气管镜检查前需询问有无麻醉药物过敏史			
	查看患儿血常规、凝血功能、心电图及既往检查结果			
	明确患儿有无支气管镜检查禁忌证			
	确定患儿监护人已签署支气管镜检查知情同意书			
	物品(器械)的准备:确定支气管镜相关设备正常,包括注气、注水、吸引器正常;图像采集系统及图文报告系统操作正常。监护设备、氧气及急救药品准备妥当			
操作过程	进镜过程:支气管镜顺利通过声门入口			
	观察摄片:每个部位均需有取图动作,可听到采图声音提示			
	观察并口述观察所见			
	按顺序通过气管、气管隆嵴			
	按顺序进入右主支气管、右上叶支气管(含前、尖、后段支气管开口)			

续表

项目	内容	是	部分	否
操作过程	按顺序进入右中间支气管、右中叶支气管内侧段、右中叶支气管外侧段、右下叶支气管基底段(含内、前、外、后基底段)、右下叶支气管背段			
	按顺序进入左主支气管、左上叶上部(含左上叶前段、尖后段支气管开口)、左舌叶(左上舌叶、左下舌叶开口)			
	按顺序进入左下叶支气管、左下叶支气管基底段(含内、前、外、后基底段)、左下叶支气管背段			
	观察并能准确描述病变情况			
	部位、大小、形状、边缘			
	周围黏膜情况			
	可能诊断			
	鉴别诊断			
	在病变部位活检			
操作后处置	向患儿监护人简要介绍检查情况			
	向患儿监护人交代患儿术后注意事项,如术后禁食、禁饮 2 小时,观察是否有咯血、呼吸困难等情况			

表 2-1-2　儿童可弯曲支气管镜检查评估表

项目	5分	4分	3分	2分	1分
操作过程流畅度					
操作检查熟练度					
人文关怀					

评分标准:

5 分:操作过程清晰流畅,无卡顿,检查熟练,进镜及退镜方法正确。人文关怀到位,有术前交流、术中安慰及术后饮食及注意事项的交代。

4 分:介于 5 分和 3 分之间。

3 分:操作过程能整体完成,卡顿次数<3 次,检查进镜及退镜中方法基本正确,支气管镜反复触及呼吸道壁<3 次,能有部分术前交流、术中安慰及术后饮食及注意事项的交代,有人文关怀。

2 分:介于 3 分和 1 分之间。

1 分:操作过程卡顿次数>6 次,操作粗暴,支气管镜反复触及呼吸道壁(次数≥3 次),无人文关怀。

四、常见操作错误及分析

1. 进声门入口时误入食管　可能因为患儿在插支气管镜时紧张、恐惧、不合作,难以配合做咳嗽动作,也可能由操作者对食管、气管前后毗邻的解剖关系不清,或操作技术欠熟练,未完全对准声门入口处等。

2. 操作时支气管镜反复触及呼吸道壁,检查中视野频繁偏于呼吸道腔一侧,观察不完整等　是由于操作者操作技术欠熟练、患儿欠合作,以及操作粗暴引起。

3. 活检后不观察出血情况 由于操作者操作欠规范,活检后直接退镜。

五、目前常用训练方法及培训要点

1. 模型训练 目前支气管镜训练常用训练模型为支气管树训练模型(图2-1-1)。模型包括:支气管树向下移行为气管—主支气管—叶支气管—段支气管;支气管由硅橡胶材料制成。可以查看声门、气管、主支气管、叶支气管和段支气管管腔形态、黏膜情况。优点是用真镜、真机进行训练,触觉反馈、立体感觉与真实操作相近,适合操作流程和基本操作手法的训练;不足是操作变化相对较少,缺乏儿童支气管的形态特点。

2. 虚拟训练 呼吸内镜虚拟训练器(图2-1-2)具备儿童支气管镜操作模块,通过模拟儿童支气管镜操作环境,使得内镜学习过程可视化,并具备可参与性,让内镜学员能更好地学习到支气管镜的操作技能。呼吸内镜虚拟训练器利用人体解剖学视觉重建和力反馈技术,可真实模拟临床操作过程、患儿情况、操作手感与操作步骤;还可及时发现学员操作过程中出现的问题并提供问题的解决方法;另外,呼吸内镜虚拟训练器可编排不同难度、进度及内容的课程。呼吸内镜虚拟训练器给支气管镜学员提供了一个安全的教学环境,可以安全有效地进行全方位训练,提高其方向认知能力、手眼协调能力和操作诊断能力。

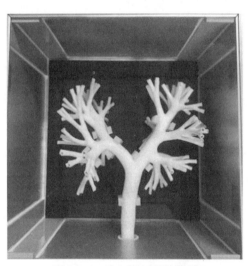

图2-1-1 支气管树训练模型

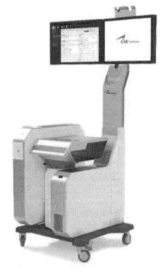

图2-1-2 呼吸内镜虚拟训练器

六、相关知识测试题

1. 患儿,女,8岁,因"反复发热、咳嗽3个月"就诊。既往有可疑异物吸入病史,具体用药不详。下列处理中,最重要的是

　　A. 告知支气管镜检查风险,患儿家属签字后完善支气管镜检查

　　B. 心电图检查

　　C. 测量血压

　　D. 血常规检查

　　E. 凝血功能检查

2. 下列**不属于**可弯曲支气管镜适应证的是

    A. 不明原因咯血   B. 同一部位反复肺炎   C. 不明原因的肺不张

    D. 胸主动脉瘤   E. 持续性局灶性喘鸣

3. 患儿,13 岁,支气管镜检查后觉心悸、出汗。下列处理中,最有效的是

    A. 测量血压   B. 吸氧   C. 做心电图

    D. 补充糖水   E. 给予抗过敏治疗

4. 患儿,因"误吸瓜子仁后气促、发绀 1 小时"就诊。下列处理中,最重要的是

    A. 心电图检查   B. 胸腔超声   C. 支气管镜检查

    D. 血常规检查   E. 凝血功能检查

5. 下列**不属于**纤维支气管镜检查术前准备的是

    A. 核对患儿的姓名、性别、年龄和主诉

    B. 确定患儿监护人已经签署支气管镜检查知情同意书

    C. 开放静脉通道

    D. 确定患儿术前禁食、禁饮的时间符合要求

    E. 为避免呕吐,术前洗胃

答案:1. A   2. D   3. D   4. C   5. E

(刘沉涛)

第二节   儿童 CT 引导下经皮肺穿刺活检术

一、概述

    儿童 CT 引导下经皮肺穿刺活检术是肺部占位性疾病的一种微创性检查方法。CT 引导具有图像分辨率高、定位准确、能判断针尖位置、活检成功率高等特点。1976 年,Haage 和 Alfidi 首次进行 CT 引导下的经皮肺穿刺活检术;1985 年,中日友好医院在我国首次开展该项操作,取得成功。因 CT 引导下经皮肺穿刺活检术定位准确、阳性检出率高及不良反应可控,该技术在国内各医院被广泛应用,逐渐发展并改进。随着新型取材模式不断涌现,包括机器人辅助穿刺、图像自动引导穿刺等,未来的经皮肺穿刺活检术将越来越安全、准确、简便、快速,为患儿带来更加安全、舒适、精准的就医体验。

二、儿童 CT 引导下经皮肺穿刺活检术操作规范流程

(一) 适应证

1. 不明原因的肺内孤立结节或肿块。

2. 支气管镜、痰液细胞学检查无法明确诊断的局灶性肺部病变。

3. 无原发肿瘤证据的多发结节或肿块。

4. 支气管镜活检失败或阴性的肺门肿块,不明原因的纵隔肿块。

(二) 禁忌证

1. 绝对禁忌证

(1)严重心肺功能不全,如严重心律失常、重度心力衰竭、严重肺动脉高压、第 1 秒用力

呼气容积（forced expiratory volume in one second，FEV_1）<35%，哮喘急性发作期、呼吸衰竭不能平卧的患儿。

（2）休克、严重高血压、精神异常者。

（3）不可纠正的凝血功能障碍。

2. 相对禁忌证

（1）解剖性或者功能性的孤立肺。

（2）穿刺路径上有明显的感染性病变、肺大疱。

（3）呼吸机辅助机械通气。

（三）检查前准备

1. 患儿的准备

（1）为避免交叉感染，术前应完善 HBsAg、抗 HCV、抗 HIV 等相关检查。

（2）根据食物在胃内被排空的时间长短，制订不同的禁食时间，包括：白开水 2 小时，母乳 4 小时，牛奶、配方奶、淀粉类固体食物 6 小时，脂肪类固体食物 8 小时。婴儿和新生儿在禁食 2 小时后可同时静脉输注含糖液体，以防止低血糖和脱水；拟行麻醉下 CT 引导下经皮肺穿刺活检患儿，禁食、禁饮 6 小时。

（3）常规：3 岁以上患儿应术前测血压，术前完善血常规、凝血功能、血肌酐、超声心动图、心电图、肺功能及胸部增强 CT 检查。

（4）有高血压、心律失常者，不论年龄，术前皆需测血压及心电图检查。

（5）监护人签署 CT 引导下经皮肺穿刺活检知情同意书。

（6）在麻醉医师配合下使用静脉镇静或麻醉，麻醉前监护人签署麻醉知情同意书。

（7）松开患儿衣领口及裤带；根据穿刺路径选择摆放相应体位。

（8）非静脉麻醉下检查的患儿，在检查前应向患儿及其家属做好解释工作，消除患儿的恐惧感，嘱其平静呼吸，操作时屏气。

2. 物品（器械）的准备

（1）经皮肺穿刺手术器械包。

（2）穿刺针。

（3）标本瓶和标本固定液。

（4）涂片玻片。

（5）络合碘、棉签、生理盐水、利多卡因注射液等。

3. 操作者的准备

（1）核对患儿信息：包括患儿姓名、性别、年龄、主诉。

（2）确认禁食、禁饮时间。

（3）询问患儿既往有无高血压、心、肺、脑部疾病等病史，有无服用抗凝、抗血小板药物（如阿司匹林、华法林、氯吡格雷等），以及有无出凝血疾病史。

（4）麻醉下 CT 引导下经皮肺穿刺活检患儿，需询问有无麻醉药物过敏史。

（5）查看患儿血常规、凝血功能、心电图、超声心动图、肺功能、肺部 CT 及既往检查结果。

（6）明确患儿有无经皮肺穿刺活检禁忌证。

（7）确定患儿监护人已签署 CT 引导下经皮肺穿刺活检术知情同意书。

（8）开放静脉通道。

（四）操作步骤

1. 规划穿刺路径

（1）CT 扫描：明确病变位置、大小、形态、血供、与周围组织的关系。

（2）在体表相应部位放置金属标记，以穿刺肿块为中心做局部 CT 扫描。

（3）选择最佳穿刺层面和穿刺点，测量出进针方向、角度和深度。确定皮肤穿刺点，用龙胆紫标记。

2. 穿刺前准备

（1）常规消毒铺单，局部 2% 利多卡因 5ml 局部浸润麻醉。

（2）穿刺针置于皮下穿刺点，准备进针。

（3）穿刺时嘱患儿平静呼吸下屏气；静脉镇静麻醉下穿刺患儿，尽量选择吸气末的时候快速进针。

3. 穿刺扫描，确认针尖位置

（1）嘱患儿平静呼吸下屏气，按照预定角度、深度快速进针到达病变部位。

（2）CT 再次扫描确认针尖已到达病变理想位置。

4. 获取足量样本　穿刺针尾端连接同轴系统进行抽吸活检，抽吸样本涂玻片送检；有条件的医疗单位，可请病理科医师现场配合对标本进行快速评估，决定是否需要重复抽吸活检。

5. 术后处理

（1）络合碘消毒穿刺部位，纱布覆盖，胶布固定。

（2）术后保持穿刺点朝下平卧至少 2 小时，观察是否发生并发症。

（3）持续心电监护、经皮氧饱和度监测 6 小时。

（4）术后 1~2 小时内拍摄第一次直立位呼气相胸部 X 线片，术后 3~4 小时内拍摄第二次直立位呼气相胸部 X 线片，以随访是否出现并发症，如气胸、血胸、肺出血。

（5）术后口服镇痛药物。

（6）避免增加胸腔内压力的活动，如咳嗽、过度说话、坐位、深呼吸、抬重物。

（7）陪护者需密切观察迟发并发症相关症状，如气促、呼吸困难、胸痛、咯血等。

（8）术后避免体力活动。

（9）胸腔内气体吸收 3 周后方可乘坐飞机。

（五）并发症及处理

1. 气胸　是经皮肺穿刺活检的最常见的并发症，多发生于术后 4 小时。大多数患儿可以耐受少量气胸，但是存在合并严重心肺疾病或者解剖性 / 功能性单肺患儿，即使少量气胸也可以导致严重呼吸问题，操作者应予以高度重视。有文献报道，成人肺活检患者中气胸发生率为 0~61%，其中 4%~17% 的患者需要胸腔置管引流。导致气胸发生的高危因素包括：阻塞性肺疾病、病变位置深、病变体积小、穿刺针与胸膜夹角小、多次胸膜穿刺、跨叶间裂穿刺、跨肺大疱穿刺、手术时间长。目前尚无儿童患者肺穿刺活检气胸发生率的相关报道。

预防措施：穿刺路径避开肺大疱和肺叶间裂，减少穿过胸膜的次数，减小肺内的调针角度，最短化手术操作时间。少量气胸患儿不需要引流，患儿持续保持穿刺点朝下的体位，同时鼻导管吸氧保守治疗，1 小时后复查直立位胸部 X 线片以评估气胸进展程度。对于存在以上高危因素的患儿，因为少量气胸就可以导致明显通气功能障碍，胸腔置管应比较积极。

胸腔置管指征：保守治疗无效的持续性肺漏气、大量气胸（肺压缩>50%）、症状性气胸。

2. 肺出血　伴或不伴咯血的肺出血，极少数患儿肺内大出血可导致心脏压塞、死亡。活检部位位于纵隔内或心脏纵隔旁、活检病变血供丰富、靠近扩张的支气管动脉分支、凝血功能障碍、肺动脉高压、穿刺时剧烈哭吵、穿刺时和穿刺后剧烈咳嗽、采用切割活检针穿刺的患儿容易出现肺出血。

预防措施：不能配合屏气的患儿需在麻醉下进行操作；可配合屏气患儿，操作前做屏气训练；术前纠正凝血功能障碍；增强肺部CT后选择穿刺路径，避开血供丰富的路径和穿刺部位；采用小口径穿刺针。一旦发生咯血，患儿采取患侧卧位，咯血常在数分钟内停止，咯血不停止的患儿必要时可行支气管镜填塞、动脉栓塞、外科手术止血。

3. 体循环空气栓塞　患儿表现为抽搐、意识障碍、急性心肌梗死、心律失常等。空气栓塞好发于患儿有咳嗽、血管炎基础疾病史，以及活检肺空洞性疾病、活检富含血管的病变等情况。

预防措施：术中避免患儿咳嗽、哭吵、说话，采用管芯针。一旦发生空气栓塞，及时使患儿取头低足高位，给予面罩吸氧，维持血压和通气功能，评估全身其他部位空气栓塞范围，有条件的单位立即给予高压氧治疗。

4. 心血管意外　常见的有心脏意外，如心律不齐和心搏骤停等，尤其是年龄小于6个月患儿或原有心脏疾病的患儿容易出现。由于穿刺部位靠近心脏，操作时间过长、患儿耐受度降低等均可能引起心电图异常、血压升高等问题。

预防措施：操作轻柔，术前应询问病史，年龄小于6个月的患儿或原有心脏疾病的患儿术前应完善心电图及超声心动图检查。一旦出现心血管意外，应立即中止检查，就地组织抢救。

5. 麻醉意外　麻醉过程中可能会出现误吸、过敏反应、呼吸困难、苏醒延迟等，甚至出现意识障碍，乃至死亡。因此，肺穿刺活检操作过程中必须由专职麻醉医师进行麻醉，以避免严重并发症。

预防措施：术前应询问病史，了解既往病史及麻醉药物使用情况。

6. 感染　操作不规范导致的吸入性肺炎、器械清洗消毒不严引起的医源性感染等。

预防措施：操作前禁食、禁饮，操作轻柔，严格器械清洗消毒。

7. 药物副作用　术前药物过敏引起头晕、恶心、头痛、手指麻木，甚至呼吸困难、血压下降及过敏性休克等。

预防措施：术前仔细询问药物过敏史，出现药物过敏时应立即给予抗过敏处理。

8. 低血糖反应　因患儿长时间禁食、禁饮，出现心悸、乏力、出汗、饥饿感、面色苍白、震颤、恶心呕吐等低血糖反应，严重者可出现意识模糊、精神失常、肢体瘫痪、大小便失禁、昏睡、昏迷等。

预防措施：小年龄患儿若禁食2小时以上，需同时静脉注射含糖液体；术前仔细询问患儿病史，出现低血糖症状时应立即给予进食、进饮，暂缓操作，必要时给予高糖治疗。

9. 其他　活检针或穿刺针致恶性肿瘤细胞种植、血管迷走反应、肺扭转等罕见并发症。

（六）操作注意事项

1. 在学习CT引导下经皮肺穿刺活检术操作前，需学习有关经皮肺穿刺活检术的相关理论，包括操作的适应证、禁忌证；熟悉呼吸道、血供及相关脏器的解剖结构，掌握常见呼吸道疾病及相关疾病的 CT 表现,轻柔操作,避免暴力穿刺。

2. 操作前取得患儿充分配合并进行屏气训练,不能配合的患儿可考虑麻醉下行 CT 引导下经皮肺穿刺活检。

3. 操作前选择最佳穿刺进针路径。

4. 操作过程中,嘱患儿平静呼吸下屏气,按照预定角度、深度快速进针到达病变部位,避免多次胸膜穿刺、跨叶间裂穿刺、跨肺大疱穿刺。

5. 术后保持穿刺点朝下平卧至少 2 小时,观察是否发生并发症。避免增加胸腔内压力的活动,如咳嗽、过度说话、坐位、深呼吸、抬重物等。

(七) 相关知识

目前临床应用的经皮肺穿刺活检枪主要有以下 2 种类型。

1. 全自动活检枪　自动进针、速度快(约 0.05 秒)、创伤小、痛感轻、安全性高,但穿刺活检的深度固定,大多数在 2cm 左右。根据取材模式,全自动活检枪分为半槽式切割活检和全槽式切割活检,全槽式切割活检单次激发的活检取材量较半槽式切割活检大。

2. 半自动活检枪　人为控制进针,可根据需要调整进针深度,操作时间稍长,痛感稍明显,适用于小病灶或者邻近重要血管和脏器的病灶。

除穿刺枪外,另一个重要的装置是穿刺针,CT 引导下经皮肺穿刺活检常用的型号是 17G(外径 1.50mm,粉色)、19G(外径 1.07mm,黄色)。

三、儿童 CT 引导下经皮肺穿刺活检术规范检查表

儿童 CT 引导下经皮肺穿刺活检术核查、评估见表 2-2-1、表 2-2-2。

表 2-2-1　儿童 CT 引导下经皮肺穿刺活检术核查表

项目	内容	是	部分	否
操作前准备	核对患儿信息:包括患儿姓名、性别、年龄、主诉			
	询问禁食、禁饮情况			
	询问患儿既往有无高血压、心血管、脑部疾病等病史			
	询问有无服用抗凝、抗血小板药物(如阿司匹林、氯吡格雷等),有无出凝血疾病史。麻醉下 CT 引导下经皮肺穿刺活检前需询问患儿有无麻醉药物过敏史			
	查看患儿血常规、凝血功能、心电图、肺通气、超声心动图及既往检查结果			
	查看患儿增强肺部 CT 结果			
	明确患儿有无经皮肺穿刺活检术禁忌证			
	确定患儿监护人已签署经皮肺穿刺活检术知情同意书			
	物品(器械)的准备:手术器械包、穿刺针、标本瓶和标本固定液、涂片玻片合格备用。已建立静脉通路,监护设备、氧气及急救药品准备妥当			
操作过程	规划穿刺路径			
	CT 扫描:明确病变位置、大小、形态、血供、与周围组织的关系			
	在体表相应部位放置金属标记,以穿刺肿块为中心做局部 CT 扫描			

续表

项目	内容	是	部分	否
操作过程	选择最佳穿刺层面和穿刺点,测量出进针方向、角度和深度。确定皮肤穿刺点,龙胆紫标记			
	根据穿刺路径,摆好患儿体位			
	穿刺前准备			
	常规消毒铺单,局部 2% 利多卡因 5ml 局部浸润麻醉			
	穿刺针置于皮下穿刺点,准备进针			
	穿刺时嘱患儿平静呼吸下屏气			
	穿刺扫描,确认针尖位置			
	嘱患儿平静呼吸下屏气,按照预定角度、深度快速进针到达病变部位			
	获取足量样本			
	穿刺针尾端连接同轴系统进行抽吸活检,对抽吸样本涂玻片送检			
	退出穿刺针			
	络合碘消毒穿刺部位,纱布覆盖,胶布固定			
操作后处置	向患儿监护人简要介绍检查情况			
	交代患儿术后注意事项,术后保持穿刺点朝下平卧至少 2 小时,观察是否有咯血、呼吸困难等情况			
	持续心电监护、经皮氧饱和度监测 6 小时			
	术后 1~2 小时内拍摄第一次直立位呼气相胸部 X 线片,术后 3~4 小时内拍摄第二次直立位呼气相胸部 X 线片,以随访是否出现并发症(如气胸、血胸、肺出血)			
	术后口服镇痛药物			
	医嘱患儿:避免增加胸腔内压力的活动如咳嗽、过度说话、坐位、深呼吸、抬重物;陪护者密切观察迟发并发症相关症状(如气促、呼吸困难、胸痛、咯血等)			

表 2-2-2 儿童 CT 引导下经皮肺穿刺活检术评估表

项目	5分	4分	3分	2分	1分
操作过程流畅度					
操作检查熟练度					
人文关怀					

评分标准:

5 分:操作过程清晰流畅,无卡顿,检查熟练,进针及抽吸活检方法正确;人文关怀到位,有术前交流、术中安慰及术后饮食和注意事项的交代。

4 分:介于 5 分和 3 分之间。

3 分:操作过程能整体完成,卡顿次数<3 次,检查进针及抽吸活检方法基本正确;人文关怀不足,但能有部分术前交流、术中安慰及术后饮食及注意事项的交代。

2 分:介于 3 分和 1 分之间。

1 分:操作过程卡顿次数>6 次,操作粗暴;无人文关怀。

四、常见操作错误及分析

1. 非最佳穿刺路径　病灶前后毗邻周围重要器官组织(如心脏、大血管、叶间裂),需注意穿刺路径。选择非最佳穿刺路径的原因可能是患儿在穿刺时紧张、恐惧、不合作,难以配合做屏气动作,以及操作者操作技术欠熟练。

2. 操作时反复多次穿过胸膜　多由穿刺路径非最佳、患儿欠合作,以及操作者操作技术欠熟练、操作粗暴引起。

五、目前常用训练方法及培训要点

可使用经皮肺穿刺活检训练模型进行训练。该模型模拟一男性儿童上半身结构,模型透明,胸壁可打开。模型包含以下解剖结构:皮肤、皮下组织、肋间隙、胸膜、双肺、气管、支气管、心脏、胸主动脉、肺动脉、上腔静脉、纵隔、食管、胃和膈肌。穿刺针采用高强度不锈钢、聚四氟乙烯、ABS 材料制成,由穿刺针、鞘和接头组成。训练时可全程观看穿刺针进针过程,观察进针的深度和角度、穿刺是否成功到达目标病灶。

六、相关知识测试题

1. 患儿,女,4 岁,因"咳嗽 10 天,发现右下肺占位 1 周"就诊,外院支气管镜检查无明显异常。下列处理中,**不恰当**的是

　　A. 告知经皮肺穿刺活检风险,患儿家属签字后完善经皮肺穿刺活检

　　B. 心电图检查

　　C. 血常规检查

　　D. 凝血功能检查

　　E. 测量肺功能

2. 经皮肺穿刺活检最适用的情况是

　　A. 身体状况较差,不能耐受其他有创检查的患儿

　　B. 肺门周围病变

　　C. 患儿身体状况良好,肺周围型占位性病变

　　D. 患儿身体状况良好,肺中央型占位性病变

　　E. 患儿身体状况良好,肺周围型占位性病变,经抗感染治疗后无好转

3. 经皮肺穿刺活检最常见的并发症是

　　A. 气胸　　　　　　　　　　　　B. 出血

　　C. 穿刺部位感染　　　　　　　　D. 刺破大血管或心脏

　　E. 沿穿刺道种植转移

4. 下列选项中,**不属于**经皮肺穿刺活检局限性的是

　　A. 取得组织量少,不利于诊断

　　B. 创伤太大,费用过高

　　C. 某些部位由于解剖位置原因不宜实施

　　D. 有时取得良性的病理结果也不能除外假阴性的可能

　　E. 容易造成气胸

5. CT 引导下经皮肺穿刺活检适用的情况是

A. 外围肺肿块鉴别困难者 　　　 B. 肺内多发结节 　　　　　　C. 大量胸腔积液

D. 严重肺气肿 　　　　　　　　 E. 心包囊肿

答案:1. A　2. E　3. A　4. B　5. A

（刘沉涛）

第三节　儿童肺功能检查

一、概述

儿童肺功能检查的主要内容是呼吸道的通畅程度和肺容量大小,对于早期检出肺部、气道病变,评估疾病的严重程度及预后,评定药物或其他治疗方法的疗效,鉴别呼吸困难的原因,诊断病变部位,评估肺功能对手术的耐受力、活动耐受力,以及对危重症患儿的监护等方面有重要的临床价值。

最早在古罗马时期,希腊医师 Galenus 进行了最简单的肺容积测试。19 世纪中期,英国 Hutchinson 发明了世界上第一台定标肺容量计。1970 年,世界上第一台婴幼儿体描仪问世。20 世纪 80 年代,随着计算机技术迅速发展,儿童肺功能检查技术开始广泛普及。1991 年,欧洲呼吸学会 / 美国胸科协会婴幼儿肺功能协作组成立,1996 年发表标志性的《婴儿呼吸功能检测》一文。2009 年 5 月,中国儿童肺功能协作组在苏州成立,并于 2014 年纳入中华医学会儿科学分会呼吸学组。

随着该项检查的逐渐普及和评估水平的不断提高,儿童肺功能已成为儿童呼吸系统疾病及其他系统疾病累及呼吸道时不可或缺的实验室检查项目。

二、儿童肺功能检查操作规范流程

(一) 适应证

1. 判断有无肺部疾病、肺部疾病的严重程度和动态变化;数周或以上的胸闷、呼吸困难、咳嗽、咳痰;较长时间的运动能力减退;短时间内的肺部症状明显,但体征或影像学缺乏阳性发现者。

2. 评价肺功能障碍的类型　肺功能障碍分为肺通气功能障碍和肺换气功能障碍,2 种类型常同时发生,也可以单独存在。肺通气功能障碍还可以分为阻塞型、限制型、混合型 3 种通气功能障碍。此外,还有单纯小气道功能障碍。

3. 评价肺部疾病治疗反应和预后。

4. 生长发育、运动能力、呼吸肌功能的评估。

5. 危重症患儿的监护。

6. 评估麻醉、手术的可行性和术后并发症的发生风险。

7. 高危患儿,如被动吸烟、严重大气污染。

(二) 禁忌证

1. 绝对禁忌证

(1)严重低氧血症患儿。

(2) 气胸和气胸愈合 1 个月内的患儿。

(3) 休克、精神异常患儿。

(4) 近 1 个月内脑卒中、眼部手术、胸腔或腹腔手术的患儿。

(5) 近 2 周内有咯血史或有活动性消化道出血的患儿。

(6) 肺功能检查前当天已进行内镜检查及活检的患儿。

(7) 活动性呼吸道传染病或感染性疾病的患儿。

(8) 已确诊患胸腔动脉瘤、主动脉瘤或脑动脉瘤，且未进行有效治疗的患儿。

2. 相对禁忌证

(1) 张力性气胸。

(2) 恶性心律失常、心肺功能不全、严重主动脉瓣狭窄、心绞痛、严重高血压、频繁室性期前收缩、严重心房颤动。

(3) 颞颌关节易脱臼、严重腹股沟疝、插胃管、气管切开、鼓膜穿孔、重症肌无力、脑血管意外、压力性尿失禁的患儿。

(4) 明显胸痛、腹痛、面部疼痛、头痛、剧烈咳嗽的患儿。

(三) 检查前准备

1. 患儿的准备

(1) 年长患儿需了解当次肺功能检查的必要性，技术员要详细讲解检查方法和要求，缓解患儿的恐惧心理，并亲自示范，告知患儿具体的配合要领。

(2) 婴幼儿一般在进食 30 分钟后进行检查，以防止胃食管反流。患儿可自然睡眠或处于镇静后睡眠状态来进行检查。鼻塞患儿可鼻腔滴入血管收缩剂缓解鼻塞，减少鼻腔阻力。

(3) 提供目前用药情况，包括最近一次吸入支气管扩张剂或其他药物情况。

(4) 松开患儿衣领口及裤带。

(5) 检查前，患儿休息 15 分钟。

(6) 检查时患儿取放松、立正站直或坐直于带椅背的无轮硬质椅子上，两足着地。

2. 物品(器械)的准备

(1) 确认肺功能仪各部件已清洗消毒并安装合格。

(2) 安装肺功能仪标准操作手册，依次完成开机、预热、环境定标、容积定标。

(3) 确认图文报告系统操作正常。

(4) 监护设备、氧气及急救药品准备妥当。

3. 操作者的准备

(1) 核对患儿信息：包括患儿姓名、性别、年龄、主诉。测量患儿身高和体重。

(2) 确认目前用药情况，特别是吸入用药情况。

(3) 明确患儿有无肺功能检查禁忌证。

(4) 操作者向患儿演示肺功能仪如何工作。

(5) 解释为何要咬紧吹筒，必须使用鼻夹。

(6) 鼓励患儿最深吸气后再吹气、平稳持续地以最大力吹气、呼气时间保持 5~6 秒。

(四) 操作步骤

1. 常规肺功能检查

(1) 操作者向患儿耐心示范，说明肺功能检查的方法和注意事项。

(2)肺功能仪处于流量容积曲线测定模块下。

(3)患儿放松、立正站直或坐直于带椅背的无轮硬质椅子上。

(4)头稍上抬、口唇包紧连接至传感器的一次性口器上。

(5)夹上鼻夹。

(6)患儿平静呼吸,显示至少 5 个稳定的潮气呼吸波形。

(7)患儿做最大吸气至肺总量位后,以最大的用力、最快的速度呼气直至残气位,再次吸气至肺总量位。仪器自动计算并获得测定参数。

(8)重复测试至少 3 次。

(9)选取最佳值并保存结果。

2. 婴幼儿潮气呼吸检查

(1)肺功能仪处于流量容积曲线测定模块下。

(2)患儿充分镇静,取仰卧位。

(3)合适大小的面罩扣紧口鼻,保证不漏气。

(4)面罩与流量传感器相连接,患儿潮气呼吸的流量和容积信号实时显示在屏幕上。

(5)患儿呼吸平稳后,连续记录 5 次,每次记录至少 20 个潮气呼吸流量 - 容积环。

(6)仪器自动计算平均值并获得测定参数,保存结果。

3. 脉冲震荡肺功能检查

(1)适用于 3 岁以上儿童。

(2)操作者向患儿耐心示范,说明肺脉冲震荡肺功能检查方法和注意事项。

(3)患儿放松、立正站直或坐直于带椅背的无轮硬质椅子上。

(4)头稍上抬、口唇包紧连接至传感器的一次性口器上。

(5)夹上鼻夹。

(6)患儿平静呼吸,显示至少 5 个稳定的呼吸波形。

(7)采集患儿平静呼吸下的数据,每次采样时间 60~90 秒。

(8)取患儿配合最佳的波形(时间不少于 30 秒)进行数据分析并保存结果。

4. 支气管舒张试验

(1)根据患儿病情,从上述三种肺功能检查中选择一种检查方法。

(2)雾化吸入支气管舒张剂前和后 15 分钟,分别测定患儿肺功能。

(3)记录肺功能检查主要参数的改善率

1)常规通气法主要参数:第 1 秒用力呼气容积(FEV_1),改善率计算公式为 [FEV_1(吸入支气管舒张剂后)$-FEV_1$(吸入支气管舒张剂前)]/FEV_1(吸入支气管舒张剂前)× 100%。

2)脉冲震荡法主要参数:呼吸总阻抗、呼吸道总阻力、中心呼吸道阻力、外周弹性阻力。

3)潮气呼吸法主要参数:达峰时间比、达峰容积比。

5. 定量雾化吸入法支气管激发试验

(1)操作者明确患儿病情:非哮喘发作期、近期未接触变应原、1 周内无哮喘发作、近 4 周无呼吸道感染病史、无喘息和呼吸困难症状、无甲状腺功能亢进和心脏病史。

(2)检查前停用影响气道反应性的药物(表 2-3-1),检查当日避免摄入茶叶、咖啡、可乐、巧克力。

表 2-3-1 降低气道反应性的药物及停用时间

药物分类	停用时间 /h
支气管舒张药物	
吸入型	
短效：沙丁胺醇、特布他林	8
中效：异丙托溴铵	24
长效：沙美特罗、福莫特罗	48
口服型	
短效：氨茶碱	12
中、长效：缓释茶碱、丙卡特罗、班布特罗	24~48
糖皮质激素	
吸入型：布地奈德、氟替卡松、丙酸倍氯米松	12~24
口服型：泼尼松、甲泼尼龙	48
抗过敏药物及白三烯受体拮抗剂	
抗组胺药物：氯雷他定、西替利嗪、马来酸氯苯那敏、赛庚啶、酮替芬	72
肥大细胞膜稳定药物：色甘酸钠	8
白三烯受体拮抗剂：孟鲁司特	48

（3）患儿休息 15 分钟。

（4）常规肺功能检查检测 $FEV_1 \geqslant 70\%$ 预计值。

（5）雾化吸入生理盐水 2 分钟后，重复常规肺功能检查（参照值），与基线值比较：如 FEV_1 下降 $\geqslant 10\%$，则休息 5 分钟，然后重复，若仍下降 $\geqslant 10\%$ 则中止检查。如 FEV_1 下降 $<10\%$，则继续下一步。

（6）通过气雾激发系统按照激发流程（表 2-3-2），从最低浓度开始吸入乙酰甲胆碱（醋甲胆碱）。

表 2-3-2 气雾激发系统吸入激发剂

步骤	药物	浓度 /(g·L^{-1})	剂量 /μg	吸入次数 /次	间隔时间 /min	累积剂量 /μmol
R1	—	—	—	—	0	—
R2	NaCl	9.000	72.00	5	2	—
P3	Mch	3.125	9.75	1	2	0.05
P4	Mch	3.125	9.75	1	2	0.10
P5	Mch	6.250	19.50	1	2	0.20
P6	Mch	6.250	39.00	2	2	0.40
P7	Mch	25.000	78.00	1	2	0.80

续表

步骤	药物	浓度 /(g·L⁻¹)	剂量 / μg	吸入次数 / 次	间隔时间 / min	累积剂量 / μmol
P8	Mch	25.000	156.00	2	2	1.60
P9	Mch	25.000	312.00	4	2	3.20
P10	Mch	50.000	624.00	4	2	6.40
P11	Mch	50.000	1 248.00	8	2	12.80
D12	支气管舒张剂	—	—	—	10~15	—

注：NaCl. 氯化钠；Mch. 乙酰甲胆碱。R 代表 reference value（参考），P 代表激发剂（provocation），D 代表扩张剂（dilation）。

（7）每一剂量吸入后 2 分钟测定肺功能，若 FEV₁ 下降<20%，则继续吸入下一浓度，直至 FEV₁ 下降达 20% 基线值。同时观察患儿的症状、询问患儿的感受。

（8）FEV₁ 下降达 20% 基线值后立即停止激发，记录患儿的症状、体征。即刻吸入支气管舒张剂。

（9）15 分钟后复查肺功能，直至 FEV₁ 恢复至基线值，若未恢复，持续观察 15 分钟，再次复查肺功能和患儿体征。

（五）并发症及处理

1. 感染 操作时吸入性肺炎、一过性菌血症、器械清洗消毒不严引起的医源性感染等。
预防措施：严格器械清洗消毒。

2. 过度通气 可引起头晕、恶心、头痛、手指麻木。

预防措施：检查过程中操作者仔细观察和询问患儿是否有不适，出现不适症状时应暂停检查，让患儿休息。

3. 药物不良反应 支气管舒张剂引起心悸、头晕、恶心、头痛等。

预防措施：用药前询问患儿既往使用支气管舒张剂病史，一旦出现不适，停止使用支气管舒张剂，进行心电监护，必要时抗心律失常治疗。乙酰甲胆碱引起的并发症包括气道痉挛引起的症状和非气道痉挛引起的症状。气道痉挛引起的症状包括咳嗽、胸闷、气促、喘鸣。

用药前操作者明确患儿非哮喘发作期、近期未接触变应原、1 周内无哮喘发作、近 4 周无呼吸道感染病史、无喘息和呼吸困难症状、无甲状腺功能亢进和心脏病史。一旦发生支气管痉挛、哮喘急性发作，立即停止激发试验，即刻吸入 β₂ 受体激动剂。非气道痉挛的症状包括咳嗽、声嘶、咽痛、头痛、面红等；一旦发生，应停止激发试验并休息，大部分患儿经休息 15~30 分钟后可自行缓解，小部分患儿可延长至 2.5~4.0 小时。

（六）操作注意事项

1. 在学习儿童肺功能操作前，需学习有关儿童肺功能检查的相关理论。包括：熟悉气管、支气管及肺的解剖结构、解剖结构与功能的关系，与肺功能相关的物理学知识，肺功能仪的设备消毒，肺功能检查的安全防护，儿童肺功能操作的适应证、禁忌证；掌握常见呼吸道疾病、外科手术，尤其是胸腹部手术可行性和术后并发症评估标准对应的肺功能表现。

2. 肺功能检查前，确认肺功能仪各部件已清洗消毒并安装合格，肺功能仪已开机、预热、环境定标、容积定标，图文报告系统操作正常。

3. 在肺功能检查过程中,特别是气道反应性检测中,注意观察患儿症状。如出现药物不良反应,立即暂停检查并做相应处理。

(七) 相关知识

经气雾激发系统吸入激发剂乙酰甲胆碱的配置方法见表 2-3-3。

表 2-3-3　经气雾激发系统吸入激发剂乙酰甲胆碱的配置方法

初始液	加生理盐水 /ml	溶液浓度 /(g·L⁻¹)	标签
乙酰甲胆碱 0.4g	8	50.000	A 溶液(原液)
A 溶液取出 3ml	6	25.000	B 溶液
B 溶液取出 2ml	8	6.250	C 溶液
C 溶液取出 3ml	6	3.125	D 溶液

三、儿童肺功能检查规范检查表

儿童肺功能检查核查、评估见表 2-3-4、表 2-3-5。

表 2-3-4　儿童肺功能检查核查表

项目	内容	是	部分	否
操作前准备	肺功能仪准备:确定各部件已清洗消毒并安装合格;肺功能仪已开机、预热、环境定标、容积定标;图像采集系统及图文报告系统操作正常;监护设备、氧气及急救药品准备妥当			
	核对患儿信息:包括患儿姓名、性别、年龄、主诉			
	测量患儿身高和体重			
	明确患儿有无肺功能检查禁忌证			
	询问患儿目前用药情况;气道反应性检测前询问是否停用影响气道反应的药物			
	松开患儿衣领口及裤带,取出活动性义齿			
	检查前,患儿休息 15 分钟			
	患儿取坐直位,两足着地			
	操作者向患儿演示肺功能如何工作,包括咬紧吹筒和使用鼻夹			
操作过程	常规肺功能检查			
	肺功能仪处于流量容积曲线测定模块下			
	操作者向患儿演示肺功能如何工作,包括咬紧吹筒和使用鼻夹			
	头稍上抬、口唇包紧连接至传感器的一次性口器上			
	夹上鼻夹			
	患儿平静呼吸,显示至少 5 个稳定的潮气呼吸波形			
	患儿做最大吸气至肺总量位后,以最大的用力、最快的速度呼气直至残气位,再次吸气至肺总量位。仪器自动计算并获得测定参数			

项目	内容	是	部分	否
操作过程	重复测试至少3次			
	选取最佳值并保存结果			
	取下鼻夹			
操作后处置	操作过程中、操作后注意观察并询问患儿是否有不适			
	向患儿交代检查结果			

表 2-3-5　儿童肺功能检查评估表

项目	5分	4分	3分	2分	1分
操作过程流畅度					
操作检查熟练度					
人文关怀					

评分标准：

5分：操作过程清晰流畅，无卡顿；通俗易懂地向患儿讲解肺功能检查方法；检查熟练，人文关怀到位，有术前交流、术中鼓励安慰及仔细观察患儿不适情况。

4分：介于5分和3分之间。

3分：操作过程能整体完成，卡顿次数<3次；较通俗易懂地向患儿讲解肺功能检查方法；检查较熟练，有人文关怀，有部分术前交流、术中鼓励安慰及观察患儿不适情况。

2分：介于3分和1分之间。

1分：操作过程卡顿次数>6次；未向患儿讲解肺功能检查方法；检查不熟练，无人文关怀，未观察患儿不适情况。

四、常见操作错误及分析

1. 患儿在运动后检查肺功能不能平静呼吸、检查过程中口唇未包紧口器、未夹或未夹紧鼻夹，导致结果异常。

2. 支气管舒张试验和支气管激发试验前，未停用影响气道反应性的药物，导致肺功能检查结果假阴性。

五、相关知识测试题

1. 肺容积包括

　　A. 潮气量＋补吸气量

　　B. 补吸气量＋残气量

　　C. 补呼气量＋残气量

　　D. 潮气量＋补吸气量＋补吸气量＋残气量

　　E. 潮气量＋补吸气量＋补呼气量＋残气量

2. 肺活量包括

　　A. 潮气量＋补吸气量＋补呼气量

　　B. 潮气量＋补吸气量＋残气量

    C. 潮气量＋补呼气量＋残气量

    D. 补呼气量＋补吸气量＋残气量

    E. 以上都包括

3. 最大呼气流量指

    A. 用力肺活量测定过程中,呼气流速最快时的瞬间流速

    B. 根据用力肺活量曲线计算得出用力呼出 25%~75% 的平均流量

    C. 深吸气至肺总量位后以最大力量,最快速度所能呼出的全部气量

    D. 每分钟最大通气量与每分钟静息通气量之差

    E. 平静呼气末再尽最大力量呼气所呼出的气量

4. 可引起不均匀的气流阻力,影响吸入气体分布的是

    A. 肺水肿　　　　　　　B. 间质性肺炎　　　　　　　C. 肺气肿

    D. 支气管痉挛　　　　　E. 肺纤维化

5. 儿童肺功能检查绝对禁忌证包括

    A. 张力性肺大疱　　　　B. 恶性心律失常　　　　　　C. 鼓膜穿孔

    D. 明显胸痛　　　　　　E. 气胸

答案:1. E　2.A　3.A　4.D　5.E

(刘沉涛)

第四节　儿童多导睡眠监测

一、概述

    儿童多导睡眠监测是在睡眠监测室中应用多导睡眠仪持续同步采集、记录和分析多项睡眠生理参数及病理事件的一项检查技术。多导睡眠监测采集和记录的参数包括脑电图、眼电图、肌电图、心电图、口鼻气流、鼾声、呼吸运动、血氧饱和度、体位等,还可添加视音频监测、食管压力、食管 pH、经皮或呼气末二氧化碳分压等参数。各项参数形成的可判读分析的信息数据,即为多导睡眠图。多导睡眠监测是分析睡眠结构、评估睡眠疾病常用的客观检查,在神经科、呼吸科、耳鼻咽喉科、口腔科、精神科等临床科室均有广泛开展。

二、儿童多导睡眠监测操作规范流程

(一) 适应证

    1. 睡眠呼吸障碍疾病　阻塞型、中枢型、混合型睡眠呼吸暂停和低通气事件,评价睡眠呼吸障碍疗效;鉴别可能患有睡眠呼吸障碍疾病的其他症状体征,如腺样体肥大、不能以原发疾病解释的日间过度思睡、日间低氧血症、红细胞增多症、不明原因心律失常、晨起口干、顽固性慢性干咳。

    2. 夜间喘息、夜间哮喘发作。

    3. 日间过度思睡疾病,如发作性睡病、特发性睡眠增多。

    4. 睡眠癫痫、其他夜间发作性疾病。

    5. 睡眠相关运动障碍、不宁腿综合征、快速眼球运动睡眠期行为紊乱。

6. 失眠、昼夜节律失调性睡眠觉醒障碍。

(二) 禁忌证

相对禁忌证：

(1) 严重低氧血症患儿。

(2) 恶性心律失常。

(3) 电极放置处皮肤感染。

(三) 操作前准备

1. 患儿的准备

(1) 患儿家属和患儿熟悉睡眠实验室的位置和环境。

(2) 操作者向患儿家属和患儿说明电极片安置位置，并告知电极安置无创、无痛苦。

(3) 患儿检查当天中午开始避免摄入茶、咖啡、巧克力及可乐等含咖啡因的食品、饮料。

(4) 检查前不使用会影响睡眠的药物。对于长期使用某种药物治疗的患儿，操作者须提前了解所用药物的名称、剂量和疗程。

(5) 检查前当天不要小睡。

(6) 检查时自备睡衣和睡裤。

(7) 检查前请冲浴，但不使用沐浴露，冲浴后不使用美发和护发用品。

(8) 了解监测过程中何时呼叫医师。

2. 物品(器械)的准备

(1) 确认多导睡眠仪各部件安装合格并已清洗消毒，包括放大器、直流信号界面处理器、数字式记录装置、导线、数据分析软件、打印机、各种换能器、录像图像捕捉软件、网络系统等。

(2) 按照多导睡眠仪标准操作手册依次完成开机、预热、标准仪器定标。标准仪器定标包括：数据采样系统定标、时间轴定标、机械性基线。

(3) 监护设备、氧气及急救药品准备妥当。

3. 操作者的准备

(1) 核对患儿信息：包括患儿姓名、性别、年龄、主诉。

(2) 确认目前用药情况，尤其是致睡眠类或兴奋类药物的名称、剂量、疗程。

(3) 明确患儿有无多导睡眠监测禁忌证。

(4) 操作者向患儿家属和患儿演示睡眠实验室环境。

(5) 操作者向患儿家属和患儿讲解多导睡眠监测为无痛、无创监测；告知多导睡眠监测的检查过程及监测过程中何时呼叫医师。

(四) 检查方法

1. 多导睡眠监测记录内容

(1) 常规记录的生物电信号：脑电图(electroencephalogram，EEG)、眼电图(electrooculogram，EOG)、肌电图(electromyogram，EMG)、心电图(electrocardiogram，ECG)。

(2) 常规记录的生理信号：呼吸气流、胸腹运动、脉搏氧饱和度、鼾声。

(3) 外接信号：经皮二氧化碳和压力滴定相关参数。

2. 电极放置要求

(1) 脑电图记录电极放置：根据国际 10-20 系统命名的标准位置放置电极。奇数代表头颅左侧,偶数代表头颅右侧。常用的脑电导联组合采用 C4-M1、F4-M1、O2-M1 记录;备份导联采用 C3-M2、F3-M2、O1-M2。接地电极放置于 Fpz,参考电极放置于 Cz 位置。

(2)眼电图记录电极放置:E1、E2 分别放置于左眼外眦向外向下各 1cm 处和右外眦向外向上各 1cm 处。推荐 EOG 导联采用 E1-M2/E2-M2 记录。

(3)颏肌电图:于下颌骨前缘向下 2cm,Chin1 电极放置于中线左旁开 2cm 处,Chin2 电极放置于中线左旁开 2cm 处。参考电极 ChinZ 放置于下颌骨前缘中线上 1cm 处。推荐导联采用 Chin1-ChinZ 或 Chin2-ChinZ。

(4)心电监测:Ⅱ导联的心电电极放置法。

(5)肢体运动监测:电极放置于双下肢胫前肌中端,双上肢电极放置于双侧指伸肌或指浅屈肌中端。探测电极和参考电极间距 2~3cm。

3. 多导睡眠监测的技术参数

(1)EEG、EOG 和 EMG 的电极阻抗 ≤5kΩ,多导睡眠监测开始和结束前都要检测和记录电极阻抗。

(2)最低数字分辨率为 12bit。

(3)脑电信号、眼动信号、肌电信号、心电信号的理想采样频率为 500Hz,最低采样频率为 200Hz。

4. 操作步骤

(1)多导睡眠仪机械定标:监测前校准放大器的灵敏度、极性和滤波设置;针对不同导联选取合适的信号采样频率,显示器设置合适分辨率。

(2)放置电极:根据采样信号要求,准确测量并定位后,粘贴放置电极片。

(3)生物定标:观察患儿按照操作者指令进行相应动作而采集的信号,并确定电极放置位置是否准确、监测设备、传感器和电极是否正常工作。常用生物定标指令动作包括闭眼、睁眼、眼球向上下左右方向活动、吸气、呼气、屏气、活动足趾等。

(4)获取稳定图形后,开始监测;监测过程中注意观察患儿异常行为、动作和事件,及时识别和纠正信号伪迹,检测阻抗。

(5)结束记录时,终止监测。

(6)分析检查结果,并发布报告。

5. 多导睡眠监测结果分析

(1)睡眠结构分析:包括清醒状态、1 期睡眠、2 期睡眠、3 期和 4 期睡眠、快速眼动睡眠、觉醒反应。

(2)呼吸事件分析:识别和记录睡眠期呼吸的部分降低和完全停止,呼吸事件是否持续>10 秒,发生呼吸事件同时是否伴有血氧饱和度水平下降。判别低通气事件时,多要求同时存在觉醒反应,但判别发生呼吸暂停时一般不要求同时存在觉醒反应。

(3)心电图分析:主要指患儿是否存在心动过速或心动过缓,QRS 波形态是否正常,心房活动是否存在等,以及心电图变化与呼吸事件或其他睡眠紊乱之间的关系如何。

(4)脉氧仪测定值分析:正常血氧饱和度值为 95%~99%;睡眠呼吸暂停患儿,动脉血氧饱和度一般下降 5%~10%;重症患儿可下降达 50%。

6. 发布报告

(1)基本信息:患儿的姓名、性别、年龄、身高、体重、体重指数、颈围、患儿编号、检查日期、报告医师签名等。

（2）睡眠和心肺事件：各期睡眠所占百分比；总睡眠时间、睡眠潜伏期、呼吸事件类型、血氧饱和度、心率、心律、操作者对事件的评估。

（3）睡眠期醒觉反应次数、睡眠期周期性肢体运动、睡眠结构图。

（五）并发症及处理

1. 低氧血症　低氧血症最常见于睡眠呼吸暂停患儿。

预防措施：床旁设置紧急呼叫系统、持续心电和经皮氧饱和度监测、供氧系统完备。经皮氧饱和度低于92%时予以给氧治疗。如果监测记录开始后3~4小时内记录到>30次呼吸暂停时，应开始无创辅助通气治疗。

2. 心律失常　心电监测显示出现严重室性心律失常、心动过速、心动过缓、心搏停止，应立即呼叫医师进行抢救、核查心电图、同时不要停止多导睡眠监测，必要时进行心肺复苏和除颤治疗。

3. 癫痫发作　降低放大信号敏感度，完整记录癫痫发作过程，保护患儿并避免患儿受伤和误吸。癫痫发作持续5分钟以上或者短时间内反复癫痫发作应立即呼叫医师抗癫痫治疗。

4. 感染　操作时皮肤破损继发感染。

预防措施：操作时动作轻柔。

（六）操作注意事项

1. 多导睡眠监测前，完成多导睡眠仪定标，监测信号参数设置。

2. 多导睡眠监测前，根据病情确认需要采集的生物信号、生理信号和外接信号。各电极放置位置准确规范。

3. 监测过程中，急救设备处于备用状态，严密观察是否出现低氧血症、严重心律失常、心搏停止、癫痫发作等紧急情况。

（七）相关知识

1. 睡眠周期　根据脑电波、眼球运动、肌电图表现，人类睡眠可以分为非快速眼动睡眠与快速眼动睡眠。非快速眼动睡眠又称为慢波睡眠，进一步又可以分为1、2、3、4期。非快速眼动睡眠的特点包括全身代谢减慢、脑血流减少、心率减慢、动脉血压降低、脑和机体温度降低、肾上腺皮质激素释放减少。其中3~4期睡眠是代谢率最低，为一般意义上的深睡眠。快速眼动睡眠期脑血流及代谢增加，大部分区域脑神经元放电活动增加，末梢细小肌群出现间歇性抽搐。快速眼动睡眠和非快速眼动睡眠以90~100分钟的间歇交替出现，呈周期性变化，称为睡眠周期。入睡后一般首先进入非快速眼动睡眠期，持续约90分钟。每次快速眼动睡眠持续约20分钟。整夜睡眠中会出现4~5个周期性变化的非快速眼动睡眠和快速眼动睡眠。

2. 阻塞型睡眠呼吸暂停的病因　睡眠时舌和软腭向后移位，与咽后壁紧贴，鼻咽和口咽闭塞，呼吸运动虽然存在，但口鼻气流停止，从而出现呼吸暂停。随着窒息加重，患儿从睡眠中憋醒，上气道重新开放，气流恢复，鼾声发作，患儿又重新进入睡眠。阻塞型睡眠呼吸暂停的发病机制不清，可能与以下因素相关：鼻咽和口咽部肌张力下降，睡眠时支配口咽和鼻咽部的运动神经功能不协调，体液内分泌紊乱致血液 PO_2 降低和 PCO_2 升高、肥胖、遗传相关家族性睡眠呼吸暂停和地西泮类药物的副作用，上气道狭窄、上气道阻力增加。

三、儿童多导睡眠监测规范检查表

儿童多导睡眠监测规范操作核查、评估见表 2-4-1、表 2-4-2。

表 2-4-1 儿童多导睡眠监测规范操作核查表

项目	内容	是	部分	否
操作前准备	多导睡眠仪准备:确认多导睡眠仪各部件安装合格,并已清洗消毒,按照多导睡眠仪标准操作手册依次完成开机、预热、标准仪器定标			
	核对患儿信息:包括患儿姓名、性别、年龄、主诉			
	明确患儿有无多导睡眠监测禁忌证			
	确认患儿目前用药情况,尤其是致睡眠类或兴奋类药物的名称、剂量、疗程			
	操作者向患儿和患儿家属讲解多导睡眠监测的检查过程			
	操作者向患儿和患儿家属讲解在监测过程中何时呼叫医师			
	患儿检查当天中午开始避免摄入用茶、咖啡、巧克力及可乐等含咖啡因的食品、饮料			
	检查前当天不要小睡			
操作过程	根据病史确定多导睡眠监测记录内容			
	常规记录的生物电信号:脑电图(EEG)、眼电图(EOG)、肌电图(EMG)、心电图(ECG)			
	常规记录的生理信号:呼吸气流、胸腹运动、脉搏氧饱和度、鼾声			
	外接信号:经皮二氧化碳和压力滴定相关参数			
	放置电极			
	根据国际 10-20 系统命名的标准位置放置脑电电极			
	导联采用 E1-M2/E2-M2 导联记录眼电图			
	导联采用 Chin1-ChinZ 或 Chin2-ChinZ 放置颏肌电图			
	Ⅱ导联的电极放置心电信号			
	肢体运动监测			
	操作步骤			
	多导睡眠仪机械定标、放置电极、生物定标			
	获取稳定图形后,开始监测			
	结束记录时,终止监测			
操作后处置	分析结果并发布报告			
	向患儿家属和患儿交代检查结果			

表 2-4-2　儿童多导睡眠监测规范检查评估表

项目	5分	4分	3分	2分	1分
操作过程流畅度					
操作检查熟练度					
人文关怀					

评分标准：

5 分：操作过程清晰流畅，向患儿讲解的儿童多导睡眠监测方法通俗易懂；检查熟练，人文关怀到位，有检查前交流、检查中鼓励安慰及观察患儿不适。

4 分：介于 5 分和 3 分之间。

3 分：操作过程能整体完成，向患儿讲解儿童多导睡眠监测的方法较通俗易懂；检查较熟练，有人文关怀，有部分检查前交流、检查中鼓励安慰及观察患儿不适。

2 分：介于 3 分和 1 分之间。

1 分：操作过程不熟练，未向患儿及家属讲解多导睡眠监测方法；无人文关怀，检查中未观察到患儿不适情况。

四、常见操作错误及分析

1. 在多导睡眠监测检查前，患儿摄入茶、咖啡、巧克力及可乐等含咖啡因的食品、饮料，或是饮酒、使用会影响睡眠的药品，进而影响监测结果。

2. 检查前当天小睡，导致假阴性结果增多。

五、相关知识测试题

1. 患儿，女，3 岁，因"日间思睡 4 个月"就诊，既往体健。下列处理中，最恰当的是

　　A. 告知支气管镜风险，患儿签字后完善支气管镜检查

　　B. 心电图检查

　　C. 测量血压

　　D. 多导睡眠监测

　　E. 常规肺功能检查和支气管舒张试验

2. 患儿，男，2 岁，因"打鼾 5 个月"就诊。下列检查中，对诊断**没有**参考意义的是

　　A. 心电图检查　　　　　　　　　　B. 鼻咽部侧位 X 线检查

　　C. 多导睡眠监测　　　　　　　　　D. 血常规检查

　　E. 腹部超声

3. 患儿，13 岁，因"晨起口干 3 个月"就诊。下列检查或治疗中，最合适的是

　　A. 测量血压　　　　　　　　　　　B. 吸氧

　　C. 多导睡眠监测　　　　　　　　　D. 抽血查血清电解质

　　E. 给予抗过敏治疗

4. 患儿，因"反复干咳 1 年"就诊，拟进行多导睡眠监测。下列选项中，**不属于**多导睡眠监测相对禁忌证的是

　　A. 恶性心律失常

　　B. 腿部皮肤感染

　　C. 严重低氧血症患儿，吸氧治疗后不能纠正者

D. 休克患儿,血压未稳定状态

E. 头部皮肤感染

5. 下列选项中,儿童多导睡眠监测适应证**不包括**

A. 睡眠呼吸暂停   B. 夜间哮喘   C. 夜间癫痫

D. 发作性睡病   E. 剧烈咳嗽患儿

答案:1. D   2. E   3. C   4. B   5. E

(刘沉涛)

第五节 儿童内科胸腔镜检查术

一、概述

胸腔镜,又称胸腔内镜,1910 年由瑞士的 Swede Jacobaeus 最初用于局部麻醉下检查胸腔内病变。随着光学技术及微型摄像系统及高清晰度显像系统的发展,胸腔镜不但能获得高清晰度图像,而且能将这些图像实时显示于高清晰度电视监视器上供多人观摩。目前儿童内科胸腔镜主要分为三种:硬质胸腔镜;前端可弯曲电子胸腔镜;根据医院条件个体化应用可弯曲支气管镜代胸腔镜。目前内科胸腔镜应用更为广泛,与外科胸腔镜相比较,内科胸腔镜创伤小、医疗费用低、并发症少。儿童内科胸腔镜是一种儿童呼吸系统疾病诊疗过程中的内镜技术,主要应用于无创方法不能确诊的胸腔积液和胸膜疾病。

二、儿童内科胸腔镜操作规范流程

(一) 适应证

1. 诊断性胸腔镜适应证

(1)经多种常规检查仍不能明确病因的胸腔积液。

(2)需要胸膜活检协助明确胸膜病变性质者。

(3)需要通过胸腔镜行肺活检协助诊断者。

(4)胸部外伤探查。

(5)胸膜腔内占位性病变活检。

(6)其他需要通过胸腔镜在膈肌、纵隔和心包进行活检的病例。

2. 治疗性胸腔镜适应证

(1)结核性胸膜炎或化脓性胸膜炎等所致的脏胸膜或壁胸膜增厚、胸膜腔粘连、分隔、包裹性胸腔积液,常规闭式引流不能达到理想疗效者。

(2)脓气胸的急性期经胸腔闭式引流后疗效不佳者。

(3)自发性气胸或支气管胸膜瘘经胸腔闭式引流后持续漏气或肺复张不良者。

(4)少量血胸或血气胸的治疗:常规保守治疗病情进行性加重,需要胸腔镜探查寻找病因,并在镜下止血或取出凝血块。

(5)胸膜腔内异物:主要为支气管异物移行,并突破肺组织及脏层胸膜进入胸膜腔,支气管镜无法探查取出者。

(6)胸部外伤清创。

（二）禁忌证

1. 广泛严重的胸膜粘连导致胸膜腔闭塞。

2. 肺棘球蚴病（肺包虫病）。

3. 胸膜严重肥厚、肋间狭窄以致胸腔镜不能进入探查、治疗者。

4. 极度衰弱不能耐受麻醉、手术者。

5. 严重的心肺功能不全、器质性心脏病、心律失常及非胸腔积液所致的低氧血症。

6. 严重的肺动脉高压。

7. 需行开胸手术探查、止血等治疗者。

8. 出血性疾病，如血液凝固障碍，或血小板计数$<60 \times 10^9$/L，或国际标准化比值（international normalized ratio，INR）>1.2者。

9. 手术部位皮肤存在严重感染、烧伤及烫伤者。

（三）操作前准备

1. 患儿的准备

（1）术前 24 小时胸部 X 线片、胸部 CT、胸腔超声等检查，了解胸腔积液、积气、胸膜粘连等情况。

（2）术前完善血常规、凝血功能、肝炎全套、梅毒抗体、HIV 抗体、常规心电图等检查。同时还需要常规检查血型、交叉配血，配血备用；必要时可行血气分析、心肺功能检查等。

（3）操作前需禁食、禁水，禁母乳 4 小时，牛奶、配方奶、淀粉类固体食物 6 小时，脂肪类固体食物 8 小时；禁食>2小时的婴幼儿，需同时静脉注射含糖液体，避免发生低血糖。开通至少 1 条有效静脉通道。

（4）术前讨论和术前谈话：术前检查完成后，应由学科主任或专科组组长组织相关医护人员进行术前讨论。根据患儿情况及检查结果，对患儿进行手术评估，决定是否可以进行内科胸腔镜检查或治疗。一旦决定进行内科胸腔镜操作，主管医师及住院医师均应与患儿及家属进行术前谈话，并取得患儿及家属同意，签署知情同意书。

（5）术前 24 小时内胸部影像学（超声、X 线或 CT 等）判断是否有胸膜粘连，并且定位穿刺点。如患儿已有气胸>4ml/kg，可顺利完成胸腔镜检查；已有大量胸腔积液的患儿，穿刺鞘管直接插入；少量胸腔积液、无胸腔积液或无气胸的患儿，术前 0.5~1.0 小时向患侧胸腔内注入过滤空气形成人工气胸（注入气体量为 10~15ml/kg，最大不超过 500ml），形成人工气胸后进行胸部 X 线检查，观察胸膜粘连处以确定进镜部位。根据患儿情况，术前可静脉注射咪达唑仑（0.1~0.3mg/kg）镇静。

（6）检查前应向患儿及其家属做好解释工作，消除患儿的恐惧感，嘱其平静呼吸、勿咳嗽；嘱患儿脱去上衣，健侧取卧位，患侧朝上，连接心电监护及血压监测，并在非操作侧手臂建立静脉通道，记录镇静之前及鼻吸氧管置入前后的血氧饱和度。

（7）麻醉准备：儿童胸腔镜检查术多选择气管插管全身麻醉，可根据患儿情况选择吸入全身麻醉、静脉全身麻醉或静吸复合全身麻醉。部分配合手术的年长儿可在局部麻醉下完成胸腔镜检查术，必要时辅以静脉镇静及镇痛。若患儿同时需支气管镜检查术，也可以选择喉罩全身麻醉。

2. 物品（器械）的准备

（1）药品准备：37℃生理盐水、内镜润滑剂、4℃生理盐水、肾上腺素、支气管舒张剂、止血药物(垂体后叶激素等)、糖皮质激素及标本固定液等。

(2)手术器械准备:供氧及负压吸引设备、复苏气囊、不同型号的气管插管或喉罩、脉搏氧监护仪、除颤器、麻醉机或呼吸机、Trocar 套管针、胸腔镜或代支气管镜、活检钳、单极电凝钳、电外科工作站、光源、视频系统、切开缝合器械(刀片、缝线等)、手术器械(手术钳、持针器、止血钳等)、无菌纱布、输液泵及术后胸腔引流系统等。

3. 操作者的准备

(1)儿童内科胸腔镜可以在手术室或内镜室中进行。内科胸腔镜操作需 4 名人员,包括麻醉医师 1 名,操作内镜的医师 1 名,内镜助手 1 名,无菌区外取必要设备的护士 1 名,负责监测患儿总体情况、监测生命体征的医师或护士 1 名。

(2)核对患儿信息:包括患儿姓名、性别、年龄、主诉、体重。

(3)详细询问病史,询问患儿既往有无高血压、心、肺、脑疾病等病史,有无传染性疾病,有无服用抗凝、抗血小板药物(如阿司匹林、华法林等),以及有无出凝血疾病史。

(4)查看患儿血常规、凝血功能、心电图、肺部 CT 及胸腔超声等检查结果。

(5)明确患儿有无胸腔镜检查禁忌证。

(6)确定患儿监护人已签署胸腔镜检查知情同意书。

(7)确定胸腔镜操作室中,喉镜、气管导管、辅助通气呼吸机、心电监护仪、血压监测仪、除颤器、氧源等运转正常,抢救药品准备齐全。

(四) 操作步骤

1. 选择穿刺点及切开部位 通常患儿取健侧卧位,为了最大限度地增加肋间隙,便于胸腔镜操作,通常于健侧胸壁下垫一软枕,使脊柱凸向患侧,上肢举高与身体呈直角。穿刺点选择在腋窝三角区内近腋中线位置,对于一些特殊情况,需根据临床特征、胸部影像学或超声检查结果确定穿刺点。

2. 消毒备皮 胸腔镜操作医师及助手按照标准手术清洁技术清洁双手后,穿无菌手术服和戴无菌手套,患儿从胸骨到锁骨,经腋窝到肩胛骨,再经棘突向下到胸廓底部的皮肤都需要备皮和消毒处理,内镜医师面对患儿,助手站立于操作台对面。

3. 局部麻醉 常规无菌消毒后,铺无菌单,内镜医师面对患儿,助手在操作台对面。选取肋间隙进针,穿刺点处给予 2% 利多卡因局部麻醉,并进行心电血压、血氧饱和度监测,保持患儿自主呼吸良好(如已经全身麻醉,此步骤省略)。

4. 切口 铺洞巾后在切口位置的上肋下缘和下肋上缘之间(避免损伤肋间神经和肋间动静脉)切开皮肤长 0.5~0.9cm(视 Trocar 套管针大小而定),深达真皮层,然后用止血钳逐层钝性分离皮下组织、胸壁肌层,沿肋骨上缘戳破胸膜,可明显感觉到落空感,亦可听到进气声或有液体溢出。如没有上述感觉,则多提示胸膜腔有粘连,需谨慎操作。

5. 置入胸腔镜 手掌紧握穿刺鞘管柄,以螺旋运动的方式插入,直到有落空感为止。操作者可用伸出的拇指来限制到达胸膜腔插入的深度,以防肺损伤;穿刺鞘管进入胸膜腔后即可拔除,套管应在继续深入胸腔 1~3cm 后由助手固定。随后在直视下沿着套管送入胸腔镜。

6. 观察胸膜腔 将胸腔镜经套管送入胸膜腔,按照"内前上,后侧下"的顺序观察脏胸膜、壁胸膜和切口周围胸膜,注意取图,可疑病变可进行活检(活检组织以 3~6 块为好,特殊需要可增加至 10~12 块)。遇到胸腔粘连可采用电凝或电切进行粘连带的松解,但需注意出血,宁慢勿快,比较粗大的粘连带和时间较长的粘连带内容易有小的血管,可首先用去甲肾上腺素局部喷洒,多点分段电凝,慎用电切。

7. 术后操作完成后,退出胸腔镜及其他附属设备,缝合胸腔穿刺点切口,无菌纱布覆盖,在穿刺点切口留置引流管接水封瓶引流残余空气和液体,从而使肺复张。术后行胸部 X 线片了解置管位置及胸腔变化。

8. 拔除引流管引流管拔除指征因人而异,一般情况下,引流管内不再有气体排出,复查胸部 X 线片无气胸时可以拔除引流管;胸腔积液患儿每日新增胸腔积液量<50ml。

(五) 并发症及处理

1. 栓塞 尤其是气体栓塞是人工气胸最为严重的并发症,发生率为 0.01%~0.05%。对于气体栓塞预防比治疗更为重要:注气前要确保导管位于胸腔内,回抽无血时方可注气。注气过程要缓慢,最好采用人工气胸箱注气,边注气边监测患儿胸腔内压力,避免注气过多。

2. 疼痛 穿刺鞘管或局部麻醉穿透壁胸膜时,患儿会有短暂的疼痛,广泛的胸膜粘连进行剥离时也会带来疼痛。滑石粉胸膜固定时会有较剧烈的疼痛,喷洒滑石粉时应对患儿加用镇痛药或向胸腔注入利多卡因注射液。

3. 低氧血症 麻醉导致的呼吸抑制或操作时气胸导致的肺萎陷会造成低氧血症;镇静过深可能会导致通气不足。

预防措施:操作时应进行心电、血氧饱和度和 $PaCO_2$ 监测。

4. 迷走神经反射的症状 可出现在局部麻醉下胸腔镜检查术中,套管进入胸膜腔时因为迷走神经受到刺激可出现迷走神经反射的症状(心率减慢、血压下降、出冷汗等)。操作时需要充分局部麻醉、动作轻巧,以预防或减轻迷走神经反射。

5. 出血 穿刺点的浅表出血会因穿刺管置入后压迫而止。如果出血不止或穿刺活检时不慎伤及肋间血管,应该压迫止血或用电凝止血;损伤肺或其他器官,尤其是胸壁两层粘连时或脏层胸膜活检时最可能撕裂肺组织造成气胸或血胸,必要时需进行紧急开胸手术止血治疗。

6. 乳糜胸 乳糜胸是胸腔镜下操作损伤胸导管,导致乳糜液外漏。儿童乳糜胸一般首选非手术治疗,包括严格禁食水、肠外营养、胸腔闭式引流保证肺完全膨胀、生长抑素及类似物抑制乳糜的产生;非手术治疗观察 2 周以上仍无缓解者,则可以考虑选择胸腔镜手术治疗。手术中不能清楚结扎处理胸导管者,可以采用局部胸膜固定术,效果良好。

(六) 操作注意事项

1. 在进行儿童内科胸腔镜操作前,需学习有关内科胸腔镜检查的相关理论,包括适应证、禁忌证;熟悉解剖结构,掌握常见疾病的镜下表现及处理原则,轻柔操作,避免暴力进镜。

2. 操作过程中,需循腔进镜,保持视野清晰。

3. 如需活检,需在直视情况下进行靶向活检,根据相关指南和共识意见进行活检,并注意向患儿交代活检后注意事项,注意出血情况。

4. 引流胸腔积液或积气时应缓慢进行,以避免出现肺复张后肺水肿。

5. 指导患儿行功能锻炼,如术后 2 小时行吹气球锻炼;术后 6 小时鼓励患儿深呼吸运动,床上肢体运动;拔管后鼓励患儿离床活动以促进身体全面恢复。

(七) 相关知识

内科胸腔镜技术必备的设备包括:穿刺鞘管、胸腔镜、活检钳、单极电凝钳、光源、视频系统、吸引系统、切开缝合器械、胸管和引流系统,以及气管插管、监护系统和心肺复苏设备。

儿童硬质胸腔镜分为外科和内科硬质胸腔镜,有不同的型号可供选择,同时有器械抓力大、可旋转、取得活检标本质量好的特点。硬质胸腔镜不可弯曲,受肋骨限制,视野存在镜下盲区,可能会遗漏病变。注意,硬质胸腔镜不可以与可弯曲电子支气管镜兼用同一光源监视系统。内科硬质胸腔镜本身带有器械通道,进入胸膜腔后,既可发挥照明作用又可以通过器械通道进行操作,单一胸壁切口就可完成胸腔镜手术。内科硬质胸腔镜也可以进行双腔(一孔带有器械通道的腔镜、一孔器械)硬质胸腔镜操作,对于严重胸膜粘连的治疗效果与外科硬质胸腔镜相近。

前端可弯曲电子胸腔镜是一种新型软硬结合的胸腔镜,由可弯曲的前端与硬质的操作杆组成,与可弯曲支气管镜的操作方法相似,便于内科医师操作。视野角度120°,弯曲部可在上下各130°范围内自由移动,能与可弯曲电子支气管镜兼用同一光源监视系统,有良好的应用前景。目前成人和儿童胸腔镜的型号没有明显区分,生产厂家少,尤其是对于小婴儿外径偏粗,器械通道细,应用器械较单一,对于严重胸膜粘连等疾病疗效欠佳。

目前,可弯曲支气管镜代胸腔镜各地发展不均衡,受医院硬件、技术水平及麻醉配合等多种因素影响。可弯曲支气管镜代替胸腔镜进行检查和治疗,无须购置额外设备,对于早期胸膜粘连、胸膜活检与胸腔镜疗效相当,具有一定的应用前景,适合基层医院开展。但其存在易弯曲、定位差、光源亮度不足、视野小、易漏诊、活检组织取材较小的缺点。

三、儿童内科胸腔镜规范检查表

儿童内科胸腔镜操作规范核查、评估见表 2-5-1、表 2-5-2。

表 2-5-1 儿童内科胸腔镜操作规范核查表

项目	内容	是	部分	否
操作前准备	核对患儿信息:包括患儿姓名、性别、年龄、主诉			
	询问禁食、禁饮情况			
	询问患儿既往有无高血压、心、肺、脑疾病等病史			
	询问有无服用抗凝、抗血小板药物(如阿司匹林、氯吡格雷等),有无出凝血疾病史。询问有无麻醉药物过敏史			
	查看患儿血常规、凝血功能、心电图、肺部 CT 及既往检查结果,确认术前 24 小时影像学穿刺点位置			
	人工气胸:患儿已有气胸>4ml/kg,可顺利完成胸腔镜检查;已有大量胸腔积液的患儿,穿刺鞘管直接插入;少量胸腔积液、无胸腔积液或无气胸的患儿,向胸腔注入过滤空气形成人工气胸(注入气体量为 5~10ml/kg,最大不超过 500ml)或者操作者感觉向胸腔内注气有阻力时应停止			
	明确患儿有无内科胸腔镜检查禁忌证			
	确定患儿监护人已签署儿科内科胸腔镜检查知情同意书			

项目	内容	是	部分	否
操作前 准备	物品(器械)的准备:确定内科胸腔镜相关设备正常,监护设备、氧气及急救药品及设备准备妥当			
	麻醉准备:儿童胸腔镜检查术多选择气管插管全身麻醉,可根据患儿情况选择吸入麻醉、全身静脉麻醉或静吸复合麻醉。部分配合手术的年长儿可在局部麻醉下完成胸腔镜检查术,必要时辅以静脉镇静及镇痛。若患儿同时需支气管镜检查术,也可以选择喉罩全身麻醉			
操作 过程	选择穿刺点及切开部位:通常患儿取健侧卧位,穿刺点选择在腋窝三角区内近腋中线位置,对于一些特殊情况,需根据临床特征、胸部影像学或超声检查结果确定穿刺点			
	消毒备皮:胸腔镜检查操作医师及助理按照标准手术清洁技术清洁双手后,穿无菌手术服、戴无菌手套,患儿从胸骨到锁骨,经腋窝到肩胛骨,再经棘突向下到胸廓底部的皮肤都需要备皮和消毒处理			
	局部麻醉:常规无菌消毒后,铺无菌单,内镜医师面对患儿,助手在操作台对面。选取肋间隙进针,穿刺点处给予2%利多卡因局部麻醉,并进行心电血压、血氧饱和度监测,保持患儿自主呼吸良好,如已经全身麻醉,此步省略			
	切口:铺洞巾后在切口位置的上肋下缘和下肋上缘之间(避免损伤肋间神经和肋间动静脉)切开皮肤长0.5~0.9cm,深达真皮层,止血钳逐层钝性分离皮下组织、胸壁肌层,沿肋骨上缘戳破胸膜,可明显感觉到落空感,亦可听到进气声或有液体溢出			
	观察摄片:每个部位均需有取图动作,可听到采图声音提示			
	置入胸腔镜:手掌紧握穿刺鞘管柄,以螺旋运动的方式插入,直到有落空感为止。操作者可用伸出的拇指来限制到达胸膜腔插入的深度,以防肺损伤;穿刺鞘管进入胸膜腔后即可拔除,套管应在继续深入胸腔1~3cm后由助手固定。随后在直视下沿着套管送入胸腔镜			
	将胸腔镜经套管送入胸膜腔,观察胸膜腔(按照内前上后侧下的顺序观察脏胸膜、壁胸膜和切口周围胸膜)			
	遇到胸腔粘连可采用电凝或电切进行粘连带的松解分离,但要特别注意宁慢勿快,比较粗大的粘连带和存在时间较长的粘连带内可能有小血管,首先用去甲肾上腺素局部喷洒,多点分段电凝,慎用电切			
	观察并能准确描述病变情况			
	部位			
	大小			
	形状			
	边缘			
	周围胸膜或肺组织情况			

续表

项目	内容	是	部分	否
操作过程	可能诊断			
	鉴别诊断			
	并在病变部位活检(活检组织以 3~6 块为好,特殊需要可增加至 10~12 块),注意出血情况			
	操作完成后,退出胸腔镜及其他附属设备			
	缝合胸腔穿刺点切口,无菌纱布覆盖,留置引流管接水封瓶引流残余空气和液体,从而使肺复张			
	术后行胸部 X 线片了解置管位置及胸腔变化			
操作后处置	拔除引流管			
	向患儿监护人简要介绍检查情况			
	交代患儿术后注意事项,如术后 2 小时行吹气球锻炼;术后 6 小时鼓励患儿做深呼吸运动、床上肢体运动;拔管后鼓励患儿离床活动以促进身体全面恢复			
注意事项	操作过程中应严格检测患儿生命体征,注意出血情况,术中注意无菌操作			
	操作过程流畅程度			
	人文关怀			

表 2-5-2　儿童内科胸腔镜规范检查评估表

项目	5分	4分	3分	2分	1分
操作过程流畅度					
操作检查熟练度					
人文关怀					

评分标准:

5 分:操作过程清晰流畅,无卡顿,检查熟练,进镜及退镜方法正确;人文关怀到位,有术前交流、术中安慰及术后饮食及注意事项的交代。

4 分:介于 5 分和 3 分之间。

3 分:操作过程能整体完成,卡顿次数<3 次,检查进镜及退镜中方法基本正确,胸腔镜反复触及胸膜腔壁(次数<3 次);人文关怀不足,但能有部分术前交流、术中安慰及术后饮食及注意事项的交代。

2 分:介于 3 分和 1 分之间。

1 分:操作过程卡顿次数>6 次,操作粗暴,胸腔镜反复触及胸腔壁(次数 ≥3 次);无人文关怀。

四、常见操作错误及分析

1. 未核对患儿姓名、性别、年龄及主诉等,核对适应证及禁忌证不清晰,未及时观察患儿生命体征。

2. 未选择 24 小时内影像学结果行穿刺点定位,对于一些特殊情况,需根据临床特征、胸部影像学或超声检查结果确定穿刺点。

3. 人工气胸注气前要确保导管位于胸腔内,回抽无血时方可注气;注气过程要缓慢,最好采用人工气胸箱注气,边注气边监测患儿胸腔内压力,避免注气过多。

4. 术中大量胸腔积液或气胸引流过快。

5. 活检后不观察出血情况。

五、目前常用训练方法及培训要点

可利用单孔内科胸腔镜模拟训练模型进行训练。该模型模拟一男性儿童上半身结构,胸壁可打开,解剖结构包括皮肤、皮下组织、肋间隙、肋间神经、肋间血管、壁胸膜、脏胸膜和双肺。训练时将胸腔镜连接电视显示屏幕,在模型上进行胸腔镜操作。观察内容包括:正常胸膜、淋巴结、肺和纵隔,其中胸膜包括壁胸膜、脏胸膜、横膈胸膜和纵隔胸膜。

六、相关知识测试题

1. 患儿,男,5岁,因"呼吸困难3个月"就诊,既往无特殊病史,具体用药不详,完善肺部 CT 提示大量胸腔积液。暂时**不恰当**的处理是

A. 胸腔镜检查　　　　　　　　　　B. 心电图检查

C. 输血前四项检查　　　　　　　　D. 胸腔穿刺检查

E. 凝血常规检查

2. 以下关于胸腔镜检查术的前操作准备中,**错误**的是

A. 术前常规心电图、血常规、凝血功能、血型、肝炎系列、梅毒抗体、HIV 抗体、心肺功能、血气分析等检查

B. 操作前无须禁食、禁水

C. 检查前应向患儿做好解释工作,消除患儿的恐惧感,嘱其平静呼吸、勿咳嗽

D. 确认气管插管、监护系统、心肺复苏设备、氧气及急救药品准备妥当

E. 完成术前讨论和术前谈话

3. 进行胸腔镜检查患儿的体位准备一般是

A. 患侧侧卧位　　　　　　　　　　B. 健侧侧卧位

C. 俯卧位　　　　　　　　　　　　D. 患侧上肢上抬侧卧位

E. 健侧上肢上抬侧卧位

4. 对于非创伤检查执行之后仍然未能确诊的恶性胸腔积液患儿,可以选用的定性诊断方法是

A. 胸腔镜　　　　　　　　　　　　B. 纤维支气管镜

C. 纵隔镜　　　　　　　　　　　　D. 经皮肺穿刺活检

E. 剖胸探查

5. 胸腔镜检查发现某患儿胸膜腔持续与外界相通,空气自由进入胸腔,考虑该患儿是

A. 单纯性气胸　　　　　　B. 胸腔积液　　　　　　C. 血气胸

D. 交通性气胸　　　　　　E. 张力性气胸

答案:1. A　2. B　3. B　4. A　5. D

(朱彦潼　刘沉涛)

第六节　儿童胸腔穿刺及穿刺置管术

一、概述

胸腔穿刺,简称"胸穿",是一种经皮肤穿过胸壁,穿入胸膜腔,用于抽取胸膜腔内积液、积气、积血,或用于胸膜腔内给药的方法,包括诊断性和治疗性胸腔穿刺。而在对于因肿瘤或其他原因引起的反复出现大量胸腔积液,或者胸腔积液难以抽尽,以及需要胸腔内注药患儿,在胸腔穿刺基础上,可以留置引流管以达到治疗目的,即胸腔穿刺置管术。

二、儿童胸腔穿刺及穿刺置管术操作规范流程

(一) 适应证

1. 胸腔穿刺适应证

(1)诊断性穿刺:抽取胸腔积液,进行胸腔积液的常规、生化、微生物学以及细胞学检测,明确积液性质,寻找病因。

(2)治疗性穿刺

1)减轻液体和气体对肺组织的压迫:抽出胸膜腔内的积液、积气,减轻液体和气体对肺组织的压迫,使肺组织复张,缓解患儿呼吸困难等症状。

2)治疗化脓性胸膜炎:抽吸胸膜腔的脓液,进行胸腔冲洗,治疗化脓性胸膜炎。

3)胸膜腔给药:可向胸膜腔内注入抗生素、促进胸膜粘连药物及抗癌药物等。

2. 胸腔穿刺置管术适应证　主要用于反复出现大量胸腔积液且胸腔没有明显的粘连、包裹或分隔的患儿;胸腔积液难以抽净且可能持续生成或需要反复穿刺冲洗注药的患儿,可适当减少穿刺次数从而减轻患儿痛苦。

(二) 禁忌证

1. 体质衰弱、病情危重难以耐受穿刺术的患儿。

2. 对麻醉药物过敏的患儿。

3. 凝血功能障碍、有严重出血倾向的患儿,未纠正前不宜穿刺。

4. 有精神疾病或不能合作者。

5. 穿刺可引起感染扩散的疾病者不宜穿刺,如疑为胸腔棘球蚴病患儿。

6. 穿刺部位皮肤或附近有感染。

(三) 操作前准备

1. 患儿的准备

(1)患儿监护人签署胸腔穿刺 / 胸腔穿刺置管术知情同意书,了解可能出现的并发症,如气胸、出血、损伤周围神经、胸膜反应、麻醉意外及其他不可预料的情况等。

(2)完善血常规、凝血功能、操作前 24 小时内的超声穿刺定位结果。

(3)排空小便。

2. 物品(器械)的准备

(1)胸腔穿刺包(胸腔穿刺针、胶管、纱布、孔巾、无菌管、止血钳、无齿镊、清洁弯盘)、络合碘、无菌棉签、无菌手套 2 双、胶布、2% 利多卡因,以及 5ml、20ml、50ml 注射器等。胸腔穿

刺置管术还需准备一次性无菌中心静脉导管穿刺包 1 套及引流袋。检查物品是否在有效期内,包装是否完好。

(2)急救药物及设备:肾上腺素、氧气等。

3. 操作者的准备

(1)穿工作服、戴口罩、帽子,洗手(七步洗手法)。

(2)核对床号、姓名。

(3)告知患儿监护人操作目的、可能出现的并发症,缓解患儿情绪。

(4)测量血压、脉搏正常,核对术前检查结果,询问麻醉药过敏史,评估穿刺部位皮肤情况。

(5)确认患儿监护人已签署胸腔穿刺 / 胸腔穿刺置管术知情同意书。

(四)操作步骤

1. 胸腔穿刺

(1)向患儿做自我介绍,再次核对床号、姓名,告知操作目的,嘱患儿平稳呼吸。

(2)体位选择:婴幼儿,家属坐凳子上,患儿坐家属腿上,叮嘱家属一手环抱患儿腰部,一手搂着肩部,固定好患儿不动。年长儿取坐位,面向椅背,两前臂置于椅背上,前额伏于前臂上;不能起床者可取半卧位,患侧前臂上举双手抱于枕部。

(3)穿刺点选择:查阅患儿影像学结果,肺部叩诊,常规胸腔积液抽取选取肩胛下角线或腋后线第 7~8 肋间、腋中线第 6~7 肋间、腋前线第 5 肋间;气胸选取患侧锁骨中线第 2 肋间;包裹性积液结合超声定位,准确判断穿刺点及标记。

(4)消毒:常规消毒穿刺部位皮肤。顺序:以穿刺点为圆心,由内向外,直径 15cm 以上,共 3 次,每次消毒范围都比前一次小,但最后一次要比孔巾范围大。

(5)核对麻醉药品(2% 利多卡因),打开利多卡因安瓿瓶。

(6)打开胸腔穿刺包:取胸腔穿刺包,检查包的有效期,打开包的外层 3/4,戴无菌手套,打开包的外层 1/4 及内层,清点物品,看消毒卡是否在有效期内,铺孔巾,检查穿刺针及胶管通畅性。

(7)局部麻醉:以 5ml 注射器取 2% 利多卡因 2~4ml,在穿刺点由表皮至胸膜壁层行局部浸润麻醉。先于穿刺点打皮丘注射后沿穿刺点垂直进针,边进针边回抽及推药,若抽到胸腔积液或有血液则停止注药。

(8)穿刺:取穿刺针,止血钳夹闭穿刺针橡胶管,固定穿刺部位的皮肤,于穿刺点(肋骨上缘)垂直进针,有突破感后停止进针,回抽见胸腔积液,助手用止血钳协助固定穿刺针,以防刺入过深损伤肺组织。

(9)抽取胸腔积液或气体:连接注射器后松止血钳,首次抽液量不超过 600ml,以后每次抽液量不超过 1 000ml,配合抽液(注射器抽满后拔除注射器前及时夹闭胶管,留取胸腔积液标本送检)。

(10)拔出穿刺针:抽吸结束后拔出穿刺针,拔出穿刺针前夹闭胶管,纱布按压 1~2 分钟,局部消毒,覆盖无菌纱布,胶布固定,为患儿复原衣物,操作过程中注意保暖,术后嘱患儿卧位或半卧位休息 30 分钟,注意生命体征及并发症情况,气胸抽气后应复查胸部 X 线片。

(11)术后:嘱患儿卧位休息,监测生命体征,完成操作记录。

2. 胸腔穿刺置管术

(1)同胸腔穿刺操作步骤"(1)~(7)"。

(2)置管：固定穿刺部位皮肤，取穿刺针于穿刺点垂直进针，有突破感后停止进针，回抽见胸腔积液，置入导丝，固定导丝后拔出穿刺针，沿导丝置入扩皮器扩皮，拔除扩皮器，沿导丝置入静脉留置软管，深度 10~15cm，贴膜固定，外接引流袋。

(3)留取标本：使用无菌注射器接三通管抽液，留取胸腔积液标本送检，使用络合碘消毒后关闭三通接口。

(4)待患儿胸腔积液引流尽或治疗完毕后需拔除引流管时，拔除引流管，即关闭引流袋，撕开敷贴贴膜，拔除引流管，纱布按压 5 分钟左右直至无液体流出，局部消毒，更换无菌纱布，胶布覆盖。为患儿复原衣物，操作过程中注意保暖，术后嘱患儿卧位或半卧位休息 30 分钟，注意生命体征及并发症情况。

(5)术后：嘱患儿卧位休息，监测生命体征，完成操作记录。

（五）并发症及处理

1. 气胸

(1)外界气体进入，如接头漏气、更换穿刺针使用不当等，多不需处理，预后良好。

(2)穿刺过程中误伤脏胸膜和肺脏，无症状者严密观察，有症状者行胸腔穿刺抽气，大量气胸者行胸腔闭式引流术。胸腔穿刺抽液时气胸发生率为 3%~20%，小心操作可避免，操作中应适当安抚患儿，让患儿尽量配合。

2. 出血　穿刺针可引起肺内、胸腔内及胸壁出血。少量出血多见于胸壁皮下出血，一般无须处理；如损伤肋间动脉可引起较大量出血或形成胸膜腔积血（血胸），需立即止血并抽出胸腔内积血；如怀疑血胸，应严密监测心率血压，严重者按大量失血处理或给予外科手术止血等处理；肺损伤可引起咯血，小量咯血可自行停止，较严重咯血需按咯血常规处理。

3. 膈肌及腹腔内脏器损伤　穿刺部位过低可引起膈肌损伤及肝脏内腹腔脏器损伤，应严格确认穿刺点以避免发生。

4. 胸膜反应　穿刺过程中出现头晕、面色苍白、出汗、心悸、胸部压迫感或剧痛、晕厥等症状，称为胸膜反应。应停止穿刺，嘱患儿平卧、吸氧、必要时皮下注射肾上腺素；给予心电监护，监测生命体征。

5. 胸腔内感染　主要见于多次反复胸腔穿刺者，多为操作者操作不当引起胸膜腔感染所致。严格无菌操作可避免，一旦发生感染应全身使用抗生素，并进行胸腔局部处理，形成化脓性胸膜炎者需行胸腔闭式引流术，必要时外科处理。

6. 复张性肺水肿　多见于胸腔积液时间较长且经大量抽液或气胸的患儿，由于抽液或抽气过多过快，肺组织快速复张会引起肺水肿，患儿可表现为不同程度的低血压和低氧血症。临床多表现为剧烈咳嗽、呼吸困难、胸痛、烦躁、心悸等，继而出现咳大量白色或粉红色泡沫痰，甚至出现休克及昏迷。处理措施：吸氧，积极纠正低氧血症，稳定血流动力学，必要时机械通气。

（六）操作注意事项

1. 操作前应向患儿和患儿监护人说明穿刺目的，消除顾虑；对精神紧张或不能配合者，病情允许时可于术前 30 分钟给予镇静。

2. 操作中应密切观察患儿的反应，监测生命体征，如有头晕、面色苍白、出汗、心悸、胸部压迫感或剧痛、晕厥等胸膜反应，或出现连续性咳嗽、气短、咳泡沫痰等现象时，立即停止抽液，吸氧，休息，并皮下肾上腺素治疗，或进行其他对症处理。

3. 一次抽液不应过多、过快。诊断性抽液时,取 50~100ml 即可。减压抽液时,儿童暂无统一标准,成人首次不超过 600ml,以后每次不超过 1 000ml,儿童酌情减少。

4. 严格无菌操作,操作中要始终保持胸膜负压,防止空气进入胸腔。

5. 应避免在第 9 肋间以下穿刺,以免穿透膈肌损伤腹腔脏器。

(七) 相关知识

胸腔穿刺是指对有胸腔积液(或气胸)的患儿,为了诊断和治疗疾病的需要而通过胸腔穿刺抽取积液或气体的一种技术,是临床常见的四大穿刺术之一,临床操作简单,诊断及治疗疾病实用性强。胸腔穿刺置管术则在胸腔穿刺基础上发展而来,在胸腔穿刺所需物品基础上还需要准备一次性无菌中心静脉导管穿刺包 1 套及引流袋。无论胸腔穿刺还是胸腔穿刺置管术,都是临床应用多且需常规掌握的基本操作。

三、儿童胸腔穿刺及穿刺置管术规范检查表

儿童胸腔穿刺和穿刺置管术规范核查、评估见表 2-6-1、表 2-6-2。

表 2-6-1　儿童胸腔穿刺和穿刺置管术规范核查表

项目	内容	是	部分	否
操作前准备	操作者的准备:穿工作服,戴口罩、帽子,洗手(七步洗手法);核对床号、姓名;告知患儿监护人操作目的、并发症,缓解患儿情绪;测量血压、脉搏正常,核对术前检查结果,询问麻醉药过敏史,评估穿刺部位皮肤情况;确认患儿监护人已签署胸腔穿刺 / 胸腔穿刺置管术知情同意书			
	物品的准备:胸腔穿刺包(胸腔穿刺针、胶管、纱布、孔巾、无菌管、止血钳、无齿镊、清洁弯盘)、络合碘、无菌棉签、无菌手套、胶布、2% 利多卡因,以及 5ml、20ml、50ml 注射器。胸腔穿刺置管术者除以上物品外,同时准备一次性无菌中心静脉导管穿刺包 1 套及引流袋。检查物品是否在有效期内、包装是否完好。急救药物及设备:肾上腺素、氧气等			
	患儿准备:患儿监护人签署胸腔穿刺 / 胸腔穿刺置管术知情同意书,了解可能出现的并发症,如气胸、出血、损伤周围神经、胸膜反应、麻醉意外及其他不可预料的情况等。完善血常规、凝血功能、操作前 24 小时内的超声穿刺定位结果。排空小便			
操作过程	体位: 婴幼儿,家属坐凳子上,患儿坐家属腿上,叮嘱家属一手环抱患儿腰部,一手搂着肩部,固定好患儿不动 年长儿取坐位,面向椅背,两前臂置于椅背上,前额伏于前臂上;不能起床者可取半卧位,患侧前臂上举双手抱于枕部			
	穿刺点选择:查阅患儿胸部 X 线片,肺部叩诊。常规选取肩胛下角线或腋后线第 7~8 肋间、腋中线第 6~7 肋间、腋前线第 5 肋间,包裹性积液结合超声定位,准确判断穿刺点及标记			

项目	内容	是	部分	否
操作过程	消毒顺序:以穿刺点为圆心,由内向外			
	消毒范围:直径15cm以上,每次消毒范围都比前一次小,但最后一次要比孔巾范围大,消毒三次,消毒不留空隙			
	核对麻醉药,正确开启			
	取胸腔穿刺包,检查包的有效期,打开包的外层3/4,戴无菌手套,打开包的外层1/4及内层			
	清点物品,看消毒卡是否在有效期内,铺孔巾,检查穿刺针及胶管通畅性			
	于穿刺点行皮丘注射,沿穿刺点垂直进针,边进针边回抽及推药,若抽到胸腔积液或有血液则停止注药			
	胸腔穿刺: 取穿刺针,止血钳夹闭穿刺针橡胶管,固定穿刺部位的皮肤,沿穿刺点垂直进针,有突破感后停止进针,回抽见胸腔积液,助手用止血钳协助固定穿刺针,连接注射器后松止血钳,配合抽液(注射器抽满后拔除注射器前及时夹闭胶管,留取胸腔积液标本送检) 拔出穿刺针前夹闭胶管,拔出穿刺针,纱布按压1~2分钟,消毒穿刺点,敷料覆盖,胶布固定　　胸腔穿刺置管术: 固定穿刺部位皮肤,取穿刺针于穿刺点垂直进针,有突破感后停止进针,回抽见胸腔积液,置入导丝,固定导丝后拔出穿刺针,沿导丝置入扩皮器扩皮,拔除扩皮器,沿导丝置入静脉留置软管,深度10~15cm,外接三通管,贴膜固定,三通管接引流袋 留取标本:使用无菌注射器接三通管抽液,后留取胸腔积液标本送检,使用络合碘消毒后关闭三通接口			
	操作完成后为患儿复原衣物			
	操作过程应该注意观察患儿生命体征,如有头晕、面色苍白、出汗、心悸、胸部压迫或剧痛、晕厥等胸膜反应,或出现连续性咳嗽、气促、咳泡沫痰等现象时,应立即停止抽液。操作过程中询问患儿的感受			
操作后处置	术后嘱患儿卧位或半卧位休息30分钟,测血压			
	术后观察生命体征、有无出血及继发感染等			
注意事项	操作过程中应严格监测患儿生命体征,注意出血情况,术中注意无菌操作			
	操作过程流畅程度			
	注意人文关怀			

表 2-6-2　儿童胸腔穿刺和穿刺置管术规范检查评估表

项目	5分	4分	3分	2分	1分
操作过程流畅度					
操作检查熟练度					
人文关怀					

评分标准：

5分：操作过程清晰流畅，检查熟练，置管方法正确；人文关怀到位，有术前交流、术中安慰及术后注意事项的交代。

4分：介于5分和3分之间。

3分：操作过程能整体完成，操作较熟练，置管方法基本正确；人文关怀不足，但能有部分术前交流、术中安慰及术后注意事项的交代。

2分：介于3分和1分之间。

1分：操作过程不熟练，操作粗暴；无人文关怀。

四、常见操作错误及分析

1. 未核对患儿姓名、年龄及主诉等，适应证及禁忌证掌握不好，未及时观察患儿生命体征；未完善胸腔超声定位并核对穿刺点。

2. 局部麻醉时未边进针边回抽，可能损伤血管，若抽到胸腔积液或有血液需停止注药。

3. 未在下一肋上缘进针，损伤神经及血管。

五、目前常用训练方法及培训要点

1. 模型训练　可利用胸腔穿刺训练模型进行训练。该模型模拟男性儿童上半身结构，可取竖坐位放置模型，其背侧朝向操作者。模型解剖结构包括肩胛骨、肋骨、双肺。训练时，胸腔穿刺针于模型背侧第7~8肋间与肩胛下角交界点进针训练，穿刺成功时，可以抽出模拟胸腔积液，使用完毕后可将模拟胸腔积液再次注入模型中。

2. 儿科综合模拟人　目前应用较广泛的儿科综合模拟人为SimBaby，该系统除用于基础/高级生命支持培训外，还可利用其模拟的单边气胸进行胸腔穿刺训练。操作后系统提供反馈及评估报告。

3. 虚拟培训系统　可利用综合穿刺虚拟教学训练系统进行虚拟训练。该系统模仿临床真实患者的解剖结构、各种临床症状及体征，可进行内科四大穿刺术（胸腔穿刺术、腰椎穿刺术、骨髓穿刺术和腹膜穿刺术）及心包穿刺等操作的训练及考核，具备真实性、实时反馈、可反复、无风险等优点。操作者在训练的同时，系统实时监测穿刺情况并给予相应的实时反馈；操作结束后得到客观量化的评价。

六、相关知识测试题

1. 胸腔穿刺抽液引起急性肺水肿的原因是

　　A. 穿刺损伤肺组织　　　　　　　B. 抽液过多、过快，胸膜腔内压突然下降

　　C. 胸膜超敏反应　　　　　　　　D. 穿刺损伤肺血管

　　E. 空气栓塞

2. 关于胸腔穿刺的并发症，下列选项中**不正确**的是

A. 气胸 　　　　　　　　　　 B. 胸腔穿刺技术成熟安全,无并发症

C. 胸腔内感染 　　　　　　　 D. 复张性肺水肿

E. 出血、损伤血管神经

3. 对胸腔穿刺点的选择,描述**错误**的是

A. 气胸的穿刺点一般选择患侧锁骨中线第 3 肋间

B. 胸腔积液选取叩诊实音最明显部位

C. 一般选择第 9 肋以上,避免穿刺到膈下

D. 气胸穿刺点可选择腋中线第 4~5 肋间

E. 存在少量积液时或包裹性积液需在超声引导下定位穿刺

4. 如果发生张力性气胸,以下措施中最为必要的是

A. 立即用粗针胸腔穿刺减压或置胸腔闭式引流管

B. 行开胸探查术

C. 行胸膜粘连术

D. 可不必处理,患儿会自行缓解

E. 吸氧

5. 气胸者行胸腔穿刺排气,其穿刺点应该在

A. 腋后线第 8 肋间 　　　　　 B. 锁骨中线第 2 肋间

C. 锁骨中线第 3 肋间 　　　　 D. 腋后线第 7 肋间

E. 腋中线第 7 肋间

答案:1. B　2. B　3. A　4. A　5. B

（朱彦潼　刘沉涛）

第三章

儿童心血管专业专科技能

第一节　儿童食管心房调搏术

一、概述

食管与心脏的解剖关系非常密切,食管的前侧壁紧邻左心房的后内侧壁。将电极导管通过食管插入到左心房水平位置,不但能够记录到心房的心电图,还能够进行心房快速起搏或程序电刺激。1906 年,Cremer 通过放置在食管内的银制电极成功地记录到心房电活动。随后食管心房起搏技术获得迅猛发展。1952 年,Zoll 通过在食管内放置电极的方法,经食管对心脏进行了电刺激,奠定了食管心脏起搏的基础。我国食管心房电生理检查技术开始于1978 年。食管心房调搏术是一种无创的临床电生理诊断和治疗技术,操作简便,目前已经广泛运用于临床。

二、儿童食管心房调搏术操作规范流程

(一) 适应证

1. 严重的窦性心动过缓,原因不明的黑矇、晕厥患儿。
2. 阵发性心悸,发作形式为突发突止。
3. 心电图记录到阵发室上性心动过速,明确心动过速的类型与机制。
4. 显性预激,了解旁路的电生理特性,诱发心动过速。
5. 对某些复杂心律失常进行鉴别诊断。
6. 复制某些心电现象,研究其发生机制。
7. 射频导管消融术前筛选及术后判断疗效。
8. 终止室上性心动过速、典型心房扑动及部分室性心动过速。

(二) 禁忌证

1. 急性上呼吸道炎症。
2. 主动脉瘤,急性主动脉夹层。
3. 严重心脏扩大,重度心功能不全,严重高血压,Q-T 间期明显延长,严重电解质紊乱等。
4. 持续心房颤动,严重心律失常如高度房室传导阻滞、室性心动过速等。
5. 急性肺栓塞。

6. 起搏器依赖患儿。

7. 食管疾病,如食管癌、严重食管静脉曲张等。

8. 身体情况极度衰弱及恶病质者。

(三) 操作前准备

1. 患儿的准备

(1) 检查前停用抗心律失常药至少 48~72 小时(注意抗心律失常药的半衰期),未终止心动过速则不受限制。

(2) 检查当日禁用咖啡饮料或油脂食物,术前禁食>4 小时,术前 1 小时避免剧烈运动。

(3) 向患儿及家属说明检查的必要性和安全性,以及可能出现的轻微反应,取得患儿及家属的配合,并签署知情同意书。

2. 物品(器械)的准备

(1) 检查心电图机和示波仪功能是否正常。

(2) 测试食管电极导管有无短路。

(3) 检查心脏程序刺激仪电池是否充足,能否正常工作。

3. 操作者的准备

(1) 详细询问病史,进行有关的体格检查和辅助检查,选择适应证,明确检查目的。

(2) 准备好除颤器、急救药品及相关检查用药。必要时预置静脉通路。

(3) 检查前,常规记录 12 导联心电图。

(四) 操作步骤

1. 操作者洗手消毒,齐备用物,携至患儿床旁,核查患儿,向患儿以及家长表述实际操作目的及相互配合方式,佩戴口罩,戴手套。

2. 患儿取仰卧位,头略前屈,清理患儿鼻腔,估测导管插入深度,根据公式:身高(cm)/10+20(cm),大致估算插入深度。

3. 用石蜡油棉球滑润胃管前端。沿选定的鼻孔插入导管,先稍向上而后平行再向后下缓慢轻轻地插入。电极导管前端有阻力时,上抬导管并向多点方向轻轻地、慢慢地寻找下鼻道,一旦阻力消失,可嘱患儿做吞咽动作,顺利通过咽部;为减少插管对咽部的刺激,应迅速将电极导线送入食管。

4. 测定起搏阈值到达相应位置后,为了避免起搏电压过高对食管的刺激,应尽可能选用低的起搏电压,需要测定起搏阈值。采用连续刺激法(S_1S_1 刺激),刺激频率高于自身心率 10~20 次/min,刺激脉宽 10 毫秒。开始刺激时的电压可以选择从高到低,即边起搏边降低起搏电压;同时观察起搏心电图,直到可以起搏全部心房的最低电压。或者起搏电压从低到高,连续起搏时升高起搏电压,直到全部夺获心房。

5. 判断起搏的成败 起搏成功是心房能被起搏脉冲夺获,每个信号之后有相应的 P 波。起搏失败是指刺激脉冲不能夺获心房,刺激脉冲与心脏激动无关。

6. 测定心脏各部位功能 ①窦房结功能,窦房结恢复时间,窦房传导时间;②房室交界区功能,房室交界区不应期,房室交界区文氏阻滞点,房室交界区 2:1 阻滞点;③束支传导功能;④房室结双径路功能;⑤房室旁路功能;⑥心脏不应期。检查中各部位出现的电生理与心电图变化均与不应期有关,应分别描述心脏各部位的相对不应期和有效不应期。

7. 如有心律失常或心动过速,应报告其内容。①心房激动顺序及房室传导关系;②心动过速的类型及诱发与终止窗口；③根据上述内容详细描述发生的电生理特征并附典型图。

（五）并发症及处理

1. 窦性停搏　病态窦房结综合征患儿伴有晕厥者，超速起搏可引起窦性停搏，进而引发脑心综合征，可准备随时保护性起搏。

2. 心房颤动　食管心房调搏术有可能诱发心房颤动，正常房室传导者不必处理，一般经过数分钟可以自行复律。持续时间长者可给予静脉注射毛花苷C（西地兰）。预激综合征患儿检查时诱发心房颤动，如心室率超过180次/min，QRS波群宽大畸形，临床症状恶化，应该立即电复律。

3. 房室折返性心动过速　旁路电生理检查时，可以检查出多条旁路。偶尔诱发旁路与旁路之间的房室折返性心动过速，其血流动力学影响类似室性心动过速。旁路有时与快径路形成房室折返性心动过速，心室率极快。

4. 室性心动过速　偶有出现，可以通过给予抗室性快速型心律失常药物处理。

（六）操作注意事项

1. 对一些咽部敏感的患儿，插管前可以让患儿嘴内含一口水，电极导线经过咽部出现阻力时，嘱患儿咽水，同时检查者迅速将电极导线送入食管，到达与心脏最接近的位置。

2. 为减轻插管对咽部的刺激，插管前可先向患儿鼻腔、咽喉部滴入2~3滴盐酸丁卡因胶浆，麻醉鼻腔、咽喉部，并嘱患儿做吞咽动作使药物进入食管。10分钟后将电极导线顶端及前部涂抹少量盐酸丁卡因胶浆，之后再将电极导管送入食管相应部位。

3. 鼻腔刺激重者，建议经口腔插管。

4. 操作时应认真、动作轻柔。插管过程中患儿若出现呛咳，有可能是电极导管误入气管，此时应立即拔出重插。如果插管中电极导管前端出现明显阻力，不可用力猛插，应拔出重插。为避免反复刺激咽部引起患儿紧张，最好一次插管成功。

5. 为了减少患儿对持续刺激的反应，检查时可先以刺激最小的程序开始，逐步增加刺激的持续时间。刺激模式顺序的选择如下：① RS_2 刺激，选用8:1模式，扫描至心房不应期，检测窦房传导时间，测定传导系统部位不应期，寻找诱发与终止心动过速的条件；② S_1S_1 刺激：选用8:1模式，扫描至心房不应期，检测传导系统各部位不应期，寻找诱发与终止心动过速的条件（测定诱发与终止心动过速窗口）；③ S_1S_1 刺激：检测窦房传导时间、窦房结恢复时间，寻找诱发与终止心动过速的条件。

（七）相关知识

1. 导管选择

（1）食管电极导管：双极、4级、5级，常用7F的4极或5极电极导管。

（2）建议使用一次性食管电极导管，以防止交叉感染、降低起搏阈值、清晰记录食管导联心电图。如必须重复使用，推荐应用环氧乙烷灭菌，或用2%戊二醛浸泡10分钟以上消毒。

（3）记录每位患儿插管深度及起搏阈值。如有起搏心室，应注明。

2. 起搏阈值　是指引起心肌稳定、连续除极所需要的最小起搏电流。使用新型一体机和一次性电极导管的临床观察表明。食管心房调搏术起搏的阈值可以有效降低10~15V。起搏阈值基础上增加3V即为实用起搏电压。

3. 食管电极定位　最佳食管导联心电图的P波特点：P波呈正负双相，正相波略高于负相波和最高的P波振幅。

三、儿童食管心房调搏术规范检查表

儿童食管心房调搏术规范检查核查、评估见表 3-1-1、表 3-1-2。

表 3-1-1　食管心房调搏术规范检查核查表

项目	内容	是	部分	否
操作前准备	核对患儿信息：包括患儿姓名、性别、年龄、病史			
	询问禁食、禁饮情况			
	询问患儿既往有无食管疾病、心房颤动、严重心脏扩大、重度心功能不全、急性心肌炎、心内膜炎、心包炎、梗阻性肥厚型心肌病、严重高血压、植入起搏器等			
	询问有无服用抗心律失常药物			
	查看患儿血常规、凝血功能、心电图及既往结果			
	明确患儿有无食管心房调搏术的禁忌证			
	确定患儿监护人已签署食管心房调搏术知情同意书			
	物品（器械）的准备：确定相关设备正常，包括心电图、监护设备、除颤器、氧气及急救药品准备妥当			
	检查心电图机和示波仪功能是否正常、测试食管电极导管有无短路。检查心脏程序刺激仪电池是否充足，能否正常工作			
操作过程	患儿取仰卧位，头略前屈，清理患儿鼻腔，估测导管插入深度			
	选定的鼻孔插入导管，先稍向上而后平行再向后下缓慢轻轻地插入			
	电极导管前端有阻力时，上抬导管并向多点方向轻轻地、慢慢地寻找下鼻道，顺利通过咽部			
	迅速将电极导线送入食管			
	测定起搏阈值			
	描绘检查过程中发现的阳性表现，并附典型图			
	按解剖部位从窦房结自上而下排列诊断			
	窦房结功能，窦房结恢复时间，窦房传导时间测定			
	房室交界区功能，房室交界区不应期，房室交界区文氏阻滞点，房室交界区 2∶1 阻滞点测定			
	束支传导功能测定			
	房室结双径路功能测定			
	房室旁路功能测定			
	心脏不应期测定			
	心房激动顺序及房室传导关系测定			
	心动过速的类型及诱发的终止窗口测定			
	根据上述内容详细描述发生的电生理特征并附典型图			
操作后处置	向患儿及监护人简要介绍检查情况			
	交代患儿术后注意事项（如饮食建议），观察是否有呕吐、心悸等情况			

表 3-1-2　食管心房调搏术规范检查评估表

项目	5分	4分	3分	2分	1分
操作过程流畅度					
操作检查熟练度					
人文关怀					

评分标准:

5分:操作过程清晰流畅,无卡顿,检查熟练,方法正确;人文关怀到位,有术前交流、术中安慰及术后饮食及注意事项的交代。

4分:介于5分和3分之间。

3分:操作过程能整体完成,卡顿次数<3次,方法基本正确,导管插管失败<3次;人文关怀不足,但能有部分术前交流、术中安慰及术后饮食及注意事项的交代。

2分:介于3分和1分之间。

1分:操作过程卡顿次数>6次,操作粗暴,导管插入反复失败(次数≥3次);无人文关怀。

四、常见操作错误及分析

1. 进食管入口时误入气管　因为食管、气管前后毗邻的解剖关系,患儿在插电极导管时紧张、恐惧、不合作,难以配合做吞咽动作,也可能由于操作者操作技术欠熟练,未完全对准食管入口处等。

2. 患儿出现呕吐、心悸　由于操作者操作技术欠熟练或患儿欠合作,操作粗暴,引起患儿呕吐、心悸。

3. 下列操作原因导致起搏失败　①起搏电极导管放置的位置不恰当;②起搏频率不适;③起搏电压过低;④起搏电极导管内断裂;⑤导线连接错误。

五、相关知识测试题

1. 患儿,女,8岁,因"心悸3个月"就诊,既往有心脏病史,具体用药不详。**不恰当**的处理是
   A. 告知食管心房调搏术的风险,患儿或监护人签字后完善检查
   B. 心电图检查
   C. 测量血压
   D. 心肌酶检查
   E. 心脏超声检查

2. 患儿,男,7岁。下列情况中,**不适合**行心房食管调搏术的是
   A. 预激综合征　　　　　　　　　　B. 心房扑动正在发作
   C. 持续心房颤动　　　　　　　　　D. 病态窦房结综合征
   E. 阵发性室上性心动过速

3. 患儿行食管心房调搏术前建议停用抗心律失常药的最短时间是
   A. 12小时　　　　　　　　B. 24小时　　　　　　　　C. 48小时
   D. 72小时　　　　　　　　E. 96小时

4. 食管心房调搏术中起搏电压应该超过起搏阈值
   A. 1V　　　　　　　　　　B. 2V　　　　　　　　　　C. 3V

　　D. 4V　　　　　　　　　　　　E. 5V

5. 起搏失败的原因**不包括**

　　A. 起搏电极导管放置的位置不恰当

　　B. 起搏频率不适

　　C. 起搏电压过低

　　D. 起搏电极选用不当

　　E. 导线连接错误

答案:1. A　2. C　3. D　4. C　5. D

（陈志衡）

第二节　儿童心内电生理检查

一、概述

　　心内电生理检查是临床确诊复杂心律失常和指导其治疗的创伤性手段。其基本原理是通过多导生理仪从放置在心腔不同部位的电极导管记录心内电信号,从而分析心律失常的原理、类型及评价药物治疗的效果,以及分析心律失常的起源部位、定位,为手术或射频导管消融治疗提供依据。20 世纪 60 年代末,Scherlag 等首次在人类心脏上稳定地记录出希氏束电图。紧随其后,Wellens、Durrer 等将心电程序刺激方法运用到对心脏电活动和心律失常的研究中,使临床心内电生理诊断技术发展成为心脏病学的一门亚学科。近十多年来,心脏电生理领域已经取得瞩目的成就。对临床儿科医师来说,全面掌握基本的心内电生理检查,可以让许多患儿从心内电生理检查中获益,并得到适当的筛选和建议。

二、儿童心内电生理检查操作规范流程

(一) 适应证

　　1. 评价窦房结功能　①不明原因晕厥患儿,了解窦房结功能是否有障碍及因果关系;②窦性心动过缓患儿,了解窦房结功能障碍程度;③窦性心动过缓患儿,确认是否存在其他类型的心律失常。

　　2. 评价房室结功能　①不明原因的晕厥,怀疑房室传导障碍所致;②房室传导障碍,疑为其他原因所致,如室上性期前收缩致隐匿房室传导;③二度房室传导阻滞而阻滞水平不肯定者需要确定阻滞部位。

　　3. 鉴别异位激动的起源,如室上性激动与室性激动的鉴别。

　　4. 抗心律失常药物筛选或药理学研究。

　　5. 预激综合征　①接受射频导管消融或外科手术前定位;②不明原因晕厥或心脏猝死幸存者;③因其他原因拟行心脏手术。

　　6. 对某些复杂的心律失常揭示发病的特殊机制及某些特殊电生理现象,如隐匿性传导、空隙现象等。

　　7. 先天性完全性房室传导阻滞伴宽 QRS 逸搏心律。

　　8. 可能发生心源性猝死的高危患儿,如复杂先天性心脏病术后或有严重室性心律失常

的患儿。

9. 心律失常考虑介入性治疗或植入起搏器者。

（二）禁忌证

1. 严重心功能不全。

2. 长 Q-T 间期且伴室性心动过速。

3. 全身感染、局部化脓、细菌性心内膜炎等。

4. 出血性疾病和严重出血倾向。

5. 严重肝肾功能障碍、电解质紊乱、恶病质。

6. 不具备心内电生理检查条件。

（三）操作前准备

1. 患儿的准备

（1）术前洗澡，特别注意仔细清洗两侧腹股沟和颈胸部，必要时备皮。

（2）术前禁食 8 小时。

（3）对于<9 岁或>9 岁精神紧张不能充分合作的患儿，术中予以静脉镇静麻醉药，应选择对心脏传导系统无影响的药物。建议麻醉科到场处理。

2. 物品（器械）的准备

（1）控制放射线照射量：用铅皮对患儿甲状腺区域和性腺区域加以保护。应该尽量减少 X 线曝光时间，一般不超过 40 分钟。

（2）严格无菌的导管室。

（3）检查电视监视器的 X 线机是否正常工作。

（4）检查多导电生理记录仪，多极电极导管。

（5）检查心脏监护仪和电复律设备是否齐全。

（6）准备好除颤器、急救药品及麻醉药品等相关检查用药。

3. 操作者的准备

（1）详细询问病史、体格检查。

（2）实验室检查：血尿便常规、血电解质、肝肾功能、输血前四项等。

（3）心电图及心脏超声心动图。

（4）如果病史和体格检查提示某些脏器的问题，则需要进一步做相关检查，如胸部 X 线片、肺功能等。

（5）若患儿有其他相关疾病，则需要了解严重程度、预期生存期以及是否影响射频导管消融治疗过程。

（6）向家长详细交代手术事宜及术中可能发生的并发症，取得家长理解并签字。

（四）操作步骤

1. 术者穿戴口罩、帽子、穿铅衣、洗手。

2. 穿刺部位消毒、铺巾、穿手术衣。

3. 穿刺　血管穿刺部位 1% 利多卡因局部麻醉，穿刺针穿刺入血管，固定穿刺针，将导引钢丝柔软端通过穿刺针插入血管内 15~20cm。一手紧握导引钢丝保持不动，另一手从血管内撤出穿刺针，压迫穿刺部位防止出血。通过导引钢丝插入扩张管套管组件，在插入皮肤前应保证导引钢丝露出套管尾端 5~10cm。用拇指和示指靠近皮肤握住扩张鞘，轻柔旋转扩张鞘及套管送入血管。待套管全部进入血管后,从套管中拔出扩张鞘和导引钢丝。抽吸并冲洗套管侧管,暂时关闭侧管三通。

4. 插入电极导管 插入导管在 X 线荧光屏和心电图监测下进行,减少血管创伤和避免血管并发症。

(1)经右(左)股静脉插入电极线:年长儿插入 1~3 根 5F 或 6F 的 4 根电极导管,年幼儿选择 5F 三孔鞘管 1 根可同时插入标测电极 3 根。分别置于高右心房,希氏束和右心室心尖部,分别记录高右心房、低右心房、希氏束和右心室的电活动。

(2)经皮穿刺左锁骨下静脉:选择 6F 冠状窦电极导管,把电极导管放置冠状静脉窦,至少有 10 个电极,电极间距 5mm(>7 岁儿童)或选用 4 极标测电极导管,电极间距 10mm(<7 岁儿童),记录左心电活动。

5. 常用起搏与刺激程序

(1)分级递增刺激:先以比患儿固有心率或基础心率快 10~20 次 /min 的频率开始起搏,然后每级递增起搏率 10 次 /min。每次持续时间 30 秒至 1 分钟,直至出现 2:1 房室传导阻滞。以后测定窦房结恢复时间(SNRT),房室传导文氏阻滞点及 2:1 阻滞点的确立。

(2)心房及心室程控期前刺激(程序期前收缩刺激法):程控输入一个或多个期前刺激,进行程序扫描。本法用于检测传导系统的不应期,诱发或终止室上性及特发性室性心动过速,对预激综合征附加束的确诊、阐明房室结双径路及揭示房室传导裂隙现象有意义。

(3)连续递增刺激:使用较低频率开始起搏,继而缓慢地逐渐递增起搏频率,以达到所要求的 1:1 夺获,记录最快的起搏频率。

6. 测量希氏束电图,包括 P-A 间期、A-H 间期、H 波、H-V 间期。

7. 测量结束撤出电极导管及鞘管,局部加压包扎。

(五) 并发症及处理

1. 严重出血 大多数发生于股动脉或股静脉穿刺处,即腹股沟部位,偶尔出血严重。处理方法:①撤出导管后用手指压迫穿刺部位 10~20 分钟;②检查结束后患儿卧床 12~24 小时;③手指压迫止血后,置沙袋与腹股沟部约 4 小时;④检查结束后密切观察患儿。

2. 血栓、栓塞和静脉炎 右侧心导管术时间较长者较易发生,穿刺动脉做左心导管术发生率较高。深静脉炎也可发生。处理方法:对行左心导管术及右心导管术时间较长者进行全身性肝素化处理。

3. 心律失常 心内电生理刺激过程中发生心律失常是常见的,而诱发自身心律失常往往是电生理检查的目的。多种折返性心律失常可以因为心房和 / 或心室刺激而诱发,也能被刺激所终止。给予配对间期短的期前心房刺激,常引起心房颤动,但这往往是一过性的,如果没有出现血流动力学恶化,不需要处理,待患儿恢复后检查即可。如果患儿不能耐受心房颤动,尤其是有房室旁路的患儿,若出现心室快速反应,则应予以电除颤。检查时若出现心室颤动,需要立即电除颤。

4. 心脏压塞 术时出现心室或心房穿孔可以导致心脏压塞,需要做心包穿刺减压。如效果不好,需要及时行外科手术修补。

(六) 操作注意事项

1. 做好术前准备详细病史和体格检查 检测出凝血时间、肝肾功能、乙型肝炎相关抗原和抗体、HIV;检查心电图及心脏超声心动图;如果病史和体格检查提示某些脏器的问题,则需要做相关进一步检查(如胸部 X 线片等);若患儿患有其他相关疾病,则需要了解后者的严重程度、预期生存期以及是否影响射频导管消融治疗过程。

2. 术前知情同意 知情同意书必须由患儿监护人签署,或由患儿监护人委托他人代为签署。签署前必须向签署者交代清楚患儿将要接受的治疗,包括治疗过程、治疗目的、成功率、失败率和可能的并发症(危险性)及其发生率。根据我国实际情况,还需要说明治疗费用,有时还须了解支付能力和方式。

3. 药物使用 除非有特殊需要,一般要求停用抗心律失常药物至少 5 个半衰期。停用胺碘酮至少 1 个月。部分患儿需要术前使用镇静剂。若需要静脉内麻醉则应通知麻醉师到位。

4. 术中做好心电、血压监测 除了电生理过程中能监测到的心电以外,还需要对患儿的血压、血氧、神志和肢体活动等进行监测。

5. 液体补充 整个电生理过程中必须始终保持静脉通路畅通,既可以经静脉鞘也可以单独静脉穿刺给液。适当静脉充盈有利于静脉穿刺,对于心功能受限者补液速度和补液量则须限制。

6. 抗凝 如涉及左心导管及婴幼儿的右心导管操作,常规使用肝素。放入动脉鞘后即静脉给予肝素 50U/kg(最大量 2 000U),之后操作每延长 1 小时,追加肝素首次量的半量。术后口服阿司匹林 2mg/kg,1 次 /d,连服 1~3 个月。

7. 麻醉 对于年龄较小的患儿(<9 岁),多需要静脉全身麻醉,使检得以顺利进行。

8. X 线 需要使用 C 形臂 X 线机。注意铅皮保护,并控制放射线照射量。

(七) 相关知识

希氏束电图指应用心导管电极经静脉插入右心房和右心室交界的希氏束邻近部位所记录到的希氏束电活动。该检查不仅可反映希氏束的功能状态,而且可反映心脏特殊传导系统其他部位的功能状态。主要由心房电位(A 波)、希氏束电位(H 波)、和心室电位(V 波)组成。

1. 记录通常用 3~4 极,电极间距 2~5mm 的电极导管记录希氏束电图。导管电极经三尖瓣插入右心室,回撤至三尖瓣口,寻找希氏束电位(H 波),记录纸速 100~200mm/s。

2. A 波希氏束电图中第一个电波为心房激动的电位波,称 A 波。A 波为一个双相或多相的电位波。从体表心电图 P 波至希氏束电图 A 波之间距为 P-A 间期,代表心房内传导时间,小儿正常值为 10~45 毫秒。

3. H 波希氏束电图的第二个波为希氏束电位波,称 H 波(His 束波),小儿正常值为10~20 毫秒。从 A 波到 H 波之间距称 A-H 间期,代表房室结传导时间,小儿正常值为50~120 毫秒。

4. V 波希氏束电图的第三个波为心室激动的电位波,称 V 波。从 H 波到 V 波之间距称 H-V 间期,代表从希氏束经束支、浦肯野系统至心室开始激动的时间,小儿正常值为30~50 毫秒。

三、儿童心内电生理检查规范检查表

儿童心内电生理检查规范检查核查、评估见表 3-2-1、表 3-2-2。

表 3-2-1　儿童心内电生理检查规范检查核查表

项目	内容	是	部分	否
术前准备	核对患儿信息：包括患儿姓名、性别、年龄、主诉			
	询问禁食、禁饮情况			
	询问患儿有无严重心功能不全、全身感染、局部化脓、细菌性心内膜炎、严重肝肾功能障碍等			
	询问近期有无服用抗心律失常药物史，有无出凝血异常疾病史，有无麻醉药物过敏史			
	查看患儿血常规、凝血功能、电解质、肝肾功能、输血前四项、心电图、超声、胸部 X 线片			
	叮嘱术前洗澡，特别注意仔细清洗两侧腹股沟和颈胸部			
	确定监护人已签署心电检查知情同意书			
	物品（器械）的准备：确定心电检查相关设备正常。监护设备、氧气及急救药品、麻醉药品准备妥当			
手术过程	穿刺血管并置管			
	术者穿戴口罩、帽子、穿铅衣、洗手			
	穿刺部位 2% 利多卡因局部麻醉			
	顺利穿刺血管			
	顺利插入导引钢丝			
	顺利置入血管鞘			
	置入电极线			
	电极线顺利置入于高右心房，希氏束和右心室心尖部			
	顺利记录高右心房、低右心房、希氏束和右心室的电活动			
	冠状窦顺利放置入冠状静脉窦处			
	在冠状窦处顺利记录左心电活动			
	常用起搏与刺激程序			
	分级递增刺激，顺利出现 2∶1 房室传导阻滞			
	顺利测定窦房结恢复时间			
	顺利测定房室传导文氏阻滞点及 2∶1 阻滞点			
	心房程控期前刺激，顺利诱发及终止室上性心动过速			
	心室程控期前刺激，顺利诱发及终止特发性室性心动过速			
	连续递增刺激，顺利达到 1∶1 夺获并记录最快的起搏频率			
	确定是否预激综合征附加束，如有，阐明房室结双径路及揭示房室传导裂隙现象			
	测量希氏束电图			
	测量并记录 P-A 间期			

续表

项目	内容	是	部分	否
手术过程	测量并记录 A-H 间期			
	测量并记录 H 波			
	测量并记录 H-V 间期			
	结束操作			
	顺利拔出电极导管			
	顺利拔出血管鞘			
	穿刺部位加压包扎			
操作后处置	向患儿及监护人简要介绍检查情况			
	交代患儿术后注意事项(如饮食建议),肢体制动,观察伤口辅料是否干燥及有无渗血等情况			

表 3-2-2　儿童心内电生理检查规范检查评估表

项目	5分	4分	3分	2分	1分
操作过程流畅度					
操作检查熟练度					
人文关怀					

评分标准:

5 分:操作过程清晰流畅,检查熟练,穿刺血管、置管及拔管方法正确,心电检查顺利;人文关怀到位,有术前交流、术中安慰及术后饮食及注意事项的交代。

4 分:介于 5 分和 3 分之间。

3 分:操作过程能整体完成,穿刺血管<3 次成功,置管及拔管方法正确基本正确,心电检查基本完整;人文关怀不足,但能有部分术前交流、术中安慰及术后饮食及注意事项的交代。

2 分:介于 3 分和 1 分之间。

1 分:穿刺血管>3 次成功,置管及拔管操作粗暴,心电检查不完整;无人文关怀。

四、常见操作错误及分析

1. 穿刺股静脉误穿入股动脉　由于儿童股动脉与股静脉位置毗邻,穿刺股静脉时容易误穿进入股动脉。穿刺时如果发现有鲜红色血喷涌而出,考虑可能误穿入股动脉,应立即拔出穿刺针,在穿刺点压迫 5 分钟。

2. 导管操作不熟练,动作粗暴,导致血管及心脏壁受损。

3. 心脏解剖结构不熟悉,无法准确到达电极放置位置,记录心内电生理失败。

五、相关知识测试题

1. 为排除左侧房室旁路,需要放置的电极导管为

A. 高位右心房　　　　　　　　B. 希氏束　　　　　　　　C. 高位左心房

D. 右心室心尖部　　　　　　　E. 冠状窦

2. 下列选项中,属于希氏束电位波的是

A. A 波　　　　　　　　　B. P 波　　　　　　　　　C. H 波

D. V 波　　　　　　　　　E. D 波

3. 患儿,男,7 岁。下列情况中,**不适合**做心内电生理检查的是

A. 预激综合征

B. 心房扑动正在发作

C. 长 Q-T 间期且伴室性心动过速

D. 病态窦房结综合征

E. 阵发性室上性心动过速

4. 下列心内电生理检查的操作前检查中,**错误**的是

A. 术前清洗穿刺部位,排空尿液

B. 常规使用肝素抗凝

C. 检查凝血功能

D. 常规做输血前四项检查

E. 签署知情同意书

5. 小儿希氏束电位波正常值为

A. 10~45 毫秒　　　　　　　B. 10~20 毫秒　　　　　　C. 50~120 毫秒

D. 30~50 毫秒　　　　　　　E. 30~45 毫秒

答案:1. E　2. C　3. C　4. B　5. B

(陈志衡)

第三节　儿童直立倾斜试验

一、概述

直立倾斜试验(head-up tilt test,HUTT)是通过调整倾斜试验床台面,使患儿从平卧位变为倾斜位,反射性引起交感神经活性减低,迷走神经活性增强,从而激发和诊断血管迷走性晕厥的一项技术。1986 年,Kenny 等人将 HUTT 作为一种有效的诊断方法用于成人不明原因晕厥的诊断。随着 HUTT 在儿童领域的逐步推广,国内学者于 1997 年首次提出了儿童 HUTT 的判定指标体系和倾斜角度。目前,HUTT 已广泛应用于自主神经介导性晕厥不同血流动力学类型的诊断。

二、儿童直立倾斜试验操作规范流程

(一) 适应证

1. 临床疑为自主神经介导性晕厥,包括血管迷走性晕厥、体位性心动过速综合征、直立性低血压或直立性高血压等,经其他方法未能确诊者。

2. 需与"假性晕厥",如癫痫、代谢及精神心理因素导致的一过性意识丧失相鉴别者。

（二）禁忌证

1. 主动脉瓣狭窄或左心室流出道狭窄所致晕厥。

2. 重度二尖瓣狭窄伴晕厥。

3. 肺动脉高压或右心室流出道梗阻所致晕厥。

4. 冠状动脉近端严重狭窄。

5. 严重脑血管疾病所致晕厥。

6. 明确为心律失常引起的晕厥。

（三）操作前准备

1. 患儿的准备

（1）检查前停用心血管活性药物至少 5 个半衰期以上，停止摄入可能影响自主神经功能的饮食（如咖啡等）。

（2）禁食、禁饮 4 小时。

（3）根据患儿行检查前的情况可考虑建立静脉通路备用。

（4）检查时间安排在上午进行。

（5）签署知情同意书。

（6）患儿着宽松舒适衣物，安静平卧在倾斜床上。

2. 物品（器械）的准备

（1）试验环境：环境安静、光线柔和、温度适宜，以避免分散患儿注意力。

（2）倾斜试验床要求有支撑脚踏板，两侧有护栏，胸部和膝关节处有固定带，防止患儿膝关节屈曲而跌倒。

（3）药品及急救设备：HUTT 激发试验用药（如硝酸甘油）、急救药品（如肾上腺素、阿托品），以及氧气、除颤器、心电监护仪等准备妥当。

3. 操作者的准备

（1）核对患儿信息：包括患儿姓名、性别、年龄、主诉。

（2）确认禁食、禁饮时间。

（3）详细询问患儿出现晕厥或晕厥先兆表现的临床病史，熟悉 HUTT 操作规则及抢救程序。

（4）向患儿及家长详细讲解 HUTT 过程，消除其焦虑心理。

（5）明确患儿有无 HUTT 检查禁忌证。

（6）确定患儿已签署 HUTT 检查知情同意书。

（四）操作步骤

HUTT 分为基础直立倾斜试验和药物激发直立倾斜试验两个阶段。药物激发可以提高直立倾斜试验的敏感性，常用的药物为异丙肾上腺素和硝酸甘油。异丙肾上腺素有一定的不良反应，且需静脉给药，对技术监测水平要求高，应用较少。目前多采用舌下含服硝酸甘油的方法行药物激发试验，其机制为直接扩张血管，反射性增强迷走神经张力。

1. 基础直立倾斜试验（baseline head-up tilt test，BHUTT） 患儿安静平卧于检查床上 10 分钟，踝关节、膝关节避免屈曲，用束带固定，监测并记录基础血压、心率及心电图。随后迅速将倾斜试验床倾斜 60°，患儿取头高足低位站立在倾斜试验床上，密切监测患儿血压、心率、心电图变化及临床表现，直至出现阳性反应，立即终止试验；若未出现阳性反应，则需完成 45 分钟全过程后终止试验，出现阳性反应时，应将倾斜试验床迅速恢复水平位。

2. 舌下含服硝酸甘油激发直立倾斜试验（sublingual nitroglycerin-provoked head-up tilt test，SNHUTT）　在 BHUTT 的基础上，若完成 45 分钟试验时，患儿的反应仍为阴性，则可开始 SNHUTT。患儿同一倾斜角度站立在倾斜试验床上，舌下含服硝酸甘油 4~6μg/kg（最大量不超过 300μg），动态监测患儿血压、心率、心电图变化及临床表现，直至出现阳性反应，立即终止试验；若未出现阳性反应，则需观察至含药后 20 分钟。

（五）并发症及处理

1. 心律失常　HUTT 诱导晕厥发作时，心脏的起搏和传导系统功能受到抑制，可出现各种缓慢心律失常，包括窦性心动过缓、窦性停搏、交界性逸搏心律、二度及以上房室传导阻滞等。患儿出现血压或心率明显下降，可有短暂意识丧失，甚至出现抽搐症状。当患儿出现晕厥或晕厥先兆时，应立即将倾斜试验床恢复水平位，并将患儿头偏向一侧，保持呼吸道通畅，给予吸氧，抬高及按摩双下肢，患儿清醒状态下可口服葡萄糖水或牛奶。95% 的受试儿童恢复水平位的 5 分钟内血压、心电图、意识均可自行恢复正常。窦性停搏是 HUTT 最严重的阳性反应之一，发生率较高，大部分患儿心律可自行恢复。部分患儿恢复窦性心律时间长，出现交界性逸搏及逸搏心律、心室夺获、意识丧失甚至抽搐，需立即行胸外心脏按压，注射肾上腺素、阿托品等急救药物紧急救治。

2. 暂时性失语　HUTT 诱发暂时性失语的发生率为 3.18%，有晕厥先兆和 / 或反复的晕厥病史为可能的危险因素，血管迷走性昏厥血管抑制型失语的发生率最高。失语可发生于晕厥先兆消失后或伴随晕厥先兆同时发生，常伴血压明显下降，失语发生期间患儿认知功能正常。失语的发生主要与血压降低所致的大脑语言中枢血流灌注减少有关。检查过程中出现失语者，应立即恢复水平位，给予进食牛奶、吸氧等处理多可使其恢复语言能力。目前尚未见发生永久性语言功能障碍的报道。

（六）操作注意事项

1. HUTT 是一项相对安全的检查，但检查过程中需持续监测心电图、无创血压，细致观察患儿反应，及早识别 HUTT 阳性反应的指标，及时终止试验。

2. 检查室内需准备好必要的抢救措施，包括备好氧气、除颤器，备好急救药物（如肾上腺素、阿托品等）。

3. 倾斜试验床需迅速平稳倾斜，试验开始时 10 秒内倾斜至 60°，倾斜过快会增加假阳性率，太慢增加假阴性率。试验结束后 10 秒内迅速放平，避免延长患儿意识丧失时间。

4. 血管迷走性晕厥可与心脏疾病合并存在，HUTT 阳性不能排除心源性晕厥。

（七）相关知识

1. 儿童晕厥　晕厥是由于短暂的全脑低灌注导致的一过性意识丧失及体位不能维持的症状，具有起病迅速、持续时间短、可自行恢复的特点。晕厥是儿童时期常见的急症，占急诊量的 1%~2%。儿童晕厥的病因主要包括自主神经介导性晕厥、心源性晕厥，另外 20% 的晕厥病因不明。

（1）自主神经介导性晕厥是儿童最常见的晕厥类型，是由自主神经介导反射调节异常或自主神经功能障碍所导致的晕厥，占儿童晕厥病因的 70%~80%，包括血管迷走性晕厥、体位性心动过速综合征、直立性低血压、直立性高血压、境遇性晕厥和颈动脉窦敏感综合征。

（2）心源性晕厥占 2%~3%，是由心脏结构或节律异常导致心脏有效射血减少或停止，心输出量不足,进而引起脑缺血所导致的。心源性晕厥常见原因有:①心律失常,包括快速型心律失常,如室性心动过速、室上性心动过速合并心房颤动等;缓慢型心律失常,如三度房室传导阻滞、病态窦房结综合征,以及遗传性离子通道病等。②心脏结构异常,包括肺动脉高压、主动脉狭窄、梗阻性肥厚型心肌病、法洛四联症等。尽管心源性晕厥发生率低,但有猝死风险,诊断过程中需细致排查,及时发现。

2. 直立试验 直立试验操作简单,危险性小,可用于晕厥或直立不耐受患儿病因的初步筛查,协助诊断体位性心动过速综合征、直立性低血压和直立性高血压。临床表现符合自主神经介导性晕厥而直立试验阴性者,若无 HUTT 禁忌证,建议进一步行 HUTT 检查。

直立试验的操作步骤:儿童安静平卧 10 分钟,测量儿童基础心率、血压和常规心电图,然后使患儿处于直立位,站立 10 分钟内动态监测患儿的心率、血压和常规心电图。试验过程中密切观察患儿是否出现晕厥先兆症状或晕厥发作。

3. 直立倾斜试验阳性反应的判断标准

(1)血管迷走性晕厥:患儿在 HUTT 中出现晕厥或晕厥先兆(头晕或眩晕、头痛、胸闷、心悸、恶心、呕吐、面色苍白、出冷汗、视物模糊、听力下降或腹痛),伴下述情况之一者为阳性:①血压下降,收缩压 ≤80mmHg(1mmHg=0.133kPa),或舒张压 ≤50mmHg,或平均血压下降 ≥25%;②心率下降,心率:4~6 岁者<75 次 /min,7~8 岁者<65 次 /min,8 岁以上者<60 次 /min;③出现窦性停搏代之交界性逸搏心率;④一过性二度或二度以上房室传导阻滞及长达 3 秒的心脏停搏。

血管迷走性晕厥分为血管抑制型、心脏抑制型、混合型三种血流动力学类型。若血压明显下降、心率无明显下降,则称为血管迷走性晕厥血管抑制型;若以心率骤降为主、血压无明显下降,则称为血管迷走性晕厥心脏抑制型;若心率与血压均有明显下降,则称为血管迷走性晕厥混合型。

(2)体位性心动过速综合征:平卧位时心率在正常范围,直立试验或 HUTT 检查 10 分钟内心率较平卧位增加 ≥40 次 /min 和 / 或心率最大值达到标准(6~12 岁者 ≥130 次 /min,12~18 岁者 ≥125 次 /min);同时收缩压下降幅度<20mmHg,舒张压下降幅度<10mmHg。

(3)直立性低血压:平卧位血压正常,直立试验或 HUTT 检查 3 分钟内血压较平卧位持续下降,收缩压下降幅度 ≥20mmHg 和 / 或舒张压持续下降幅度 ≥10mmHg,心率无明显变化。

(4)直立性高血压:平卧位血压正常,直立试验或 HUTT 检查 3 分钟内血压升高,收缩压增加 ≥20mmHg 和 / 或舒张压较平卧位增加幅度达到标准(6~12 岁者 ≥25mmHg,12~18 岁者 ≥20mmHg);或血压最大值达到标准(6~12 岁者 ≥130/90mmHg,12~18 岁者 ≥140/90mmHg);心率无明显变化。

(5)结果变化的判断:临床上常常见到同一受试儿童在两次或多次 HUTT 检查时,阳性结果的血流动力学类型可能表现不一致或发生转换。如果患儿在 HUTT 检查过程中先出现体位性心动过速综合征、直立性低血压或直立性高血压的血流动力学反应类型,若受试儿童能够继续耐受 HUTT,则需进一步完善后续的 HUTT 检查程序。若后续程序中出现血管迷走性晕厥的血流动力学反应类型,则判断为血管迷走性晕厥。

另外,HUTT 结果仅代表血流动力学反应类型,HUTT 并不是诊断血管迷走性晕厥、体位性心动过速综合征、直立性低血压或直立性高血压唯一的依据,需结合临床表现综合判断。

4. 常见自主神经介导性晕厥的临床诊断标准

(1)血管迷走性晕厥的临床诊断：①年长儿多见；②有持久站立或体位由卧位或蹲位快速变为直立位、精神紧张或恐惧、环境闷热等诱发因素；③有晕厥表现；④HUTT 达到阳性标准；⑤除外其他疾病。

(2)体位性心动过速综合征、直立性低血压、直立性高血压的临床诊断：①年长儿多见；②有持久站立或体位由卧位或蹲位快速变为直立位、精神紧张或恐惧、环境闷热等诱发因素；③直立后出现直立不耐受症状，如头晕、头痛、疲劳、视物模糊、胸闷、心悸、长叹气,严重者可出现晕厥；④直立试验或 HUTT 分别达到阳性标准；⑤除外其他疾病。

三、儿童直立倾斜试验规范检查表

儿童直立倾斜试验规范检查核查、评估见表 3-3-1、表 3-3-2。

表 3-3-1　儿童直立倾斜试验规范检查核查表

项目	内容	是	部分	否
操作前准备	核对患儿信息：包括患儿姓名、性别、年龄、主诉			
	询问禁食、禁饮情况			
	询问患儿既往有无高血压,以及心、肺、脑疾病等病史			
	询问患儿出现晕厥及晕厥先兆的临床表现			
	查看患儿血常规、心电图及既往结果			
	明确患儿有无直立倾斜试验的禁忌证			
	确定患儿已签署直立倾斜试验检查知情同意书			
	评估是否需要建立静脉通路			
	物品(器械)的准备：确定倾斜试验床、除颤器等相关设备正常。监护设备、氧气、硝酸甘油及急救药品准备妥当			
操作过程	倾斜前			
	安静平卧 10 分钟			
	倾斜开始			
	记录基础心率、血压、心电图			
	10 秒内快速平稳倾斜 60°			
	服药前			
	连续监测心率、血压、心电图,直至出现阳性反应或达到 45 分钟			
	是否出现晕厥或晕厥先兆			
	服药			
	舌下含服硝酸甘油 4~6μg/kg			
	服药后			
	连续监测心率、血压、心电图,直至出现阳性反应或达到 20 分钟			
	是否出现晕厥或晕厥先兆			

续表

项目	内容	是	部分	否
操作过程	恢复平卧位			
	检查结束后 10 秒内迅速恢复平卧位			
	记录平卧位心率、血压、心电图			
	保持呼吸道畅通、给氧（必要时）			
	患儿清醒状态下口服牛奶或糖水			
	严重心律失常时立即抢救			
操作后处置	向患儿简要介绍检查情况			
	交代患儿检查后注意事项			

表 3-3-2 直立倾斜试验规范检查评估表

项目	5分	4分	3分	2分	1分
操作过程流畅度					
操作检查熟练度					
人文关怀					

评分标准：

5 分：操作过程清晰流畅，倾斜床倾斜、放平过程平稳且迅速，检查熟练，熟悉操作流程；人文关怀到位，有检查前交流、检查中安慰及检查后饮食及注意事项的交代。

4 分：介于 5 分和 3 分之间。

3 分：操作过程能整体完成，倾斜床倾斜、放平较平稳迅速；人文关怀不足，但能有部分检查前交流、检查中安慰及检查后饮食及注意事项的交代。

2 分：介于 3 分和 1 分之间。

1 分：操作过程有卡顿，倾斜床倾斜、放平动作不平稳，速度慢（>10 秒）；缺乏人文关怀。

四、常见操作错误及分析

1. 倾斜试验床倾斜、放平速度过快或过慢 试验开始时倾斜床需平稳并迅速倾斜，以免出现假阳性或假阴性结果。当患儿出现晕厥或晕厥先兆时，需在 10 秒内迅速放平，避免延长患儿意识丧失时间，诱发严重心律失常。

2. 未进行药物激发 直立倾斜试验操作者担心药物激发试验诱发缺血及严重心律失常，未进行药物激发直立倾斜试验。基础直立倾斜试验阳性率低，而舌下含服硝酸甘油使用方便、不良反应小，可提高试验的敏感性，在儿童中应用是安全的。基础直立倾斜试验阴性者，建议继续完成硝酸甘油激发的直立倾斜试验。

3. 倾斜角度不恰当 倾斜角度可影响患儿阳性率及血流动力学。研究显示倾斜角度为 60°~80° 时，倾斜角度对受试患儿诊断阳性率及血流动力学无明显影响；但倾斜角度为 60° 时，患儿的心理恐惧程度较倾斜 70° 和 80° 更小。因此，儿童行 HUTT 时选择 60° 更为合适。

4. 没有严密观察患儿反应　操作者对操作流程及阳性反应指标不熟悉,观察患儿反应不细致,没有动态监测心率、心电图、血压,没有及时识别阳性反应指标,导致患儿意识丧失时间过长。

五、目前常用训练方法及培训要点

目前尚无倾斜试验训练模型,可考虑使用倾斜试验床进行训练,主要训练操作者快速平稳操作倾斜床。

六、相关知识测试题

1. 关于直立倾斜试验的适应证,以下说法**不正确**的是
   A. 临床怀疑为自主神经介导性晕厥,经其他方法未能确诊者
   B. 鉴别晕厥与癫痫发作
   C. 鉴别晕厥与心理因素所致的一过性意识丧失
   D. 已经明确为心律失常引起的晕厥,与自主神经介导性晕厥相鉴别
   E. 临床怀疑为自主神经介导性晕厥,直立试验阴性

2. 下列选项中,**不属于**儿童晕厥病因的是
   A. 右心室流出道梗阻所致的晕厥
   B. 脑源性晕厥
   C. 境遇性晕厥
   D. 血管迷走性晕厥
   E. 心动过缓所致的晕厥

3. 关于直立倾斜试验,以下说法正确的是
   A. 直立倾斜试验是诊断血管迷走性晕厥的"金标准",直立倾斜试验阴性可排除血管迷走性晕厥
   B. 直立倾斜试验阳性可排除心源性晕厥
   C. 直立倾斜试验是一项相对安全的检查,患儿出现晕厥或晕厥先兆时,可延长观察时间,以便达到 HUTT 阳性的判断标准
   D. 直立倾斜试验包括基础直立倾斜试验和药物诱发的直立倾斜试验,药物诱发可提高试验的灵敏度
   E. 直立倾斜试验可引起严重的心律失常,不宜在儿童中开展

4. 患儿,女,9岁,跑步中晕厥2次,表现为突发意识丧失、面色苍白、口唇发绀、四肢抽动。以下为明确诊断的检查中,**不恰当**的是
   A. 直立倾斜试验　　　　　B. 动态心电图　　　　　C. 心脏超声
   D. 脑电图　　　　　　　　E. 常规心电图

5. 直立倾斜试验过程中,患儿出现晕厥或晕厥先兆,伴心率、血压下降,首先要给予的处理是
   A. 吸氧
   B. 心肺复苏
   C. 立即将倾斜试验床恢复水平位

D. 建立静脉通道

E. 喂服葡萄糖水或牛奶

答案: 1. D 2. B 3. D 4. A 5. C

(邹润梅)

第四节 儿童心律失常射频导管消融术

一、概述

心律失常射频导管消融术是将射频能量通过导管头端的电极释放,在导管头端与局部心肌内膜之间产生热能,在达到46~90℃之后,可以使局部的心肌细胞发生脱水、变性和坏死。该方法作用的损伤直径可以达到7~8mm,深度可以达到3~5mm,可改变这部分心肌细胞的自律性和传导性能,从而达到根治心律失常的目的。

二、儿童心律失常射频导管消融术操作规范流程

(一) 适应证

1. 预激综合征(房室折返性心动过速)。

2. 房室结内折返性心动过速(AVNRT)。

3. 房性快速型心律失常,如房性心动过速、心房扑动。

4. 无结构性心脏病的室性心律失常,包括特发性左后分支室性心动过速、流出道室性心律失常。

5. 合并先天性心脏病的心律失常如先天性心脏病术后心房内折返性心动过速(IART)、Ebstein 畸形合并预激综合征、法洛四联症根治术后室性心动过速等。

(二) 禁忌证

1. 相对禁忌证

(1)穿刺部位或全身感染。

(2)严重的出血倾向者,如血小板很低、出血性疾病活动期等。

(3)脏器功能衰竭,慢性消耗性疾病的晚期等。

(4)瓣膜病、扩张型心肌病、甲状腺功能亢进、药物中毒所引起的心律失常。

(5)年龄在 3 岁以下的快速型心律失常患儿。

2. 非适应证

(1)预激综合征无心动过速、无症状者。

(2)药物治疗有效,能耐受药物治疗不愿接受射频导管消融者。

(3)频发室性期前收缩,症状不严重,不影响生活、工作或学习者。

(4)不适当窦性心动过速药物治疗效果好者。

(三) 操作前准备

1. 患儿的准备

(1)检查前完善相关检查:血尿便常规、出凝血时间、肝肾功能、血电解质,以及相关血液传染病方面的检查,如乙型肝炎三项、梅毒、丙型肝炎抗体、艾滋病等。

（2）术前完善：同步十二导联心电图、心脏超声、胸部 X 线等检查。完成心脏电生理检查（体表心电图、心内心电图），明确心律失常的机制和部位。

（3）手术当日早餐禁饱食。不能配合的儿童，检查前应禁食、禁饮 ≥ 8 小时。

（4）停用抗心律失常药物至少 5 个半衰期，对于依赖抗心律失常药物控制症状的患儿可收入院后在监护下停药。

（5）注意导管插入处皮肤是否适合经皮血管穿刺，是否有胸廓畸形等。

（6）应至少开放一条静脉通路以便术中补液、静脉滴注或静脉注射抢救药物。

（7）签署射频导管消融术知情同意书。

2. 物品（器械）的准备

（1）导管室相关设备：包括可旋转 C 臂心血管 X 线机、多导心内电生理记录仪、射频导管消融仪、电生理刺激仪、高压注射器等。

（2）抢救和监护设备：氧气、吸痰器、除颤器、心电监护仪。

（3）各种急救物品及药品。

3. 操作者的准备

（1）核对患儿信息：包括患儿姓名、性别、年龄、主诉。

（2）需要全身麻醉的患儿，需要确认禁食、禁饮时间。

（3）询问患儿既往有无出血性疾病、药物过敏、近期疾病、以往心导管术及外科手术史等病史；近期有无服用抗凝、抗血小板药物（如阿司匹林、氯吡格雷等），以及有无出凝血异常等病史。

（4）不能配合的儿童需全身麻醉，需询问有无麻醉药物过敏史。

（5）查看患儿血常规、凝血功能、心电图、心脏超声及既往结果。

（6）明确患儿有无心导管检查及射频导管消融术的禁忌证。

（7）确定患儿已签署胃镜检查知情同意书。

（四）操作步骤

1. 患儿躺在 X 线检查床上，连接各种监测装置。

2. 消毒局部皮肤消毒，然后进行局部麻醉。不能配合的儿童则需要全身麻醉。

3. 置入电极导管　采用左锁骨下静脉、股静脉、颈内静脉、股动脉等途径标测与消融。用穿刺针穿刺相应部位的静脉/动脉血管，电生理检查导管通过患儿腹股沟、手臂或颈部等部位的血管插入心腔。

4. 电生理检查　确定消融靶点电极导管插入后，进行心内电生理检查（人工给予各种电刺激），诱发患儿心律失常。然后根据体表和心内心电图，准确判断并定位患儿心律失常的发生机制和部位，为下一步射频导管消融做准备。

（1）预激综合征（房室折返性心动过速）：常规标测电极应放置于冠状静脉窦（coronary sinus，CS）、希氏束部位（His）及右心室心尖部（right ventricle，RV）。电生理检查可确定旁路的位置和数目。显性预激可于窦性心律下直接标测，隐匿性预激需在心室起搏或心动过速下标测。①偏心性室房逆传顺序可确诊为房室旁路；②向心性室房逆传顺序需鉴别逆行激动是通过房室结还是房室旁路。

（2）房室结内折返性心动过速（AVNRT）：采用慢径改良消融技术。心房/心室程序刺激可显示房室结跳跃传导，即以 10 毫秒递减的 A_1A_2/V_1V_2 刺激时，AH/HA 跳跃 >50 毫秒，并可诱发 AVNRT,或符合 AVNRT 特征的一个或多个折返回波。如果无 AVNRT 发作,静脉滴注异丙肾上腺素后重复心房/心室程序刺激可以帮助诱发 AVNRT。

（3）房性快速型心律失常

1）局灶性房性心动过速:标测方法:目前推荐应用三维标测系统进行电解剖标测,标测过程中在房性心动过速下取点建模。靶点定位:局灶性房性心动过速在心房电激动图上表现为由最早激动区域呈放射状向四周扩布,再在该区域内精细标测找到最早起源点即为靶点。

2）典型心房扑动:建议使用冷盐水灌注消融导管,在三维标测系统指导下行右心房建模及激动标测,激动顺序显示右心房内经三尖瓣峡部围绕三尖瓣环的大折返环,提示为三尖瓣峡部依赖的典型心房扑动。

（4）无结构性心脏病的室性心律失常

1）特发性左后分支室性心动过速:对起源于左后分支的特发性室性心动过速,主要采用激动顺序标测。诱发室性心动过速,局部精细标测寻找最为提前的 V 波,其前有浦肯野电位（P 电位）且较体表 QRS 波起点提前>25 毫秒,作为消融靶点。未能诱发室性心动过速者,于左心室中后间隔部位寻找窦性心律下的 P 电位作为消融靶点。

2）流出道室性心律失常:激动顺序标测和起搏标测相结合。室性心动过速发作或室性期前收缩时激动顺序标测确定心室最早起源点（心室激动较 QRS 波起始提前>20 毫秒）。起搏标测,起搏频率应与自发室性心律失常的频率接近,12 导联体表心电图 QRS 波形态应与自发室性心动过速/室性期前收缩完全相同。体表心电图判断为流出道起源者,如在右心室流出道（right ventricular outflow tract,RVOT）标测无满意靶点或经 RVOT 消融不成功的病例可尝试在 RVOT 毗邻的主动脉窦内标测,寻找到满意靶点进行消融。

（5）合并先天性心脏病的心律失常

1）先天性心脏病术后心房内折返性心动过速（IART）:应用三维标测系统指导建模及激动标测,拖带标测检验折返路径及关键峡部。

2）Ebstein 畸形合并预激综合征:标测部位应位于三尖瓣环。

3）法洛四联症根治术后室性心动过速:激动与起搏标测相结合,探寻关键峡部。电压标测显示瘢痕组织,分析瘢痕分布。

5. 射频导管消融标记好心律失常的部位后,再通过消融仪发送射频电流消融治疗。

1）预激综合征:左侧旁路消融可以通过以下两种途径,经动脉逆行途径和经静脉顺行房间隔穿刺途径。右侧旁路多采用经股静脉途径,特殊情况可采用经颈内静脉途径。显性旁路以最早前向心室激动点和/或最早逆向心房激动点为消融靶点;隐匿性旁路以最早逆向心房激动点为消融靶点,另外也可将旁路电位记录部位作为消融靶点。预设温度为 50~60℃,功率设置与患儿体重及旁路位置相关。放电过程中应严密监测阻抗,放电左侧旁路 7 秒、右侧旁路 10 秒内旁路传导被阻断,继续巩固放电 60~90 秒;7~10 秒内旁路传导未被阻断者,应停止放电并重新标测。消融终点:心电图及起搏标测证实旁路顺传及逆传功能阻滞,表现为体表心电图预激图形消失,心室起搏室房分离或经房室结逆传。

2）房室结内折返性心动过速（AVNRT）:先标测希氏束电位,再在冠状静脉窦（CS）口附近标测小 A 波和大 V 波,且 A 波碎裂,AV 之间无 H 波,可作为消融靶点。预设温度为

50~55℃,功率 20~35W。窦性心律下进行消融,放电时出现慢交界心律为可能成功消融的标志,巩固放电 20~60 秒,放电过程需严密观察心律变化。消融终点:AVNRT 不能被诱发,慢径传导消失,或残留慢径传导但不伴或仅伴单个心房回波。

3)房性快速型心律失常:包括局灶性房性心动过速、大折返性房性心动过速(包括心房扑动和手术切口折返性房性心动过速)、不适当窦性心动过速及心房颤动。

①局灶性房性心动过速:使用冷盐水灌注消融导管在房性心动过速下标测最早起源点后,预设流量 17ml/min,温度 43℃,功率 30~35W,放电 10 秒内出现房性心动过速频率加快,随之转复为窦性心律,则继续巩固放电 60~90 秒。若房性心动过速频率加快,但不能转复为窦性心律,则需重新标测靶点。消融终点:静脉滴注异丙肾上腺素及心房刺激均不能诱发房性心动过速。

②典型心房扑动:建议选择冷盐水灌注消融导管,预设流量 17ml/min,温度 43℃,功率 35W,三维标测系统指导下自三尖瓣环口下缘标测到小 A 波、大 V 波,A 波碎裂处至下腔静脉口行峡部线性消融。儿童心房扑动 28%~48% 合并病态窦房结综合征,在消融过程中应备心房/心室起搏,心房扑动终止时一旦发生窦性停搏或严重窦性心动过缓即给予起搏。消融终点:消融线两侧双向传导阻滞。

4)无结构性心脏病的室性心律失常

①特发性左后分支室性心动过速:采用温度控制消融,预设温度 50~55℃,功率 30~35W,或采用冷盐水灌注射频导管消融。消融终点:静脉滴注异丙肾上腺素时,心室程序刺激不能诱发原室性心律失常。

②流出道室性心律失常:建议三维标测系统指导消融,采用冷盐水灌注消融导管,放电 15 秒内室性心动过速终止或室性期前收缩消失,则继续巩固放电 60~90 秒。消融终点:静脉滴注异丙肾上腺素,心室程序刺激不能诱发原室性心律失常。

5)合并先天性心脏病的心律失常

①先天性心脏病术后心房内折返性心动过速(IART):找出折返路径所经关键峡部,通常位于解剖屏障和/或瘢痕区之间。先天性心脏病术后 IART 仍以三尖瓣峡部依赖折返较为常见,双环折返发生率较高。行马斯塔德/森宁(Mustard/Senning)手术后的患儿,为实现肺静脉-三尖瓣环峡部阻滞,需要经主动脉逆行或行板障穿刺到达"新左心房"(即肺静脉左心房),从三尖瓣环至肺静脉行线性消融。丰唐(Fontan)手术后常见于右心房游离壁(心房切口)处,右心房-肺动脉连接处,萎缩的三尖瓣环处形成折返,右心房游离壁常常是有效的消融区域。完全腔肺吻合术后 IART 也以围绕房室瓣环折返较为常见。消融终点:心动过速终止且不再被诱发,消融线两侧双向传导阻滞。

② Ebstein 畸形合并预激综合征:在心动过速或心室起搏下寻找 VA 融合部位或心房最早激动点作为消融靶点。消融终点:体表心电图预激波消失、心动过速终止,以及心室起搏显示室房分离或经房室结逆传。

③法洛四联症根治术后室性心动过速:最常见的峡部为 RVOT 切口/补片-三尖瓣环和室间隔补片-肺动脉瓣环。窦性心律或稳定室性心动过速时线性消融阻断关键峡部。消融终点:消融术后程序刺激不能诱发出任何室性心动过速。

(五)并发症及处理

1. 房室传导阻滞　术中一过性三度房室传导阻滞,一旦出现三度房室传导阻滞,应停止消融。如无严重心动过缓,可以继续观察。消融导致完全性房室传导阻滞,应立即安装临时起搏器。如超过2周,且三度房室传导阻滞未恢复,应安装永久起搏器。

2. 心脏压塞　导管操作的机械性因素和消融术均有可能造成心腔壁损伤、穿孔而导致心脏压塞。对于急性心脏压塞,应行心包穿刺抽取积血并保留导管引流,必要时行外科手术处理。

3. 血栓形成及栓塞　指血管穿刺部位血栓造成的血管梗阻、血栓移位或消融所致的组织炭化栓子脱落引起的异位栓塞,高风险部位(如冠状静脉窦)内的血栓形成和栓塞将导致严重不良后果。术中应充分抗凝,术后注意密切观察。治疗方法:肺栓塞,可肝素化、或溶栓治疗;下肢血栓,可溶栓、抗凝治疗;血栓形成及血栓性静脉炎,术后保证静脉回流通畅,使用低分子量肝素或华法林。

4. 血管穿刺相关并发症　血肿、动静脉瘘、假性动脉瘤等。如出现血肿,可压迫血管口。动静脉瘘需在超声指引下压迫瘘口,并加压包扎。假性动脉瘤需要加压包扎,向假性动脉瘤内注入凝血酶,严重者需外科救治。

5. 气胸和/或血胸　穿刺锁骨下静脉和颈内静脉时损伤胸膜所致。在送入鞘管前应透视导丝路径,如肺脏受压缩程度重,需行胸腔闭式引流。

（六）操作注意事项

1. 放置导管过程中注意事项　透视下送入导管是避免导管打结、导管折断的最有效方法。要动作轻柔,避免反复顶在同一血管分支而引起血管痉挛。送导管过程中,要注意导管的张力不要过大,还要注意导管的塑形。

2. 抗凝　如涉及左心导管及婴幼儿的右心导管操作,常规使用肝素。放入动脉鞘管后即静脉给予肝素50U/kg(最大量2 000U),之后操作每延长1小时,追加首次量半量的肝素。术后口服肠溶阿司匹林2mg/kg,1次/d,连服1~3个月。

3. 控制放射线照射量　儿童正处于生长发育阶段,与成人相比,放射线对其具有更高的危害性。术中应在患儿身体下方(视机器球管设置部位)放置甲状腺防护脖套和铅衣以加强对甲状腺和性腺的保护。X线曝光时间严格掌握在60分钟以内,一般不应超过40分钟。

4. 术后处理

(1)射频导管消融术后患儿须卧床,静脉穿刺处沙袋压迫6小时,动脉穿刺处沙袋压迫8~12小时,并患肢制动,注意观察是否出血。术后早期密切观察心率和心律情况,必要时进行心电图、心脏超声和胸部X线片等检查。

(2)患儿术后一般1周后可恢复正常活动。

（七）相关知识

1. 射频导管消融术的机制是使局部组织温度升高,当温度升高到一定程度(＞56℃)后会破坏水合键,进而引起蛋白质空间结构的改变,使蛋白变性,最后由于热损伤而形成瘢痕组织。

2. 冷冻消融术通过球囊内液态制冷剂的吸热蒸发,带走组织热量,使目标消融部位温度降低,造成靶组织内细胞冻伤、坏死,从而达到消融心律失常基质的作用。冷冻消融具有冷冻标测、冷冻粘结及组织损伤程度小的特点,所造成的组织损伤包膜完整、边界清晰。该方法具有手术操作相对简单、肺静脉狭窄及血栓栓塞等并发症发生率低等优势。

三、儿童心律失常射频导管消融术规范检查表

儿童心律失常射频导管消融术规范操作核查、评估见表 3-4-1、表 3-4-2。

表 3-4-1　心律失常射频导管消融术规范操作核查表

项目	内容	是	部分	否
操作前准备	核对患儿信息：包括患儿姓名、性别、年龄、主诉			
	不能配合的患儿，需询问禁食、禁饮情况			
	询问：有无服用抗凝、抗血小板药物（如阿司匹林、氯吡格雷等）等情况及有无出凝血异常疾病史，有无抗心律失常药物服用史 麻醉胃镜需询问有无麻醉药物过敏史			
	查看患儿血常规、出凝血功能、心电图等结果			
	明确患儿有射频导管消融术检查的禁忌证			
	确定患儿已签署射频导管消融术检查的知情同意书			
	物品（器械）的准备：确定射频导管、消融术相关设备正常。监护设备、氧气及急救药品准备妥当			
操作过程	置管过程			
	血管穿刺：股静脉、颈内静脉、或锁骨下静脉、股动脉			
	心腔置管：高位右心房、冠状静脉窦、右心室、希氏束、右心室心尖部、左心房、左心室、肺静脉			
	电生理检查			
	刺激部位：RA、CS、LA、RV、LV			
	刺激方法：S_1S_1、S_1S_2、$S_1S_2S_3$、RS_2			
	消融靶点定位：激动顺序、起搏、靶标记录、拖带、特殊标测			
	射频导管消融			
	消融方式：点消融、线消融			
	能量控制：功率、温度、时间			
	消融终点：电生理基础、心动过速诱发、异常途径阻滞、折返环离断、电隔离、其他			
操作后处置	向监护人简要介绍射频导管消融术的情况			
	交代患儿术后注意事项，如穿刺血管压迫、穿刺侧肢体制动，观察是否有穿刺部位出血、心律失常等情况			

表 3-4-2 心律失常射频导管消融术规范检查评估表

项目	5分	4分	3分	2分	1分
操作过程准确度					
操作检查熟练度					
人文关怀					

评分标准：

5分：操作过程清晰流畅，无卡顿，检查熟练，穿刺方法正确；人文关怀到位，有术前交流、术中安慰及术后注意事项的交代。

4分：介于5分和3分之间。

3分：操作过程能整体完成，穿刺中方法基本正确；人文关怀不足，但能有部分术前交流、术中安慰及术后饮食及注意事项的交代。

2分：介于3分和1分之间。

1分：操作过程出现反复卡顿，动作粗暴；无人文关怀。

四、常见操作错误及分析

1. 血管穿刺选择错误 射频导管消融术需要多部位血管穿刺，心动过速的类型或消融方式决定血管穿刺的部位，血管选择错误将导致手术的失败。静脉穿刺（右侧或双侧）常用于右心房、希氏束区、右心室、左心房及肺静脉置管；颈内静脉或左锁骨下静脉是右心房、右心室、冠状静脉窦置管的途径；股动脉穿刺是左心室或左心房的置管途径。AVNRT 的消融治疗常选用股静脉、颈内静脉或锁骨下静脉；左侧旁道消融则需股动脉穿刺放置左心室消融导管。

2. 消融靶部位选择错误 错误部位消融不但会增加患儿的 X 线暴露时间和手术时间，还会增加手术并发症的出现概率。根据电生理检查确定心动过速的性质后，选择心动过速的关键部位为消融的靶部位。AVNRT 和 AVRT 分别消融慢径和旁道，心房扑动则以峡部为靶部位，与肺静脉肌袖有关的房性心律失常则应消融电隔离相关肺静脉口部。与手术瘢痕或梗死瘢痕有关的心动过速应采用更复杂的标测消融该区域。

3. 标测电极及覆盖部位 冠状窦电极（CS）标测心脏的激动顺序。希氏束电极（his bundle electrogram，HBE）标测心脏间隔部的激动顺序。高位右心房电极（high right atrium，HRA）标测心脏右侧的激动顺序。右心室心尖部电极（right ventricular apex，RVA）标测右心室的激动。

五、目前常用训练方法及培训要点

1. 模型训练 目前可供射频导管消融术训练的模型有"射频导管消融的左心房透明模型"。但该模型仅有左心房的结构，可供左心房消融的训练。其他部位的模型少见。

2. 虚拟训练 目前尚无虚拟模型可供使用，但现在已经开发出"3D 动画演示人体心脏射频导管消融术"小视频，可供教学参考。

3. 其他训练 可用猪、狗等大型动物来进行训练。

六、相关知识测试题

1. 有关射频导管消融的适应证，下列选项中**错误**的是

A. 预激综合征(房室折返性心动过速)

B. 房室结内折返性心动过速(AVNRT)

C. 心房扑动,心室率为 59 次 /min

D. 无结构性心脏病的室性心律失常,包括特发性左后分支室性心动过速、流出道室性心律失常

E. 合并先天性心脏病的心律失常

2. 射频导管消融术的相对禁忌证**不包括**

A. 急性喉炎

B. 血小板减少性紫癜,血小板计数 30×10^9/L

C. 肾衰竭

D. 甲状腺功能亢进

E. 年龄在 3 岁以下的快速型心律失常患儿

3. 射频导管消融术前应该完善的相关检查,**不必须**进行的是

A. 血常规、尿常规   B. 出凝血时间

C. 乙型肝炎抗原   D. 肝肾功能

E. 血气分析

4. 下列选项中,**不属于**心律失常射频导管消融术并发症的是

A. 高血压   B. 心脏压塞

C. 血栓形成及栓塞   D. 肺栓塞

E. 房室传导阻滞

5. 进行射频导管消融术的导管室相关设备**不包括**

A. 可旋转 C 臂心血管 X 线机   B. 多导心内电生理记录仪

C. 射频导管消融仪   D. 电生理刺激仪

E. 动态心电图仪

答案:1. C   2. D   3. E   4. A   5. E

(杨作成)

第五节 儿童右心导管检查及右心造影术

一、概述

右心导管检查及右心造影术是利用心导管在腔静脉及右侧心腔进行血流动力学、血氧和心输出量测定,经导管内注射造影剂进行腔静脉、右心房、右心室或肺动脉造影的检查。

二、儿童右心导管检查及右心造影术操作规范流程

(一) 适应证

1. 先天性心脏病明确诊断和决定是否须进行手术治疗或介入治疗。

2. 瓣膜性心脏病了解肺循环的血流动力学变化,以决定手术治疗的必要性和方法。

3. 进行血流动力学检查,如右心压力、肺动脉压力、肺毛细血管楔压及心输出量的测

定,有助于危重患儿抢救、心功能不全的鉴别诊断,并指导进一步治疗。

4. 缩窄性心包炎、限制型心肌病的诊断和鉴别诊断。

5. 肺血管病、肺栓塞的诊断和鉴别诊断。

6. 腔静脉病变的诊断和鉴别诊断。

7. 心脏移植患儿心、肺循环状况的评估。

8. 右心及腔静脉肿瘤的诊断。

(二) 禁忌证

无绝对禁忌证,相对禁忌证如下:

1. 急性感染期间。

2. 急性或亚急性感染性心内膜炎。

3. 严重出血性疾病及其他严重血液系统疾病,正在使用大量抗凝药物(如华法林),进行难以压迫部位血管的穿刺。

4. 未控制的严重心律失常、电解质紊乱。

5. 有严重肝肾功能损害者,慎行右心造影。

6. 有未控制的严重心力衰竭和严重肺动脉高压者,禁行肺动脉造影;造影剂过敏者,禁行血管造影。

(三) 操作前准备

1. 患儿的准备

(1)药物准备:消毒用碘伏、2% 利多卡因、肝素盐水、造影剂及各种抢救药品等。

(2)检查前应禁食、禁饮 ≥ 6 小时。

(3)常规:术前完善心电图、胸部 X 线片、心脏超声等检查。完善凝血功能检查,HBsAg、抗 HCV、抗 HIV 等相关检查。

(4)开放静脉通路。

(5)婴幼儿及不能合作的儿童需要进行基础麻醉:术前 1 小时预先给予镇静剂,一般选择口服苯巴比妥。

(6)向患儿及其家属说明手术目的及方法,解除紧张情绪。签署心导管检查知情同意书。

2. 物品(器械)的准备

(1)敷料包:大单 2 块、中单 1 块、治疗巾 10 块、纱布 8 块、手术衣 2 件。

(2)手术器械:手术刀 1 把、小蚊式钳 3 把、外科镊子 2 把、眼科弯平镊子 1 把、小剪刀 1 把、巾钳 5 把、缝合针、缝合线、弯盘 2 个,以及杯、碗各 1 个。

(3)静脉穿刺针和血管鞘,右心导管和 0.035 英寸(0.889mm)导引钢丝,无菌注射器等。

(4)设备:心脏监护仪、多导生理记录仪、除颤器、临时起搏器、气管插管、辅助通气设备、高压注射器等。

3. 操作者的准备

(1)核对患儿信息:包括患儿姓名、性别、年龄、主诉。

(2)确定禁食、禁饮时间。

(3)询问患儿的药物过敏史,尤其是造影剂过敏史,以发现高危过敏患儿并采取相应预防措施。

(4)查看患儿血常规、凝血功能、心电图、胸部X线片、心脏超声检查等结果。

(5)明确患儿有心导管检查的适应证。

(6)确定患儿已签署心导管检查知情同意书。

(四)操作步骤

1. 患儿平卧在手术台上,连接心电监护仪,建立静脉通路,选择易穿刺的血管,常规消毒皮肤。

2. 手术方法

(1)静脉穿刺:通常采用右股静脉穿刺,儿童可选择右大隐静脉穿刺。也可采用锁骨下静脉、颈内静脉等入路。以右股静脉为例:局部消毒,2%利多卡因局部麻醉。术者左手在腹股沟韧带下约2cm处触及股动脉,右手持针在股动脉内侧约1cm处与皮肤成45°角刺入皮肤。当刺入股静脉时,有"阻力突然消失感",然后撤出穿刺针针芯,即有静脉血自穿刺针流出,自针腔送入引导钢丝。引导钢丝送入约20cm,将穿刺针撤出。

(2)送入导管:用刀尖将皮肤划开约0.2cm,将扩张管及其外鞘套在引导钢丝上并送入股静脉。扩大股静脉穿刺口,再把扩张管及引导钢丝撤出,使扩张管外鞘留在股静脉,心导管通过扩张管外鞘送入。

(3)导管操作及各部位取血测压:将右心导管插入,依次将导管头端经右股静脉、右髂外静脉、右髂总静脉,送至下腔静脉近端、右心房下部、上腔静脉近端、右心房上部、右心房中部、右心室中部、右心室流入道部、主肺动脉、左肺动脉及右肺动脉。每到一个部位取血1~2ml,立即送去做血气分析,测定血氧饱和度,随后接压力器测定各部的压力情况。

3. 压力测定 Seldinger法经皮穿刺静脉并放置鞘管,在X线透视下经上腔或下腔静脉将右心导管送至右心房、右心室和肺动脉,直至顶端嵌入肺小动脉,依次测各部位的压力并记录压力曲线。

4. 血氧检测 分别抽取上、下腔静脉血,右心房血(上、中、下),右心室流入道、中部、流出道等血,肺动脉(总干、左、右)的血,股动脉血等标本,测定血氧含量和血氧饱和度。

5. 可利用漂浮导管测定右心房、右心室、肺动脉、肺毛细血管压力和心输出量。

6. 须右心血管造影者,送入猪尾导管或Berming导管至相应部位进行造影。

7. 检查结束后,拔除鞘管,局部压迫止血,加压包扎。

(五)并发症及处理

1. 导管刺激心房或心室壁诱发室上性或室性心律失常 应调整导管位置或撤出导管,经上述处理不能终止的严重心律失常应使用药物,对心室颤动及影响血流动力学的心律失常应行电复律治疗。

2. 急性肺水肿、心力衰竭加重、休克和意识丧失 应终止检查并给予相应抢救措施。

3. 空气栓塞 应注意导管排气,避免空气进入导管和动静脉系统。

4. 肺栓塞及其他器官栓塞 注意冲洗导管,避免血栓形成。有静脉血栓者应避免使用相关静脉入路。

5. 导管打结及导管、导丝断裂 避免过度转动和推送导管,为预防导管打结应在X线透视下推送导管。导管、导丝断裂时,根据具体情况酌情采取相应措施,尽量减少所造成的损害。

6. 心脏穿孔 应立即终止手术。有心脏压塞时,进行心包穿刺抽液或心包引流,密切观察血压及心影变化。若破口较大、出血不止,应紧急行外科手术修补。

7. 与造影剂有关的并发症　如过敏反应、心力衰竭和造影剂肾病,尽量使用非离子型造影剂,并尽量减少造影剂用量。发生造影剂过敏者给予西替利嗪等口服,对严重过敏反应者还应使用肾上腺素、H_2 受体拮抗剂(如西咪替丁)、糖皮质激素(如地塞米松或氢化可的松)治疗,必要时给予呼吸循环支持。对于过敏高危患儿,术前给予抗过敏药物(如糖皮质激素、西替利嗪等)。肾功能不全者酌情补液,对肺水肿和肾衰竭者可给予利尿剂。

8. 与血管穿刺有关的并发症　出血、血肿、感染和血栓。应熟悉穿刺局部的解剖结构,正确选择穿刺部位,尽量避免穿刺时的血管损伤,同时注意穿刺部位的消毒和无菌技术操作。

(六) 操作注意事项

1. 心功能不全患儿,应减少造影剂用量,并注意利尿。

2. 肾功能不全患儿,应用非离子型造影剂,并尽量减少用量。

3. 严重碘过敏者,不应做血管造影检查。

4. 注意肝素化时间,以免引起出血性疾病。

5. 术后处理

(1)穿刺部位肢体制动 4~6 小时,严密观察心率、呼吸、血压及穿刺部位渗血情况。

(2)使用大剂量造影剂者适当补充液体,以促进造影剂排空。

(七) 相关知识

1. 右心导管检查及右心造影术

(1)右心导管测定可直接反映腔静脉、右心房、右心室、肺动脉压力及肺毛细血管楔压和心输出量,有助于判定肺循环和心功能状况。

(2)根据右侧心腔各部血氧含量的变化,判断有无左向右分流,并计算分流量。

(3)右侧心血管造影可直接显示心内分流,右侧心房及心室、血管形态、肺血管畸形及瓣膜状况。

2. 左心导管检查及左心室造影术

(1)左心室和主动脉造影:可评价左心室收缩功能、左心室腔大小、室壁厚度、室壁运动,有无室壁瘤、附壁血栓、左心室流出道梗阻、二尖瓣反流、主动脉瓣狭窄及反流、室间隔缺损等。有助于诊断冠状动脉疾病、心肌病变、某些先天性心脏病和瓣膜病、主动脉及周围动脉疾病。

(2)左心室和主动脉压力测量:测量左心室压力有助于评价左心室收缩及舒张功能,测量左心室心尖部 - 左心室流出道 - 主动脉压力阶差有助于判断和评价左心室流出道梗阻和主动脉瓣狭窄及主动脉缩窄等。

(3)左心导管检查的适应证包括:瓣膜性心脏疾病、心肌病(肥厚型心肌病、扩张型心肌病、限制型心肌病)、某些先天性心脏病,冠状动脉、主动脉及周围动脉疾病,心脏及某些脏器肿瘤等。相对禁忌证同右心导管检查。术前准备同右心导管检查。

(4)左心导管检查的手术方法

1)血管入路:多采用经股动脉途径。

2)Seldinger 法经皮穿刺动脉并置入鞘管,可酌情给予肝素 2 000~3 000U,若高凝状态或操作时间延长,可追加肝素。经常抽吸鞘侧管,观察有无血栓阻塞。

3）在 X 线透视和导引钢丝引导下将导管送至左心室、主动脉或相应的周围动脉处分别进行左心室造影、主动脉或周围动脉造影(选择性或非选择性)。左心室造影、主动脉造影通常选用猪尾形导管,使用高压注射装置注射造影剂。

4）根据诊断需要测量左心室各部位压力、主动脉各部位压力以及周围动脉各部位压力,并可记录连续压力曲线及压力阶差。

5）根据诊断需要抽取不同部位血样,测定血氧含量和氧饱和度等。

6）检查结束后,拔出鞘管,局部压迫止血,通常需要压迫 15~20 分钟,加压包扎。注意穿刺动脉的末梢供血状态。

(5)左心导管检查的术后处理:对局部压迫止血的患儿,穿刺侧肢体制动 10~24 小时,沙袋压迫 6 小时。24 小时内严密观察患儿的症状、生命体征、心电图、穿刺部位及末梢循环状况。其他同右心导管检查。

(6)左心导管检查的并发症及处理同右心导管检查。

三、儿童右心导管检查及右心造影术规范检查表

儿童右心导管检查及右心造影术规范检查核查、评估见表 3-5-1、表 3-5-2。

表 3-5-1　右心导管检查及右心造影术规范检查核查表

项目	内容	是	部分	否
操作前准备	核对患儿信息:包括患儿姓名、性别、年龄、主诉			
	询问禁食、禁饮情况			
	询问有无服用抗凝、抗血小板药物(如阿司匹林、氯吡格雷等)的情况,以及有无出凝血异常疾病史。有无麻醉药物过敏史			
	查看患儿血常规、凝血功能、心电图、心脏超声等结果			
	明确患儿有无心导管检查的禁忌证			
	物品(器械)的准备:敷料包、手术器械包、静脉穿刺针等是否在消毒有效期内。心脏监护仪、抢救设备、高压注射器等是否准备妥当			
	确认患儿术前是否需予以预镇静处理			
	确定患儿监护人已签署心导管检查知情同意书			
操作过程	股静脉穿刺			
	股静脉穿刺顺利			
	引导钢丝顺利送入股静脉			
	通过扩张管外鞘将心导管送入股静脉			
	送入导管过程			
	导管按顺序进入下腔静脉近端			
	按顺序进入右心房下部、上腔静脉近端、右心房上部、右心房中部			
	按顺序进入右心室中部、右心室流入道部			
	按顺序进入主肺动脉、左肺动脉及右肺动脉			

续表

项目	内容	是	部分	否
操作过程	测血氧			
	分别测量上、下腔静脉血氧			
	分别测量右心房血(上、中、下)血氧			
	分别测量右心室流入道、右心室中部、右心室流出道等血氧			
	分别测量肺动脉(总干、左、右)的血氧			
	测量股动脉血氧			
	漂浮导管测量各房室压力等			
	测定右心房、右心室压力			
	测定肺动脉、肺毛细血管压力			
	测定心输出量			
	右心造影			
	根据病情进行右心房造影			
	根据病情进行右心室造影			
操作后处置	向患儿监护人简要介绍检查情况			
	交代患儿术后注意事项,如穿刺部位肢体制动 4~6 小时,严密观察心率、呼吸、血压及穿刺部位渗血情况			
	使用大剂量造影剂者适当补充液体			

表 3-5-2　右心导管检查及右心造影术规范检查评估表

项目	5分	4分	3分	2分	1分
操作过程准确度					
操作检查熟练度					
人文关怀					

评分标准:

5 分:操作过程清晰流畅,无卡顿,检查熟练,穿刺方法正确;人文关怀到位,有术前交流、术中安慰及术后注意事项的交代。

4 分:介于 5 分和 3 分之间。

3 分:操作过程能整体完成,穿刺中方法基本正确;人文关怀不足,但能有部分术前交流、术中安慰及术后饮食及注意事项的交代。

2 分:介于 3 分和 1 分之间。

1 分:操作过程出现反复卡顿,动作粗暴;无人文关怀。

四、常见操作错误及分析

1. 股静脉穿刺误入股动脉　因为股静脉与股动脉解剖位置相近,当患儿脂肪层较厚,股动脉搏动欠明显时,穿刺过深等,容易导致穿刺针进入股动脉。

2. 导管堵塞　穿刺时间过长,血液黏滞度过高,导管使用前未用肝素盐水冲洗等可导致导管堵塞。

3. 导丝置入不畅　导丝前段触及血管壁。将导管退出少许,旋转导丝即可送入。

4. 导管断裂　与导管质量有关。以前的年代或与反复多次重复使用有关。

五、目前常用训练方法及培训要点

1. 模型训练　目前股静脉穿刺模型有国产的股静脉穿刺仿真模型(图 3-5-1)和儿童股动脉与股静脉穿刺仿真标准化病人的训练模型(图 3-5-2)。前者股动脉搏动可触及,便于定位股静脉,可进行腹腔穿刺术、股静脉穿刺术训练操作。后者仿真标准化病人可模拟正常儿童大小,以供进行股动脉穿刺,其股动脉搏动内侧即为股静脉,穿刺成功时有明显落空感,有血液回流,适合初学者进行手法训练。

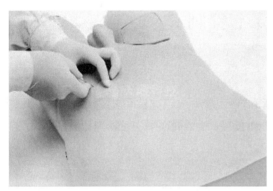

图 3-5-1　股静脉穿刺仿真模型

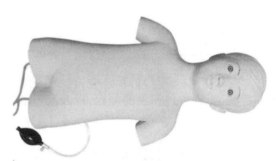

图 3-5-2　儿童股动脉与股静脉穿刺仿真标准化病人的训练模型

2. 虚拟训练　尚无相关虚拟训练模型供训练使用。

六、相关知识测试题

1. 右心导管检查的适应证**不包括**
   - A. 房间隔缺损
   - B. 三尖瓣下移畸形
   - C. 缩窄性心包炎
   - D. 冠状动脉瘤
   - E. 心脏移植患儿心、肺循环状况的评估

2. 心导管检查的相对禁忌证**不包括**
   - A. 急性细菌性肺炎
   - B. 亚急性感染性心内膜炎
   - C. 正在使用华法林
   - D. 血钾 3.0mmol/L
   - E. 血清 LDH 216U/L

3. 关于患儿的准备,下列选项中**错误**的是
   - A. 检查前应禁食 3 小时
   - B. 术前完善心电图检查
   - C. 开放静脉通路
   - D. 签署检查知情同意书
   - E. 术前 1 小时给予苯巴比妥口服

4. 心导管检查的并发症**不包括**

A. 室上性心动过速 　　　　　B. 急性肺水肿

C. 气胸 　　　　　D. 肺栓塞

E. 导管断裂

5. 有关股静脉解剖,下列选项中正确的是

A. 下肢浅静脉之一

B. 上行经腹股沟韧带的深面,续于髂内静脉

C. 股静脉没有瓣膜

D. 股静脉的属支只有浅静脉

E. 位于股动脉的内侧

答案:1. D　2. E　3. A　4. C　5. E

（杨作成）

第六节　儿童心包穿刺术

一、概述

心包穿刺术是儿科临床的一种重要的诊断和治疗方法。该方法可用于缓解心脏压塞的症状,明确心包积液的原因,以及通过心包穿刺直接将药物注入心包腔内以达到治疗的目的。

二、儿童心包穿刺术操作规范流程

(一) 适应证

1. 明确心包积液的性质及病因。

2. 缓解心脏压塞的症状。

3. 通过穿刺进行心包介入性诊断和治疗,如注射抗生素治疗化脓性心包炎,注入气体来进行 X 线造影诊断等。

(二) 禁忌证

1. 凝血功能障碍,如出血性疾病,严重血小板减少,正在接受抗凝治疗的患儿。

2. 穿刺部位有感染。

3. 心包积液的诊断未明确者。

4. 以心脏扩大为主而积液少者。

5. 胸廓严重畸形无法进行操作者。体质极其衰弱、病情危重,难以耐受操作者。

(三) 操作前准备

1. 患儿的准备

(1)术前行心脏超声检查协助确定部位、进针方向与深度。同时测量从穿刺部位至心包的距离,以决定进针的深度。

(2)常规:术前完善心电图、胸部 X 线片、心脏超声检查。完善凝血功能检查。

(3)开放静脉通路。

(4)向患儿及家属说明手术目的及方法,解除紧张情绪。签署手术知情同意书。

2. 物品(器械)的准备

(1)治疗盘 1 套,无菌手套 2 副。

(2)心包穿刺包 1 个,包含心包穿刺针(9 号或 12 号)、导管(连接针座)、止血钳 2 把、孔巾 1 块、纱布数块;无菌治疗碗 1 个,弯盘 1 个;50ml、10ml、2ml 注射器各 1 个,试管数支,量杯 1 个。

(3)心电监护仪,心肺复苏器械如除颤器、人工呼吸器等。如需进行心包引流,则需要另备导丝、尖刀、扩皮器、外鞘管、猪尾型心包引流管、三通,以及肝素帽 2 个等。

(4)药物准备:心肺复苏药物,如阿托品、多巴胺、局部麻醉药(如 2% 利多卡因)等。

3. 操作者的准备

(1)核对患儿信息:包括患儿姓名、性别、年龄、主诉。

(2)确定禁食、禁饮时间。

(3)询问患儿的药物过敏史,尤其是麻醉药品过敏史。

(4)查看患儿血常规、凝血功能、心电图、胸部 X 线片、心脏超声检查等结果。

(5)明确患儿有心包穿刺的适应证。

(6)确定患儿已签署心包穿刺知情同意书。

(四) 操作步骤

1. 体位 如从心尖部进针,常选坐位。如选择剑突下进针,常选斜坡卧位,腰背部垫枕。

2. 年长患儿嘱其勿咳嗽或深呼吸,年幼患儿或不配合的患儿术前给予适当镇静。

3. 穿刺点选择

(1)心尖部穿刺点:左侧第 5 肋间隙,心浊音界内 1~2cm 处,沿第 6 肋骨上缘向内向上指向脊柱刺入。如膈肌较低,可以从第 6 肋间刺入。该部位难度较小,易于刺入。

(2)剑突下穿刺点:在剑突和左肋弓缘所形成的夹角内,穿刺针与腹壁成 30°~45° 角,向上、向后、向内穿刺,可进入心包腔底部。

(3)胸骨右缘穿刺点:如心浊音界或心影向右扩大较显著,可于胸骨右缘第 4 肋间刺入。此法有伤及乳房内动脉的危险,需特别谨慎。

4. 穿刺方法

(1)患儿一般取坐位或半卧位,暴露前胸、上腹部。术前超声定位,或仔细叩出心浊音界,选好穿刺点。选择积液量多的位置,但应尽可能地使穿刺部位离心包最近,同时尽量远离、避免损伤周围脏器。必要时可由超声心动图来确定穿刺方向。

(2)消毒局部皮肤,戴无菌手套,覆盖消毒洞巾。在穿刺点自皮肤至心包壁层做局部麻醉。

(3)将连于穿刺针的橡胶皮管夹闭,穿刺针在选定且局部麻醉后的部位进针。如有超声引导穿刺,则沿超声确定的部位、方向及深度进针。

(4)缓慢进针,待针锋抵抗感突然消失时,提示穿刺针已进入心包腔,感到心脏搏动撞击针尖时,应稍退针少许,以免划伤心脏,同时固定针体;若达到测量的深度,仍无液体流出,可退针至皮下,略改变穿刺方向后再试。

(5)进入心包腔后,助手将注射器接于橡皮管上,放开钳夹处,缓慢抽液,当针管吸满后,取下针管前,应先用止血钳夹闭橡皮管,以防空气进入。记录抽液量,留标本送检。如果使用的是套管针,在确认有心包积液流出后,一边退出针芯,一边送进套管。固定套管,接注射器,缓慢抽取积液。记录抽液量,留标本送检。

(6)抽液完毕,拔出针头或套管,覆盖消毒纱布,压迫数分钟,并以胶布固定。

5. 如需持续心包引流,步骤如下

(1)心电、血压监测。

(2)取半卧位30°,暴露前胸、上腹部。

(3)消毒剑突下皮肤,覆盖消毒洞巾,在穿刺点自皮肤至心包壁层做局部麻醉。

(4)一般选用剑突与左肋弓夹角处进针,穿刺针与腹壁成30°~45°角,向上、向后并稍向左侧进入心包腔后下部;也可在超声心动指导下确定穿刺针的方向和位置。

(5)沿穿刺针送入导丝,退针,尖刀切皮。可用扩皮器扩张穿刺部位皮肤及皮下组织,沿导丝送入心包引流管,退出导丝,观察引流效果,必要时可适当调整导管的位置,保证引流通畅。

(6)封针固定,接引流袋,缓慢引流。

(7)覆盖消毒纱布,压迫数分钟,并以胶布固定。

(五) 并发症及处理

1. 肺损伤、肝损伤 最好有超声心动图定位,选择合适的进针部位及方向,避免损伤周围脏器。

2. 心肌损伤及冠状动脉损伤引起出血 选择积液量多的部位,并尽可能地使穿刺部位离心包最近。术前用超声心动图定位,测量从穿刺部位至心包的距离,以决定进针的深度,同时缓慢进针。

3. 心律失常 穿刺针损伤心肌时,可以出现心律失常。术中应缓慢进针,注意进针的深度。一旦出现心律失常,立即后退穿刺针少许,观察心律变化。

4. 感染 严格遵守无菌操作,穿刺部位充分消毒,以避免感染。持续心包引流的患儿可酌情使用抗生素。

(六) 操作注意事项

1. 严格掌握适应证,应由有经验的医师操作或指导,并在心电监护下进行穿刺。穿刺及引流过程中要密切观察患儿症状和生命体征的变化。

2. 为了避免损伤心肌和血管,最好用套管针进行心包穿刺。

3. 向患儿做好解释工作,嘱其在穿刺过程中不要深呼吸或咳嗽,麻醉要充分。

4. 穿刺过程中如出现期前收缩,提示可能碰到了心肌,要及时外撤穿刺针。术中患儿若出现不适,如心跳加快、出冷汗、头晕、气短等,应立即停止操作,做好急救准备。

5. 引流液有血时,要注意是否凝固,血性心包积液是不凝固的。如果抽出的液体很快凝固,则提示损伤了心肌或动脉,应立即停止抽液,严密观察有无心脏压塞症状出现,并采取相应的抢救措施。

6. 抽液速度要慢,首次抽液量一般不宜过大,以100ml为宜。以后每次抽液200~500ml,以免抽液过多引起急性心脏扩张。如有大量液体,需要抽吸减压,则引流心包液不宜超过20~30ml/min,并注意呼吸与脉搏的变化。

7. 取下空针前应夹闭橡胶管,以防空气进入。

8. 严格无菌操作;为了防止合并感染,持续引流时间不宜过长;如果需要长期引流,应考虑行心包开窗术等外科处理,并酌情使用抗生素。

9. 术后观察穿刺部位有无渗血,保护伤口,防止感染。

(七) 相关知识

1. 心包穿刺 为一次性完成的心包穿刺术,其目的包括心包减压、心包积液性质的确定,以及心包腔注药等。

2. 心包引流 心包积液患儿行心包穿刺可解除心脏压塞症状。但反复穿刺会损伤心肌或心脏血管,经皮穿刺心包置管引流可迅速缓解症状,使心包积液减少或消失,并且可避免反复穿刺损伤心肌,减轻患儿痛苦及避免反复穿刺的风险;通过管内给药可提高局部血药浓度,特别是对于肿瘤患儿可减少全身用药的毒副作用。

三、儿童心包穿刺规范检查表

儿童心包穿刺规范操作核查、评估见表 3-6-1、表 3-6-2。

表 3-6-1 心包穿刺规范操作核查表

项目	内容	是	部分	否
操作前准备	核对患儿信息:包括患儿姓名、性别、年龄、主诉			
	询问有无服用抗凝、抗血小板药物(如阿司匹林、氯吡格雷等)情况及出凝血异常疾病史,询问有无麻醉药物过敏史			
	查看患儿血常规、凝血功能、心电图及心脏超声等结果			
	明确患儿有无心包穿刺检查的禁忌证			
	确定患儿监护人已签署心包穿刺知情同意书			
	物品(器械)的准备:治疗车/治疗盘、穿刺包等。监护设备、必备的抢救药品等准备妥当			
操作过程	体位:患儿取半卧位或坐位			
	选择穿刺点:通常采用的穿刺点为剑突与左肋弓缘夹角处或心尖部内侧。在心尖部进行穿刺时,根据横膈位置高低,一般在左侧第 5 肋间或第 6 肋间心浊音界内 2cm 处进针			
	消毒穿刺部位皮肤,直径约 10cm			
	戴无菌手套			
	铺消毒洞巾			
	局部麻醉:用 2% 利多卡因在下一肋上缘的穿刺点自皮肤至胸膜壁层进行局部浸润麻醉			
	穿刺:左手示指和中指固定穿刺部位皮肤,右手将穿刺针在穿刺点处缓慢刺入,应使针自下而上,心尖部进针指向脊柱方向缓慢刺入。剑突下进针时,应使针体与腹壁呈 30°~45° 角。待针尖抵抗感突然消失时,表示针已穿过心包壁层。穿刺成功			
	固定穿刺针:助手用止血钳协助固定穿刺针			

续表

项目	内容	是	部分	否
操作过程	抽液:接上注射器,松开止血钳,抽吸积液,抽满后再次用止血钳夹闭胶管,然后取下注射器,将液体注入盛放心包液的容器内,记录液体量,并送检 抽液量:首次一般不 100ml。以后每次 300~500ml			
	拔除穿刺针,局部皮肤消毒,覆盖无菌纱布,压迫穿刺部位片刻,胶布固定			
	术后物品放置、清洗。医用垃圾分类处置			
	洗手,记录			
操作后处置	向患儿监护人简要介绍检查情况			
	交代患儿术后注意事项,如观察穿刺部位是否渗血、疼痛等情况。并注意心电监护情况			

表 3-6-2　心包穿刺规范检查评估表

项目	5分	4分	3分	2分	1分
操作过程流畅度					
操作检查熟练度					
人文关怀					

评分标准:

5分:操作过程清晰流畅,无卡顿,检查熟练,穿刺方法正确;人文关怀到位,有术前交流、术中安慰及术后注意事项的交代。

4分:介于5分和3分之间。

3分:操作过程能整体完成,穿刺中方法基本正确;人文关怀不足,但能有部分术前交流、术中安慰及术后饮食及注意事项的交代。

2分:介于3分和1分之间。

1分:操作过程出现反复卡顿,动作粗暴;无人文关怀。

四、常见操作错误及分析

1. 穿刺针刺入心肌　当心包积液量较少时,心包膜与心肌的距离较小,进针稍深就可能碰到心肌,甚至损伤心肌组织或血管;或者是在术前未能进行心脏超声定位,穿刺处非液量最多的部位导致。

2. 穿刺损伤邻近脏器　术前定位不准,进针部位及方向选择不合适或有偏差,易于损伤邻近的肺组织或肝组织。

五、目前常用训练方法及培训要点

1. 模型训练　目前较常使用的训练模型:心包穿刺与心内注射训练模型(图 3-6-1)。该模型的特点如下：仿真模型取斜坡卧位，质地柔软，触感真实，外观形象逼真；解剖位置准确：胸骨、剑突、肋骨、各肋间隙可明显触知；可行心前区穿刺训练、剑突与第7肋软骨交界处下方穿刺训练，穿刺针进入心包腔（通过负压）有液体引出。

2. **虚拟训练**　心包穿刺虚拟训练器通过模拟心包穿刺操作环境，使得穿刺学习过程可视化，并具备可参与性，让学员能更好地学习到心包穿刺的操作技能。目前可选用临床穿刺虚拟训练系统，模型系统集虚拟现实、临床医学、人机交互生物力学、人工智能等多门交叉学科技术于一体，可用于临床医学心包穿刺等的技能教学、训练、考核和评估。模拟训练系统具备教学资源综合管理、人机互动教学、精准纠错与反馈、智能分析与考核等系统模块。

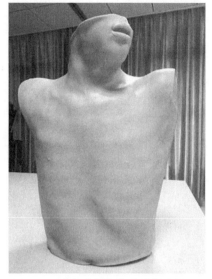

图 3-6-1　心包穿刺与心内注射训练模型

六、相关知识测试题

1. 心包穿刺的目的**不包括**
   A. 确定心包积液的性质
   B. 解除心脏压塞的症状
   C. 确定心包积液的病原
   D. 可心包内注入药物
   E. 行心包液置换

2. 心包穿刺放液一次过多的后果是
   A. 可能导致急性肺水肿
   B. 导致大量血液流出心脏
   C. 高血压
   D. 贫血
   E. 晕厥

3. 当穿刺过程中，因疼痛刺激或神经反射引起休克时，下列给予的应对措施，**错误**的是
   A. 应立即停止放液
   B. 让患儿平卧
   C. 可静脉注射葡萄糖
   D. 可静脉注射阿托品
   E. 可静脉注射 0.1% 的肾上腺素

4. 心包穿刺的主要并发症**不包括**
   A. 肺损伤、肝损伤
   B. 心肌损伤及冠状动脉损伤引起出血
   C. 心包穿孔
   D. 心律失常
   E. 感染

5. 心包穿刺的禁忌证**不包括**
   A. 出血性疾病，严重血小板减少，正在接受抗凝治疗的患儿

B. 穿刺部位有感染

C. 不能配合手术操作者

D. 胸廓严重畸形无法进行操作者

E. 患儿年龄太小

答案：1. E　2. A　3. D　4. C　5. E

（杨作成）

第四章

儿童消化专业专科技能

第一节　儿童肝穿刺活检术

一、概述

儿科肝穿刺活检术是一种在超声或 CT 引导下由穿刺所得肝组织块进行细胞学检查，能直接了解肝组织的病理变化，并可据此得出较客观、精确诊断的检查方法，还能为肝脏疾病的预防、治疗、疗效及预后提供科学的临床依据。儿科临床上主要用于以下方面：明确肝脏病变的程度和活动性；发现早期、静止或尚在代偿期的肝硬化；有利于药物的选择和药物的疗效判断；提供各型病毒性肝炎的病原学诊断依据；作为慢性肝炎病情、预后的评判指标；鉴别黄疸的性质和原因；有利于多种肝病的鉴别诊断；可以进行诊断性治疗。

二、儿童肝穿刺活检术操作规范流程

（一）适应证

1. 肝弥漫性或者局灶性占位性病变需组织病理学诊断者。

2. 慢性病毒性肝病，病程迁延反复发作或血清病毒标志持续阳性者。

3. 原因不明的黄疸且已排除肝外胆道梗阻者。

4. 原因不明的各种小儿肝病，包括不明原因的肝脾大。

5. 不明原因的肝功能损害或血清学无法确定病因，需行肝组织内病原学检查者。

6. 肝大伴发热病因不明者。

7. 酒精性肝病与非酒精性脂肪性肝病的诊断，以及肝组织纤维化程度的确定。

8. 脾大或门静脉高压病因不明者。

9. 肝脏肉芽肿性病变者。

10. 腹水原因不明者。

11. 一些少见病，如糖原贮积病、戈谢病等代谢性疾病的诊断。

12. 其他，如乙型肝炎表面抗原携带者治疗前的筛查，肝良、恶性肿瘤的介入治疗等。

（二）禁忌证

1. 绝对禁忌证

（1）严重凝血功能障碍者。

（2）高度梗阻性黄疸；肝硬化，肝脏明显缩小者。

（3）大量 / 肝前游离性腹水或腹腔感染者。

（4）肝淤血或多发性 / 海绵状肝血管瘤。

（5）肝脏囊性病变性质不明者。

（6）肝脏淀粉样病变。

（7）患儿不合作或昏迷，有严重的心肺功能衰竭或处于休克等不能耐受操作者。

（8）充血性肝大、右侧胸腔及膈下有急性炎症者。

2. 相对禁忌证

（1）大量腹水者。

（2）肝缩小或者浊音界叩不出者。

（3）可能存在血管损伤者。

（4）右侧胸腔或者其他脏器有急性炎症者，或者穿刺部位皮肤感染。

（5）肝棘球蚴病或者肝血管瘤者。

（三）操作前准备

1. 患儿的准备

（1）检查血常规、凝血功能及血型，必要时查心电图。

（2）对有明显出血倾向及凝血功能障碍的患儿，应予术前对症或预防性处理。肝功能较差、凝血酶原时间（PT）不符合穿刺条件者，术前应给予冷沉淀或新鲜冰冻血浆；血小板低者应输血小板纠正，补充至血小板计数 $\geqslant 50 \times 10^9/L$。

（3）需禁饮、禁食 6 小时以上。

（4）询问有无抗凝药物使用史和药物过敏史。服用抗凝药物者，穿刺前停用抗凝药物：华法林停用 5 天以上，肝素停用 24 小时以上；抗血小板药物停用 7 天以上；其他药物停用时间按说明书或咨询药剂师。

（5）症状较重的咳喘者应在症状缓解后再行肝穿刺。

（6）向患儿家属说明穿刺目的、过程和围手术期注意事项，取得患儿及家属配合。术前排空大小便；练习屏气；有咳嗽者术前 1 小时服用可待因；明显紧张者，术前 1 小时可使用地西泮 0.2~0.5mg/kg（最大剂量 $\leqslant 10$mg）；告知可能出现的并发症。

（7）术前检查父母或监护人是否签署肝穿刺知情同意书。

2. 物品（器械）的准备

（1）选用可供导向穿刺的探头或导向器（超声或者 CT），穿刺经验丰富的操作者也可以不用导向器。

（2）无菌活检装置：包括活检枪及活检针等，肝活检通常采用 18G 自动活检针或 21G 手动抽吸活检针。

（3）承载标本的滤纸纸片和标本盒。

（4）无菌穿刺包和探头无菌隔离套。

（5）检查监护设备、氧气及急救药品是否准备妥当。

（6）10% 甲醛溶液 1 小瓶（约 5ml），或根据特种检查要求另备固定液；2% 利多卡因。

3. 操作者的准备

（1）核对患儿信息：包括姓名、性别、年龄、主诉。

（2）确认禁食、禁饮时间。

（3）询问患儿既往有无高血压、心、肺、脑疾病等病史，有无服用抗凝、抗血小板药物（如阿司匹林、华法林、氯吡格雷等）等情况，以及有无出凝血异常疾病史。

（4）查看患儿血常规、凝血功能、心电图及既往结果。

（5）明确患儿有无肝穿刺活检术禁忌证。

（6）确定父母或监护人已签署肝穿刺活检术知情同意书。

（四）操作步骤

1. 体位　一般取仰卧位，身体右侧靠近床边，右手臂上抬弯曲至枕后。婴幼儿需在全身麻醉下进行，取仰卧位或左侧卧位，身体右侧靠近床沿。

2. 选择穿刺点　经超声或CT定位选择右侧腋前线至锁骨中线第7、8、9肋间肝脏切面较大处，避开胆囊、大血管、大胆管及肝脏上下缘；对于明显肿大的肝脏可在肋缘下穿刺，选择肿大或有结节的部位穿刺。

3. 常规消毒、铺巾，用无菌塑料套包住探头后再次确定进针点及穿刺路径，2% 利多卡因局部逐层浸润麻醉穿刺点皮肤、肋间肌、膈肌与肝包膜。

4. 进针时嘱患儿屏气配合，手持穿刺针，刺破皮肤达肝脏，当观察到穿刺针到达肝内至少 1.0cm（肝硬化者至少 1.5cm），触发扳机，实时观察穿刺针弹射过程，迅速退针，可选取不同区域进行 2~3 次穿刺取材，避免在同点反复穿刺。观察针槽内组织的颜色、质地和长度，大致判断所取组织是否满意，根据临床检查需求，标本进行相应的处理，常规病理检查需要把标本和纸片放入 95% 乙醇溶液（以下称"酒精"）或 10% 甲醛溶液固定，如果需做基因检测等特殊检查，则不需要固定标本，直接用新鲜标本送检。

手动抽吸活检针的取样步骤：

第一步：手持穿刺针，刺破皮肤达肝脏表面，在超声或CT定位下空心针和实心针一起穿刺到肝组织内部，在到达目标位置之前进行超声或CT实现定位。

第二步：实心针静止不动，空心针继续向前穿刺肝组织，一直迅速到达目标所在的位置。

第三步：空心针在目标位置取得活检组织后，利用真空吸附的方式将组织样本和活检针一起快速退出到肝组织外部。

5. 穿刺后根据获取的标本量、色泽、质地等肉眼外观特点，决定穿刺次数，通常取材次数一般不超过 3 次。每次取材后均应对活检针进行清洁处理。

6. 穿刺后适当压迫穿刺部位，穿刺部位覆盖无菌纱布或止血贴或用腹带压迫。观察生命体征等 2 小时以上，超声确认穿刺部位肝脏无出血后可用轮椅或平车送回病房，嘱患儿平卧 4 小时以上；对于婴幼儿：去枕平卧 6 小时，尽量避免活动，卧床 24 小时。保持环境安静，集中治疗，减少探视。对术后哭闹烦躁不安的患儿，应评估后进行针对性的指导：需要吸吮的婴儿，给予安慰奶嘴，术后 4 小时后可进食母乳或配方奶；需要抱的患儿，术后 6 小时内平抱，避免频繁移动；可用看动画片、玩玩具等方法分散注意力；必要时遵医嘱予苯巴比妥肌内注射镇静。术后 1 周内避免运动和剧烈活动。

7. 超声或CT引导下肝穿刺比"盲穿"具有更高的安全性，穿刺标本的质量与穿刺针的内径选择和操作者的经验有关；弥漫性病变的穿刺取材长度 ≥25mm，包含的汇管区 ≥11 个。

（五）并发症及处理

1. 出血　是最危险的并发症，也是肝穿刺后死亡的主要原因。原因可能是操作粗暴、配合不好、穿刺针划破肝内较大血管。

预防措施：操作轻柔，在超声或 CT 引导下，在经验丰富的医师的指导下，避开肝内大血管，完善相关检查排除肝内血管瘤。

2. 胆汁性腹膜炎　是较少见但严重的并发症，多因划破高度淤胆的肝脏，或者刺中因肝脏萎缩变形而移位的胆囊所致。

预防措施：术前完善检查，操作时动作轻柔、迅速；术中定位准确。

3. 气胸和胸膜反应　如果穿刺点太高，或肺气肿至肝界下降，可刺破肺脏造成气胸，比较少见。胸膜反应则较多见，表现为胸腔少量积液，2~3 天即可消失，不遗留胸膜肥厚和粘连。

预防措施：操作时超声检查应仔细，认真辨别好肝穿刺部位及邻近脏器的关系，避免误伤。

4. 局部疼痛　是最常见的合并症，但大多轻微。疼痛部位多在穿刺局部，亦有放射到右肩者，持续时间较短，很少需要用镇痛药。

5. 刺伤或划破其他脏器　多因穿刺点选择过高或过低，遇移位的脏器所致。

预防措施：术前做超声检查，确定肝脏与其他脏器的位置关系，则可避免发生。

（六）操作注意事项

1. 严格掌握儿童(尤其是婴幼儿)肝穿刺的适应证及禁忌证。

2. 为了小儿肝穿刺更安全，建议在肝穿刺术前 1~2 天进行常规的肝功能、凝血功能、血常规、胸部 X 线片和腹部超声等检查；术前 1 天和手术当天，需要注射维生素 K_1 10mg 各 1 次。

3. 肝穿刺术前，患儿及家属了解配合肝穿刺的注意事项，如练习屏气、消除恐惧和紧张，术前 30 分钟测血压、脉搏，排空小便；术后绝对卧床 24 小时，以及进行生命体征监护等。

4. 大多数并发症在肝穿刺活检后的 3 小时内发生，如活检部位不适、放射至右肩的疼痛和短暂的上腹痛等，可以适当进行镇痛治疗。

5. 婴幼儿由于恐惧、术后疼痛、制动等原因易烦躁，且合作性差，因此围手术期的护理十分重要。

三、儿童肝穿刺活检术规范检查表

儿童肝穿刺活检术规范检查核查、评估见表 4-1-1、表 4-1-2。

表 4-1-1　肝穿刺活检术规范检查核查表

项目	内容	是	部分	否
操作前准备	核对信息：包括患儿姓名、性别、年龄、主诉			
	询问禁食、禁饮情况，需 6 小时以上			
	询问既往有无高血压，心、肺、脑疾病等病史			
	询问有无抗凝药物使用史和药物过敏史，服用抗凝药物者，穿刺前停用抗凝药物			

续表

项目	内容	是	部分	否
操作前准备	查看血常规、凝血功能、心电图及既往结果			
	明确有无肝穿刺活检术禁忌证			
	确定父母或监护人已签署肝穿刺活检术知情同意书			
	物品(器械)的准备:选用可供导向穿刺的探头或导向器、无菌活检装置(包括活检枪及活检针等)、肝活检通常采用18G自动活检针或21G手动抽吸活检针、承载标本的滤纸纸片和标本盒、无菌穿刺包和探头无菌隔离套			
操作过程	常用穿刺体位:取仰卧位,身体右侧靠近床边,右手臂上抬弯曲至枕后			
	常用穿刺点:经超声或CT定位选择右侧腋前线至锁骨中线第7、8、9肋间肝脏切面较大处,避开胆囊、大血管及肝脏上下缘;对于明显肿大的肝脏,可在肋缘下穿刺,选择肿大或有结节的部位穿刺			
	常规消毒、铺巾,用无菌塑料套包住探头后再次确定进针点及穿刺路径			
	2%利多卡因局部逐层浸润麻醉至肝包膜			
	进针时嘱患儿屏气配合,当观察到穿刺针到达肝内至少1.0cm(肝硬化者至少1.5cm),触发扳机,实时观察穿刺针弹射过程,迅速退针,可选取不同区域2~3次穿刺取材,避免同点反复穿刺。观察针槽内组织的颜色、质地和长度,根据临床检查需求,标本进行相应的处理,常规病理检查需要把标本和纸片放入95%酒精或10%甲醛溶液固定;如果需做基因检测等特殊检查,新鲜标本直接送检			
	穿刺后适当压迫穿刺部位,穿刺部位覆盖无菌纱布或止血贴或用腹带压迫。观察生命体征2小时以上,超声确认穿刺部位肝脏无出血后可用轮椅或平车送回病房。嘱患儿平卧24小时以上			
操作后处置	向患儿家属或监护人简要介绍检查情况			
	交代术后注意事项,如术后绝对卧床24小时等,观察是否有胸闷、腹痛等情况			

表 4-1-2 肝穿刺活检术规范检查评估表

项目	5分	4分	3分	2分	1分
操作过程流畅度					
操作检查熟练度					
人文关怀					

评分标准:

5分:操作过程清晰流畅,无卡顿,检查熟练;人文关怀到位,有术前交流、术中安慰、术后饮食及注意事项的交代。

4分:介于5分和3分之间。

3分:操作过程能整体完成,穿刺动作熟练,操作卡顿次数≤3次;人文关怀不足,但能有部分术前交流、术中安慰、术后饮食及注意事项的交代。

2分:介于3分和1分之间。

1分:操作过程卡顿次数>6次,操作粗暴;无人文关怀。

四、常见操作错误及分析

1. 出血 因操作粗暴、配合不好,穿刺针划破肝内较大血管。

2. 气胸 穿刺点太高,或肺气肿至肝界下降,刺破肺脏造成气胸。

3. 邻近脏器受损 因穿刺点选择过高或过低,遇移位的脏器,刺伤或划破其他脏器。术前做超声检查,确定肝脏与其他脏器的位置关系,则可避免发生。

五、目前常用训练方法及培训要点

1. 模型训练 常用的为肝脓肿穿刺训练模型(图4-1-1)。

(1)仿真标准化病人取平卧位和半卧位,质地柔软、触感真实、外观形象逼真;解剖位置准确,锁骨、腋窝、各肋骨肋间隙等体表标志可明显触知,便于穿刺定位。

(2)行肝脓肿穿刺术训练时,可寻到肝区压痛点,有屏息训练语言提示,可随屏息节奏穿刺;穿刺有明显落空感,可抽出模拟脓液体。

(3)有电子监测功能,穿刺针要求沿下位肋骨的上缘垂直刺入,若出现穿刺错误,有语音提示。

2. 其他 自制超声引导下肝穿刺的简易模型(图4-1-2):包括长方体盒体,盒体内设有模拟肝脏、模拟肿块和模拟皮下脂肪;模拟肝脏填充容器,模拟肿块位于模拟肝脏内部,模拟皮下脂肪覆盖住整个模拟肝脏表面。盒体的尺寸:长5~15cm、宽5~10cm、高5~10cm。模拟肝脏采用市售的普通猪肝,模拟肿块采用橡胶手套制成的水球串珠,模拟皮下脂肪采用市售的去皮肥肉。

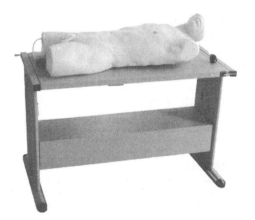

图 4-1-1 肝脓肿穿刺训练模型

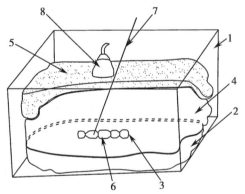

图 4-1-2 自制超声引导下肝穿刺的简易模型结构示意图

1—盒体;2—小块猪肝;3—水球串珠;4—大块猪肝;5—去皮肥肉;6—水球珠;7—穿刺针;8—超声探头。

如图 4-1-2 所示,盒体底部铺满厚1~2cm厚的小块猪肝,根据需要将设有单个或多个水球的水球串珠放置于小块猪肝上,大块猪肝覆盖住所有水球串珠,去皮肥肉放置在大块猪肝表面,并适度用力去除各层的空气。其中,小块猪肝和大块猪肝共计500~3 000g;去皮肥肉250~1 500g,肥肉厚1~5cm;水球串珠是将装水结扎后的一次性橡胶手套的手指用丝线距指尖 1cm 处结扎,各结相距 1~3cm 不等,使手套的手指最终呈串珠状;水球串珠为 1~5 个水球珠。简易模型还包括 1 个手术用无菌套袋、1 副超声穿刺引导架、若干套穿刺针、若干副注射器和 1 把剪刀;其中,注射器可选用 2ml、5ml、10ml、20ml。

工作流程:将涂抹耦合剂的超声探头使用无菌套套住,超声探查模型,寻找装满水的手套,徒手使用穿刺针抽吸手套,将水吸出;或者将超声穿刺引导架固定于探头上,使用相应长度的穿刺针抽吸手套,训练寻找肝脏病灶的能力及对病灶进行穿刺的能力。

本实用模型提供的穿刺模型取材方便、价格便宜、可重复使用、可根据实际需要提供临床上针对肝穿刺的多种模型,能够有效提高学习者的穿刺能力,为临床实际操作提供技术支持。

六、相关知识测试题

1. 患儿,男,10 月龄,因"反复皮肤黄染 6 个月"就诊,诊断为婴儿肝炎综合征。拟行肝穿刺活检术。下列术后护理措施中,**错误**的是

    A. 术后患儿绝对卧床 24 小时以上

    B. 测量血压、脉搏,开始 4 小时内每 15~30 分钟测 1 次

    C. 注意观察穿刺部位有无渗血、红肿、疼痛

    D. 术后禁、饮食 24 小时

    E. 生命体征监护 24 小时

2. 肝穿刺时穿刺部位一般取

    A. 右侧腋中线第 6~7 肋间

    B. 右侧腋中线第 7~8 肋间

    C. 右侧腋前线第 8~9 肋间

    D. 右侧腋后线第 8~9 肋间

    E. 右侧腋中线第 8~9 肋间

3. 肝穿刺的禁忌证包括

    A. 全身衰竭　　　　　　　　　B. 皮肤瘙痒

    C. 持续肝功能受损　　　　　　D. 少量腹水

    E. 阿米巴肝脓肿

4. 肝穿刺的绝对禁忌证是

    A. 原发性肝癌　　　　　　　　B. 细菌性肝脓肿

    C. 阿米巴肝脓肿　　　　　　　D. 肝棘球蚴病

    E. 皮肤瘙痒

5. 肝穿刺活检的导向手段主要为

    A. 超声　　　　　　　　　　　B. SPECT

    C. X 线透视　　　　　　　　　D. MRI

    E. X 线片

答案:1. D　2. C　3. A　4. D　5. A

（段元冬　陈　芳）

第二节　儿童结肠镜检查及黏膜活检术

一、概述

儿童结肠镜是通过肛门插入,逆行向上可检查到直肠、乙状结肠、降结肠、横结肠、升结肠和盲肠以及与大肠相连的一小段小肠(10cm 左右,回盲末端)。通过结肠镜不但可以清楚地发现肠道病变,进行摄片和 / 或活检,还可对部分肠道病变进行治疗。随着消化内镜技术的不断发展,与计算机及图文处理系统的有机结合,其也由临床应用上简单的观察、诊断用具发展成为现代消化系统疾病诊断、治疗中不可缺少的重要工具。

二、儿童结肠镜检查及黏膜活检术操作规范流程

(一)适应证

1. 诊断适应证

(1)下消化道出血。

(2)不明原因腹痛。

(3)不明原因腹泻。

(4)炎症性肠病(inflammatory bowel disease,IBD)。

(5)肛周病变(肛瘘、肛周脓肿)。

(6)肠息肉。

(7)移植物抗宿主病(graft-versus-host disease,GVHD)。

(8)不明原因的贫血。

(9)不明原因的体重不增或下降、生长迟缓。

(10)其他系统性疾病累及下消化道。

2. 治疗适应证

(1)肠息肉或肿块切除。

(2)结肠狭窄。

(3)下消化道出血。

(4)下消化道异物。

(5)乙状结肠扭转回复。

(二)禁忌证

1. 绝对禁忌证

(1)有严重的心肺、神经系统疾病,或处于休克、昏迷无法耐受者。

(2)疑有肠穿孔、腹膜炎、腹腔内有广泛粘连者。

(3)严重的坏死性肠炎、巨结肠危象、完全性肠梗阻。

2. 相对禁忌证

(1)有出凝血机制障碍的出血性疾病者。

(2)肠切除 7 天以内。

(3)近期有肠穿孔者。

(4)明显腹胀者。

(三) 操作前准备

1. 患儿的准备

(1)心理准备:检查前给予适当的心理准备以减少患儿的不安、焦虑;推荐在麻醉或深度镇静下行儿童结肠镜检查。

(2)饮食准备:结肠镜检查前 1 天进食半流质或流质饮食。

(3)肠道准备:使用肠道清洁剂,包括聚乙二醇电解质散、乳果糖、镁盐等,还可服用刺激性泻药(如番泻叶);2 岁以内婴幼儿,予 0.9% 氯化钠液清洁洗肠进行肠道准备,必要时给予口服肠道清洁剂。

(4)术前检查:完善血常规、凝血功能检查;根据使用的内镜清洗消毒剂的要求,必要时检查肝功能、乙型肝炎表面抗原等;全身麻醉者需要做心电图和胸部 X 线片检查。

(5)输血准备:对于消化道大出血需要急诊结肠镜手术者,术前应查血型、交叉配血做好输血准备。

(6)知情同意:在结肠镜操作之前必须将检查的详细情况及可能发生的危险告知患儿父母或法定监护人,签署结肠镜检查知情同意书。

(7)换上后裆开洞的检查裤,取左侧卧位或仰卧位。

2. 物品(器械)的准备

(1)检查结肠镜、主机、光源、活检钳、治疗器械、结肠镜消毒设备等是否正常。

(2)图像采集系统及图文报告系统操作正常。

(3)活检术需提前准备标本固定液。

(4)监护设备、氧气及急救药品准备妥当。

(5)术前应检查结肠镜的控制钮及送气、送水功能是否正常。

3. 操作者的准备

(1)核对患儿信息:包括姓名、性别、年龄、主诉。

(2)进行麻醉下结肠镜检查,至少需禁食 4~6 小时。

(3)询问既往有无高血压、心、肺、脑疾病等病史,有无服用抗血小板药物(如阿司匹林、双嘧达莫)或抗凝药物的情况,以及有无出凝血疾病及家族史。

(4)麻醉结肠镜检查需询问有无麻醉药物过敏史。

(5)查看血常规、凝血功能、心电图及既往结果。

(6)明确有无结肠镜检查禁忌证,确认患儿家长或监护人已签署知情同意书。

(四) 操作步骤

1. 进镜方法和退镜观察　结肠镜插入技术分为两种:双人操作法,在我国被广泛采用;单人操作法,该方法在对患儿进行结肠镜检查过程中,检查者为一个人,用其左手控制角度、送气 / 水、吸引,同时用右手插入及旋转内镜,遵照不使肠管过度伸展的原则,通常是一边进行肠管的短缩化一边进行插入。

结肠镜单人操作主要是通过内镜的操作和肠内气体的调节,使结肠缩短变直,结肠镜便可顺利地通过乙状结肠、降 - 乙移行部、脾曲、肝曲送达盲肠及回肠末段;并可全面地观察到肠壁及皱褶里面的情况。

(1)患儿左侧卧位,先做直肠指诊了解有无肿物及肠腔狭窄,并注意肛门有无痔疮、肛裂等。

（2）进镜中在弯曲较大的肠段，如乙状结肠、肝曲、脾曲等寻找肠腔有困难时，可根据肠腔走行方向滑行插入，一般滑行插入约 10cm 可见到肠腔，如滑行很长距离仍不见肠腔，应退镜另找方向插镜。

（3）在通过急弯肠段后，有时虽见到肠腔但不能进镜，相反有时会退镜，这时要退镜并钩拉取直镜身，缩短肠管，使结肠变直，锐角变为钝角后再通过。若插入仍有困难，可改变患儿体位或采取特殊手法防祥，避免传导支点和阻力的产生。

（4）一定要见到回盲瓣和阑尾口才能确认插入成功。必要时可插入回肠末端 10~20cm。

（5）结肠镜观察和治疗应在插入时即开始，但重点应在退镜时进行，按先近端后远端的顺序进行。

（6）见到阳性病变后应取活检组织 2~4 块，立即放入 10% 甲醛液中固定，并贴标签避免错误。多处病灶活检黏膜应分别固定。

（7）检查结束前应抽吸肠腔内气体，同时退镜。

（8）退镜观察中应"退退进进"，防止骤退，必须注意皱襞后、肝曲、脾曲、降-乙移行部后侧所谓"盲区"的暴露，以防遗漏小病灶。退镜中应逐段抽气降低肠腔压力，减轻检查后腹胀和防止迟发性穿孔。

2. 摄片留图　结肠镜摄片应该每个结构和固定范围都留图，回肠末段、回盲瓣、阑尾隐窝、升结肠、肝曲、横结肠、脾曲、降结肠、乙状结肠及直肠各 1~2 张图片，要求清晰度好、亮度足够，而且要冻结采图。

3. 黏膜活检术

（1）结肠镜检查时如果有病变，需要取黏膜活检进行组织学检查，建议即使黏膜正常也行黏膜活检来做病理学检查。组织标本钳取注意点：①取活检要避开血管；②钳夹肠壁组织不可过深或撕拉组织；③取活检后观察止血是否充分，一定要完全止血后再退镜。

（2）根据不同的疾病决定取活检的部位及数量，诊断炎症性肠病需要多部位取活检；初次诊断考虑为克罗恩病时，应在 5 个以上部位活检，包括回肠末端、直肠，每个部位活检取材 2 块以上；如表现为左半结肠和直肠的疑似溃疡性结肠炎的病变，活检的部位和数量可适当减少；如表现疑似异型增生的病灶，均需活检，也可进一步行染色、放大结肠镜观察后，针对最可疑的部位进行活检。

（五）并发症及处理

1. 穿孔　术中证实或术后存在明显腹痛且经腹部 X 线片证实有膈下游离气体存在。

预防措施：圈套切割部位要适当，避免太近肠壁；息肉被套住后应向肠腔内牵拉、悬空，无蒂和亚蒂息肉应提拉成"天幕状"，再通电切割；通电时要收紧圈套器，始终保持在视野观察中切割；电流功率要选择适当，避免通电时间过长；插镜时应手法轻柔，避免盲目入镜或暴力操作。小的腹腔外穿孔可采用保守治疗，严密观察、禁食、补液、胃肠减压、应用抗生素；腹腔内穿孔应尽早手术治疗。

2. 出血　通常表现为镜下的出血，或者检查后出现的大便带血情况，主要为肠道黏膜损伤所致。

预防措施：操作时应熟练、轻柔、用力适当、视野清楚、循腔进镜；粗蒂和无蒂息肉应交替使用电凝电切电流，电流强度适当；术后注意休息，进食低渣饮食。少量出血可不予处理，随访观察即可；大出血者给予禁食、禁饮、制动，使用冰盐水或 1∶10 000 去甲肾上腺素保留灌肠，如出血仍不能控制，应急诊做结肠镜检查并行镜下止血治疗，严重者予外科手术治疗。

3. 浆膜撕裂　即不完全穿孔，较少见，一般不须特殊治疗，能自行缓解。

4. 感染　指结肠镜术前无任何感染征象，术后出现腹痛、腹泻、发热、白细胞增高等表现，且能排除其他系统相关感染，对于该类患儿可给予静脉抗生素治疗。

5. 肠绞痛　一般为检查刺激所致，能自行缓解。

6. 心血管意外　结肠镜检查对心血管影响极其轻微，原有严重心肌病或心律失常者应慎重施行。

7. 药物副作用　术前药物过敏引起头晕、恶心、头痛、手指麻木，甚至呼吸困难、血压下降、过敏性休克等。

预防措施：术前仔细询问药物过敏史，出现相应症状时应立即给予抗过敏处理。

8. 低血糖反应　因患儿长时间禁食、禁饮，可出现心悸、乏力、出汗、饥饿感、面色苍白、震颤、恶心等低血糖反应，较严重者可出现如意识模糊、精神失常、肢体瘫痪、大小便失禁、昏睡、昏迷等情况。

预防措施：术前仔细询问病史，出现时应立即给予进食、进饮，必要时予高糖治疗。

（六）操作注意事项

1. 在学习结肠镜操作前，需学习有关结肠镜检查的相关理论，包括结肠镜操作的适应证、禁忌证；熟悉消化道及相关脏器的解剖结构，掌握常见消化道疾病及相关疾病的结肠镜表现及处理原则，轻柔操作，避免暴力进镜。

2. 及时排除观察障碍因素　如粪便堵塞或大量分泌物覆盖，反射性肠痉挛等。粪便或分泌物影响视野无法检查时，量少时可用擦拭器取出，量多时应终止检查再次做肠道准备，或者用长吸引器将分泌物吸除。如遇反射性肠痉挛可暂停进镜，并适当退镜以避免刺激，待痉挛解除后再设法通过。

3. 不可充入过多气体　气体充入过多可使肠内压升高、肠壁张力增大，因炎症等病变已很脆弱的肠壁，镜检时稍不注意即有造成穿孔的危险。所以进镜时不可充入过多气体，对病情较重者应尽可能避免充气。

4. 及时图像　记录标志性部位、病变部位，治疗操作前和操作以后均要留取清晰的内镜照片，及时用图像进行记录。

5. 患儿的监护、用药记录　如进行麻醉下操作，要有完整的麻醉记录。检查过程中要监护并记录血氧饱和度、脉搏、心率、血压。

6. 严格操作规程　插入结肠镜后，对每个解剖位置均应确认无疑，不要遗漏检查部位。对病变区域应进行重点检查，注意黏膜隆起性和凹陷性的病变，以及黏膜色泽的改变，并对可疑病变处进行活检。

7. 结肠镜术后的处置　包括为患儿提供指导、出具检查报告单、观察术后状况。在患儿结束无痛内镜诊疗操作离开内镜室之前，应在苏醒室确认其监测的各项指标符合要求。

（七）相关知识

1. 电子结肠镜　电子结肠镜是目前诊断大肠疾病，特别是大肠癌及有关癌前疾病的首选仪器及"金标准"。它是通过安装于肠镜前端的电子摄像镜头将结肠黏膜的图像传输于电子计算机处理中心，然后显示于监视器屏幕上，通过显示屏可清楚观察到大肠黏膜的细微变化如炎症、糜烂、溃疡、出血、色素沉着、息肉、癌症、血管瘤、憩室、黏膜下病变等,其图像清晰、逼真。此外,还可以通过肠镜的器械通道送入活检钳取出米粒大小的组织,病理切片进行检查,以判断病灶的性质;也可进行镜下息肉治疗、止血、病灶标志物定位、特殊染色处理等。

2. 纤维结肠镜 由光学玻璃纤维和内镜体及附件构成,是一种可对全结肠进行直视观察的设备。适用于检查结肠内疑有的息肉、肿瘤、溃疡、炎症、不明原因出血灶等病变。配合 X 线钡灌肠或钡气双重造影,可提高结肠病变的诊断水平。该内镜检查的主要并发症为肠穿孔。对于直肠、盲肠、升结肠、横结肠、乙状结肠、降结肠及回盲部等的观察诊断治疗,由于纤维结肠镜能直接用肉眼看到上述各部分的病变,因而诊断更为正确、可靠。该内镜具有活体取样结构,能帮助发现早期癌变。另外,纤维目镜采用全塑零件组合,所以目镜上的金属卡口与内镜下部有很好的电器隔离安全性。

三、儿童结肠镜检查及黏膜活检术规范检查表

儿童结肠镜检查及黏膜活检术规范检查核查、评估见表 4-2-1、表 4-2-2。

表 4-2-1　儿童结肠镜检查及黏膜活检术规范检查核查表

项目	内容	是	部分	否
操作前准备	核对患儿信息:包括患儿姓名、性别、年龄、主诉			
	肠道准备:结肠镜检查前 1 天进食半流质或流质饮食			
	查看患儿血常规、凝血功能、心电图及既往结果			
	明确患儿有无结肠镜检查禁忌证			
	确定患儿家属或监护人已签署结肠镜检查知情同意书			
	物品(器械)的准备:确定结肠镜相关设备正常,监护设备、氧气及急救药品准备妥当。还有标本保存设备和相关洗肠用药			
操作过程	进镜过程			
	按顺序通过直肠部			
	按顺序通过直乙移行部			
	按顺序通过乙状结肠及降乙移行部			
	按顺序通过降结肠及脾曲			
	按顺序通过横结肠及肝曲			
	按顺序通过升结肠达盲肠			
	按顺序通过回盲瓣开口入回肠末端			
	观察摄片:每个部位均需有取图动作,可听到取图声音提示			
	观察并口述观察所见:回肠末段			
	回盲瓣			
	阑尾隐窝			

项目	内容	是	部分	否
操作过程	升结肠			
	肝曲			
	横结肠			
	脾曲			
	降结肠			
	乙状结肠			
	直肠			
	观察并能准确描述病变情况			
	部位			
	大小			
	形状			
	边缘			
	周围黏膜情况			
	可能诊断			
	鉴别诊断			
	并在病变部位活检			
操作后处置	向患儿及家属简要介绍检查情况			
	交代患儿及家属术后注意事项,如饮食建议,观察是否有便血等情况			

表 4-2-2 结肠镜检查及黏膜活检术规范检查评估表

项目	5分	4分	3分	2分	1分
操作过程流畅度					
操作检查熟练度					
人文关怀					

评分标准:

5分:操作过程清晰流畅,无卡顿,检查熟练,进镜及退镜方法正确;人文关怀到位,有术前交流、术中安慰及术后饮食及注意事项的交代。

4分:介于5分和3分之间。

3分:操作过程能整体完成,卡顿次数<3次,检查进镜及退镜中方法基本正确,结肠镜反复触及消化道壁<3次;人文关怀不足,但能有部分术前交流、术中安慰及术后饮食及注意事项的交代。

2分:介于3分和1分之间。

1分:操作过程卡顿次数>6次,操作粗暴,结肠镜反复触及消化道壁(次数≥3次);无人文关怀。

四、常见操作错误及分析

1. 过度送气,使得肠管弯曲角度变大,肠管过度扩张伸展,结果导致插入困难,肠管难于短缩取直,同时操作时间延长,穿孔风险也增加。

2. 操作过乙状结肠时,推镜容易造成镜头找不到腔隙,需要轻拉,靠镜头去找腔隙,在分寸之间进腔。

3. 活检后不观察出血情况,由于操作者操作欠规范,活检后直接退镜。

五、目前常用训练方法及培训要点

1. 模型训练　目前结肠镜训练常用训练模型有结肠镜检查训练模型(图 4-2-1),模型由特殊材料制成,它与人体结肠的材质非常相似。模型模仿插入人体大肠时的蠕动感觉。结肠镜检查训练模型是一个实际的训练模型,用以结肠镜检查的插入和位置的确认。结肠镜检查训练模型特征:①柔软,可变的结肠管能提供真实的结肠镜操作感觉,可帮助学员习得防止结肠镜"圈结",伸直结肠镜并安全到达盲肠的技术;②结肠管密封,可用于注气和抽气;③肛门括约肌可用手工泵操控开闭;④模型可摆成左侧、右侧和仰卧体位;⑤应用腹部皮肤封盖,可练习手动腹部按压;⑥滑润剂凝胶(内含)可以润滑结肠镜,也能减少对结肠管的磨损;⑦结肠管可以分离,可用水洗;⑧需要时结肠管可以更换。

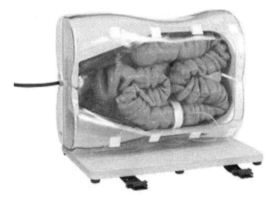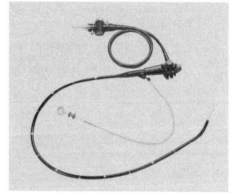

图 4-2-1　结肠镜检查训练模型及结肠镜

2. 虚拟训练　结肠镜虚拟训练器通过模拟结肠镜操作环境,使得结肠镜学习过程可视化,并具备可参与性,让结肠镜学员能更好地学习到结肠镜操作技能。目前较广泛使用的虚拟内镜为 GI Mentor Ⅱ 模拟器(图 4-2-2A)和 EndoVR 模拟虚拟训练系统(图 4-2-2B),它们均采用了人体解剖视觉重现和力反馈技术、触觉反馈系统等,使模拟器的画面清晰、脏器逼真,在使用过程中,模拟患儿可给予相应的触觉反馈,这使得操作更为真实,加深了使用者对操作的感觉体会。这些虚拟训练系统的问世提供了一个安全的教学环境,学员可以安全有效地进行全方位训练,提高方向认知能力、手眼协调能力和操作诊断能力。

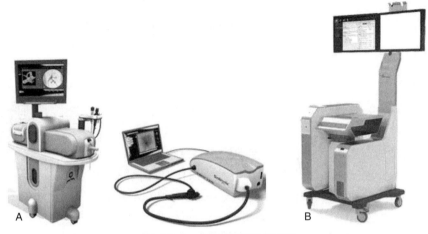

图 4-2-2 结肠镜虚拟训练器
A. GI Mentor II 模拟器;B. EndoVR 模拟虚拟训练系统。

六、相关知识测试题

1. 以下有关结肠镜检查描述中,**错误**的是

   A. 预约检查日期,听从医师安排。检查地点:门诊胃肠镜室

   B. 接受此检查需要进行肠道准备,检查前 3 天开始进食流质或少渣半流质饮食

   C. 检查前 1 天 14:00 开始禁食、禁饮,经口行全消化道清洁灌肠:服用导泻剂清洁肠道,以免影响观察和操作

   D. 不宜带手机等电子设备入胃镜室,以免干扰机器正常运行

   E. 结肠镜检查前应确认患儿父母或监护人已经签署知情同意书

2. 下列患儿中,**不需要**做结肠镜检查的是

   A. 不明原因慢性腹泻   B. 秋季腹泻

   C. 不明原因的下消化道出血   D. 体重不增,生长迟缓

   E. 结肠狭窄

3. 结肠镜检查的绝对禁忌证**不包括**

   A. 休克、昏迷   B. 肠穿孔   C. 完全性肠梗阻

   D. 坏死性肠炎   E. 明显腹胀

4. 结肠镜后腹痛,发现有小的腹腔外穿孔。下面检查/治疗中,**不适当**的是

   A. 禁食   B. 补液   C. 胃肠减压

   D. 立即手术   E. 应用抗生素

5. 关于结肠镜操作,下列选项中**错误**的是

   A. 及时图像记录   B. 退镜时"退退进进",防止骤退

   C. 多充气,充分暴露   D. 活检时多点取样

   E. 避免强行插入

答案:1. B   2. B   3. E   4. D   5. C

(段元冬 邓小鹿)

第三节　儿童胃镜检查及黏膜活检术

一、概况

儿童胃镜检查及黏膜活检术是通过小儿胃镜顺次、清晰地观察食管、胃、十二指肠球部、十二指肠降部的黏膜状态、上消化道蠕动及腔道形态，而且可以进行活体黏膜的病理学和细胞学检查的过程。临床中儿童，尤其是婴幼儿的胃肠腔道狭小、胃肠壁薄，且胃镜操作时配合困难甚至不配合，再加上家长对患儿行胃镜检查的恐惧等原因，导致儿童胃镜操作困难，风险比成人明显增高。行儿童胃镜相关检查的医师不仅需要掌握内镜操作的要点，还需要熟知不同年龄儿童上消化道正常解剖及病变的特点。

儿童胃镜检查
（视频）

二、儿童胃镜检查及黏膜活检术操作规范流程

（一）适应证

1. 诊断适应证　不明原因上腹痛或脐周疼痛；上消化道出血，如呕血、黑便；不明原因的呕吐；吞咽困难、吞咽痛；难治性胃食管反流病；腐蚀性异物；不明原因的腹泻；炎症性肠病；移植物抗宿主病；不明原因的胸痛；不明原因的贫血；不明原因的体重减轻、生长迟缓；其他系统疾病累及上消化道：已有上消化道疾病者。

2. 治疗适应证　上消化道异物或食物嵌塞；经胃镜放置营养管；上消化道出血；食管、胃底静脉曲张；上消化道狭窄；息肉切除；贲门失弛缓症内镜下治疗；经皮内镜下胃造瘘。

（二）禁忌证

1. 绝对禁忌证　有严重的心、肺功能衰竭，或者处于休克、昏迷等状态的不能耐受者；疑有腹膜炎、严重腹胀者；用于诊断上消化道穿孔；急性重症咽喉部疾病胃镜不能插入者，腐蚀性食管炎急性期；精神异常及意识明显障碍，不能配合内镜检查者；严重高血压，明显的胸主动脉瘤患儿。

2. 相对禁忌证　有出凝血机制障碍的出血性疾病者；有腹水者；有发热、急性咽喉炎、扁桃体炎、急性哮喘发作期者；心、肺功能不全者；消化道大出血者，血压波动较大或偏低；严重高血压者；严重出血倾向，血红蛋白<50g/L 或 PT 延长 1.5 秒以上；严重脊柱畸形或巨大消化道憩室。

（三）操作前准备

1. 患儿的准备

（1）对进行胃镜检查的儿童，需要使其做好心理准备。检查前给予适当的心理安慰能减少患儿的不安、焦虑；嘱患儿平静呼吸、不要咽口水，避免不必要的恶心反应；婴幼儿及不能配合的儿童推荐在麻醉或深度镇静下行儿童胃镜检查。

（2）避免交叉感染：了解是否有消化道的传染病，尤其是血源性传染病；检查前完善 HBsAg、抗 HCV、抗 HIV 等检查。

（3）空腹状态：检查前禁食 ≥6 小时，禁饮 ≥2 小时，对于怀疑胃排空延缓、梗阻或者不

全梗阻者,禁食、禁饮更长时间,必要时洗胃。哺乳期婴儿于术前 2~4 小时禁奶、禁水。禁食时间根据饮食种类而不同,母乳 4 小时,配方奶 6 小时,固体食物 8 小时。如果有食管狭窄、幽门梗阻、胃动力不足,则延长禁食时间;如需要行麻醉下胃镜检查,禁食、禁饮 4~6 小时。

(4)监护人签署胃镜检查知情同意书:在操作前必须获得患儿父母或法定监护人签署的知情同意,内容包括内镜操作目的、禁忌证、并发症及处理措施等。

(5)镇静与麻醉:不合作的儿童或婴幼儿应适当给予镇静剂,绝大部分患儿都能顺利完成检查。对于特别恐惧而不能合作的婴幼儿或需要操作时间较长的儿童,可给予短效全身麻醉剂。全身麻醉者需在胃镜检查前完善心电图和胸部 X 线片检查。

2. 物品(器械)的准备

(1)检查胃镜、主机、光源、活检钳、治疗器械、内镜消毒设备等是否正常。术前应检查胃镜的控制钮及注气、注水、吸引器等功能是否正常。

(2)检查图像采集系统及图文报告系统操作是否正常。

(3)检查监护设备、氧气及急救药品是否准备妥当。

(4)消毒巾垫于口侧下方,上面放置承接口腔流出的唾液或呕出物的弯盘。

(5)对于消化道大出血需要急诊行胃镜手术者,术前应查血型及交叉配血,做好输血准备。

(6)黏液祛除剂(如链霉蛋白酶)及祛泡剂(如二甲硅油):在检查前 10~30 分钟服用,可清除胃内黏液与气泡,改善胃镜时胃部及十二指肠的视野,提高微小病变的检出率。

(7)1% 盐酸达克罗宁胶浆或 1% 利多卡因胶浆:予检查前 5 分钟含服 3~10ml,或者使用咽部喷雾麻醉。

3. 操作者的准备

(1)核对信息:包括患儿姓名、性别、年龄、主诉及病史。

(2)确认禁食、禁饮时间。

(3)询问既往有无心、肺、脑疾病等病史;有无服用抗凝、抗血小板药物(如阿司匹林、氯吡格雷等)的情况,以及有无出凝血异常疾病史;有无乙型肝炎、HIV、结核等传染病史。

(4)麻醉胃镜需询问有无麻醉药物过敏史。

(5)查看血常规、凝血功能、心电图、输血前常规及既往结果。

(6)明确有无胃镜检查禁忌证。

(7)确定监护人已签署胃镜检查知情同意书。

(四) 操作步骤

1. 进镜方法　直视下操作,按照循腔进镜的原则,胃镜进镜时,依次经过口腔、咽部、梨状窝、食管、贲门、胃体、胃窦、幽门,然后进入十二指肠球部、十二指肠降部观察,注气应适量,必要时将过多气体吸出;操作过程中,应有专人陪同给予安抚,并密切观察患儿反应。

(1)操作者根据患儿年龄选择不同大小管径的小儿胃镜,左手持胃镜操作部,右手持胃镜前端约 20cm 处的硬性部,调节上下弯角钮,使软管部略弯曲,使胃镜纵轴与食管方向一致。患儿左侧卧位,松开领扣、裤带,双下肢屈曲,助手扶持患儿头部固定紧口垫;在直视下经口圈插入口腔,缓缓沿舌背、咽后壁插入食管,通过食管入口梨状窝后有"落空感"。

(2)胃镜进入食管后,边注气边插入,观察食管腔有无狭窄,黏膜有无溃疡、肿块、憩室、瘘管等病变。根据不同的患儿年龄预估食管长度,在食管下端可见贲门及齿状线,同时注意有无食物及液体贮存,注气使贲门开放后将胃镜插入胃腔。

(3)胃镜通过贲门时,适当充气后进入胃腔,沿胃小弯侧循腔进镜通过胃体,直达胃窦幽门,观察胃腔有无狭窄、溃疡、肿块等病变。进入胃窦后转动胃镜使幽门口始终保持在视野中央,以便推进胃镜进入十二指肠球部,在幽门开放情况下,通过幽门进入十二指肠球部时有"落空感"。

(4)胃镜进入十二指肠球部后,观察十二指肠球部形态,有无溃疡、出血、憩室等病变;沿十二指肠上角旋转胃镜进入十二指肠降段,观察十二指肠乳头、十二指肠黏膜有无溃疡、肿物等病变。

2. 退镜观察　在退镜过程中,应上下、左右方向依次仔细观察十二指肠降部、十二指肠球部、胃窦、胃角、胃体、胃底和贲门,对胃底及贲门部应采用高位反转和正面观察的方法;退出贲门前应吸出胃内气体,然后退入食管观察,直至全部退出。

(1)十二指肠降段:十二指肠降段黏膜为环形皱襞,是典型的小肠管腔结构。随着年龄的增长,环形皱襞越来越粗大,黏膜下血管越来越清晰。在常规情况下,胃镜检查的终点为十二指肠降段,若疑有十二指肠乳头病变,前视镜可观察十二指肠乳头的侧面像,但若观察不满意,可更换用十二指肠镜检查。降段四壁的命名:以十二指肠乳头为定位标准,十二指肠乳头及纵行皱襞所在的一侧为内侧壁,其对侧为外侧壁,二者之间为前壁和后壁,顺时针方向依次:内侧壁、前壁、外侧壁、后壁。水平定位也是以十二指肠乳头为定位标准,描述为"平乳头、乳头下(上)××cm水平"。

(2)十二指肠球部:球部四壁的命名类似胃部,即前壁、后壁、小弯侧及大弯侧。十二指肠球部的观察中尤其要注意后壁,不要漏诊后壁的溃疡或其他病变。

(3)胃窦:以幽门为中心,分别观察胃窦四壁,即前、后壁、小弯侧及大弯侧,如果小弯侧无法全部窥视,将胃镜沿大弯侧进行反转观察。到达胃窦及幽门时,应在全貌后进行近距离仔细观察,注意胃窦及幽门有无溃疡、糜烂、结节、局部褪色、僵直变形等,同时观察幽门开闭运动及是否有十二指肠液反流等功能性改变。

(4)胃角:胃角是由胃小弯折叠而成,前视镜直视观察比较困难。在胃窦部用低位反转法,可见2个腔,上方为胃体腔(可见镜身),下方为胃窦腔(可见幽门),交界的切迹即为胃角切迹,视野的左侧为前壁,右侧为后壁,胃角处为小弯侧,胃角对侧为大弯侧;当胃镜退至胃体中下部时,可对胃角进行正面观察,见到一拱形切迹,即为胃角。但直视观察胃角时,胃角与操作者视线相切,会有很大的盲区。

(5)胃底、贲门部:观察胃底(穹窿部)需反转观察,分为低位反转和高位反转(U型反转)。

1)低位反转法:在胃窦反转观察胃角后,推进胃镜镜面即转向胃体腔,看清胃体小弯侧后再慢慢提拉胃镜,胃镜前端沿胃体小弯侧提拉至胃底部,小弯侧在视野的上方,大弯黏液湖在视野的下方,回拉镜身使镜面接近贲门处,即可观察胃底及贲门;左右旋转观察,不要遗漏镜身后贲门小弯侧。

2)高位反转法:将胃镜退至胃体中上部时,转动镜身向右同时调角钮继续推送胃镜,紧贴贲门口处反转,调整角钮即可仔细观察贲门。在反转观察时,胃镜下方为小弯,上方为大弯,左侧为后壁,右侧为前壁。此法多在活检或者治疗时使用。对残胃者采取的胃镜反转操作类似于高位反转。

(6) 胃体：胃体大弯侧黏膜皱襞较粗，纵向行走如脑回状，上方为小弯侧，是胃角延续部，左右分为胃体前、后壁。胃体较大，分别称为胃体上、中、下部，中部又称垂直部，其后壁与胃镜面呈切线关系，故易遗漏病变。

(7) 食管、贲门：胃部观察后，吸净胃内气体避免腹胀（胃镜处于胃体时吸气）退镜至食管下方正面观察贲门口和齿状线，并注意观察贲门开闭情况，同时观察有无溃疡、糜烂、肿块、疝气、僵直变形等。白色齿状线呈犬牙交错状是胃部腺上皮与食管鳞状上皮交接部位。食管分为上、中、下三段，食管中段有左心房压迹，并可见搏动，食管中段是食管憩室的好发部位，而食管下段是食管炎及食管静脉曲张的好发部位，均应仔细观察。关于食管各壁的判定：定位与胃、十二指肠不同，视野的上方为右侧壁，下方为左侧壁，左侧为前壁，右侧为后壁，但是镜身旋转时会发生改变。难以判断时依据食管内残留液体来判断：液体潴留侧为左侧壁。

3. 摄片留图　胃镜下应观察管腔的大小、形态、胃壁及皱襞情况；黏膜色泽、光滑度、黏膜下血管、分泌物性状及胃蠕动情况。对可疑部位行摄片、活检、刷取细胞涂片等操作。

(1) 食管：食管内摄片 4 张，食管上段、中段、下段和齿状线各 1 张，四壁均包括在内。

(2) 胃底贲门：倒视见贲门内口、胃底各 1 张，正视摄片前、后壁各 1 张。

(3) 胃体：倒视胃体上部前壁，上、中、下小弯侧；正视胃体前壁，后壁，大、小弯侧，上、中、下部的前、后壁及大、小弯侧各 1 张；共 20 张。

(4) 胃角：胃角前、后壁及胃角整体共 3 张。

(5) 胃窦、胃体交界处：窦体交界前、后壁及大、小弯侧各 1 张。

(6) 胃窦幽门：包括胃窦前、后壁及大、小弯侧、胃窦整体及幽门口共 5 张。

(7) 十二指肠球部：球部前、后壁及大、小弯侧、球部整体、球降交界共 6 张。

(8) 十二指肠降部：十二指肠乳头、降部整体（包括四壁）共 2 张。

(9) 病灶的追加拍摄：若发现病灶，则需要更多地观察和摄片了解病灶情况。通常情况下，每个病灶至少拍摄 3 张照片：病灶所在部位的远、中、近距离照片；并仔细近距离观察病灶。

4. 黏膜活检　胃镜下发现病灶或黏膜异常时需要黏膜组织学检查协助诊断时需要行黏膜活检；即使黏膜正常也建议行黏膜活检做病理学检查。根据不同的疾病决定取活检的部位及数量，如：诊断嗜酸细胞性食管炎者，建议在食管上、中、下段分别取活检；诊断幽门螺杆菌感染者，在胃窦、胃体分别取活检；诊断炎症性肠病者，则需要多部位取活检；慢性腹泻者，建议取十二指肠降段、水平段黏膜活检。

注意事项：①麻醉胃镜后禁止高空运动，因为麻醉剂代谢需要一定的时间；2 小时以后先饮水后再进食，否则进食后食物容易呛进呼吸道，引起呼吸困难和窒息，因为食管恢复需要一定时间。②术后当天不要进食，防止进食后取活检的局部黏膜受损，导致术后出现穿孔、出血等并发症。③不要使用抗凝药物，如华法林、阿司匹林等。

(五) 并发症及处理

1. 心、脑血管意外　包括心脏意外（如心绞痛、心律不齐和心搏骤停）、肺部并发症（如低氧血症、呼吸困难），以及脑血管意外等。由于操作时注气过多使冠状动脉血流量减少，操作时间过长，患儿耐受度降低等可能引起心电图异常、血压升高等并发症。

预防措施：操作轻柔，注气不能过多，术前应询问病史；原有心、脑、肺疾病的患儿，术前应完善血压、心电图及肺功能检查。一旦出现心、脑血管意外,应立即中止检查,就地组织抢救。

2. 麻醉意外 麻醉胃镜检查过程中出现误吸、过敏反应、喉痉挛、呼吸困难、苏醒延迟等,出现意识障碍甚至死亡。因此胃镜手术时必须由麻醉医师进行麻醉,避免严重并发症。

预防措施:操作轻柔,注气不能过多,术前应询问病史了解既往病史及药物使用情况。

3. 消化道穿孔 由于活检取材过深、撕拉过甚或在较深的溃疡底部活检;胃镜操作经验不足,特别对消化道解剖结构不明,操作粗暴、动作不熟练;存在原发病变等,均可引起消化道穿孔。穿孔部位通常在梨状窝、食管入口、幽门口和十二指肠球部前壁等处。

预防措施:操作轻柔,循腔直视下进镜,活检时注意深度。一旦发生穿孔,应立即中止检查,可行 X 线透视观察膈下是否有游离气体以确诊,必要时先放胃管并请外科协助处理。

4. 消化道出血 多发生在活检后、内镜治疗时,或发生于有凝血机制障碍者。多因操作不当引起器械损伤,也可因注气过多后剧烈呕吐后发生贲门黏膜撕裂后出血。

预防措施:操作轻柔,注气不能过多,术前应仔细询问病史,怀疑有出血倾向或静脉曲张者应尽量避免活检,必要时术前检查出凝血时间、血小板计数及凝血酶原时间(PT)。活检时保持视野清晰,看清病灶,避开血管,活检结束后若发现局部出血,应及时采取止血措施:喷洒冰盐水、去甲肾上腺素溶液,以及注射 1:10 000 肾上腺素溶液或硬化剂;如果是血管性出血,必要时可用金属止血夹止血。一定要观察到出血停止后再退镜,必要时给予输血及外科协助处理。

5. 感染 操作时反流引起的吸入性肺炎、咽部外伤感染、一过性菌血症、器械清洗消毒不严引起的医源性感染等。

预防措施:操作轻柔,适时抽吸,严格器械清洗消毒。

6. 药物副作用 术前药物过敏引起头晕、恶心、头痛、手指麻木,甚至呼吸困难、血压下降、过敏性休克等。

预防措施:术前仔细询问药物过敏史,副作用出现时应立即给予抗过敏处理。

7. 低血糖反应 因长时间禁食、禁饮,患儿会出现心悸、乏力、出汗、饥饿感、面色苍白、震颤、恶心呕吐等低血糖反应,严重的可能出现意识模糊、精神失常、肢体瘫痪、大小便失禁、昏睡、昏迷等。

预防措施:术前仔细询问病史,出现时应立即给予进食进饮,必要时给予静脉高糖治疗。

8. 其他 下颌关节脱臼、喉头痉挛、贲门撕裂综合征、腮腺肿大、支气管哮喘、虚脱、坠床、惊厥、癫痫发作、拔镜困难等,还有因操作时间长、注气过多引起的肠内压增高或肠痉挛、非穿孔性气腹等。

预防措施:操作轻柔,注气不能过多,术前仔细询问病史并评估病情是否适合胃镜检查,根据情况酌情处理。

(六) 操作注意事项

1. 在学习胃镜操作前,需学习相关理论,包括胃镜适应证、禁忌证;掌握上消化道及邻近脏器的解剖结构,掌握常见上消化道疾病的胃镜下表现及处理原则,轻柔操作,避免暴力进镜。

2. 操作过程中循腔直视进镜,保持视野清晰,如胃腔内仍有黏液附着,需要清洁干净。

3. 观察胃腔的过程中适当注气,以吸气、充气相结合的方式进行检查,观察要仔细,特别是病变好发区,对每个解剖位置都应确认无疑,不要遗漏检查部位,尽量不留盲区。对病变区域进行重点检查,注意黏膜隆起性、凹陷性的病变及黏膜色泽的改变,并对可疑病变处进行活检。

4. 胃镜检查中及时做好记录,对标志性部位、病变部位,治疗操作前后均要采集清晰照片,及时用图像进行记录;及时记录患儿的监护、用药情况,包括血氧饱和度、脉搏、心率、血压等,如进行麻醉下操作,要有完整的麻醉记录。

5. 如需活检,需在直视情况下进行靶向活检,一定要根据相关指南和共识意见进行规范活检。注意向患儿及其家属交代活检后注意事项。

6. 术后处理　仅做常规胃镜并未行活检的患儿,术后若咽喉部无不适感,且无明显腹胀、腹痛即可进食;麻醉胃镜术后24小时内禁止高空运动,并需有专人陪同;未行活检者术后2小时可进食,最好进食半流质;行活检者术后需要禁食2~3小时,之后可进食冷流质,1天后恢复正常饮食。同时需注意观察有无呕血、黑便情况。

（七）相关知识

1. 目前儿童电子胃镜有2种类型

（1）普通胃镜:插入部外径约10.0mm,活检钳道孔径为2.8mm,有效工作长度约为1 000.0mm,弯曲部弯曲角度:向上180°~210°,向下90°,左右各90°~100°,视野角140°,镜深3.0~100.0mm;适合于6岁以上(体重≥25kg)儿童。

（2）超细胃镜:插入部外径5.0~7.0mm,活检钳道孔径为2.0mm,其余类同普通胃镜。该类内镜由于镜身细小,适合于<6岁(新生儿体重≥3.0kg)。超细胃镜镜身细软,影响镜身顺利前行,尤其是进入十二指肠降段时阻力较大,故年长儿选用镜身稍粗些为宜。

2. 小儿上消化道解剖学特点　新生儿期和婴儿期,食管呈漏斗状,腺体缺乏、黏膜纤弱,而弹力组织、肌层、食管下段括约肌等发育均不成熟,易发生胃食管反流及溢奶。随着年龄的增长,儿童食管的长度、横径,以及胃容量都会增加。

（1）新生儿期:胃在收缩状态时外形较短而厚,缺乏典型的胃底,因胃窦不发达,胃窦与胃体之间缺乏明显的黏膜界线。

（2）婴儿期:胃仍略呈水平位,当小儿直立行走时,其位置变为垂直。

小儿的胃酸和各种酶的分泌均较成人少,且酶活性低下,消化功能差。胃平滑肌发育未完善,在进食大量液体食物后易使胃扩张。早产儿胃排空更慢,易发生胃潴留。婴幼儿肠黏膜肌层发育差,肠系膜柔软而长;肠壁薄、通透性高、屏障功能差。

三、儿童胃镜检查及黏膜活检术规范检查表

胃镜检查及黏膜活检术规范检查核查、评估见表4-3-1、表4-3-2。

表4-3-1　胃镜检查及黏膜活检术规范检查核查表

项目	内容	是	部分	否
操作前准备	核对患儿信息:包括患儿姓名、性别、年龄、主诉			
	询问禁食、禁饮情况			
	询问既往有无高血压、心、肺、脑疾病等病史			

续表

项目	内容	是	部分	否
操作前准备	询问有无服用抗凝、抗血小板药物(如阿司匹林、氯吡格雷等),以及有无出凝血异常疾病史。麻醉胃镜需询问有无麻醉药物过敏史			
	查看血常规、凝血功能、心电图及既往结果			
	明确有无胃镜检查禁忌证			
	确定已签署胃镜检查知情同意书			
	物品(器械)的准备:确定胃镜相关设备正常,包括注气、注水、吸引器正常;图像采集系统及图文报告系统操作正常。监护设备、氧气及急救药品准备妥当。选择适合患儿年龄的胃镜的管径			
操作过程	进镜过程			
	胃镜顺利进入口腔,梨状窝,进入食管入口			
	按顺序通过食管、齿状线及贲门			
	按顺序通过胃体、胃窦到达幽门			
	按顺序通过幽门到达十二指肠球部			
	按顺序通过球部,可见十二指肠乳头,到达十二指肠降段			
	观察摄片:每个部位均需有取图动作,可听到取图声音提示			
	观察并口述观察所见:十二指肠降部			
	十二指肠球部			
	胃窦、幽门			
	胃角			
	反转观察胃体			
	反转观察胃底、贲门			
	胃体下部			
	胃体中部			
	胃体上部			
	贲门、齿状线			
	食管			
	观察并能准确描述病变情况			
	部位			
	大小			
	形状			
	边缘			
	周围黏膜情况			
	可能诊断			

项目	内容	是	部分	否
操作过程	鉴别诊断			
	在病变部位活检			
操作后处置	向患儿家属简要介绍检查情况			
	交代患儿家属术后注意事项,如饮食建议(尤其活检后),观察是否有呕血、黑便等情况			

表 4-3-2　胃镜规范检查评估表

项目	5分	4分	3分	2分	1分
操作过程流畅度					
操作检查熟练度					
人文关怀					

评分标准:

5分:操作过程清晰流畅,无卡顿,检查熟练,进镜及退镜方法正确;人文关怀到位,有术前交流、术中安慰及术后饮食及注意事项的交代。

4分:介于5分和3分之间。

3分:操作过程能整体完成,卡顿次数<3次,检查进镜及退镜中方法基本正确,胃镜反复触及消化道壁<3次;人文关怀不足,但能有部分术前交流、术中安慰及术后饮食及注意事项的交代。

2分:介于3分和1分之间。

1分:操作过程卡顿次数>6次,操作粗暴,胃镜反复触及消化道壁(次数≥3次);无人文关怀。

四、常见操作错误及分析

1. 进食管时误入气管　食管、气管前后毗邻,胃镜插入时患儿紧张、恐惧、不合作,难以配合做吞咽动作,或者是操作者操作技术欠熟练,错把气管当食管等,均可能导致误入气管。

2. 操作时胃镜反复触及上消化道壁、在操作过程中注气过多、右手频繁离开镜身去辅助左手控制胃镜操作部,以及检查中视野频繁偏于消化道腔一侧,观察不完整等。多是由于操作者技术欠熟练或患儿欠合作,以及操作粗暴引起。

3. 活检后不观察出血情况　由于操作者操作欠规范,活检后直接退镜,可能会引起大出血。

4. 婴幼儿进入十二指肠降段困难　因操作者技术不成熟,加之超细胃镜前端柔软,旋转时易滞留在十二指肠球部,加之婴幼儿十二指肠管径小,容易进镜困难。

五、目前常用训练方法及培训要点

1. 模型训练　目前胃镜常用的训练模型有:胃镜与经内镜逆行胰胆管造影术训练模型(图 4-3-1)及整体的消化内镜检查消化内科技能模型(OGI 模型)(图 4-3-2)。模型包括食管、胃、十二指肠各部器官,可以操作定位。可以查看食管、胃、十二指肠黏膜情况,以及学习查看食管静脉曲张、胃息肉、胃溃疡、胃癌早期等 6 种病变情况。优点是用相对真实的胃镜进行训练,触觉反馈、立体感觉与真实操作相近;缺点是相对操作变化较少,适合流程和基本操作手法的训练。

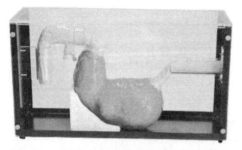

图 4-3-1　胃镜与经内镜逆行胰胆管造影术训练模型

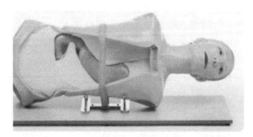

图 4-3-2　消化内镜检查消化内科技能模型（OGI 模型）

2. **虚拟训练**　同本章第二节虚拟训练。

3. **其他**　胃镜角度钮训练、循腔进镜可以利用自制简易模型,比如用纸箱、卷纸等自制模型,还可以用离体动物模型(猪胃肠)及活体动物模型(活体猪)来训练。

六、相关知识测试题

1. 患儿,女,6 岁 5 个月,因"反复大便可见线虫 3 个月"就诊,体重 13kg。下列处理中**不恰当**的是

　　A. 告知胃镜风险,患儿家属签字后完善检查

　　B. 大便常规 + 找虫卵

　　C. 腹部超声

　　D. 血常规检查

　　E. 凝血常规检查

2. 患儿,男,8 岁 3 个月,因"呕血 1 次"就诊。下列检查中,对诊断最为必要的是

　　A. 食物不耐受 14 项

　　B. 大便常规 + 隐血检查

　　C. 告知胃镜风险,患儿家属签字后完善检查

　　D. 血常规及凝血功能检查

　　E. 测量血压

3. 患儿,女,3 岁 2 个月,无出血病史;胃镜检查后,体格检查发现双眼周及前胸大量出血点。下列处理中,最有效的是

　　A. 测量血压　　　　　　　B. 吸氧　　　　　　　　C. 观察

　　D. 查血常规后观察　　　　E. 给予抗过敏治疗

4. 患儿,女,3 岁,因"误服纽扣电池 1 小时"就诊。下列检查中,最合适的是

　　A. 心电图检查　　　　　　　　　B. 胃镜检查 + 取异物

　　C. 腹部超声检查　　　　　　　　D. 血常规检查

　　E. 凝血功能检查

5. 患儿,男,12 岁,因"HP 感染发现十二指肠球部溃疡治疗 8 周后复查"就诊。此次就诊必须进行的检查是

  A. 血常规检查   B. 胃镜检查

  C. 凝血常规检查   D. 心电图检查

  E. 腹部超声检查

答案:1. A 2. C 3. D 4. B 5. B

(段元冬　陈淑媛)

第四节　儿童十二指肠置管术

一、概述

临床营养支持疗法有肠内和肠外两大途径,其中肠内营养(enteral nutrition,EN)是指经口服或管饲途径,通过胃肠道提供营养物质的一种营养支持疗法。当患儿存在上消化道通过障碍时,经鼻胃管、鼻十二指肠、鼻空肠管、胃造口或空肠造口等方式给予肠内营养制剂则称为肠内管饲。幽门后喂养包括鼻十二指肠和鼻空肠管喂养。

二、儿童十二指肠置管术操作规范流程

(一) 适应证

1. 经口摄食不足或不能经口摄食者。

2. 胰、胆疾病选择鼻空肠管喂养,如胰、胆正常而胃不适合喂养,采用鼻十二指肠管喂养。

3. 慢性病导致生长发育迟缓或高代谢状态。

4. 机械通气患儿为降低呼吸机相关肺炎(ventilator associated pneumonia,VAP)的发生,可采用鼻十二指肠或鼻空肠管喂养。

5. 危重病或手术后营养不良者。

6. 需营养治疗的疾病。

(二) 禁忌证

1. 麻痹性或机械性肠梗阻、小肠梗阻、穿孔及坏死性小肠结肠炎。

2. 严重应激状态、血流动力学不稳定。

3. 严重肠道缺血、严重腹胀、中毒性巨结肠或腹腔间隔综合征。

4. 严重呕吐及顽固性腹泻。

5. 食管静脉曲张、严重消化道出血、高输出肠瘘。

6. 严重腹腔内感染。

7. 采取俯卧体位者。

(三) 操作前准备

1. 患儿的准备

(1)心理准备:检查前给予适当的心理安慰,减少患儿的不安、焦虑。

(2)饮食准备:禁食、禁饮 4 小时。

(3) 术前检查: 胃镜辅助下置管需要完善血常规、凝血功能检查; 根据使用的内镜清洗消毒剂的要求, 必要时检查肝功能、HBsAg 等; 全身麻醉者需要完善心电图和胸部 X 线片检查。

(4) 知情同意: 操作之前必须详细情况告知患儿父母或法定监护人, 签署知情同意书。

2. 物品(器械)的准备

(1) 螺旋形鼻肠管。

(2) 消毒手套、纱布、20ml 注射器、听诊器、弯盘、胶布、pH 试纸、生理盐水。

(3) 小儿胃镜, 执物钳。

3. 操作者的准备

(1) 核对患儿信息: 包括姓名、性别、年龄、主诉。

(2) 确认禁食、禁饮时间。

(3) 确定患儿父母或监护人已签署十二指肠置管知情同意书。

(四) 操作步骤

十二指肠置管有 3 种放置方式: ①盲放, 置鼻肠管经鼻直接进入胃、十二指肠或空肠, 或者置管到胃内借助胃动力药自行蠕动到达; ②由内镜或放射科医师放置, 消化科医师用胃镜放置, 或者放射科医师在透视下放置; ③手术中放置, 与胃减压管同时进行置入, 胃管到胃内, 十二指肠管的管尖置过幽门。

1. 床旁手法置鼻空肠管

(1) 根据年龄、体重选用不同型号的鼻空肠管, 洗手, 戴口罩、手套。患儿取左侧卧位或半卧位。

(2) 取出鼻空肠管, 将金属导引钢丝插入鼻空肠管, 使导引钢丝的手柄和管道接口紧密连接。

(3) 测定需要插入的管道长度, 方法是: 测定胸骨剑突至鼻尖再到耳垂的距离, 做好标记, 然后在该标记远端 15cm 和 20cm 处各做 1 个标记。

(4) 管道头部用无菌生理盐水湿润, 选择一侧鼻腔, 将管道沿鼻腔壁缓慢地插入, 插管至第 1 个标记处。

(5) 向管道内注入少量气体或少量无菌生理盐水, 或抽取少量胃液进行 pH 测定, 以确定导管的位置。

(6) 将导管继续插深, 同步后退导引钢丝, 至第 2 或第 3 处标记处, 固定导管插入深度, 缓慢退出钢丝, 最后将导引钢丝完全取出。

(7) 在鼻尖部、面部两处妥善固定导管。

(8) 患儿向右侧卧, 在胃动力正常的情况下, 管道会在 8~12 小时内通过幽门。通过 X 线检查确认导管位置正确后, 即可开始输注肠道营养液。

(9) 如果 12~24 小时无法进入, 可加用胃动力药物(如多潘立酮等), 或胃镜直接协助送入。

(10) 若上述方法仍无效, 可在 X 线透视下直接徒手插入。

2. 胃镜引导下放置鼻空肠管

(1) 根据年龄、体重选用不同型号的鼻空肠管, 洗手, 戴口罩、手套。患儿取左侧卧位。

(2) 取出鼻空肠管, 将金属导引钢丝插入鼻空肠管, 使导引钢丝的手柄和管道接口紧密连接。

（3）管道头部用无菌生理盐水湿润,选择一侧鼻腔,将管道沿鼻腔壁缓慢地插入,同时在口套保护下胃镜从口腔缓慢插入,通过梨状窝、食管、贲门进入胃腔;在胃镜下可见鼻空肠管,助手可协助送鼻空肠管,胃镜到达幽门口时,用执物钳钳取鼻空肠管,在胃镜直视下进入十二指肠球部、十二指肠降段(必须见到十二指肠乳头),继续往下送管 10cm 左右,然后缓慢退出导丝,最后将导引钢丝完全取出,胃镜下见鼻空肠管固定在十二指肠降段,后缓慢退出胃镜。

(五) 并发症及处理

1. 应激性溃疡　重症患儿常并发胃肠局部黏膜缺血坏死而致消化道溃疡。

预防措施:严密观察患儿心率、血压,鼻饲前回抽胃液,观察其性质、颜色,定时测 pH,发现问题应及时处理。

2. 高血糖　主要为两方面原因所致:患儿血糖稳定性下降和应激状态。

预防措施:①配合使用降糖药,如口服降糖药或静脉滴注胰岛素等;②避免短时间大量摄入高糖的液体或膳食;③更换营养制剂的类型,使用少糖类。

3. 反流、误吸　插管患儿吞咽反射减弱或消失,可引起反流和误吸;营养管扭曲、折叠和恶心、呕吐等胃肠道症状等也可引起反流、误吸。

预防措施:更换体位,使用营养制剂 30 分钟内取半卧位或适当抬高床头,并持续至餐后 30 分钟;避免引起患儿咳嗽、紧张的刺激因素(如营养液过烫、进行吸痰等);使用抑酸或保护胃黏膜的药物;减少胃潴留。反流和误吸一旦发生,应立即将患儿头偏向一侧,清除口腔异物,气管内吸引等,并配合后续呼吸支持及药物治疗。

4. 导管堵塞　与导管长期使用后易弯曲、营养液浓度高且黏稠、配置营养液过程中蛋白质凝固等有关。

预防措施:输注前、后应用温开水冲管;使用营养液前检查有无块状沉淀或絮状物。

5. 腹胀　与长期卧床、自身疾病因素或术前准备有关,患儿消化道功能减弱,肠蠕动减慢。

预防措施:使用营养液时减缓滴速、间歇滴注或据情况减少用量,早期下床活动,必要时给予增加胃动力药物,如多潘立酮。

6. 腹泻　与营养液灌注量和速度关系密切,大量未加热营养液进入肠腔可引起腹泻。

预防措施:输液泵恒速泵入,用物需每日消毒。

(六) 操作注意事项

1. 插管时如遇阻力明显增加,不应盲目用力进管。

2. 如果阻力突然消失,提示管端折返胃腔。

3. 肠管喂养时间应<6 周,如>6 周应改为胃肠造瘘。

4. 妥善固定营养管防止滑脱和非计划性自行拔管。

5. 如通过管道用药,应先进行管道清洗。

6. 防止管道堵塞,脉冲式封管。

(七) 相关知识

目前临床应用的鼻肠管型号:多为螺旋形鼻肠管,外径为 3.33mm,长度为 145.00mm(CH10)。适应证:用于肠内营养,适合于需要通过鼻饲且直接进入十二指肠或空肠的患儿;

用于肠道功能基本正常而胃功能受损和 / 或吸入风险增高的患儿(年龄>3 岁)。

三、儿童十二指肠置管术规范检查表

儿童十二指肠置管术规范检查核查、评估见表 4-4-1、表 4-4-2。

表 4-4-1　十二指肠置管术规范检查核查表

项目	内容	是	部分	否
操作前准备	核对患儿信息:包括患儿姓名、性别、年龄、主诉			
	询问患儿禁食、禁饮情况(禁食、禁饮 4 小时)			
	询问患儿既往有无机械性肠梗阻、小肠梗阻、穿孔及坏死性小肠结肠炎等病史			
	查看患儿血常规、凝血功能、心电图及既往结果			
	明确患儿有无十二指肠置管禁忌证			
	确定患儿家属或监护人已签署十二指肠置管知情同意书			
	物品(器械)的准备:螺旋形鼻肠管、消毒手套、纱布、20ml 注射器、听诊器、弯盘、胶布、pH 试纸、生理盐水			
操作过程	床旁手法置鼻肠管			
	根据年龄、体重选用不同型号的鼻肠管,洗手、戴口罩、手套			
	体位:患儿取左侧卧位或半卧位			
	测定需要插入的管道长度			
	留置肠管至胃内:将管道沿鼻腔壁缓慢的插入,插管至第 1 个标记处。向管道内注入少量气体或少量无菌生理盐水,或抽取少量胃液进行 pH 测定,以确定导管的位置			
	固定导管:将导管继续插深,同步后退引导钢丝,至第 2 或第 3 处标记处,固定导管插入深度,缓慢退出钢丝,最后将导引钢丝完全取出。在鼻尖部、面部两处妥善固定导管			
	体位:给予患儿右侧卧位(右侧卧位 45° 角,使肠管靠重力下垂)			
	X 线检查确认导管位置:一般 8~12 小时内通过幽门,如果 12~24 小时无法进入,可加用胃动力药物,如多潘立酮(吗叮啉)等,或胃镜直接协助送入			
	上述方法仍无效,可在 X 线透视下直接徒手插入			
操作后处置	向患儿家属简要介绍留置肠内营养管的目的及配合方法			
	交代患儿及家属置管后注意事项,如体位、妥善固定鼻肠管,防止滑脱等,如有腹痛、腹胀、腹泻、恶心呕吐等不适,应及时告知医护人员			

表 4-4-2 十二指肠置管术规范检查评估表

项目	5分	4分	3分	2分	1分
操作过程流畅度					
操作检查熟练度					
人文关怀					

评分标准：

5分：操作过程清晰流畅，检查熟练，放置导管方法正确；人文关怀到位，有术前交流、术中安慰及术后饮食及注意事项的交代。

4分：介于5分和3分之间。

3分：操作过程能整体完成，放置导管方法基本正确，胃镜引导下放置鼻空肠管时胃镜反复触及消化道壁<3次；人文关怀不足，但能有部分术前交流、术中安慰及术后饮食及注意事项的交代。

2分：介于3分和1分之间。

1分：操作粗暴，进食管入口时误入气管；无人文关怀。

四、常见操作错误及分析

1. 进食管入口时误入气管　可能因为患儿在插管时紧张、恐惧、不合作，难以配合做吞咽动作，也可能因为操作者对食管、气管前后毗邻的解剖关系不清，或操作技术欠熟练，未完全对准食管入口处等。

2. 为防止呕吐反流的发生，建议采取床头抬高 30°~45° 体位、尽可能少用镇静剂、持续缓慢肠内营养输入、每 4 小时监测 1 次胃残留量（GRV）、持续人工气道囊上吸引，必要时应用促进胃肠动力药等措施。平卧体位或过度镇静均可能导致胃内容物反流，故除了必须平卧的患儿（如休克、腰椎穿刺手术后及全身麻醉手术后等），其他患儿均应采取床头抬高 30°~45° 体位，以减少反流误吸的风险，且镇静须适度。

五、目前常用训练方法及培训要点

鼻肠管置管训练模型（图 4-4-1）模拟了一成人男性上半身结构，模型自中切牙至胃内距离在 45~55cm 范围内，胸壁可打开；可取竖坐、半坐位。

（1）解剖结构：包括鼻腔、口腔、牙、舌、悬雍垂、会厌、气管、支气管、双肺、食管、胃；胃采用高强度透明材料制成，可全程观察胃管进出胃腔的过程，胃管头端的位置，灌洗液在胃腔内的冲洗情况。

（2）可进行经口与鼻部胃管置入、管饲营养液灌注、经口鼻气管插管、下三腔两囊管、洗胃、鼻饲、氧气吸入、口腔护理训练。

（3）胸壁可打开，显露出内部的胃和肺脏，可检验操作是否正确。

（4）可以向胃内注入模拟胃液，使用完毕后可方便地将液体引出。

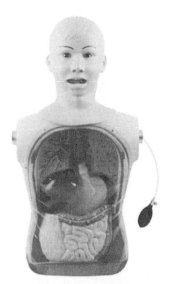

图 4-4-1　鼻肠管置管训练模型

六、相关知识测试题

1. 患儿,男,5岁,急性淋巴细胞白血病,化疗后急性胰腺炎,需要肠内营养(估计时间小于6周),有高度肺吸入风险。该患儿应选择的营养途径是

    A. 鼻胃管   B. 鼻空肠管   C. 胃造口术

    D. 空肠造口术   E. 经口直接喂养

2. 对于需要短时间肠内营养者而言,最严重的并发症是

    A. 恶心   B. 呕吐   C. 腹胀

    D. 腹泻   E. 吸入性肺炎

3. 当患儿在鼻管下行肠内营养过程中出现了反流、误吸时,下列处理措施中**错误**的是

    A. 将患儿头偏向一侧

    B. 每次喂养前需要监测胃残留量

    C. 判断胃管所在位置

    D. 减少吸痰,以免刺激患儿引起呛咳

    E. 清除口腔内异物

4. 下列选项中,**不适合**肠内营养的是

    A. 经口摄食不足/不能经口摄食者

    B. 胰腺、胆管疾病

    C. 慢性病导致生长发育迟缓

    D. 需营养治疗的疾病

    E. 顽固性腹泻

5. 鼻肠管置管操作时,判断胃管在胃内位置的方法**不包括**

    A. 听诊胃内是否有气过水声

    B. 根据插进长度判断

    C. 回抽胃内容物进行 pH 测定

    D. 胸部 X 线检查

    E. 超声检查

答案: 1. B 2. E 3. D 4. E 5. E

(段元冬　邓小鹿)

第五章

儿童肾脏专业专科技能

儿童肾穿刺活
检术（视频）

第一节　儿童肾穿刺活检术

一、概述

肾穿刺活检术是经皮穿刺后取到肾脏组织从而进行病理分析的一种检查手段，为研究肾脏疾病的病因和发病机制、了解肾脏损伤的程度和疾病的演变、判断预后及指导治疗等提供客观依据。该方法现已成为儿科肾脏病学发展不可缺少的一项重要检查技术。

二、儿童肾穿刺活检术操作规范流程

（一）适应证

1. 肾病综合征

（1）激素耐药型肾病综合征。

（2）激素依赖型肾病综合征。

（3）频复发的肾病综合征。

（4）考虑是否继发于全身性疾病的肾病综合征。

2. 急性肾炎综合征病因不明，临床表现不典型或伴有肾功能受损或病程大于 1 年者。

3. 隐匿性肾炎、迁延性肾炎及各种慢性肾炎。

4. 继发性肾小球疾病。

5. 无症状持续性蛋白尿，24 小时尿蛋白定量大于 1g 者。

6. 排除了非肾小球性血尿后，诊断不明的肉眼血尿者。

7. 排除了非肾小球性血尿后，诊断不明反复发作的镜下血尿，病程已经持续 6 个月以上者。

8. 不明原因的急、慢性肾衰竭。

9. 急进性肾小球肾炎。

10. 遗传性肾小球疾病。

11. 肾小管间质疾病。

12. 肾移植后。

（二）禁忌证

虽然随着超声技术的成熟,在超声引导下经皮肾穿刺活检成功率高,严重并发症出现较少。但由于这是一种创伤性的检查手段,因此在进行肾穿刺活检前需要评估患儿有无禁忌证。

1. 绝对禁忌证

(1)有明显出血倾向。

(2)重度高血压。

(3)肾脏畸形:孤立肾、马蹄肾或对侧肾发育不全及萎缩肾,以及肾动脉狭窄者。

(4)极度不配合检查的患儿。

2. 相对禁忌证

(1)合并泌尿系统感染(如活动性肾盂肾炎、肾脓肿、肾结核等)。

(2)肾脏肿瘤或者动脉瘤,多囊肾或游走肾。

(3)严重贫血及心力衰竭等。

(4)慢性肾衰竭。

(5)过度肥胖。

(6)重度腹水。

（三）操作前准备

1. 患儿的准备

(1)在患儿做肾穿刺之前医师应该先对患儿及其家属介绍肾穿刺的目的、可能的并发症及采取的预防和治疗措施,征得患儿家属的理解和同意并签署知情同意书。

(2)对能配合的患儿进行体位和呼吸屏气动作的训练。即患儿取俯卧位,腹部垫以小垫,用腹式呼吸及听口令作屏气动作,便于手术时能得到良好配合。

(3)对于配合的患儿,进行床上大小便的训练。

(4)对于不能配合的患儿,予以苯巴比妥、水合氯醛或地西泮进行术前镇静。

(5)术前完善肾脏超声,了解肾脏大小、位置及右肾活动度;还要完善血常规和凝血功能、肝肾功能、乙型肝炎及免疫相关检查。

2. 物品(器械)的准备

(1)一次性肾穿刺针。

(2)无菌肾穿刺包(内有孔巾、纱布)。

(3)无菌手套。

(4)药品:络合碘、2% 利多卡因注射液 1 支、生理盐水若干瓶,需镇静患儿备好苯巴比妥、水合氯醛或地西泮。

(5)其他:标本固定液、标本瓶、棉签、多头腹带、创可贴、砂轮、沙袋(或盐袋)。

3. 操作者的准备

(1)核对患儿信息:包括患儿姓名、性别、年龄。

(2)询问患儿是否已排大小便。

(3)询问患儿有无服用抗凝、抗血小板药物(如阿司匹林、氯吡格雷等),以及有无出凝血异常疾病史。

(4)查看患儿血常规、凝血功能、乙型肝炎及肾脏超声检查。

（5）明确患儿有无肾穿刺活检禁忌证。

（6）确定患儿监护人已签署肾穿刺活检知情同意书。

4. 肾穿刺活检穿刺点的准备　随着超声技术的发展，超声引导下穿刺活检已为广大临床医师接受。肾穿刺活检是以少数的肾小球病理改变来推断双肾病变，因此所取标本中肾小球数目越多就越能真实地反映肾脏的全貌。肾皮质中肾小球最多，其次是肾皮髓质交界处，所以定位过高或过低都不能取到合格的标本。常规穿刺部位首先选择右肾下极，因右肾下极肾皮质较厚，肾小球数目最多；其次右肾下极略低于左肾；而且右肾下极容易避开大血管，避免损伤肾门处大血管。定位时患儿腹部垫沙袋取穿刺位，先超声常规检查双肾大小、内部结构及有无占位，测量肾皮质厚度，最后选择右侧肾下极皮质肥厚处为穿刺点，设计出最近穿刺路径，超声测量体表至肾下极包膜距离，在体表标记穿刺点。

（四）操作步骤

1. 患儿取俯卧位，腹部垫一沙袋或盐袋（可有效减少肾活动度，有利穿刺准确性）。

2. 常规络合碘消毒。

3. 戴无菌手套，铺无菌孔巾。

4. 2%利多卡因在穿刺点皮肤注射皮丘，然后经皮肤逐层浸润局部麻醉，直达肾包膜。

5. 准备好肾穿刺针在超声引导下从穿刺点进针，使针尖接近肾包膜，然后嘱患儿屏气，击发穿刺针，拔出穿刺针，嘱患儿正常呼吸。

6. 检查是否取到肾组织，如果需要继续取样或无肾组织需要再次取样，可以重复步骤5。

7. 拔针后用无菌纱布紧压穿刺点数分钟。

8. 局部伤口再次络合碘消毒，覆盖创可贴，沙袋或盐袋压迫固定，腹带包扎，平车返回病房。

9. 返回病房后检测血压、脉搏，观察尿量和尿色。镇静的患儿要注意呼吸和血氧饱和度。

10. 书写肾穿刺记录。

（五）并发症及处理

1. 出血　因为肾穿刺本身就会引起肾脏损伤，所以术后最常见的并发症是镜下血尿，常于术后1~5天消失，无须处理。2%~12%穿刺患儿可以出现肉眼血尿，可能与穿刺深度过深、贯通肾实质、损伤肾窦血管有关，还可能与穿刺次数较多有关，肉眼血尿大多在术后1~3天转化为镜下血尿。术后若出现血尿要鼓励患儿多饮水，保证尿路通畅。极个别患儿出血严重时，要监测血压和血红蛋白，配血，积极补液、升压、止血、输血，冲洗膀胱，及时清理膀胱血块。如出血严重仍不能控制，则应及早实施肾动脉介入栓塞治疗，若介入栓塞后仍未见明显好转，应及早进行开放性外科手术治疗。

2. 肾周血肿　部分患儿术后可以发生肾周血肿，经影像学检查判断的血肿发生率在3.88%~70.00%。肾周血肿的出现与穿刺次数有关，也与患儿呼吸不配合，导致穿刺针尖划伤肾包膜有关，还有一些肾脏本身原因（如肾脏高度肿胀或肾病造成肾内结构硬化、穿刺针眼不能有效回缩压迫止血等）有关。肾周血肿经卧床休息及止血治疗后血肿基本会吸收消失，但若超声发现有肾周血肿出现仍要密切随访观察，防止巨大血肿形成，造成严重并发症。

3. 腰痛　部分患儿会出现腰痛，可能与穿刺损伤、肾周血肿、卧床时间过长或精神紧张有关,大多数可自行缓解,无须特殊治疗。肾穿刺还可诱发肠痉挛或原有胃病复发,引起脐周或上腹痛,对症治疗可缓解。

4. 其他 肾内动静脉瘘,损伤肝、脾和肠道等器官,多是因为定位不准确,操作不当所导致。

严格掌握肾穿刺活检术的适应证和禁忌证,做好术前准备,做到定位准确、技术熟练,可以大幅度减少严重并发症。

(六) 操作注意事项

1. 在学习肾穿刺活检前,要学习其适应证、禁忌证,熟悉肾脏的解剖结构,以及儿童肾脏的特点。

2. 术中要掌握击发穿刺针的时机,尤其是对于不配合的儿童,穿刺点过高过低都会影响标本的质量,而且容易出现并发症。

3. 术后处理

(1)患儿术后要平卧 24 小时,注意观察血压、脉搏、腹痛、腰痛、尿量和尿色。如果术后出现肉眼血尿,要延长平卧时间。平卧期间,应在床上大小便。

(2)穿刺后常规补液和碱化尿液。

(3)必要时予以止血药,如酚磺乙胺、维生素 K_1 等。

4. 术后护理

(1)心理护理:肾穿刺活检后患儿,特别是年长儿,往往情绪比较紧张,再加上肾区因穿刺后的疼痛、酸胀不适,会导致患儿产生焦虑情绪,表现为患儿不能入睡、不敢轻易翻身、不敢活动肢体、不敢大小便。术前将肾穿刺活检的目的、术中配合及术后注意事项等宣教内容融入与患儿的沟通过程中,术后耐心解释,并请已行肾穿刺的患儿现身说法,往往能有效舒缓患儿的焦虑情绪,收到良好的心理护理效果,提高患儿的依从性。

(2)病情观察

1)血压:术后绝对卧床、心电监护 24 小时,1 小时测量血压 1 次,平稳后改为 4 小时 1 次。当血压增高时向医师汇报,及时进行处理。

2)避免躯体活动幅度过大,引起伤口出血,观察伤口敷料有无渗血。

3)注意观察病情,如有无腹痛、尿频、尿急、尿痛,有无恶心、呕吐及血尿。

(3)一般护理

1)鼓励患儿多饮水,以少量多次为宜,避免患儿因一次大量饮水而引起呕吐等不适。但应特别注意具体饮水量要根据患儿的病情来决定。

2)指导患儿进食容易消化的食物,避免进食易导致腹胀、便秘的食物。

3)部分患儿术后排不出大小便,可以为患儿创造一个安静、私密的环境,采取心理疏导,指导患儿放松。还可以采取腹部热敷、按摩,诱导排尿。

4)如果患儿主要是因为体位原因导致的尿潴留,可以改变体位,患儿肾穿刺 6 小时后,让患儿侧身排尿或在护士协助下于床边站立排尿。以上方法均不起效时,建议插导尿管导尿。

(4)并发症的护理

1)血尿:患儿平卧 24 小时后,若病情平稳、无肉眼血尿,可下地活动。若患儿出现肉眼血尿,应延长卧床时间直至肉眼血尿消失或明显减轻,术后 3 个月内避免剧烈活动。如果出血较多形成膀胱内血凝块,应行经导尿管膀胱内注射尿激酶溶解血凝块,经尿道排出。

2)肾周血肿:术后8小时内,为肾周血肿的高发阶段,在此阶段,要嘱咐患儿绝对卧床休息。年幼儿童可以通过为患儿播放动画片等方法,转移其注意力。术后超声检查发现肾周血肿的患儿应延长卧床时间,严密监测患儿的面色、血压等情况,叮嘱患儿避免用力排便和剧烈咳嗽等增加腹压的动作。有无症状的小血肿者,可自行吸收,临床上不要需要特殊处理;有较大的血肿者要增加卧床时间,注意超声复查了解血肿情况,直到血肿吸收。

3)腰痛:多数患儿会出现肾穿刺侧的轻微腰痛或腰部不适,一般可以自行缓解,或者服用布洛芬后可缓解疼痛。但如果患儿腰部出现较剧烈的疼痛,应立即通知医师,警惕肾周血肿、血块堵塞肾盂和静脉栓塞等。

(七)相关知识

目前常用的穿刺针有以下两种:

1. Tru-Cut 槽状针　该针由针芯和套管针组成,内芯有尖刀,后有2cm的取物槽,外配套管。缺点是对肾的损伤较大,容易发生肉眼血尿和血肿。

2. 自动穿刺枪　该装置是将 Tru-Cut 槽状针装在一个枪体上,但穿刺针的直径一般比单独 Tru-Cut 槽状针细,价格比较昂贵。此穿刺针穿刺速度快,组织损伤小,术后并发症少,临床应用较广。儿童肾活检针规格一般选用16G,长度15~22cm。

三、儿童肾穿刺活检术规范检查表

儿童肾穿刺活检术规范操作核查、评估见表5-1-1、表5-1-2。

表5-1-1　肾穿刺活检术规范操作核查表

项目	内容	是	部分	否
操作前准备	核对患儿信息:包括患儿姓名、性别、年龄			
	询问是否已解大小便			
	询问有无服用抗凝、抗血小板药物(如阿司匹林、氯吡格雷等)及有无出凝血疾病史			
	查看患儿血常规、凝血功能、乙型肝炎等及双肾超声结果			
	明确患儿有无肾穿刺组织活检禁忌证			
	确定患儿家属已签署肾穿刺组织活检知情同意书			
	物品(器械)的准备:一次性肾穿刺针、无菌肾穿刺包、无菌手套、络合碘、2%利多卡因、镇静用药物、生理盐水、标本固定液、标本瓶、棉签、多头腹带、创可贴、砂轮、沙袋(或盐袋)			
操作过程	患儿取俯卧位,腹部垫一沙袋或盐袋			
	常规络合碘消毒			
	戴无菌手套,铺无菌孔巾			
	2%利多卡因在穿刺点皮肤注射皮丘,然后经皮肤逐层浸润局部麻醉,直达肾包膜			

续表

项目	内容	是	部分	否
操作过程	准备好肾穿针在超声引导下从穿刺点进针,使针尖接近肾包膜,然后嘱患儿屏气,击发穿刺针,拔出穿刺针,嘱患儿正常呼吸			
	检查是否取到肾组织,如果需要继续取样或无肾组织需要再次取样,可以重复上一步骤			
	拔针后用无菌纱布紧压穿刺点数分钟			
	局部伤口再次络合碘消毒,覆盖创可贴,沙袋或盐袋压迫固定,腹带包扎,平车返回病房			
操作后处置	返回病房后监测血压、脉搏,观察尿量和尿色。镇静的患儿要注意呼吸、血氧饱和度			
	书写肾穿刺记录			
	交代患儿家属术后要平卧24小时,吃容易消化的食物。注意观察血压、脉搏、腹痛、腰疼、尿量和尿色。穿刺后常规补液和碱化尿液,必要时予以止血药			

表 5-1-2　肾穿刺活检术规范检查评估表

项目	5分	4分	3分	2分	1分
操作过程流畅度					
操作检查熟练度					
人文关怀					

评分标准:

5分:操作过程清晰流畅,无卡顿,检查熟练,进针方法及穿刺位置正确,1次即成功取到一条肾组织标本;人文关怀到位,有术前交流、术中安慰及术后注意事项的交代。

4分:介于5分和3分之间。

3分:操作过程能整体完成,卡顿次数≤3次,进针方法及穿刺位置基本正确,操作2次可以成功取到一条肾组织标本;人文关怀不足,但能有部分术前交流、术中安慰及术后注意事项的交代。

2分:介于3分和1分之间。

1分:操作过程卡顿次数>3次,操作粗暴,操作2次没有成功取到一条肾组织标本;无人文关怀。

四、常见操作错误及分析

1. 穿刺点的定位不准确,击发穿刺针的时机掌握不当,特别是对于不能很好完成屏气动作的患儿。当穿刺位点不准确时,容易损伤大血管,造成大出血和大的肾周血肿,击发穿刺针的时机掌握不当也容易损伤肾脏,且会穿刺失败。

2. 穿刺后对于腰痛容易忽视,认为是术后的正常现象。若患儿腰部出现较剧烈的疼痛,应立即通知医师,警惕肾周血肿、血块堵塞肾盂和静脉栓塞等。

五、相关知识测试题

1. 为了协助诊断和治疗,下列情况需要行肾穿刺活检术的是

　A. 激素敏感型肾病综合征

B. 链球菌感染后肾小球肾炎

C. 狼疮性肾炎

D. 诊断不明的持续性镜下肾小球性血尿 3 个月

E. 1 周前体检时发现无症状持续性蛋白尿,24 小时尿蛋白定量 300mg

2. 患儿,男,3 月龄,因"发现水肿、蛋白尿 1 周"入院。下列检查中,对诊断最必要的是

A. 心电图　　　　　　　　　　B. 泌尿系统超声

C. 泌尿系统 CT　　　　　　　　D. 肾穿刺活检

E. 24 小时尿蛋白定量

3. 下列情况中,不能行肾穿刺活检术的是

A. HBsAg 阳性　　　　　B. Hb 72g/L　　　　　C. 肥胖

D. 慢性肾衰竭　　　　　E. 孤立肾

4. 肾穿刺活检术后要注意的事项是

A. 术后要平卧 24 小时,注意观察血压、脉搏、腹痛情况

B. 术后要予以水化、碱化

C. 患儿术后排尿不出,肾穿刺 6 小时后,可以让患儿在协助下于床边站立排尿

D. 术后膀胱内有较大血凝块时,可以经导尿管膀胱内注射尿激酶溶解血凝块,经尿道排出

E. 以上都对

5. 肾穿刺活检术的并发症**不包括**

A. 动静脉瘘　　　　　　B. 肾周血肿　　　　　　C. 血尿

D. 蛋白尿　　　　　　　E. 肠道损伤

答案:1. C　2. D　3. E　4. E　5. D

(曹　艳)

第二节　儿童腹膜透析置管术

一、概述

儿童腹膜透析是利用患儿自身腹膜的半透膜特性,通过弥散、对流和超滤,清除体内潴留的代谢产物、纠正电解质和酸碱失衡、超滤过多水分的一种肾脏替代治疗方法。随着技术的不断改进与逐步完善,腹膜透析已成为治疗急、慢性肾衰竭的重要方法。

二、儿童腹膜透析置管术操作规范流程

(一) 适应证

1. 急性肾衰竭　①少尿或无尿;②高容量负荷,如心力衰竭、肺水肿、利尿剂治疗无效的严重高血压等;③电解质或酸碱平衡紊乱;④严重的氮质血症;⑤尿毒症症状,包括脑病和出血。

2. 慢性肾衰竭　下列患儿可优先考虑腹膜透析:①婴幼儿和儿童;②血管条件不好或反复动静脉造瘘失败的患儿;③残余肾功能较好的患儿;④需要白天上学的患儿;⑤交通不

方便的农村偏远地区患儿。

3. 高容量负荷。

4. 电解质或酸碱平衡紊乱。

5. 药物和毒物中毒。

6. 某些急性肝衰竭、急性胰腺炎及多发性骨髓瘤的患儿。

(二) 禁忌证

1. 绝对禁忌证

(1)各种原因导致的腹膜广泛粘连或纤维化,减少了有效腹膜透析面积,使得腹膜清除率下降。

(2)腹壁广泛感染或严重烧伤无法插管者。

2. 相对禁忌证

(1)脐疝、膈疝、腹壁疝等。

(2)严重的心肺功能不全。

(3)缺乏合适的看护者。

(三) 操作前准备

1. 患儿的准备

(1)术前宣教:腹膜透析医师和护士要向患儿及其家属讲述腹膜透析与血液透析的原理、适应证、禁忌证、术后并发症、术后护理、如何操作等,让其选择合适的透析方式,并给予中肯的治疗建议。手术前结合病情向患儿简述腹膜透析置管术的过程,参观腹膜透析治疗和培训室,消除患儿及其家属的紧张心理。

(2)查血常规、凝血酶原时间(PT)、国际标准化比值(INR)、活化部分凝血活酶时间(APTT)等,评估患儿的凝血功能;完善 HBsAg、抗 HIV、梅毒的检查,备血。

(3)术前 1 天清洁腹部皮肤,尤其是肚脐的污垢,术前按下腹部手术常规备皮。

(4)需要取得患儿家属的理解与配合,并签署知情同意书。

(5)用标记笔标记皮肤切口及导管出口位置。

(6)检测患儿和看护人的鼻腔、咽部是否有金黄色葡萄球菌携带。

(7)术前嘱患儿排空大小便,便秘者需做灌肠等通便处理。

(8)术前 1 小时、术后 6~12 小时预防性使用抗生素。对于紧张恐惧者,可于术前予以苯巴比妥钠、水合氯醛或地西泮镇静。

2. 物品(器械)的准备

(1)无菌腹膜透析导管、铜导丝、隧道针、腹膜透析外管、钛接头。

(2)无菌手术包。

(3)无菌手术衣、手套、手术缝线。

(4)药品:络合碘、2% 利多卡因注射液、生理盐水若干瓶,肝素钠 1 支、1.5% 腹膜透析液、无菌石蜡油。

(5)其他:棉签、腹带等。

3. 操作者的准备

(1)核对患儿信息:包括患儿姓名、性别、年龄。

(2)充分了解患儿的情况:熟悉患儿的原发病,一些特殊药物的使用(如免疫抑制剂等),

是否有肺部感染、心力衰竭、出血性疾病等情况,以及患儿既往是否做过腹部手术。

(3)了解患儿目前疾病控制的情况,例如是否控制了血压、血糖,纠正酸中毒、感染等。

(4)询问患儿既往有无服用抗凝、抗血小板药物(如阿司匹林、氯吡格雷等)及有无出凝血异常疾病史。

(5)查看患儿血常规、凝血功能、完善 HBsAg、抗 HIV、梅毒筛查等结果。

(6)明确患儿有无腹膜透析禁忌证。

(7)确定患儿家属已签署腹膜透析置管术知情同意书。

4. 手术切口部位的准备　一般选取脐下 2~3cm 经左旁正中切口为常规切口部位,可以根据个体差异给予适当调整。选择这一部位做切口可避开腹壁的大血管,以免引起出血。腹透管的内涤纶套置于腹直肌内,确保组织迅速长入涤纶套内,利于固定;其导管腹腔内段末端置于患儿直肠膀胱陷凹(直肠子宫陷凹)。

5. 皮肤出口位置的准备　皮肤外出口应该避免腰带位置,外出口的位置要朝下,减少外出口感染及降低透析管相关的腹膜炎发生的危险。对于婴幼儿,出口应该在侧面尿布和尿裤外,开口直接向上。

6. 儿童腹膜透析导管的选择

(1)儿童和婴幼儿腹透导管要随患儿的年龄、身高、体重而选择,插入腹腔内透析管的长度大概相当于患儿脐部至耻骨联合的距离。

(2)儿童急性腹膜透析的导管建议选择 Tenckhoff 导管,较 Cook 导管或其他硬质导管而言,Tenckhoff 导管能保证更好的透析流量,减少导管移位、管周渗漏、腹部脏器损伤和机械性并发症等。

(3)儿童慢性腹膜透析的导管建议选择末端卷曲的双套囊(Cuff)导管(如鹅颈卷曲腹膜透析管),婴幼儿可将 PD 导管外出口定位于胸前,以减少婴幼儿导管相关感染的发生。而且在儿童生长发育过程中,有可能需要更换腹膜透析导管。

(四) 操作步骤

1. 基本方法

(1)直视下手术置管术:这是目前采用最广的置管方法,直视下手术要求将腹膜透析管放置在直肠膀胱陷凹(直肠子宫陷凹)内,以保证引流通畅。

(2)穿刺置管术。

(3)腹腔镜引导下置管术。

2. 手术步骤　目前最常用的手术方法是直视下手术置管术,手术步骤如下:

(1)按腹部手术常规:消毒,铺无菌巾单,连接手术抽吸系统。

(2)局部麻醉:在选择好的手术切口位置,沿纵行用 1% 利多卡因进行皮肤与皮下分层局部浸润麻醉。

(3)切开皮肤与皮下:切开皮肤,分离皮下脂肪至腹直肌前鞘,同时要注意止血(夹闭或结扎)。

(4)切开腹直肌前鞘:于切口中点处同时用止血钳提起腹直肌前鞘,先做一小切口,再换用组织剪进入前鞘内钝性分离,分开后沿中线向下、向上剪开腹直肌前鞘,剪开后可松开止血钳。

(5)钝性分离腹直肌:用止血钳自中点进入腹直肌后纵行用力张开止血钳分离腹直肌,助手用拉钩将腹直肌前鞘及腹直肌向两侧拉开,充分暴露术野后可看到白色的腹直肌后鞘。

(6)切开腹直肌后鞘:于切口中点处同时用止血钳提起腹直肌后鞘及腹膜,先用皮刀做一小切口(约0.5cm),如腹膜在切开腹直肌后鞘时未被同时切开,则助手再用止血钳提起腹膜(白色透明、较薄)同样做小切口,用三把止血钳均匀地夹住腹直肌后鞘与腹膜切口边缘的三个角并提起,用持针器或手指探查切口内,确认进入腹腔。

(7)荷包缝合:术者提起一把位于自己一侧下方的夹于腹直肌后鞘及腹膜边缘上的止血钳于切口边缘下约0.8cm处行荷包缝合,但不结扎荷包,助手要配合术者及时提起或松开其他的止血钳,缝合时注意不要伤及腹腔内器官(主要为肠管和大网膜);缝合有困难时可让助手用持针器或纱布将腹腔内器官推开,针距约为0.3cm。缝合完毕后松开三把止血钳并将缝线两端固定待扎。

(8)置管:将无菌的腹膜透析导管置于肝素盐水中进行浸泡,将两个涤纶袖套轻轻捻压,让肝素盐水充分浸透。一般选带双Cuff的Tenckhoff导管,顺着透析管的自然弯曲将其摆放于术野,查看透析管内白色标志线的走向,用无菌的石蜡油涂抹在铜导丝上,于透析管内插入铜导丝(直径应与透析管的内径相适合),远端至透析管远端前2~3cm,铜导丝的另一端用钳夹住,以免铜导丝末端损伤腹腔脏器。将内有铜导丝的腹膜透析管插入腹膜荷包口,沿着前腹壁向下达到膀胱底部,这时患儿可能有尿意并可感阻力,再将导管向后转180°。操作者感觉导管有"落空感",患儿一般有便意感觉,说明导管腹腔部末端已经达到直肠膀胱陷凹或直肠子宫陷凹,拔出铜导丝,由助手用60ml注射器注入肝素生理盐水50ml后迅速于最低点放出,察看水流线及放出的液体量,若呈连续性线样流出,出水量与入水量相当,则提示置管位置良好。

(9)束紧荷包缝线并打结:由助手用止血钳轻轻提起切口边缘的腹直肌后鞘少许,术者束紧荷包缝线进行深部打结,打结位置于透析管内Cuff下方紧贴着Cuff或Cuff的下端0.2~0.3cm,一般要打3道结。

(10)试水:结扎后试水以观察荷包的密闭性,如渗液量较多,则可能存在结扎不紧或腹直肌后鞘撕裂,需要再行第二道荷包缝合以加强其密封性,缝完后再试水。

(11)间断缝合腹直肌前鞘:先从切口的上方向下间断缝合2~3针,使透析管在腹直肌前鞘的出口位于其中上1/3处为宜,间断缝合所有打开的前鞘。要将透析管内Cuff埋藏于腹直肌内。缝合后再试水。

(12)皮下隧道:距外Cuff约2cm处先局部麻醉出口处皮肤与皮下,将隧道针连接于透析管外出口处,于透析管腹直肌前鞘出口左上方向着出口处行皮下隧道穿刺,方向一般是先稍向上后往下做一小形弧形,目的是避免透析管于腹直肌前鞘出口处有较大的张力而导致张力性透析管移位(漂管)。穿刺成功后拔下隧道针,接5ml注射器。

(13)间断缝合皮下脂肪组织。

(14)间断缝合皮肤。

(15)于切口及隧道出口分别贴上无菌敷料。

(16)连接钛接头和腹膜透析外管。

(17)系好腹带,固定好外管。

(18)冲洗腹腔及试透析:高位放置好1.5%腹透液,与短管连接后,分两次缓慢将少量

1.5% 腹透液灌入腹腔并放空,观察患儿有无不适,以及出水颜色和量。

(19)返回病房后检测血压、脉搏。

(20)书写腹膜透析置管术记录。

(五) 并发症及处理

1. 导管出口和隧道口感染　导管出口和隧道口如果有红肿或者有分泌物时,要警惕感染。出口处和隧道口感染多是由于无菌操作执行不到位造成的,所以术中应严格执行无菌操作,一旦出现出口处感染,使用过氧化氢溶液进行局部冲洗后外涂莫匹罗星软膏,并以无菌敷料覆盖,1 次 /d。如果患儿感染处有分泌物,应及时进行标本取样进行细菌培养检测。

2. 腹膜炎　当患儿出现腹痛、发热、腹部压痛、反跳痛或透析液浑浊,要考虑腹膜炎的发生。儿童腹膜炎的发生率明显高于成人,是儿童放弃腹膜透析更改透析方式的主要原因。儿童腹膜炎以革兰氏阳性菌感染居多,真菌性腹膜炎在儿童中较为少见。一旦考虑患儿出现腹膜炎,留取标本后即开始抗感染治疗,初始治疗采用广谱强效抗生素,给药途径多采用腹腔内给药,腹膜炎症状较重时应配合静脉给药,培养结果出来后根据药敏结果调整抗生素。

3. 腹膜透析导管移位　好发于术后 1 周,肠胀气、升结肠推移、大网膜牵拉、腹膜透析管的弹性回力作用等均可导致术后导管移位。术中导管置入位置不当,导管引出时皮下隧道方向不当,术后肠蠕动异常、便秘、腹泻或伤口愈合前反复牵拉腹膜透析导管也可以造成。表现为腹膜透析单向引流障碍,腹膜透析液流出液量减少、流速减慢或停止。立位腹部 X 线片上可以显示腹膜透析导管移位,不在真骨盆内。为避免导管移位的发生,要注意:①术前排空膀胱;②置入导管时应避开网膜,并将导管末端置于直肠膀胱陷凹(直肠子宫陷凹);③导管引出皮下隧道方向正确;④避免电解质紊乱、慢性肠炎等导致的肠蠕动异常,长时间下蹲或剧烈咳嗽等引起的腹腔压力增高,因此要多吃蔬菜、多活动、保持大便通畅;⑤避免反复牵拉腹膜透析导管。当发生导管移位后,可以使用轻泻剂保持大便通畅,及时排尿,通过改变体位进行导管复位,或者在严格消毒状态下使用导丝复位,如果无效者需要手术重新置管。

4. 导管堵塞　血块、纤维蛋白凝块、脂肪球阻塞,大网膜包裹,导管受压扭曲等都可以导致导管堵塞。表现为腹膜透析液双向或单向引流障碍,腹膜透析流入液量减少、流速减慢或停止。为避免导管堵塞,应采取的措施包括:①鼓励患儿早期下床活动、保持大便通畅;②术中注意防止血液进入腹腔从而避免血块阻塞导管。发生导管堵塞后,可以生理盐水 50ml 快速、加压推入腹膜透析导管。对于血块阻塞者,可以用尿激酶 10 000U 加生理盐水 20ml 注入导管后,封管 5~10 小时。而对于纤维蛋白块阻塞者,则将肝素 5~10mg 加生理盐水 20ml 注入导管,封管 30 分钟。内科保守治疗无效者可考虑直视手术处理或者腹腔镜手术行大网膜切除或堵塞物清除。

5. 管周渗漏　原因主要为置管时腹膜荷包结扎不严密、损伤腹膜透析导管或腹膜透析液注入腹腔后导致腹压升高等,表现为腹膜透析液注入时液体从管周流出。为预防管周渗漏,手术时荷包结扎要紧密且注意避免损伤腹膜透析导管,术后休息 1~2 周开始透析。如果术后必须马上透析,宜小剂量半卧位腹膜透析。发生管周渗漏后,引流出腹膜透析液,放空腹腔。腹腔放空时间越长,渗漏治愈的机会越大。轻度的渗漏通过休息后可自愈,如仍存在,须在其他部位重新置管。

6. 腹壁渗漏　当腹膜存在先天性或后天性缺陷、手术时荷包结扎不紧、腹腔压力增高,腹膜透析时透析液渗出进入腹壁就造成腹壁渗漏。当腹膜透析液流出量减少伴体重增加、腹壁局限性水肿或皮下积液时要警惕腹壁渗漏。预防腹壁渗漏,要注意:①手术时"荷包"一定要结扎紧密。②置管术后休息 1~2 周才开始腹膜透析;如果术后必须马上进行腹膜透析,则应该小剂量半卧位腹膜透析。③避免长时间咳嗽、负重、屏气等增加腹部压力的动作。④减少大容量腹膜透析液留置腹腔时间。

(六) 操作注意事项

1. 在学习腹膜透析置管术前,需学习有关腹膜透析的相关理论,包括腹膜透析的适应证、禁忌证;熟悉腹部的解剖结构,掌握腹膜透析置管术的常见并发症及处理原则。

2. 置管过程中,注意荷包缝合的手法,针距不能太宽,以免术后漏液的并发症。

3. 腹膜透析管要置入直肠膀胱陷凹或直肠子宫陷凹,否则容易发生导管移位。

4. 术后处理

(1) 术后立即给予少量腹透液冲洗腹腔,即进即出。

(2) 手术后,给予血凝酶止血。

(3) 术后第 1 天嘱患儿绝对卧床休息,避免用力咳嗽及排大小便,术后第 2 天可床边活动,术后第 3 天鼓励患儿下床活动。特殊患儿伤口愈合缓慢,可延迟下床活动时间。下床活动时动作要慢,避免有引起伤口牵拉和增加腹压的动作。

(4) 保持大便通畅。

(5) 手术伤口每日换药,当出血、渗液较多时需随时换药,术后 7 天可拆线,营养不良的患儿延长拆线时间。

(6) 以隧道口为中心,用无菌生理盐水清洗隧道口及 1cm 内的皮肤,用碘伏消毒 1cm 以外的皮肤,由中心至四周,然后用无菌敷料覆盖。当隧道口敷料清洁时,可 3 天后再给予换药。当敷料有渗血、渗液时应及时更换。发生隧道口红肿时,可用聚维酮碘纱布湿敷,或以莫匹罗星软膏涂于隧道口。固定外接短管时要注意避免牵拉短管引起隧道口损伤。

(7) 在出口和隧道完全愈合之前避免高举重物、爬楼梯或咳嗽。

(8) 避免便秘、腹泻、尿潴留和深蹲体位。

5. 术后护理

(1) 心理护理:肾衰竭患儿容易出现焦虑、紧张等心理障碍,医护人员要鼓励患儿,并让他们与病区中其他治疗成功的患儿多交流。腹膜透析需要医师、护士、患儿长期坚持、协同配合,才能够保证治疗的有效性。

(2) 病情观察

1) 注意监测血压、脉搏、有无发热,检查敷料有无污染、是否干燥,如发现有污染、潮湿、渗血、渗液等现象,应及时严格按照无菌操作给予更换。定期检查导管,确保导管位置固定牢固、无移位,避免牵拉、扭曲与破损的发生。

2) 腹膜透析后注意体重及水肿是否有减退,要记录 24 小时出入量,评估是否过滤充分,并作好记录。观察液体进出是否通畅,要注意腹透液的温度,液体过凉过热都会使腹膜受到刺激而感到不适,最适宜温度为 37℃。在透析过程中要注意观察患儿的反应,如有腹痛、呼吸急促等情况发生,就立即停止灌液,告知医师。

(3) 一般护理:嘱患儿卧床休息,一般术后无须禁食,患儿如无腹胀、腹痛、恶心、呕吐等不适时,可进食少量流质饮食,并逐渐过渡到半流质饮食,直至正常饮食。由于腹膜透析会导致蛋白大量流失,低蛋白血症会导致伤口愈合不良,因此要正确地指导患儿进食优质高蛋白饮食。便秘患儿应予通便药物,必要时给予灌肠处理。

(4)并发症护理

1)腹膜炎:①注意观察透析液颜色的变化,如果出现浑浊应立即留取标本送检,根据医嘱给予腹腔冲洗,并合理使用抗生素;②更换腹透液前应仔细检查透析液中是否有杂质或浑浊,包装袋是否有损坏,检查透析液的浓度、容量和有效期;③加强对腹透管出口的护理,腹膜透析中严格执行无菌技术操作。

2)导管移位或阻塞:①检查导管是否扭曲或挤压导致导管堵塞;②改善患儿的位置,让患儿翻身或下床;③排空膀胱;④腹腔灌洗,或将肝素或尿激酶注射到腹膜透析管中封管。

3)渗漏:为避免渗漏的发生,患儿一般采用小剂量透析开始,随伤口的愈合增加剂量。

6. 术后培训　患儿腹膜透析需居家进行,因此住院期间要让患儿及其家属掌握腹膜透析的相关知识,实施系统的培训。培训的主要内容有透析换液及加药操作、透析导管的护理、家庭透析环境的管理、营养状况评估,以及居家透析常见问题的解决方案。腹膜透析患儿出院后,医护人员应积极进行电话随访和上门探视。

(七) 相关知识

目临床上常用的腹膜透析管有以下 3 种:

1. Tenckhoff 直管　是目前临床应用最广泛的长期腹膜透析导管,有单涤纶袖套和双涤纶袖套两种,常用的是双涤纶袖套,直管的腹腔段的末端有开口,前端有数个侧孔。

2. Tenckhoff 卷曲管　与直管的不同之处是它的腹腔段末端卷曲,末端有多个小孔。

3. 鹅颈式腹膜透析管　在两个涤纶套之间有一个永久性的弯曲,这种导管的特点是导管在无弹性回力的情况下,皮肤出口朝下,减少隧道口和隧道感染的概率,也能减少导管腹腔末端的移位。

三、儿童腹膜透析置管术规范检查表

儿童腹膜透析置管术规范操作核查、评估见表 5-2-1、表 5-2-2。

表 5-2-1　腹膜透析置管术规范操作核查表

项目	内容	是	部分	否
操作前准备	核对患儿信息:包括患儿姓名、性别、年龄			
	熟悉患儿的原发病及是否使用过特殊的药物,是否有肺部感染、心力衰竭、出血性疾病等情况,患儿既往是否做过腹部手术			
	询问有无服用抗凝、抗血小板药物(如阿司匹林、氯吡格雷等),以及有无出凝血异常疾病史			
	查看患儿血常规、凝血功能、HBsAg、抗 HIV、梅毒的检查结果,备血			
	明确患儿有无腹膜透析置管术禁忌证			

续表

项目	内容	是	部分	否
操作前准备	术前1天清洁腹部皮肤,术前按下腹部手术常规备皮			
	确定患儿家属已签署膜透析置管术知情同意书			
	标记皮肤切口及导管出口位置			
	检测患儿和陪人的鼻腔、咽部是否有金黄色葡萄球菌携带			
	患儿术前排空大小便			
	术前、术后预防性使用抗生素。对于紧张恐惧者,可于术前予以镇静			
	物品(器械)的准备:无菌腹膜透析导管、铜导丝、隧道针、腹膜透析外管、钛接头、无菌手术包、无菌手术衣、手套、手术缝线、络合碘、2%利多卡因、生理盐水、肝素、1.5%腹膜透析液、无菌石蜡油、棉签、腹带			
操作过程	常规进行消毒,铺无菌巾单,连接手术抽吸系统			
	在手术切口位置沿纵行作局部浸润麻醉			
	切开皮肤与皮下			
	切开腹直肌前鞘			
	钝性分离腹直肌			
	切开腹直肌后鞘			
	进行荷包缝合			
	在腹腔内置入腹膜透析管到达直肠膀胱陷凹或直肠子宫陷凹,且察看水流线的形状及放出的液体量			
	束紧荷包缝线并打结			
	结扎后试水以观察荷包的密闭性			
	将透析管内Cuff埋藏于腹直肌内,间断缝合腹直肌前鞘。缝合后再试水			
	将隧道针连接于透析管外出口处,于透析管腹直肌前鞘出口左上方向着出口处行皮下隧道穿刺,穿刺成功后拔下隧道针,接5ml注射器			
	间断缝合皮下脂肪组织			
	间断缝合皮肤			
	于切口及隧道出口分别贴上无菌敷料			
	连接钛接头和腹膜透析外管			
	系好腹带,固定好外管			
	1.5%腹透液冲洗腹腔及试透析,观察患儿有无不适及出水颜色及量			
	返回病房后监测血压、脉搏			
	书写腹膜透析置管术记录			
操作后处置	向患儿家属简要介绍手术情况			
	交代患儿术后注意事项,如饮食建议,观察是否有伤口渗血、感染等情况,避免有引起伤口牵拉和增加腹压的动作			

表 5-2-2　腹膜透析置管术规范核查评估表

项目	5分	4分	3分	2分	1分
操作过程流畅度					
操作检查熟练度					
人文关怀					

评分标准：

5分：操作过程清晰流畅，无卡顿，手术熟练，插管及荷包缝合的方法正确，一次置管成功；人文关怀到位，有术前交流、术中安慰及术后注意事项的交代。

4分：介于 5 分和 3 分之间。

3分：操作过程能整体完成，卡顿次数<3 次，插管及荷包缝合基本正确，二次置管才成功；人文关怀不足，但能有部分术前交流、术中安慰及术后饮食及注意事项的交代。

2分：介于 3 分和 1 分之间。

1分：操作过程卡顿次数>3 次，操作粗暴，二次置管均未成功；无人文关怀。

四、常见操作错误及分析

1. 术前未排大小便，导致术中腹膜透析导管不能置入直肠膀胱陷凹（直肠子宫陷凹），使得术后导管移位。

2. 术中荷包缝合时针距过宽，或束紧荷包缝线打结时结扎不紧密，导致术后渗漏。

3. 术中出血多且流入腹腔，术后形成血凝块堵塞导管，导致腹膜透析液引流障碍。

4. 术中导管引出皮下隧道时方向不正确或者术后便秘，导致腹膜透析导管移位。

五、相关知识测试题

1. 下列情况中，首选置入腹膜透析管进行腹膜透析的是

   A. 男，3 岁，慢性肾脏病，身高 90cm，血红蛋白 72g/L，血尿素氮 18.51mmol/L，血肌酐 306.7μmmol/L

   B. 女，5 岁，腹部 80% 面积烧伤，身高 115cm，血红蛋白 75g/L，血尿素氮 23.51mmol/L，血肌酐 504.2μmmol/L

   C. 女，12 岁，慢性肾衰竭合并严重肺部感染，伴有呼吸困难

   D. 女，14 岁，百草枯中毒 25 小时

   E. 男，12 岁，慢性肾衰竭，伴有炎症性肠病，身高 130cm，体重 26kg

2. 下列情况中，患儿不能再进行腹膜透析，必须马上拔管的是

   A. 术后伤口有出血

   B. 金黄色葡萄球菌性腹膜炎

   C. 真菌性腹膜炎

   D. 腹膜透析液单向引流障碍

   E. 腹膜透析液双向引流障碍

3. 为防止发生腹壁渗漏，注意事项**不包括**

   A. 手术时荷包一定要结扎紧密

   B. 置管术后休息 1~2 周才开始腹膜透析

C. 避免长时间咳嗽

D. 病情需要腹膜透析置管后必须马上进行腹膜透析,应该小剂量半卧位腹膜透析

E. 术前输注白蛋白

4. 患儿,男,7岁,发现少尿4天,无尿1天。血钾6.8mmol/L,血尿素氮38.24mmol/L,血肌酐721.9μmmol/L。下列措施中,对患儿是最必要的是

A. 肾活检   B. 结肠透析   C. 利尿

D. 腹膜透析   E. 静脉输注碳酸钠溶液

5. 对于腹膜透析置管术后患儿,下列处理中**不恰当**的是

A. 吃容易消化的食物   B. 尽早下床活动

C. 给予血凝酶止血   D. 避免尿潴留

E. 手术伤口每日换药,当出血、渗液较多时需随时换药

答案:1. A 2. C 3. C 4. D 5. B

(曹 艳)

第三节 儿童中心静脉置管术

儿童中心静脉
置管(视频)

一、概述

中心静脉置管是把一种特制的导管经皮肤穿刺置留于中心静脉腔内(锁骨下静脉、颈内静脉、股静脉),建立长期的输液途径,或者利用其测定各种生理性参数及进行经导管的检查诊断与治疗。患儿还可经中心静脉置管术留置半永久或临时血透管,连接体外循环后开展一系列血液净化治疗。

在中心静脉置管前进行穿刺部位超声检查,能帮助识别穿刺部位的解剖结构,进行静脉定位及其通畅性检查;穿刺时可实施超声引导,确认穿刺针、导丝及导管位于静脉血管中,提高穿刺成功率。

二、儿童中心静脉置管术操作规范流程

(一) 适应证

1. 严重创伤、脱水、休克、失血量较大、急性循环功能衰竭等危重患儿的抢救。

2. 行较大手术、手术复杂或时间长、预计术中有体液或血液丢失者。

3. 外周血管穿刺困难者。

4. 体外循环下各种心血管手术者。

5. 需长期静脉营养治疗或经静脉药物治疗(化疗、高渗液体、血管刺激性药物)。

6. 中心静脉导管进行中心静脉压测定和血流动力学监测。

7. 建立外周静脉通路困难或患儿需要迅速补充血容量,而外周静脉通路不能满足补液需要者。

8. 需经中心静脉导管植入心脏临时起搏器或心导管检查明确诊断者。

9. 需要为血液透析及其他血液净化治疗(连续性肾脏替代治疗、血浆置换、血液灌流等)留置血液管路者。

（二）禁忌证

中心静脉置管术没有绝对禁忌证,相对禁忌证如下:

1. 静脉损伤或者静脉通路不畅者。

2. 严重的出血或者凝血功能障碍者。

3. 广泛腔静脉系统血栓形成者。

4. 穿刺部位感染、破溃。

5. 严重的上腔静脉压迫综合征患儿应避免进行颈内静脉及锁骨下静脉穿刺置管。

6. 麻醉剂或者肝素过敏者。

（三）操作前准备

1. 患儿的准备

(1)为避免交叉感染,置管前患儿需完善输血前检查、血常规、凝血功能等相关检查。

(2)签署中心静脉置管术知情同意书。

(3)置管前应向患儿及其家属做好解释工作,消除他们的恐惧感,连接心电监护,嘱患儿平静呼吸,必要时鼻导管吸氧。对极度紧张、躁动不安或低龄无法安抚的患儿,可预先给予苯二氮䓬类药物镇静,通常选择咪达唑仑 0.1~0.2mg/kg,缓慢静脉注射。

(4)体位准备:选择股静脉为穿刺部位的患儿取平卧位或轻度头高位,选择颈内静脉和锁骨下静脉为穿刺部位的患儿取头低足高位,肩颈部垫一个软枕。

2. 物品(器械)的准备

(1)根据患儿年龄及体重选择合适的导管穿刺包。

(2)20ml 无菌注射器、无菌纱布、透气敷料等。

(3)2% 利多卡因注射液、肝素(12 500U)1 支、尿激酶(10 000U)1 支、100ml 生理盐水 2瓶,明显躁动者备咪达唑仑(10mg)1 支镇静用。

(4)有条件者备超声仪在床旁帮助颈内静脉及锁骨下静脉定位。

3. 操作者的准备

(1)核对患儿信息:包括姓名、性别、年龄、主诉。

(2)询问患儿有无服用抗凝、抗血小板药物(如阿司匹林、氯吡格雷等),以及有无出凝血异常疾病史。

(3)查看患儿血常规、凝血功能及既往检查结果。

(4)明确患儿有无中心静脉置管术禁忌证。

(5)确定患儿家属已签署中心静脉置管术知情同意书。

(6)准备好监护设备及急救药品。

（四）操作步骤

1. 右颈内静脉穿刺置管(中路法)

(1)体位:患儿去枕平卧,头转向左侧,肩背部垫一薄枕,取头低位 10°~15°。

(2)穿刺点:胸锁乳突肌锁骨头、胸骨头和锁骨形成的三角区的顶端作为穿刺点,颈总动脉前外侧。可先行超声定位,操作者立于患儿头侧,将血管探头涂抹耦合剂后垂直于身体纵轴放置在穿刺部位(短轴)探查,可发现左右并行的血管横断影,偏外侧壁薄、可被探头压闭的无搏动血管即为右颈内静脉。

(3)穿刺部位皮肤消毒,戴无菌手套,铺无菌孔巾。

（4）2% 利多卡因局部浸润麻醉。

（5）0.4g/L 浓度的肝素盐水预充穿刺针、双腔导管,冲洗导丝,注射器抽取少量肝素盐水。

（6）穿刺针连接注射器,与皮肤冠状面成 30°~45°,针尖指向同侧乳头进针,边进针边回抽,有突破感后可回抽出静脉血液,说明针尖已进入静脉内。如为超声引导,则将血管探头涂抹耦合剂后以无菌手套包裹,操作者左手持探头定位右颈内静脉,右手持穿刺针连接注射器,与皮肤冠状面成 30°~45° 进针,有突破感后可见静脉内线状强回声,说明针尖已进入静脉内。

（7）固定穿刺针并插入导丝,退出穿刺针,注意穿刺部位压迫止血。

（8）沿导丝送入扩张器,扩张皮肤、皮下组织至深静脉,退出扩张器。

（9）沿导丝插入导管,导丝末端于导管末端露出后关闭静脉夹,将导管缓慢插入中心静脉。插管深度为: 身高 /10-（1~2）（cm）。

（10）松开静脉夹,抽出导丝后随即关闭静脉夹。

（11）分别检查导管各腔血流是否通畅。

（12）用 10ml 或 20ml 无菌注射器抽取肝素生理盐水,脉冲式充满导管各腔,并盖好肝素帽。

（13）将导管固定侧翼缝合固定到皮肤上。

（14）再次消毒皮肤,无菌敷料覆盖穿刺部位。

（15）行胸部 X 线片确定导管尖端位置。

2. 股静脉穿刺置管

（1）体位:患儿排空膀胱,取仰卧位,不能平卧者可采用半卧位,穿刺侧大腿屈膝、外旋、外展与躯体纵轴成 45°,对侧下肢伸直。

（2）穿刺点:腹股沟韧带下 1.0~2.0cm,股动脉内侧 0.5~1.0cm 处。如进行超声定位,则操作者立于患儿大腿右侧,面向患儿头侧,将血管探头涂抹耦合剂后垂直于身体纵轴放置在穿刺部位（短轴）探查,可发现左右并行的血管横断影,偏内侧壁薄、可被探头压闭的无搏动血管即为右股静脉。

（3）同右颈内静脉穿刺置管（中路法）步骤 "（3）~（5）"。

（4）穿刺针连接注射器,在穿刺点与皮肤冠状面成 30°~45°,针尖指向肚脐进针,边进针边回抽,有突破感后可回抽出静脉血液,说明针尖已进入静脉内。如为超声引导,则将血管探头涂抹耦合剂后以无菌手套包裹,操作者左手持探头定位右股静脉,右手持穿刺针连接注射器,与皮肤冠状面成 30°~45° 进针,有突破感后可见静脉内线状强回声,说明针尖已进入静脉内。

（5）同右颈内静脉穿刺置管（中路法）步骤 "（7）~（8）"。

（6）沿导丝插入导管,导丝末端于导管末端露出后关闭静脉夹,将导管缓慢送入中心静脉,导管 "0" 刻度位于穿刺点皮肤处。

（7）同右颈内静脉穿刺置管（中路法）步骤 "（10）~（14）"。

3. 锁骨下静脉穿刺置管

（1）体位:取头低足高 15°,肩后垫小薄枕,使锁肋间隙充分张开,头转向对侧,穿刺侧上肢垂于体侧并略外展。

（2）穿刺点:锁骨中、外 1/3 交界处,锁骨下 1cm 处。如进行超声定位,则操作者立于患儿右侧,将血管探头涂抹耦合剂后平行于身体纵轴放置在锁骨下缘紧靠穿刺点,声束朝向锁骨内缘,可清晰显示锁骨下静脉。

(3)同右颈内静脉穿刺置管(中路法)步骤"(3)~(5)"。

(4)右手持穿刺针,在穿刺点与皮肤表面成25°~30°,保持针尖向内偏向头侧直指锁骨胸骨端的后上缘进针,边进针边回抽,进针3~5cm后可抽出静脉血液,说明针尖已进入锁骨下静脉内。

(5)同右颈内静脉穿刺置管(中路法)步骤"(7)~(15)"。

(五) 并发症及处理

1. 穿刺部位出血或血肿　充分局部压迫即可。

2. 误穿动脉　常为误穿颈动脉。应立即拔出穿刺针,按压20分钟以避免形成大血肿。

3. 气胸及血气胸　临床表现可有呼吸困难,同侧呼吸音减低,行胸部X线片可确诊。应注意避免穿刺点过低及扩张器进入过深。如仅发生局限性气胸,患儿无症状可先观察,等待自行闭合;如气胸及血气胸较严重,应行胸腔闭式引流。

4. 血栓形成　留置临时管路常见血栓形成,原因为患儿存在高凝状态、管路受压扭曲、肝素用量不足或不规范使用等。导管内血栓最常见,表现为血流量不足或引血、回流不畅;导管外血栓表现为同侧肢体肿胀、疼痛、皮肤色泽改变,应尽早行超声协助诊断,避免栓子脱落进入右心及肺部。处理:对于高凝状态的患儿采用高浓度肝素溶液封管,发生血栓后应用尿激酶溶栓。

5. 感染　股静脉置管术感染率相对较高,临床出现不能解释的寒战、发热、局部压痛和炎症反应时,应高度警惕感染。处理:严格无菌操作,加强局部清洁;一旦确诊即应拔除导管,并行细菌培养,应用抗生素。

6. 心律失常　与导管尖端进入右心房有关,多为窦性心动过速或心房颤动,且为一过性;存在严重心脏疾病的患儿有时可引起致命的室性心律失常。该类患儿应避免颈内静脉置管。

7. 空气栓塞　少见,但可致命。临床表现为突发呼吸困难、缺氧。应注意规范操作,一旦发生,应立即取左侧头低位,经皮行右心房或右心室穿刺抽气,并予呼吸循环支持,高浓度吸氧。

8. 导丝断裂或导丝留在血管内　多由于粗暴操作所致,应注意轻柔操作,不可强行送入导丝。发生后应请相关科室协助解决。

9. 导管功能不良　置管后血流量不足,可能的原因是所选导管内径较小、导管位置不佳(附着在血管壁)、血管条件、血容量不足等。应根据患儿体外循环所需要的血流量选定合适的导管,股静脉置管者应确保导管长度足够,如为导管贴附血管壁导致血流量不足,可将导管翻转或适当调整位置,血容量不足者应补充血容量。

10. 导管脱落　儿童患者发生率较高,系患儿过度活动或自行拔出。需拔管后严格压迫止血,更换部位进行重新穿刺置管。如导管脱出部分很短,可严格消毒后缓慢重新插入并固定。

11. 窒息　颈内静脉穿刺置管者可出现,因穿刺损伤颈内静脉而压迫止血不严格或误穿颈动脉大出血,进而压迫气管,临床上可发现血肿进行性增大,伴有烦躁不安及呼吸困难,严重者可窒息,甚至死亡。一旦发现,应立即切开皮肤减压并压迫或缝合出血点。如患儿已出现窒息症状,应尽早气管插管,必要时行气管切开。

(六)操作注意事项

1. 在进行中心静脉置管操作前,需学习有关中心静脉置管的相关理论知识,包括置管的适应证、禁忌证;熟悉常见穿刺血管(颈内静脉、股静脉、锁骨下静脉)及心脏的解剖结构,轻柔操作,避免误穿入邻近动脉,避免暴力送管。

2. 儿童血管相对较细,血管肌层未发育完全,应根据患儿年龄和营养状况选择合适管径的导管。

3. 术后处理 锁骨下静脉及颈内静脉置管患儿在术后应常规行床旁胸部正位 X 线片了解导管尖端位置,根据实际情况调整送管深度。对于凝血功能欠佳或血小板减少的患儿,置管后穿刺部位可予适当加压包扎,如选择股静脉为穿刺血管者,术后 24 小时内应严密观察双侧下肢皮肤颜色、皮温及腿围,如置管一侧下肢出现皮肤颜色加深、皮温升高或肿胀,应警惕穿刺导管致下肢回流障碍或有血栓形成,可行血管超声帮助鉴别,必要时拔除导管,选择小一号的导管或是更换穿刺部位。

(七)相关知识

目前临床应用于儿童的中心静脉导管种类较多,根据使用时间的长短分为临时性导管和长期(半永久性)导管。临时性导管由生物相容性较好的聚乙烯、聚氨基甲酸酯或硅胶材料制成,可在体内留置较长一段时间。5F 的导管为单腔,中心静脉较细的小婴儿或血管条件不好的患儿可以选择留置两根单腔导管在不同部位静脉。6Fr 以上的导管均为双腔,是临床上主要应用的导管类型;导管含两个腔,静脉腔开口于导管尖端,动脉腔开口于导管侧壁,血液净化时两个腔末端分别与动静脉血路相连,同时完成引血及回血。导管的动脉腔开口部位应与静脉腔开口留有一段距离,以避免增加再循环率而影响透析效果。不同型号的导管适用于不同年龄和体重的患儿(表 5-3-1)。

表 5-3-1 儿童常用中心静脉留置导管类型

年龄	型号 /F	导管类型	导管长度 /cm
<6 月龄	5.0/6.5	单 / 双腔	10.0~12.5
6 月龄 ~<1 岁	6.5	双腔	10.0~12.5
1~6 岁	6.5~8.5	双腔	12.5~15.0
>6 岁	8.5~11.5	双腔	15.0~20.0

注:F 指导管周长(mm)。

由于儿童血管仍在发育,直径较小,且较成人更加难以定位,因此超声引导下的静脉穿刺置管更加安全和可靠,并发症的发生率相对更低。血管探头根据其中心频率不同而分为低频(≤3.5MHz)、中低频(3.5~5.0MHz)、中高频(7.5~10.0MHz)和高频(≥10.0MHz)四种,频率越高,分辨率越高,但穿透性越差。儿童中心静脉置管的超声引导通常选择中高频或高频线阵的探头。

动脉和静脉在超声下呈现不同的特点。超声探头短轴法探查可以较清晰获得血管的横断面声像及动、静脉的伴行关系。动脉在超声下的特征为搏动、圆形和不容易压闭,可观察到管腔内的内膜线;静脉在超声下无法观察到内膜线及搏动,探头加压后管腔可被压闭。

三、儿童中心静脉置管规范检查表

儿童中心静脉置管术规范操作核查、评估见表 5-3-2、表 5-3-3。

表 5-3-2 中心静脉置管术规范操作核查表

项目	内容	是	部分	否
操作前准备	核对患儿信息:包括姓名、性别、年龄、主诉			
	询问有无服用抗凝、抗血小板药物(如阿司匹林、氯吡格雷等)的情况,以及有无出凝血异常疾病史			
	查看患儿血常规、凝血功能及既往检查结果			
	明确患儿有无中心静脉置管术禁忌证			
	确定患儿家属已签署中心静脉置管术知情同意书			
	物品(器械)的准备:确定备好正确规格的导管穿刺包;确定备好利多卡因、肝素、尿激酶、生理盐水、咪达唑仑等药品;监护设备及急救药品准备妥当;有条件者备好超声仪在床旁			
操作过程	体位:颈内静脉或锁骨下静脉置管者取去枕平卧头低位,股静脉置管者仰卧位或半卧位			
	选择正确穿刺点:右颈内静脉穿刺(中路法)选择胸锁乳突肌锁骨头、胸骨头和锁骨形成的三角区的顶端作为穿刺点;股静脉穿刺选择腹股沟韧带下 1.0~2.0cm,股动脉内侧 0.5~1.0cm 处为穿刺点;右锁骨下静脉选择锁骨中、外 1/3 交界处,锁骨下 1.0cm 处为穿刺点			
	消毒			
	局部麻醉			
	肝素盐水预充穿刺针、导管等			
	进针:右颈内静脉穿刺(中路法)者于穿刺点与皮肤冠状面成 30°~45°,针尖指向同侧乳头进针;股静脉穿刺者于穿刺点与皮肤冠状面成 30°~45°,针尖指向肚脐进针;右锁骨下静脉穿刺者于穿刺点与皮肤表面成 25°~30°,保持针尖向内偏向头侧直指锁骨胸骨端的后上缘进针			
	送入导丝			
	扩皮			
	送入导管,确保合适的长度:右颈内静脉穿刺(中路法)和右锁骨下静脉者进管深度[身高 /10–(1~2)(cm)];股静脉穿刺者导管全部送入			
	退出导丝			
	确保各管腔回血通畅			
	肝素盐水冲管,盖好肝素帽			
	固定导管于皮肤上			

项目	内容	是	部分	否
操作过程	消毒,敷盖无菌敷料			
	X 线片确定导管尖端位置:右颈内静脉及右锁骨下静脉穿刺置管后需完善该检查			
操作后处置	经颈内静脉及锁骨下静脉穿刺置管的患儿需行床旁胸部正位 X 线片确定导管尖端位置及是否气胸、血气胸			
	交代患儿及家属术后注意事项,如避免置管侧肢体过度活动,股静脉置管处避免尿、便污染等			
	静脉输液用导管应定期予肝素盐水冲管,血透管应在每次使用后予尿激酶封管,并定期冲管			

表 5-3-3　中心静脉置管术规范操作评估表

项目	5分	4分	3分	2分	1分
操作过程流畅度					
操作检查熟练度					
人文关怀					

评分标准:

5 分:操作过程清晰流畅,穿刺一次成功,检查熟练;人文关怀到位,有术前交流、术中安慰及术后注意事项的交代。

4 分:介于 5 分和 3 分之间。

3 分:操作过程能整体完成,尝试穿刺次数<3 次,能穿刺成功;人文关怀不足,但能有部分的术前交流、术中安慰及术后饮食及注意事项的交代。

2 分:介于 3 分和 1 分之间。

1 分:反复尝试穿刺>6 次,或是穿刺不成功,操作粗暴;无人文关怀。

四、常见操作错误及分析

1. 穿刺针误入动脉　由于操作者对穿刺部位动、静脉的解剖关系不清,操作时未能确定正确穿刺点,或是患儿在操作过程中躁动不安,导致穿刺针误入伴行动脉。

2. 穿刺后不能顺利送入导丝　操作时可能出现不能顺利送入导丝的情况,原因包括:①穿刺针斜面未朝上,穿刺针进针角度过大或过小,穿刺针刺入过深或过浅未能使针尖完全进入静脉腔内;出现该种情况时应将导丝退出,重新调整进针角度和深度,确保回血通畅后再次送入导丝,不可暴力操作。②导丝进入其他静脉分支(如右颈内静脉置管时导丝进入锁骨下静脉),或是导丝下行过程中遇到静脉瓣膜根部或静脉内膜嵴阻挡。静脉内膜嵴是指颈内静脉与锁骨下静脉交界处在静脉腔内出现向头臂静脉入口方向的嵴状内膜突起,其形态大多呈"月牙状",游离缘较基底部更薄。借助床旁超声进行血管路径探查可以帮助识别上述原因。

五、目前常用训练方法及培训要点

1. 模型训练　用于儿童中心静脉置管训练的模型种类单一,仅有儿童股静脉与股动脉穿刺训练模型,如 KAC/H3218 模型,该模型模拟正常儿童大小,触感真实,可模拟股动脉搏动,适用于儿科医师进行股静脉或股动脉穿刺置管操作训练。颈内静脉及锁骨下静脉穿刺置管的训练则需要借助成人中心静脉置管模型来完成。

2. 其他　可以用压脉带模拟血管自制简易模型,进行穿刺置管的模拟训练。

六、相关知识测试题

1. 中心静脉置管的适应证**不包括**

　　A. 长期输液治疗　　　　　　B. 大量、快速扩容　　　　　　C. 血液净化

　　D. 心功能不全　　　　　　　E. 外周静脉穿刺困难

2. 颈内静脉穿刺置管时,通常选择右侧颈内静脉而非左侧,下列选项中,与该选择原因**无关**的是

　　A. 右颈内静脉与无名静脉和上腔静脉几乎成一直线

　　B. 右侧胸膜顶低于左侧

　　C. 右侧无胸导管

　　D. 右侧颈内静脉容易暴露

　　E. 右侧颈内静脉较左侧粗

3. 发生导管感染的原因**不包括**

　　A. 无菌操作不严格　　　　　　B. 患儿全身情况差

　　C. 导管留置时间长　　　　　　D. 置管后未及时使用抗生素

　　E. 患儿免疫功能低下

4. 中心静脉置管术的禁忌证**不包括**

　　A. 严重的出凝血障碍

　　B. 穿刺部位附近有组织感染

　　C. 体温升高

　　D. 准备放置导管的近心端有血管损伤、栓塞等

　　E. 准备放置导管的血管狭窄

5. 置管后发生感染的表现**不包括**

　　A. 突发呼吸困难

　　B. 局部红肿、疼痛

　　C. 血常规示白细胞计数高

　　D. 其他原因不能解释的寒战、发热

　　E. 导管尖端细菌培养阳性

答案:1. D　2. D　3. D　4. C　5. A

(李杏芳　李　瑛)

第四节　儿童血液灌流术

一、概述

血液灌流(hemoperfusion,HP)术是将患儿血液从体内引到体外循环系统内,通过灌流

器中的吸附剂来吸附内源性或外源性毒物、致病物质,以达到清除这些物质目的的一种血液净化治疗方法或手段。血液灌流与其他血液净化方式结合可形成不同的复合式血液净化疗法。血液灌流分为全血灌流和血浆灌流 2 种方式,由于操作简便,全血灌流在我国临床应用普遍。目前,血液灌流治疗在儿科的应用越来越广泛,一方面是婴幼儿和学龄前儿童作为急性中毒的高危人群,血液灌流在其救治中起到至关重要的作用;另一方面,新型吸附材料广泛应用于临床,使得血液灌流术在儿童中的适应证不断扩大。

二、儿童血液灌流术操作规范流程

(一) 适应证

1. 急性药物和毒物中毒

(1)巴比妥类:苯巴比妥、硫喷妥钠、司可巴比妥等。

(2)非巴比妥类催眠镇静药:水合氯醛、地西泮、硝西泮等。

(3)抗精神失常药:奋乃静、氯丙嗪等。

(4)解热镇痛药:阿司匹林、对乙酰氨基酚等。

(5)心血管药:地高辛、奎尼丁等。

(6)其他药物:茶碱类、环磷酰胺、甲氨蝶呤等。

(7)除草剂、杀虫剂、灭鼠药:百草枯、有机磷类物质、氟乙酰胺、毒鼠强等。

(8)铊中毒。

(9)蜂螫、蛇咬、蚊虫叮咬。

2. 尿毒症　联合血液透析能有效清除终末期肾病的代谢废物、毒素,维持内环境平衡。

3. 重症肝炎　特别是暴发性肝衰竭导致的肝性脑病、高胆红素血症。

4. 自身免疫性疾病　系统性红斑狼疮、重症过敏性紫癜、幼年特发性关节炎、银屑病等。

5. 渗出性多形性红斑、重型药物性皮炎、葡萄球菌烫伤样皮肤综合征(重症)。

6. 其他　如甲状腺危象、重症胰腺炎、感染性腹膜炎等。

(二) 禁忌证

1. 绝对禁忌证　对灌流器及相关材料过敏者。

2. 相对禁忌证

(1)具备以下特点的急性中毒不宜进行血液灌流:①对人体迅速起作用的药物,如氰化物;②药物代谢清除率超过血液灌流清除率;③药物分布容积极大或已发生不可逆损伤者;④非脂溶性药物 / 毒物中毒者,血液灌流不如血液透析效果好。

(2)严重血小板减少、明显出血倾向、凝血障碍者。

(3)严重心力衰竭和休克者。

(三) 操作前准备

1. 患儿的准备

(1)血液灌流前应完善血常规、凝血功能、肝肾功能、电解质、HBsAg、抗 HCV、抗 HIV、梅毒初筛、心电图等相关检查;药物或毒物中毒者应在灌流前留取血液标本送检毒物 / 药物浓度测定。

(2)向患儿及其家属交代病情,签署血液灌流知情同意书和血透管置管知情同意书。

(3)建立血管通路:建立方法参见"第五章第三节"相应内容。临床多使用无隧道无涤纶套中心静脉导管。

(4)对躁动不安或无法配合的患儿,可予苯二氮䓬类药物镇静,如咪达唑仑 0.1~0.2mg/kg,缓慢静脉注射。

2. 物品(器械)的准备

(1)根据患儿病情选择合适的血液灌流器及配套的血液灌流机(含专用管路),血液灌流器及血路管道已灭菌并包装完整,备好心电监护设备。

(2)100ml 及 500ml 规格的生理盐水若干瓶、肝素(12 500 U)1 支、尿激酶(10 000U)1 支,需镇静患儿备咪达唑仑(10mg)1 支,备好地塞米松、肾上腺素等急救药品。

(3)10ml 及 20ml 规格的无菌注射器若干支,无菌治疗巾、无菌纱布、无菌手套、络合碘溶液、棉签等消毒物品,医用胶布、垃圾袋、锐器盒等。

3. 操作者的准备

(1)核对患儿信息:包括患儿姓名、性别、年龄、主诉。

(2)询问患儿有无服用抗凝、抗血小板药物(如阿司匹林、氯吡格雷等),以及有无出凝血异常疾病史,查看患儿血常规及凝血功能结果。

(3)明确患儿有无血液灌流术禁忌证,并确定患儿家属已签署血液灌流及血透管置管知情同意书。

(4)床旁备好心电监护设备及急救药品。

(四) 操作步骤

1. 建立血管通路　临床上绝大多数需要血液灌流者都是短期治疗,可使用临时性血透管建立血管通路;尿毒症患儿长期维持性血液灌流者宜采用永久性血管通路。具体操作流程参考本章"第三节"相关内容。

2. 制订治疗处方

(1)选择适宜的血液灌流器及配套血液灌流机(含专用管路)。

(2)确定血流速度为 3~5ml/(kg·min),确定治疗时间为 2~4 小时。

(3)确定抗凝方案:①治疗前评估患儿的凝血状态,确定抗凝方式。②抗凝方案:普通肝素抗凝,一般首剂量 50~100U/kg,静脉注射,追加剂量 20~40U/(kg·h),预期结束前 30 分钟停止追加;低分子量肝素,一般选择 60~80U/kg,在治疗前 20~30 分钟静脉注射,不需要追加剂量。

3. 管路安装和预冲

(1)血液灌流机开机,自检完成后,根据机器提示安装血液灌流器和血路管道。

(2)3 000ml 生理盐水注入无菌溶液袋中,加入肝素 12 500U,即为预冲液。无菌溶液袋与动脉端血路相连接,静脉端血路连接空液袋。

(3)启动预冲模式,血泵运行,预冲盐水量为 3 000ml。预冲结束停止血泵。

4. 上机治疗

(1)双腔血透管消毒后以 10ml 注射器分别连接动脉端和静脉端并回抽,如回抽血液通畅则夹闭静脉夹备用;如回抽血液不畅,则调整血透管角度,或者以尿激酶溶液注入管腔并保留,30 分钟后再次回抽,确保管路通畅后夹闭静脉夹备用。

(2)给予首剂抗凝用肝素 50~100U/kg,冲管。

(3)将血路管道的动、静脉端分别与血透管动、静脉端连接,松开静脉夹,启动血泵,以

3ml/(kg·min)作为起始速度,稳定后适当增加血流速度。

(4)酌情每小时追加肝素,治疗结束前30分钟追加最后一次肝素。

5. 治疗中监测

(1)系统监测:采用专用设备进行灌流治疗时,要密切观察动脉压、静脉压的变化。动脉压端低压报警常见于留置导管出现血栓或贴壁现象;动脉压端高压报警则常因为灌流器内血液阻力增加,多见于高凝现象,应追加肝素剂量;静脉压端低压报警多见于灌流器内凝血;静脉压端高压报警多见于除泡器内凝血、滤网堵塞。

(2)生命体征的监测:在患儿进行灌流过程中应密切观察生命体征的变化。如果患儿出现血压下降,则要相应地减慢血泵速度,适当扩充血容量,必要时可加用升压药物;如果血压下降是由于药物中毒所致而非血容量减少所致,则应当一边静脉滴注升压药物一边进行灌注治疗,以免失去抢救治疗的时机。

(3)反跳现象的监测:①部分脂溶性较高的药物(如催眠药或有机磷类药物)中毒经过血液灌流后,可以很快降低外周循环内的药物或毒物水平,患儿临床症状与体征得到暂时性缓解;但治疗结束后数小时或次日外周组织中的药物或毒物再次释放入血,会导致患儿二次症状或体征的加重。②另一常见原因是没有进行彻底洗胃,而在治疗结束后药物再次经胃肠道吸收入血。密切观察上述药物或毒物灌流治疗结束后患儿状况,一旦出现反跳现象可以再次进行灌流治疗。

6. 下机和术后评估

(1)治疗结束,断开血路管道与血透管的动脉端,将500ml生理盐水连接到血路管道动脉端,回血完成后断开血路管道与血透管的静脉端,将血透管动、静脉端予生理盐水冲管,尿激酶溶液保留,盖好肝素帽。

(2)血液灌流机关机,将血液灌流器及管路拆除并妥善处理。

(3)评估患儿生命体征,血液灌流术后2小时复查血常规、肝肾功能,中毒者抽血复查毒物/药物浓度评估疗效,肝素抗凝者术后8小时复查凝血功能。

(五)并发症及处理

1. 生物不相容性 吸附剂生物不相容的主要临床表现为灌流治疗开始后0.5~1.0小时患儿出现寒战、发热、胸闷、呼吸困难、白细胞或血小板一过性下降(可低至灌流前的30%~40%)。一般不需要中止灌流治疗,可适量静脉注射地塞米松、吸氧等处理;如果经过上述处理后症状仍不缓解并严重影响患儿生命体征而确为生物不相容导致者,应及时中止灌流治疗。

2. 吸附颗粒栓塞 主要发生在早期使用不包膜的活性炭或树脂吸附剂直接进行全血吸附的时期。治疗开始后患儿出现进行性呼吸困难、胸闷、血压下降等,应考虑是否存在吸附颗粒栓塞。

预防与处理:①治疗前严格检查灌流器有无破损,应用足量的生理盐水充分冲洗灌流器;②一旦微粒肺栓塞,应立即停止灌流或吸附,迅速吸氧、高压氧治疗,并采取其他对症措施。

3. 出凝血功能紊乱 活性炭进行灌流吸附治疗时很可能会吸附较多的凝血因子如纤维蛋白原等,特别是在进行肝性脑病灌流治疗时易于导致血小板的聚集而发生严重的凝血现象;而血小板大量聚集并活化后可以释放出大量的活性物质,进而诱发血压下降。治疗中注意观察与处理。在血液灌流过程中,合理应用抗凝药物十分重要,一般用肝素,还要严密观察,血流速度不宜太慢。

4. 血小板减少 由于灌流器包膜不同,血小板破坏程度也不同,血小板减少主要发生在血液灌流后 2 小时内,可降低到灌流前的 30%~40%。如果血小板在出血倾向的临界值（$30 \times 10^9/L$）以上,可以继续血液灌流;如存在消耗性凝血病,血小板可能下降到临界值以下,须输注血小板,并给予泼尼松治疗。

5. 贫血 通常每次灌流治疗均会导致少量血液丢失。因此,长期进行血液灌流的患儿,特别是尿毒症患儿,有可能诱发或加重贫血现象。若患儿有重度贫血,可考虑输注浓缩红细胞。

6. 体温下降 与灌流过程中体外循环没有加温设备、加温设备运转不正常或灌流过程中注入了过多的冷盐水有关。灌流前要保证加温设备运转正常,灌流过程中要注意加温。

7. 空气栓塞 主要原因:①应用简易设备,没有空气检测装备;②治疗前灌流器、血路管道预充时未充分排气;③在血液吸附治疗中应用体外循环的血管通路进行输液、当液体输完未及时发现;④治疗结束回血时用空气回血法,但血泵速度太快等。出现空气栓塞时患儿临床表现:如一次进入 5ml 以上空气,可发生明显的空气栓塞症状,表现为胸闷、呼吸困难、剧烈咳嗽,严重者出现发绀、心律失常、血压下降、抽搐、昏迷,甚至呼吸心搏骤停等。

预防与处理:①预冲时要充分将血管路与灌流器中的气体排净。②在血液灌流治疗中不要应用体外循环的血管通路进行输液,以免疏忽而致空气进入。③治疗结束采用生理盐水回血,并密切观察,一旦回血结束,应当及时关闭血泵,夹闭静脉血管通路。④一旦空气栓塞诊断成立,必须立即停止灌流治疗,吸入高浓度氧气,必要时可静脉应用地塞米松;并且应立即将患儿置于左侧卧位及头低足高位,使空气聚于右心房,不断轻叩患儿背部,有可能将进入肺内的气体拍成"碎泡或泡沫样",防止气体聚集造成肺部大面积栓塞或帮助患儿咳嗽以改善呼吸困难。⑤立即予高流量吸氧。⑥采取其他对症治疗措施:严重者及时进行高压氧治疗。

（六）操作注意事项

1. 掌握恰当的治疗时机 灌流治疗过早则药物尚未形成血药浓度高峰,过晚则药物过多地与外周组织结合。有下列情况者应尽早进行灌流治疗:①毒物中毒剂量过大或已达致死剂量（浓度）者、经常规治疗病情仍恶化者。②病情严重伴脑功能障碍或昏迷者、伴有肝肾功能障碍者、药物有延迟毒性者。

2. 治疗时间 一次灌流治疗时间不宜超过 3 小时。

3. 特异性解毒药物的使用 应与血液灌流同时使用,但要注意吸附剂对解毒药的吸附作用,必要时可加大相应剂量。

（七）相关知识

血液灌流器中的吸附材料是血液灌流的关键所在。血液灌流吸附剂应达到以下标准:①无毒、无过敏反应;②与血液接触不发生理化反应;③有一定机械强度,不发生微粒脱落;④有强大的吸附作用;⑤生物相容性好。吸附剂与血液中吸附质之间的吸附作用主要有物理吸附、化学吸附及生物亲和吸附,临床常用的吸附剂往往以其中一种吸附方式为主导、其他几种作用方式共同参与来完成吸附工作。

目前临床用于血液灌流的吸附剂主要有活性炭吸附剂、树脂吸附剂、免疫吸附剂。

1. 活性炭吸附剂 具有吸附范围广、吸附率高及安全等优点,可以非特异性地吸附肌酐、尿酸、药物、农药成分、胆红素、炎症因子等小分子水溶性物质,主要用于治疗药物中毒及百草枯、有机磷等农药中毒的患儿。

2. 树脂吸附剂　性能稳定、血液相容性好,与活性炭吸附剂相比较少产生微粒脱落,可清除中大分子毒性物质、胆红素,以及与蛋白结合的物质等,主要用于脓毒症、肝病、自身免疫性疾病患儿的辅助治疗。

3. 免疫吸附剂　主要是利用免疫特异性吸附作用去除患儿血液中的致病抗原、抗体或免疫复合物,可用于治疗系统性红斑狼疮、重症肌无力、重症过敏性紫癜等自身免疫性疾病。

三、儿童血液灌术流规范检查表

儿童血液灌流术规范操作核查、评估见表 5-4-1、表 5-4-2。

表 5-4-1　血液灌流术规范操作核查表

项目	内容	是	部分	否
操作前准备	核对患儿信息:包括姓名、性别、年龄、主诉			
	询问一般情况,记录生命体征(脉搏、呼吸、血压)			
	询问患儿既往史、药物过敏史			
	查看患儿血常规、凝血功能、心电图			
	明确患儿有无血液灌流禁忌证			
	确定患儿家长已签署血液灌流知情同意书			
	物品(器械)的准备:确保灌流机运转正常,检查血液灌流器及血路管道。监护设备、氧气及急救药品准备妥当			
操作过程	血液灌流过程			
	正确连接血液灌流器及血路管道			
	肝素生理盐水预冲灌流器			
	建立有效血管通路			
	体外循环体系建立			
	抗凝:灌流开始后启动肝素泵,根据凝血时间调整			
	血液灌流中监护和处理			
	观察动静脉压,及时处置			
	观察患儿生命体征,及时处置			
	血液灌流结束			
	断开管路动脉端,连接生理盐水回血			
	回血完成后断开管路静脉端,血透管盐水冲管,尿激酶封管			
	丢弃灌流器和血路管道,整理床单位			
操作后处置	向患儿家属简要介绍灌流过程中的情况			
	交代患儿术后注意事项,如体位、活动,观察是否出血情况			
	术后复查血常规、凝血功能、相关毒物/药物浓度检测			

表 5-4-2　血液灌流规范操作评估表

项目	5分	4分	3分	2分	1分
操作过程流畅度					
操作检查熟练度					
人文关怀					

评分标准：

5分：操作过程清晰流畅，无卡顿，灌流过程、灌流结束回血正确及术后通路的血管护理正确；人文关怀到位，有术前交流、术中安慰及术后体位、活动及注意事项的交代。

4分：介于 5 分和 3 分之间。

3分：操作过程能整体完成，灌流过程、灌流结束回血及术后通路的血管护理不到位<3次；人文关怀不足，但能有部分术前交流、术中安慰及术后体位、活动及注意事项的交代。

2分：介于 3 分和 1 分之间。

1分：操作粗暴，灌流过程、灌流结束回血及术后通路的血管护理不到位≥3次；无人文关怀。

四、常见操作错误及分析

1. 灌流进行过程中，由于血流不畅，用注射器抽吸管路，会因为负压造成血管通路阻塞。

2. 注意环境温度，寒冷冬天保持较高室内温度及注意管路适度加热。

五、相关知识测试题

1. 患儿，女，13 岁，因"误服毒鼠强 30 分钟"就诊，抽搐，神志不清。下列处理中，**不恰当**的是

    A. 首先尽量洗胃

    B. 尽快中心静脉置管，建立血管通路

    C. 血液灌流

    D. 血常规，电解质检查，凝血功能

    E. 立即腰椎穿刺，送脑脊液检查

2. 下列关于血液灌流与血液透析比较的描述中，**错误**的是

    A. 两者均为血液净化的方法

    B. 治疗药物中毒方面，血液灌流的清除效果要比血液透析好

    C. 治疗药物中毒方面，血液透析能更快清除大分子物质

    D. 神经安定药物和镇静药物的中毒，治疗应首先考虑血液灌流

    E. 对于清除脂溶性较高、分子质量较大、在体内易与蛋白质结合的药物和毒物，首选血液灌流

3. 急性药物和毒物中毒时，血液灌流的适应证**不包括**

    A. 巴比妥类，硫喷妥钠、司可巴比妥(速可眠)等，地西泮(安定)、甲喹酮(安眠酮)、格鲁米特(导眠能)、硝西泮(硝基安定)等

    B. 蜂螫、蛇咬、蚊虫叮咬

    C. 除草剂、杀虫剂、百草枯、有机磷类；灭鼠药，如氟乙酰胺、毒鼠强

D. 铊中毒

E. 对乙酰氨基酚

4. 血液灌流最常见的并发症是

A. 生物不相容性：寒战、发热、胸闷、呼吸困难等

B. 出现低血压

C. 吸附颗粒栓塞：出现进行性呼吸困难、胸闷、血压下降等

D. 出凝血功能紊乱、贫血

E. 血小板减少、体温下降

5. 血液灌流治疗免疫相关疾病的原理是

A. 生物亲和吸附   B. 物理吸附   C. 化学吸附

D. 对流   E. 弥散

答案：1. E 2. C 3. E 4. B 5. A

（党西强 李杏芳）

第五节 儿童血浆置换技术

一、概述

血浆置换（plasma exchange，PE）技术是重要的血液净化方法之一，通过置换原理，清除掉致病因子，同时补充新鲜血浆或人血白蛋白等物质。血浆置换的机制本质上是对流，溶剂是血浆，溶质是电解质、氨基酸、白蛋白和免疫球蛋白。因此，血浆置换不仅可以清除体内中、小分子的物质，更重要的是清除大分子蛋白、免疫复合物等大分子物质，但小分子的清除远不及血液透析（HD）和血液滤过，对水负荷过重的情况也无改善作用。

二、儿童血浆置换技术操作规范流程

（一）适应证

中国医师协会儿科医师分会血液净化专业委员会的《儿童血浆置换临床应用专家共识》推荐适应证如下：

1. 抗中性粒细胞胞质抗体（antineutrophil cytoplasmic antibody，ANCA）相关性血管炎　①急进性肾小球肾炎；②肾功能短期内迅速恶化；③活动性肺泡出血；④伴抗肾小球基膜阳性。

2. 溶血性尿毒综合征。

3. 肝衰竭。

4. 噬血细胞综合征。

5. 儿童重型系统性红斑狼疮。

6. 自身免疫性溶血性贫血　患儿符合以下 3 条中任何 1 条可行血浆置换治疗：①免疫抑制剂起效前患儿病情危重；②为提高有缺氧表现的贫血患儿红细胞的输注效果；③糖皮质激素和 / 或利妥昔单抗等免疫抑制剂治疗失败的危重患儿。

7. 吉兰 - 巴雷综合征（Guillain-Barré syndrome，GBS）　推荐血浆置换治疗指征：①严重

累及呼吸和口咽肌,此类患儿需要机械通气支持;或者瘫痪进展迅速,12~24 小时迅速累及呼吸肌;②自主神经功能障碍引起血压及心率变化,影响患儿的血流动力学。

8. 急性播散性脑脊髓膜炎。

9. 中 - 重度重症肌无力(myasthenia gravis,MG)。

(二) 禁忌证

血浆置换并无绝对禁忌证。相对禁忌证如下:

1. 严重活动性出血或弥散性血管内凝血。

2. 对吸附器的膜、管道、血浆、白蛋白等有严重过敏史。

3. 严重低血压或休克,未稳定的急慢性心功能不全,重度脑水肿伴脑疝等濒危状态。

4. 严重感染。

5. 患儿低体重,与滤器及体外管路血容量严重不匹配者。

6. 精神障碍不能配合者。

(三) 操作前准备

1. 患儿的准备

(1)血浆置换前完善血常规、出凝血指标;人血白蛋白、血清球蛋白、血电解质(钠、钾、氯、钙、磷)、肝功能、肾功能;免疫指标(包括淋巴细胞亚群)及与原发病相关的指标;完善 HBsAg、抗 HCV、抗 HIV、梅毒等输血前检查。

(2)评估患儿适应证和禁忌证,根据病情需要选择单重或双重血浆置换。

(3)向患儿家属交代病情,签署血浆置换知情同意书和血透管置管知情同意书。

(4)建立血管通路:建立方法参见"第五章第三节"相应内容。临床多使用无隧道无涤纶套中心静脉导管。

(5)焦虑或躁动不安的患儿可事先予咪达唑仑 0.1~0.2mg/kg 静脉注射镇静。

2. 物品(器械)的准备

(1)根据患儿病情和体重选择合适的血浆分离器、血浆成分分离器、专用管路及配套的血浆分离机,并核对其型号。要求血浆分离器及血路管道总容量应不超过患儿体重的 10%,否则应予生理盐水或白蛋白溶液进行预充。

(2)准备 100ml 及 500ml 规格的生理盐水若干瓶、抗凝药物(普通肝素、低分子量肝素或枸橼酸溶液)、10% 葡萄糖酸钙若干支、尿激酶(10 000U)1 支,按照医嘱准备血液制品或置换液,双人核查并签字。焦虑或躁动不安的患儿备好咪达唑仑(10mg)1 支镇静用。

(3)一次性使用无菌输液袋若干个、10ml 及 20ml 规格的无菌注射器若干支、无菌治疗巾、络合碘溶液、棉签、止血带、无菌纱布、无菌手套等,治疗车下层备医用垃圾桶(袋)、锐器盒。

(4)常规准备心电监护、血氧监测、地塞米松、肾上腺素等急救药品和器材。

3. 操作者的准备

(1)核对患儿信息:包括患儿姓名、性别、年龄、主诉。

(2)制订治疗处方

1)血浆置换频度:取决于原发病、病情的严重程度、治疗效果及所清除致病因子的分子量、半衰期、体内分布及血浆中的浓度,应个体化制订治疗方案。一般血浆置换频度是每天或间隔 1~2 天,一般 5~7 次为 1 个疗程,或直到致病抗体转阴。

2）血浆置换剂量：单次单重血浆置换剂量以患儿血浆容量的 1.0~1.5 倍为宜。血浆容量的估计可根据下述公式来计算：

$$血浆容量 = 0.065 \times 体重（kg）\times（1-血细胞比容）$$

通常儿童一次置换血浆的量为 40~50ml/kg，对于体重>40kg 的患儿，至多置换 2 000ml。

3）抗凝方法：治疗前患儿凝血状态评估和抗凝药物的选择。①普通肝素：适用于无活动性出血或出血风险、血液高凝状态的患儿。首剂量 50~100U/kg，追加剂量 20~40U/（kg·h），间歇性静脉注射；预期结束前 30 分钟停止追加。肝素剂量应依据患儿的凝血状态个体化调整。②低分子量肝素：适用于无活动性出血或具有潜在出血风险的患儿。一般选择 60~80U/kg，治疗前 20~30 分钟静脉注射，不需要追加。③枸橼酸钠：适用于有严重出血倾向或出血风险高者；设定 4% 枸橼酸钠输注速度为血流速度的 2.0%~2.5%。④阿加曲班：儿童患者应用较少，适用于有活动性出血，或高危出血风险、肝素类药物过敏，或既往发生肝素诱导血小板减少症的患儿。一般首剂量 250μg/kg，追加剂量 1~2μg/（kg·min），持续静脉泵入，应依据患儿监测的血浆 APTT 调整剂量。

4）置换液的种类　①新鲜血浆：优先选择新鲜冰冻血浆，新鲜血浆中含有大部分的凝血因子、补体、白蛋白、免疫球蛋白及其他生物活性成分，是最符合生理需求的置换液，适用于凝血因子缺乏或其他血浆蛋白（免疫球蛋白、补体）缺乏的患儿；缺点是可能导致病毒感染和变态反应，并需要血型匹配才能使用。②白蛋白溶液：常用浓度为 4%~5%。白蛋白中钾、钙、镁浓度均较低，应注意调整，以免引起低钾和 / 或低钙血症；白蛋白溶液的优点是不易导致病毒感染和变态反应，缺点是不含凝血因子、免疫球蛋白。③其他：如晶体液或低分子右旋糖酐等合成的胶体溶液替代物，儿童较少使用。

（四）操作步骤

1. 血浆置换前准备

（1）核对患儿床号、姓名，告知患儿及其家属本次血浆置换的治疗目的，评估患儿精神状态、合作程度、血管通路状况等，测量生命体征并记录。

（2）选择治疗模式：单重或双重血浆置换。

（3）准备并检查设备运转情况：按照设备出厂说明书进行。

2. 单重血浆置换操作流程

（1）开机，机器自检，按照机器要求连接血浆分离器及血路管道，夹闭血管夹。

（2）准备血管通路：将患儿留置的血透管动、静脉端以络合碘棉签消毒，取下肝素帽，取10ml 无菌注射器，松开血管夹后回抽，如回抽血液顺利，则将血透管以生理盐水冲管后再次夹闭备用；如回抽血液不畅，应调整血透管位置直至回血顺畅。

（3）预冲管路及血浆分离器：一次性使用无菌输液袋中配置含肝素生理盐水（普通肝素12 500 U 加入生理盐水 3 000ml），与血路管道动脉端连接，另取空输液袋与血路管道静脉端连接，松开血管夹，选择预冲模式，血泵开始运行。预冲结束后用血管夹夹闭两端。

（4）设置血浆置换各项治疗参数：血流速度 3~5ml/（kg·min），分离血浆速度为血流速度的 1/10~1/6，范围为 200~600ml/h，单次置换时间 2~3 小时；设置各种报警参数。

（5）静脉注射地塞米松：为防止血浆过敏，在血浆置换开始前予地塞米松 5~10mg 静脉注射，在置换过程中如果出现皮疹等表现，可再次追加。

（6）将血路管道动、静脉端分别与血透管动、静脉端连接，新鲜冰冻血浆或白蛋白溶液注入无菌输液袋中,连于血路管道置换液端,置换液袋及血路管道静脉端开启加温装置,检查所有管路连接完毕后松开所有血管夹,开始运行血浆置换治疗模式。

(7)抗凝治疗

1)普通肝素:首剂量 50~100U/kg,追加剂量 20~40U/(kg·h),静脉注射;预期结束前 30 分钟停止追加。

2)低分子量肝素:治疗前 20~30 分钟,静脉注射 60~80U/kg,治疗中不再追加。

3)4% 枸橼酸钠溶液:血路管道动脉端接入,设定速度为血流速度的 2.0%~2.5%;在血路管道静脉端接入 10% 葡萄糖酸钙溶液,设定速度为 4% 枸橼酸溶液泵速的 6.1%。

(8)静脉注射 10% 葡萄糖酸钙溶液:为防止置换血浆后发生低钙血症,在血浆置换时予 10% 葡萄糖酸钙溶液 10ml 静脉注射,1 次 /h,2 次。

(9)术中监测及处理

1)治疗过程中密切监测患儿生命指标,每 30 分钟记录 1 次血压、心率、呼吸频率、经皮氧饱和度。

2)密切观察机器运行情况,包括血流速度、血浆置换速度、跨膜压等,观察管路有无凝血,及时调整抗凝药物用量。

(10)治疗结束下机:达到目标置换量后停止运行置换液泵,夹闭患儿血透管动脉端并断开与血路管道的连接,将生理盐水连接到血路管道动脉端进行回血,回血完成后夹闭所有血管夹,将血路管道与患儿血透管静脉端断开,停止运行血泵。

(11)血透管以生理盐水冲管,尿激酶溶液保留,夹闭,再次消毒后接肝素帽,更换敷料。

(12)处理医用垃圾,整理床单位。

3. 双重血浆置换操作流程

(1)开机,机器自检,按照机器要求连接血浆分离器、血浆成分分离器及血路管道,血管夹夹闭。

(2)同单重血浆置换操作流程“(2)~(3)”。

(3)设置血浆置换各项治疗参数:血流速度 3~5ml/(kg·min),分离血浆和血浆回输泵速为血流速度的 1/10~1/6,范围为 200~600ml/h,血浆成分分离泵速为分离血浆泵速的 1/10;设置各种报警参数。

(4)同单重血浆置换操作流程“(5)~(6)”。

(5)静脉注射 10% 葡萄糖酸钙溶液:双重血浆置换实际置换的新鲜冰冻血浆量虽远小于单重血浆置换,但仍需要警惕低钙血症的发生,故常规予 10% 葡萄糖酸钙溶液 10~20ml,分次静脉注射。

(6)同单重血浆置换操作流程“(8)~(11)”。

(五) 并发症及处理

1. 变态反应　多为大量输入异体血浆或白蛋白所致,通常表现为皮疹、皮肤瘙痒、畏寒、寒战、发热,严重者出现过敏性休克。可在血浆或白蛋白输入前常规应用糖皮质激素;出现上述症状时减慢或停止血泵,停止输入可疑血浆或白蛋白,予以抗过敏治疗,出现过敏性休克者按休克处理。

2. 低血压　与原发病、血管活性药物清除或过敏反应等有关,根据不同的原因进行相应处理。对于治疗前已经有严重低蛋白血症的患儿,根据患儿情况可酌情增加人血白蛋白或血浆的使用剂量,以提高血浆胶体渗透压,增加有效血容量并在治疗开始时减慢血泵速度,以阶梯式增加,逐渐至目标血流量;考虑为血管活性药物清除所致者,必要时适量使用血管活性药物;考虑为过敏反应引起的低血压者,按过敏性休克处理。

3. 溶血 查明原因,予以纠正,特别注意所输注血浆的血型,停止输注可疑血浆;同时应严密监测血钾,避免发生高血钾等情况。

4. 血源性传染疾病感染 主要与输入血浆有关,患儿有感染肝炎病毒和人类免疫缺陷病毒等的潜在危险。

5. 出血倾向 主要与大量使用白蛋白置换液导致凝血因子缺乏、抗凝药物使用过量等有关。对于凝血因子缺乏患儿,可适量补充新鲜冰冻血浆;对于抗凝药物使用过量者,应减少使用剂量,肝素过量可用鱼精蛋白对抗,并适当应用止血药物。

6. 低钙血症 以新鲜冰冻血浆和白蛋白为置换液的患儿易出现低钙血症,可在治疗时静脉注射钙剂来防治低钙血症的发生。

7. 脑水肿 由于新鲜冰冻血浆的胶体渗透压(20mmHg)低于体内血浆胶体渗透压(25~30mmHg),血浆置换治疗后水钠潴留可导致脑水肿发生。对于发生脑水肿的患儿,应给予提高血浆胶体渗透压等对症处置。

(六) 操作注意事项

1. 在血浆置换操作前,需学习血浆置换的相关理论,包括血浆置换的适应证、禁忌证;熟悉血浆置换的操作程序,掌握常见血浆置换相关并发症的临床表现及处理原则。

2. 操作过程中,需严格按操作程序办,密切监测生命体征,对出现的异常情况进行及时处理。

3. 小儿血浆分离器和血透管的选择 小儿血容量约为 80ml/kg,血浆分离器和血液管道总容量不应超过按体重计算的 10%,即 8ml/kg,宜选择儿科专用血浆分离器和管路。

4. 抗凝方法 应根据患儿的血小板计数、凝血功能和肝功能选择合适的抗凝方式。普通肝素抗凝简单易操作,是儿童患者首选的抗凝方式;有血小板计数低、凝血障碍的患儿则考虑使用低分子量肝素或枸橼酸盐抗凝。

5. 小年龄患儿血容量少,在治疗开始时同时需予静脉补充生理盐水或胶体液,治疗时注意血泵速度要从低速开始,逐渐增加,血流量一般为 3~5ml/(kg·min),这些措施能有效预防低血压,保证治疗安全。

(七) 相关知识

目前临床应用的血浆置换主要有以下 2 种模式。

1. 单重膜式血浆分离 利用体外循环方法,通过血浆分离器,将分离出来的血浆全部排除,代以置换同等量的新鲜冷冻血浆或白蛋白溶液以达到治疗目的(图 5-5-1)。

2. 双重膜式血浆分离 是使经血浆分离器分离出来的血浆再通过膜孔更小的血浆滤过器将分子量大的蛋白除去,留下白蛋白等分子量小的蛋白,加上补充液(新鲜冰冻血浆、白蛋白或电解质溶液)输回人体的治疗方法(图 5-5-2)。

由于单重血浆置换需要输入大量白蛋白和其他血浆制品,可能会带来相应副作用,治疗费用较高,且离心法和一次性膜滤过法都是无选择性地除去所有血浆成分,其中可能只含有 1mg 与病因有关的血浆成分,但不得不废弃 210g 蛋白质(以血浆蛋白为 7g/100ml,交换 3L 为例),即丢失 10 000 倍有生理作用的物质,显然不经济。而双重血浆置换选择性除去致病

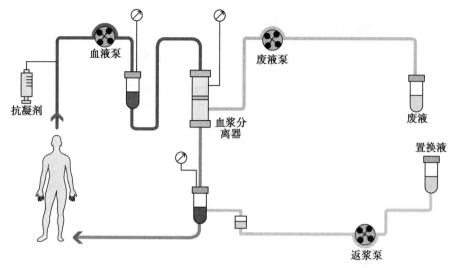

图 5-5-1　单重膜式血浆分离图

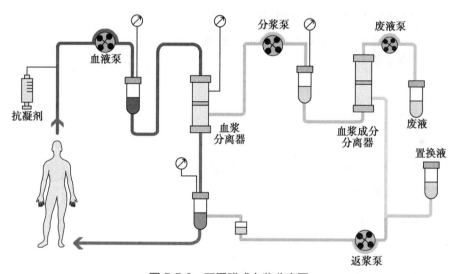

图 5-5-2　双重膜式血浆分离图

性蛋白部分,使经血浆分离器分离出来的血浆再通过膜孔更小的血浆成分分离器,仅将分子量最大的蛋白除去,留下中小分子量的蛋白质(如白蛋白)和其他血浆成分,再适当补充新鲜冰冻血浆或白蛋白溶液输回人体,所需要的置换液仅为标准血浆交换法的 1/4~1/2,而临床效果基本一致,从而节约了大量血浆。

　　为了选择适合的二次滤器,必须了解病因物质的分子量。白蛋白的分子量是 69 000D,如果病因物质的分子量与白蛋白相差悬殊,达数十万级别以上,则可能充分除去,白蛋白也能充分回收;如果病因物质的分子量与白蛋白接近或粒子形状类似,则很难充分除去;若将膜孔变小,则除去的病因物质增多,但同时白蛋白的损失也会增加。该方法实施的问题在于治疗时很难找到把病因物质与白蛋白截然分开的膜。近年来已研制出各种二次滤过膜,可根据不同疾病,分别使用不同种类的血浆成分分离器。

三、儿童血浆置换技术规范操作表

儿童血浆置换技术规范操作核查、评估见表 5-5-1、表 5-5-2。

表 5-5-1　血浆置换规范操作核查表

项目	内容	是	部分	否
操作前准备	核对患儿信息:包括患儿姓名、性别、年龄、主诉			
	询问患儿既往有无心、肾、肺、脑疾病等重要病史			
	询问有无输血过敏史			
	查看患儿血常规、凝血功能、HIV 初筛、乙型肝炎全套、心电图及既往结果			
	计算患儿血浆容量			
	如果有可能,检测所要去除物质在血浆中的浓度水平			
	确定患儿家属已签署血浆置换治疗知情同意书			
	物品(器械)的准备:确定动力相关设备正常;监护设备、氧气及急救药品准备妥当			
操作过程	血浆置换过程			
	正确连接血浆分离器和血路管道,预冲			
	正确设置各项参数			
	建立体外循环体系,开启加温装置,运行治疗模式			
	静脉注射地塞米松			
	间断静脉注射葡萄糖酸钙			
	抗凝治疗			
	血浆置换中监护和处理			
	观察机器运转情况及各项压力指标,及时处置			
	观察患儿生命体征,及时处置			
	血浆置换结束			
	生理盐水回血,回血结束断开体外循环			
	血透管封管护理			
操作后处置	向患儿及家属简述血浆置换情况			
	交代患儿血浆置换术后注意事项,如饮食建议,体位、观察静脉置管局部有无渗血等情况			
	术后复查血常规、凝血功能等			

表 5-5-2　血浆置换技术规范操作评估表

项目	5分	4分	3分	2分	1分
操作过程流畅度					
操作检查熟练度					
人文关怀					

评分标准：

5分：血浆置换操作过程清晰流畅，无卡顿，血管通路选择、操作程序方法正确；人文关怀到位，有术前交流、术中安慰及术后饮食及注意事项的交代。

4分：介于 5 分和 3 分之间。

3分：血浆置换操作过程能整体完成，血管通路选择、操作程序方法基本正确，卡顿 <3 次；人文关怀不足，但能有部分术前交流、术中安慰及术后饮食及注意事项的交代。

2分：介于 3 分和 1 分之间。

1分：操作粗暴，血管通路选择、操作程序方法问题≥3 次；无人文关怀。

四、常见操作错误及分析

1. 参数设置不当　通常血流速度设定为 3~5ml/min，血浆分离速度应不大于血流速度的 1/6，设定血浆置换时间为 2~3 小时。操作中血流速度过慢易发生凝血，血流速度过快则可能导致血压下降。血浆分离速度不宜过快，否则影响置换效率，影响治疗效果。应根据患儿实际情况留置合适的血管通路，目标血浆置换量不宜过大或过小。

2. 无菌操作不严格　血浆置换通常需要连续进行 3~7 次，持续时间在 1~2 周，留置临时血管通路、血管通路的日常维护和血浆置换全过程都应严格无菌，以减少导管相关血流感染的发生。

3. 抗凝不佳　血浆置换前应根据患儿原发病情况和实际凝血功能选择合适的抗凝方式，首选肝素、低分子量肝素，其次选枸橼酸钠。部分需要进行血浆置换的患儿本身存在凝血功能异常，此时选择无肝素方式抗凝是不可取的。凝血功能异常的患儿应预先输注新鲜冰冻血浆纠正凝血障碍，再进行抗凝条件下的血浆置换。枸橼酸钠抗凝对本身存在凝血障碍的患儿有较大的应用优势，应着力推广。

五、相关知识测试题

1. 下列疾病中，需要进行血浆置换的是
   A. 急性肾小球肾炎
   B. ANCA 相关性血管炎伴肺出血
   C. 急性肾小管坏死
   D. 急性间质性肾炎
   E. Ⅲ型狼疮性肾炎

2. 血浆置换技术的基本方法中**不包含**
   A. 间断式离心血浆分离法　　B. 连续式离心血浆分离法
   C. 免疫吸附　　　　　　　　D. 双重滤过血浆置换法
   E. 膜式血浆分离法

3. 血浆置换时通常认为,置换 1 个血浆容量,血浆清除效率为

  A. 65%　　　　　　　B. 75%　　　　　　　C. 85%

  D. 95%　　　　　　　E. 98%

4. 血浆置换输入的白蛋白置换液浓度为

  A. 20%　　　　　　　B. 10%　　　　　　　C. 5%~10%

  D. 4%~5%　　　　　　E. 7%~8%

5. 血浆置换技术的相对禁忌证**不包括**

  A. 对血浆、白蛋白、肝素等有严重过敏者

  B. 药物难以纠正的全身循环衰竭

  C. 非稳定期的心肌梗死、脑梗死

  D. 重度脑水肿伴脑疝

  E. 风湿免疫性疾病

答案: 1. B　2. C　3. A　4. D　5. E

（党西强　李杏芳）

第六章

儿童血液肿瘤专业专科技能

0601

儿童骨髓活检
术（视频）

第一节　儿童骨髓活检术

一、概述

骨髓活体组织检查术简称"骨髓活检术"，是一种通过病理学检查了解骨髓象的检查方法。相较于骨髓穿刺术，骨髓活检术保持了完整的骨髓组织结构，不仅能观察骨髓的细胞学形态，还可观察到骨髓组织中的造血组织和非造血组织，比骨髓涂片更容易发现癌细胞；能更准确地反映造血组织、脂肪组织的比例，反映骨髓造血增生情况，是骨髓瘤、淋巴瘤、转移性肿瘤等骨髓局灶性病变判定及了解骨髓造血增殖情况的重要检查手段。

二、骨髓活检术操作规范流程

（一）适应证

1. 确诊某些造血系统疾病　再生障碍性贫血、骨髓增生异常综合征、骨髓增殖性疾病、骨髓转移瘤、淋巴瘤等。

2. 鉴别诊断各种贫血、粒细胞减少症、脾功能亢进、骨质破坏或骨痛，以及某些发热、肝脾和淋巴结肿大原因不明者。

3. 骨髓穿刺多次干抽或骨髓涂片不能明确诊断者。

（二）禁忌证

1. 绝对禁忌证

（1）血友病患儿存在凝血功能障碍且没有纠正者。

（2）凝血因子重度缺陷者。

2. 相对禁忌证

（1）穿刺部位局部皮肤感染者，需要更换操作部位进行穿刺。

（2）穿刺部位畸形者，需要更换操作部位进行穿刺。

（三）操作前准备

1. 患儿的准备

（1）检查前完善血常规、凝血功能检测。

（2）签署骨髓活检术知情同意书。

(3) 操作前做好解释和安抚工作,消除患儿恐惧心理,做好排尿等准备工作。

(4) 根据患儿的情况,制订镇静方案;有条件的医疗单位可由麻醉医师提供镇静、镇痛,以使操作有效且舒适地进行。

2. 物品(器械)的准备 无菌手套、骨髓活检包、5ml 注射器、络合碘、棉签、胶布、2% 利多卡因、骨髓组织收集管(装 4% 甲醛溶液)。

3. 操作者的准备

(1) 核对患儿信息:姓名、性别、年龄、主诉等。

(2) 明确操作适应证,了解有无禁忌证。

(3) 询问患儿家属有无麻醉药物过敏史。

(4) 确认家属是否签署操作知情同意书。

(5) 查看患儿血常规、凝血功能结果。

(四) 操作步骤

1. 选择合适体位,确定穿刺点

(1) 定位:①髂后上棘,骶椎两侧,臀部上方髂骨有骨性突出处;②髂前上棘,髂前上棘后 1~2cm 处。

(2) 体位:①髂后上棘,俯卧位;②髂前上棘,仰卧位。

2. 消毒,铺巾

(1) 术者洗手,戴口罩、帽子。

(2) 以穿刺点为中心,由内向外环形消毒 3 次,消毒直径 15cm。注意每次消毒不留空隙,每次范围小于前一次,最后一次消毒范围大于孔巾直径。

(3) 检查骨髓活检包的消毒日期,打开骨髓活检包外层 3/4,戴好手套,完全打开骨髓活检包,检查消毒指示卡,检查穿刺针是否通畅。

(4) 以穿刺点为中心铺无菌孔巾,勿将孔巾由有菌区向无菌区拉动。

3. 麻醉 取 5ml 注射器抽取 2% 利多卡因 2ml,由穿刺点平行进针,打一皮丘后,垂直骨面进针,逐层浸润麻醉至骨膜,在骨膜处多点浸润麻醉。注意每次注射利多卡因之前均需回抽,回抽无血液方能注射利多卡因。

4. 穿刺过程

(1) 将针座和带有内芯的手柄连接好,左手拇指和示指固定穿刺点皮肤,右手持活检针手柄,斜行进针破皮后,垂直骨面,左右旋转活检针将其钻入骨髓腔。

(2) 拔出手柄,连接好接柱,再连接好手柄。

(3) 顺时针方向向下旋转骨髓活检针,转入 1~1.5cm 后,迅速、垂直骨面方向拔出活检针。

(4) 取出活检针后,拔出手柄,取下接柱,再将手柄插入活检针针管,将推出针管的骨髓标本放入装有 4% 甲醛的小瓶中送检。

(5) 消毒穿刺部位,无菌纱布覆盖,医用胶带固定后,局部压迫止血。

(五) 并发症及处理

1. 穿刺部位出血 局部压迫止血。

2. 局部感染 局部消毒换药。整个操作过程严格按照无菌原则进行,减少局部感染的机会。

3. 穿刺针折断　外科切开取出。

4. 麻醉意外　预防措施：麻醉前仔细询问有无麻醉药物及其他药物过敏史。对有药物过敏史的患儿，需先做麻醉药物皮肤过敏试验。

（六）操作注意事项

1. 核对患儿姓名，询问有无局部麻醉药物过敏史。

2. 操作前向患儿及家属解释骨髓活检术的必要性与安全性，消除患儿的紧张和恐惧心理。

3. 操作前注意检查患儿血常规及凝血功能，血友病患儿在未纠正凝血异常时需使用替代疗法纠正凝血功能后才能进行。

4. 穿刺针进入骨髓腔后动作要轻柔，避免折断穿刺针。

5. 穿刺针进针深度为 1.0~1.5cm，若进针过浅，位于骨质内或髓、皮质交界部位，会造成取出组织为骨质而没有造血组织；若进针过深，易穿透骨髓腔。

6. 穿刺结束后如果出现局部出血的情况，应适当延长按压止血时间。

7. 骨髓活检时一般不抽取骨髓液涂片，骨髓易稀释。

（七）相关知识

骨髓活检术操作方法与骨髓穿刺术大致相同，但骨髓活检术保持了完整的骨髓组织结构，能够弥补骨髓穿刺术的不足。当骨髓发生异常改变时，造血成分与非造血成分发生变化，尤其是纤维成分增多时，可导致骨髓抽吸时混入较多血液成分，使得骨髓液被稀释，导致骨髓涂片增生减低。而骨髓活检抽取的是骨髓的整个造血结构，一方面可以全面地了解骨髓组织学情况、骨髓增生程度，以及骨髓内的细胞成分；另一方面，可以了解骨髓穿刺术中骨髓干抽的原因。虽然骨髓穿刺涂片取材简单、染色方便，能够很好地观察细胞形态，但在淋巴瘤骨髓浸润、骨髓转移癌中，骨髓活检的阳性检出率更高。因为，转移癌细胞在骨髓内分布不均匀，且往往引起纤维组织不同程度的增生，增生的纤维组织对细胞的抽吸有一定的阻碍作用，造成骨髓涂片转移瘤细胞少，甚至没有骨髓瘤细胞而出现"干抽"。

三、骨髓活检术规范检查表

骨髓活检术规范检查核查、评估见表 6-1-1、表 6-1-2。

表 6-1-1　骨髓活检术规范检查核查表

项目	内容	是	否
操作前准备	操作者的准备：穿工作服，戴口罩，帽子，洗手		
	核对床号、姓名，患儿已排大小便		
	明确有无骨髓活检术禁忌证，签署骨髓穿刺术知情同意书		
	了解患儿药物过敏史及血友病史、凝血功能		
	评估局部皮肤		
	用物准备：骨髓活检包、络合碘、医用棉签、手套、胶布、2% 利多卡因、5ml 注射器、骨髓组织收集管。检查物品有效期及包装是否完好		

项目	内容	是	否
	体位:选择髂后上棘为穿刺点者取俯卧位,选择髂前上棘为穿刺点者取仰卧位		
	选择合适髂后上棘或髂前上棘为穿刺点并标记		
	助手安抚并固定患儿体位		
	消毒顺序:以穿刺点为圆心,由内向外		
	消毒范围:直径 15cm 以上		
	消毒三次,每次范围小于前一次,最后一次消毒大于孔巾直径,消毒不留空隙		
	取骨髓活检包,检查有效期		
	打开骨髓活检包的外层 3/4		
	戴无菌手套打开骨髓活检包的外层 1/4 及内层		
	检查灭菌指示卡		
	清点物品,检查活检针通畅性,将针座和带有内芯的手柄连接好,铺孔巾		
	核对麻醉药,5ml 注射器抽取麻醉药		
操作过程	于穿刺点行皮丘注射		
	沿穿刺点垂直进针,逐层浸润麻醉,在骨膜表面行多点浸润麻醉		
	左手拇指,示指绷紧穿刺点附近皮肤		
	右手持活检针破皮后垂直刺入,左右旋转活检针将其钻入骨髓腔		
	拔出手柄,连接好接柱,再连接好手柄		
	顺时针方向向下旋转骨髓活检针,转入 1.0~1.5cm 后,拔出穿刺针		
	拔出手柄,取下接柱,再将手柄插入穿刺针针管,将推出针管的骨髓标本放入骨髓组织收集管中		
	无菌纱布压迫穿刺点		
	消毒穿刺点		
	敷料覆盖,胶布固定		
	按压穿刺部位		
	操作完成后为患儿复原衣物		
	做好操作记录		
注意事项	术后交代家属穿刺后注意事项		
	观察生命体征、有无局部出血及继发感染等		
	操作熟练,动作轻柔,注意人文关怀		

表 6-1-2 骨髓活检术规范检查评估表

项目	5分	4分	3分	2分	1分
操作过程流畅度					
操作检查熟练度					
人文关怀					

评分标准

5分:操作过程流畅,操作熟练,持针及进针方法正确,一次穿刺成功,无菌观念强;人文关怀到位,有术前交流、术中安慰,术后注意事项交代清楚。

4分:介于5分与3分之间。

3分:操作过程能整体完成,操作较熟练,持针及进针方法基本正确,一次操作成功;有人文关怀,有术前交流、术中安慰及术后注意事项交代,但欠佳。

2分:介于3分与1分之间。

1分:操作过程不熟练,操作粗暴,多次操作才取得标本(次数≥3次);人文关怀不到位,有术前交流,无术中安慰和术后注意事项的交代。

四、常见操作错误及分析

1. 多次取材不成功　由于操作者操作技术不熟练,进针深度过浅或过深,或患儿不配合。

2. 操作后局部血肿　操作完成后未局部压迫止血或术前未核对血常规及凝血功能。

五、目前常用训练方法及培训要点

骨髓活检术可采用骨髓穿刺术模型训练。模型仿真可取标准化病人体位,质地柔软、触感真实、外观形象逼真。模型操作感受真实,可加深使用者对操作的感觉体会。但骨髓穿刺术模型无法取出仿真骨髓组织。

六、相关知识测试题

1. 临床上考虑骨髓纤维化,下列检查中,最有诊断价值的是

   A. 骨扫描   B. 骨 X 线片   C. 骨髓活检术

   D. 骨髓穿刺术   E. PET/CT

2. 患儿,6岁,面色苍白。血常规:血红蛋白70g/L,白细胞计数 $2.0×10^9/L$,血小板计数 $65×10^9/L$,骨髓活检可见不成熟前体细胞异常定位。该患儿最可能的诊断是

   A. 骨髓增生异常综合征

   B. 再生障碍性贫血

   C. 急性白血病

   D. 朗格汉斯细胞组织细胞增生症

   E. 传染性单核细胞增多症

3. 骨髓活检术操作过程中,下列选项中**不恰当**的是

   A. 穿刺点可选择髂前上棘或髂后上棘

   B. 抽取骨髓液迅速涂片

C. 局部麻醉时采用骨膜局部多点浸润麻醉

D. 针对年龄较小无法配合的患儿,可镇静后操作

E. 血友病患儿需纠正凝血功能后进行操作

4. 患儿,3 岁,因"发热 1 周"就诊。浅表淋巴结及肝脾均不肿大,胸骨无压痛。血常规:血红蛋白 63g/L,白细胞计数 1.2×10^9/L,血小板计数 20×10^9/L。胸部 X 线片:右下肺炎症。为确定诊断,首选检查是

A. 肺部 CT

B. EB 病毒定量检测

C. 支气管镜

D. 骨髓活检术

E. 血培养

5. 关于骨髓增生异常综合征,以下说法中正确的是

A. 骨髓活检有不成熟前体细胞异常定位,即可诊断

B. 骨髓有病态造血,即可诊断

C. 属于造血干细胞克隆性疾病

D. 有核红细胞 PAS 染色阴性

E. 骨髓铁染色,通常为内铁增加,外铁减少

答案:1. C　2. A　3. B　4. D　5. C

(杨良春　钱玉洁)

第二节　儿童腰椎穿刺鞘内注药术

一、概述

0602

儿童腰椎穿刺
鞘内注药术

19 世纪末,科学家发现注入机体的染料可以将除大脑外的其他器官染色,而注入脑脊液的染料只能将大脑染色而不能将其他器官染色,由此发现了血脑屏障。血脑屏障是血液和脑组织间的一种特殊屏障,可以阻止某些物质由血液进入脑组织,可以减少甚至阻止循环血液中有害物质对脑组织的损伤;与此同时,血脑屏障也会阻止某些药物进入大脑而导致药物在脑脊液中不能达到有效治疗浓度。腰椎穿刺鞘内注药术是通过腰椎穿刺达到鞘内注射给药目的的一种方法,该方法简单易行,临床应用较为广泛。通过鞘内给药,可使药物进入脑脊液并迅速达到治疗浓度。

二、腰椎穿刺鞘内注药术操作规范流程

(一) 适应证

1. 预防或治疗中枢神经系统肿瘤。

2. 治疗颅内感染、蛛网膜下腔出血。

3. 某些神经遗传病鞘内注药治疗,如脊髓肌萎缩症患儿鞘内注药治疗。

(二) 禁忌证

1. 绝对禁忌证

(1)严重颅内压增高或已出现脑疝迹象。

(2)颅内占位性病变。

(3)脊髓压迫症的脊髓功能处于即将丧失的临界状态。

(4)穿刺部位局部感染。

2. 相对禁忌证

(1)病情危重,难以耐受操作。

(2)有出血性疾病,血小板减少或凝血功能障碍。

(三)操作前准备

1. 患儿的准备

(1)检查前完善血常规、凝血功能检查。

(2)签署腰椎穿刺脑脊液鞘内注药术知情同意书。

(3)操作前做好解释和安抚工作,消除患儿恐惧心理;测量血压、脉搏;做好排尿等准备工作。

(4)根据患儿的情况,制订镇静方案;有条件的医疗单位可由麻醉医师提供操作镇静镇痛,以使操作有效且舒适进行。

(5)患儿左侧卧位,准备接受治疗。

2. 物品(器械)的准备

(1)无菌手套、腰椎穿刺包、5ml 注射器 2 个、10ml 注射器 1 个、络合碘、棉签、胶布、2%利多卡因或复方利多卡因乳膏。

(2)准备鞘内注射药物:根据病情准备鞘内注射药物,如结核性脑膜炎,配置异烟肼、地塞米松;急性白血病,配置甲氨蝶呤、阿糖胞苷、地塞米松等。

3. 操作者的准备

(1)核对患儿信息:姓名、性别、年龄、主诉等。

(2)明确操作适应证,了解有无禁忌证。

(3)询问患儿家属有无麻醉药物过敏史,有无鞘内注射药物的过敏史。

(4)查看患儿血常规、凝血功能等结果。

(5)确认家属是否签署知情同意书。

(四)操作步骤

1. 固定体位,选择穿刺点

(1)体位:患儿取左侧卧位,背部与硬板床垂直,头部向前胸屈曲,双手抱膝紧贴腹部,使躯干弯曲成弓形,由助手协助患儿固定体位。

(2)穿刺点选择:一般选择第 3~4 腰椎棘突间隙为穿刺点,根据患儿年龄可选上一间隙或下一间隙;为避免损伤马尾神经,婴幼儿选第 4~5 腰椎棘突间隙为穿刺点。选择合适穿刺点后,充分暴露穿刺部位。

穿刺点定位方法:双侧髂嵴最高点连线与后正中线的交汇处,相当于第 3~4 腰椎棘突间隙。

2. 消毒,铺巾

(1)术者洗手,戴口罩、帽子。

(2)以穿刺点为中心,由内向外环形消毒三次,每次范围小于前一次,最后一次消毒大于孔巾直径。注意每次消毒不留空隙,由内向外,消毒直径 15cm。

（3）检查腰椎穿刺包消毒日期，打开腰椎穿刺包外层 3/4，戴好手套，完全打开腰椎穿刺包，检查消毒指示卡，检查穿刺针是否通畅。

（4）以穿刺点为中心铺无菌孔巾，勿将孔巾由有菌区向无菌区拉动。

3. 麻醉　取 5ml 注射器抽取 2% 利多卡因 2ml，在穿刺点处行皮丘注射，自皮肤至椎间隙韧带，逐层浸润麻醉。注意每次注射利多卡因之前均需回抽，回抽无血液方能注射利多卡因。也可选用复方利多卡因乳膏在术前 1 小时涂抹于穿刺处。

4. 腰椎穿刺

（1）左手拇指和示指固定穿刺点皮肤，右手持穿刺针，自穿刺点垂直背部进针，进针时针尖斜面向头部方向缓慢进针。

（2）穿刺针穿过韧带与硬脊膜时，有阻力突然消失的落空感，出现两次落空感后，缓慢将穿刺针针芯拔出。儿童进针深度为 2~4cm。

（3）拔出枕芯后见脑脊液流出，由助手协助患儿缓慢伸展头颈及下肢，接测压管，嘱患儿平静呼吸，监测脑脊液压力。正常儿童脑脊液压力为 70~200mmH$_2$O，新生儿脑脊液压力为 30~80mmH$_2$O。

（4）缓慢放出适量脑脊液（脑脊液量与需要注射药量基本相等），送生化、常规、细胞学等检查。然后向椎管内缓慢注射治疗药物。

（5）放回针芯，拔出穿刺针，按压、消毒穿刺点，无菌纱布覆盖，医用胶带固定后，局部压迫止血。

（6）术后交代患儿去枕平卧 6 小时，术后监测患儿血压、呼吸、脉搏及有无头痛等症状。

（五）并发症及处理

1. 操作过程中，患儿出现呼吸、脉搏、面色异常等症状时，应立即停止操作，并予相应处理。

2. 操作后若出现低颅压头痛，应延长操作后平卧时间，补充生理盐水，安慰患儿并鼓励患儿多饮水，卧床休息。

3. 穿刺部位局部出血　应延长局部按压止血时间。

4. 穿刺部位感染　应局部换药处理。操作过程中严格按照无菌原则进行，降低感染概率。

5. 神经根损伤　操作过程中，穿刺针触碰到神经根，患儿会有沿下肢放射的"触电感"，此时应立即拔出穿刺针，待患儿症状消失后可重新穿刺。

6. 脑疝　为最危险的并发症，多见于术前有严重高颅压或后颅窝占位性病变的患儿。一旦出现脑疝，应立即停止放液，予脱水剂处理。

（六）操作注意事项

1. 核对患儿姓名，询问有无局部麻醉药物过敏史及需要鞘内注射的药物过敏史。

2. 操作前向患儿及家属解释腰椎穿刺脑脊液鞘内注药术的必要性与安全性，消除患儿及其家长的紧张和恐惧心理。

3. 操作前了解患儿病情，明确适应证，并排除禁忌证。

4. 鞘内注射药物前应放出等量脑脊液，药物应缓慢注射。

5. 穿刺结束后如果出现局部出血的情况，应适当延长按压止血时间。

6. 操作结束后应交代患儿去枕平卧 6 小时。

(七) 相关知识

腰椎穿刺鞘内注药术操作简单,可以使药物浓度在脑脊液中迅速达到治疗浓度,广泛用于急性白血病中枢神经系统症状的预防和治疗,以及颅内感染等疾病的治疗。鞘内注射药物根据不同治疗目的来进行药物选择及配置,整个配置过程中需严格遵守无菌原则。

在蛛网膜下腔出血、颅内感染等疾病的治疗,腰椎穿刺鞘内注药术常和脑脊液置换术联合应用。脑脊液置换术是在腰椎穿刺术的基础上,释放出异常脑脊液后,以等量或减量生理盐水注入的一种方法;一方面能够松解粘连,另一方面可以置换出含有大量血细胞、癌细胞、病原菌及毒素的脑脊液,减轻血性脑脊液、感染性脑脊液患儿的脑血管痉挛、脑膜刺激,清除炎性渗出物。临床上较为常见的有脑脊液置换术联合鞘内地塞米松注射治疗蛛网膜下腔出血,脑脊液置换术联合鞘内异烟肼、地塞米松注射治疗结核性脑膜炎等。

三、腰椎穿刺鞘内注药术规范检查表

腰椎穿刺鞘内注药术规范操作核查、评估见表 6-2-1、表 6-2-2。

表 6-2-1　腰椎穿刺鞘内注药术规范操作核查表

项目	内容	是	否
操作前准备	操作者的准备:穿工作服,戴口罩、帽子,洗手		
	核对床号、姓名,确认患儿已排大小便		
	确认患儿无腰椎穿刺鞘内注药术禁忌证,确认已签署腰椎穿刺鞘内注药术知情同意书		
	确认患儿无麻醉药物及需要鞘内注射药物的过敏史		
	检查穿刺部位皮肤有无感染		
	物品的准备:腰椎穿刺包、络合碘、医用棉签、手套、胶布、2%利多卡因、5ml注射器、10ml注射器、鞘内注射药物。检查物品有效期及包装是否完好		
操作过程	体位:取左侧卧位,背部与床面垂直,头颈向胸部屈曲,双手抱膝使双膝紧贴腹部		
	穿刺点选择:取双侧髂嵴最高点连线与后正中线的交汇处为穿刺点,相当于第3~4腰椎棘突间隙,婴幼儿选择第4~5腰椎棘突间隙,标记穿刺点		
	助手安抚并固定患儿体位		
	消毒顺序:以穿刺点为圆心,由内向外		
	消毒:范围需直径15cm以上。消毒三次,每次范围小于前一次,最后一次消毒大于孔巾直径,每次消毒不留空隙		
	取腰椎穿刺包,检查有效期		
	打开腰椎穿刺包的外层3/4		
	戴无菌手套,打开腰椎穿刺包的外层1/4及内层		
	检查灭菌指示卡		
	清点物品,检查穿刺针是否通畅性,铺孔巾		

续表

项目	内容	是	否
操作过程	核对麻醉药,5ml 注射器抽取麻醉药		
	于穿刺点行皮丘注射		
	沿穿刺点垂直进针,逐层浸润麻醉,边进针边回抽,确认回抽无血液方可注射		
	左手拇指、示指绷紧穿刺点附近皮肤		
	右手持穿刺针自穿刺点垂直刺入,穿刺针斜面朝向头部		
	有两次突破感后停止进针,进针深度为 2~4cm		
	拔出针芯,见有清亮脑脊液流出后,连接测压管,助手辅助患儿伸展头颈及下肢		
	嘱患儿平静呼吸,监测脑脊液压力		
	撤去测压管,取脑脊液收集管收集脑脊液,收集适量脑脊液,分别送检		
	鞘内注射药物,缓慢注射		
	放回针芯,拔出穿刺针,按压、消毒穿刺点,敷料覆盖,胶布固定		
	按压穿刺部位		
	操作完成后为患儿复原衣物,嘱患儿去枕平卧 6 小时		
	做好操作记录		
注意事项	操作过程中注意患儿有无心悸、气促、下肢麻木等,若有以上症状,应立即停止操作		
	术后交代家属穿刺后去枕平卧等注意事项		
	术后观察生命体征,有无头痛、呕吐、呼吸困难等,有无局部出血及继发感染等		
	操作熟练,动作轻柔,注意人文关怀		

表 6-2-2 腰椎穿刺鞘内注药术规范操作评估表

项目	5分	4分	3分	2分	1分
操作过程流畅度					
操作检查熟练度					
人文关怀					

评分标准

5 分:体位摆放正确,操作过程流畅,操作熟练,持针及进针方法正确,无穿刺损伤及并发症;药物配置娴熟,无菌观念强;人文关怀到位,有术前交流、术中安慰及术后注意事项的交代。

4 分:介于 5 分与 3 分之间。

3 分:操作过程能整体完成,持针及进针方法基本正确,一次操作成功。药物配置娴熟,无菌观念强;有人文关怀,有术前交流、术中安慰及术后注意事项交代,但欠佳。

2 分:介于 3 分与 1 分之间。

1 分:操作过程不顺畅,操作粗暴,多次穿刺取得标本(次数≥3 次);无菌观念不强,无人文关怀。

四、常见操作错误及分析

1. 穿刺针穿入后未见脑脊液流出　可能是穿刺针进入太深或太浅,或者是患儿不合作、体位无法固定等原因造成的。

2. 留取脑脊液标本送检顺序错误　因为第一管脑脊液可能含有血碎片、组织液和污染的皮肤微生物,所以要求第一管脑脊液送脑脊液生化,第二管脑脊液送细菌学检查,第三管脑脊液送脑脊液常规,第四管脑脊液送脱落细胞学检查。

3. 操作后局部出血　操作完成后未局部压迫止血或术前未核对血常规及凝血功能。

五、目前常用训练方法及培训要点

1. 腰椎穿刺术模型训练　为仿真标准化病人,可取左侧卧位,背部与创面垂直,躯干呈弓状,腰部组织结构准确,体表标志明显。质地柔软、触感真实、模型操作感受真实,能够加深使用者对操作的感觉体会。

2. 腰椎穿刺虚拟培训系统　虚拟培训系统包括仿真人体模型和虚拟模拟系统。操作者可在模型训练的同时,在计算机中实时监测穿刺情况并得到相应的实时反馈。操作者可以得到操作提示或纠错提示,可以用鼠标控制界面上的模拟患者,进行各个角度的旋转,选择不同组织分层显示,以更好地观察穿刺的部位。每次操作结束后,可得到客观、量化的评价,如是否触碰到神经、血管,标本采集量,操作者与患者的交流次数等。

六、相关知识测试题

1. 以下需要做腰椎穿刺鞘内注药术的是
   A. 髓母细胞瘤　　　　　B. 急性白血病　　　　　C. 颅内生殖细胞瘤
   D. 颅内出血　　　　　　E. 胶质瘤

2. 关于腰椎穿刺鞘内注药术操作的描述,**错误**的是
   A. 鞘内注射药物现配现用
   B. 有配伍禁忌的药物,分开注射
   C. 穿刺成功后,先注射药物,后留取标本
   D. 一般情况下,放出与注射药物等量的脑脊液
   E. 操作完成后去枕平卧 4~6 小时

3. 腰椎穿刺时,留取脑脊液标本的顺序是
   A. 生化、细菌学检查、常规、脱落细胞学检查
   B. 常规、生化、细菌学检查、脱落细胞学检查
   C. 细菌学检查、生化、常规、脱落细胞学检查
   D. 脱落细胞学检查、细菌学检查、生化、常规
   E. 常规、细菌学检查、生化、脱落细胞学检查

4. 关于腰椎穿刺鞘内注药术后出现低颅压综合征的描述,**错误**的是
   A. 站立时头痛加重,卧位后头痛减轻
   B. 脑脊液减少是出现低颅压综合征的主要原因
   C. 患儿卧位休息、大量饮水,可改善症状

D. 静脉补充生理盐水可改善症状

E. 腰椎穿刺鞘内注药术后出现头痛、呕吐,即可诊断低颅压综合征

5. 腰椎穿刺鞘内注射化疗药物,最严重的不良反应是

A. 过敏性休克   B. 脊髓损伤   C. 坏死性白质脑病

D. 发热   E. 皮疹

答案:1. B   2. C   3. A   4. E   5. A

(杨良春 钱玉洁)

第三节 儿童骨髓及外周血造血干细胞采集术

一、概述

造血干细胞移植(hematopoietic stem cell transplantation,HSCT)是治疗儿童恶性血液病、再生障碍性贫血、自身免疫性疾病及部分实体肿瘤等的重要手段,也是某些血液病唯一有望治愈的措施。目前,造血干细胞移植在临床中被广泛应用,根据采集方式和细胞来源,分为骨髓移植(bone marrow transplantation,BMT)和外周血造血干细胞移植(peripheral blood stem cell transplantation,PBSCT)两种。目前外周血造血干细胞已经逐渐取代骨髓成为干细胞的主流来源,但骨髓采集仍然有潜在的优势,包括慢性移植物抗宿主病(graft-versus-host disease,GVHD)发生率低,以及有独特的细胞亚群和造血微环境,更有利于植入和造血重建,因此仍在临床应用中占有一定的地位。造血干细胞采集的效果是造血重建、移植成功与否的关键环节之一。由于儿童年龄小、体重轻、循环血量少,易发生枸橼酸中毒反应和容量异常反应等,特别是体重<20kg 的小儿,在干细胞采集时,需要维持血液、骨髓分离过程中的血流动力学稳定性,采集更加困难。

二、造血干细胞采集术移植物来源的选择

早期 BMT 一直是 HSCT 的主要形式,但 1989 年开展异基因 PBSCT 以来,应用病例逐年上升,现已成为主流。采集骨髓和采集外周血的优劣比较可见表 6-3-1。总体而言,两者并无明显差异。

表 6-3-1 异基因 BMT 和 PBSCT 的差异比较

项目	BMT	PBSCT
采集时	需要麻醉	不需要麻醉
造血恢复	一般	较快
血型不合处理	需要处理	不需要处理
急性 GVHD		无明显区别
慢性 GVHD	发生率较低	发生率高
总体评估		无明显区别

注:BMT. 骨髓移植;PBSCT. 外周血造血干细胞移植;GVHD. 移植物抗宿主病。

对于骨髓和外周血两个传统的干细胞来源,哪个更好仍存在争议,供者的选择主要依据受/供者的关系和 HLA 分型,临床实践可遵循以下原则。

1. 常规条件病例,以 BMT 为首选。

2. 对于有复发高危因素或超大体重的患儿,PBSCT 可作为首选。

3. 自体造血干细胞移植(Auto-HSCT)时更多采用 PBSCT。

4. 除考虑患儿的病情,也要结合供者本身的条件和意愿,如有不能耐受手术的疾病或供者不肯接受采髓术时,也可进行 PBSCT。

5. 半相合造血干细胞移植目前多采用骨髓和外周血造血干细胞混合移植的方法。

三、骨髓造血干细胞采集术操作规范流程

(一) 适应证

1. 符合捐赠条件并同意捐赠骨髓造血干细胞的供者。

2. 符合移植条件拟进行自体骨髓造血干细胞移植的患儿。

(二) 禁忌证

1. 严重心肺、肾脏疾病,如严重心律失常、心肌梗死活动期、重度心力衰竭、哮喘、呼吸衰竭、肾功能不全、未控制的高血压及糖尿病等。

2. 存在骨髓疾病,特别是血液系统恶性疾病为供髓禁忌证。

3. 患有恶性肿瘤存在血行转移或骨髓转移可能者。

4. 存在先天性遗传代谢性疾病、原发或获得性免疫缺陷病等疾病。

5. 存在全身麻醉的禁忌证。

6. 存在血液传播性疾病,如艾滋病、梅毒、乙型肝炎、丙型肝炎等疾病。

7. 存在脑血管疾病、动脉血栓形成或复发性静脉血栓形成、血友病和血管性血友病(von Willebrand disease)史。

8. 存在全身多器官受累的自身免疫性疾病,包括强直性脊柱炎、系统性红斑狼疮、干燥综合征等。此外,使用免疫抑制剂者通常不建议捐赠造血干细胞,因为这些药物可能会增加捐赠者对机会性感染的敏感性。

(三) 操作前准备

1. 供者的准备

(1)供者采集前完成体格检查,排除采集禁忌证。

(2)在骨髓采集前约 2 周一般要事先采集 1 个或 2 个单位的自体血,以备骨髓采集术中或术后输血,而且要补充叶酸和铁剂。

(3)骨髓采集需要在无菌手术台上进行,并且需要进行全身麻醉(极少使用局部麻醉和镇静),需要提前联系手术室及麻醉医师,同时要评估有无全身麻醉禁忌证。

(4)操作前禁食、禁饮 12 小时,对于年幼的供者,可提前予以镇静。

(5)供髓前完成家属及供者/患儿的谈话,签署知情同意书。

2. 物品(器械)的准备

(1)准备好抗凝药物(枸橼酸溶液)、骨髓保存介质、骨髓保存袋。

(2)肝素抗凝药物(50U/ml):取肝素 12 500U 加入 250ml 生理盐水中即可。

(3)准备好干细胞细菌培养、集落培养、$CD34^+$ 细胞检测及有核细胞记数试管及条形码。

(4) 准备 5ml 注射器 10 个、20ml 注射器 2 个。

(5) 准备骨髓穿刺包 1 个。

(6) 无菌辅料包 1 套、心电监护仪、生理盐水 (500ml)。

3. 操作者的准备

(1) 核对供者信息：包括供者姓名、性别、年龄。

(2) 确认禁食、禁饮时间。

(3) 询问供者既往有无高血压、心、肺、脑疾病等病史，有无服用抗凝、抗血小板药物（如阿司匹林、氯吡格雷等）的情况，以及有无出凝血异常疾病史。

(4) 询问有无麻醉药物过敏史。

(5) 查看供者血常规、凝血功能、心电图及既往供者体格检查结果。

(6) 明确供者有无采集检查禁忌证。

(7) 确定供者家属已签署知情同意书。

(四) 操作步骤

1. 开始操作前需密切监测供者的血压、心率、呼吸等生命体征，开放外周静脉通路，予以充分补液，采用晶体液和胶体液交替使用，总补液量为骨髓采集量的 2.5~3.0 倍。操作过程中严格无菌操作，避免发生采髓部位感染或采集物污染。

2. 使用肝素抗凝药物洗涤各容器器皿，保证各容器的湿润，并抽取 1ml 肝素于 5ml 注射器中。

3. 在麻醉诱导之后，供者通常俯卧位，用枕头支撑臀部，使胸腔降低，减轻对膈肌运动的影响。一般而言，成人自髂后上棘即可获得足够的骨髓，其他可用的部位包括髂前上棘、胸骨，以及胫骨（小于 1 岁的供者）。确定采集部位后消毒、穿手术衣、常规手术铺巾，充分暴露穿刺部位，骨髓穿刺时可选择普通骨髓穿刺针，分别在不同部位、不同方向、深度进针，每次抽取骨髓 3~5ml，相邻穿刺点间隔 1.0cm 左右。

4. 髂嵴上的皮肤柔韧性很好，普通采集可能只需要每侧髂嵴 3 或 4 处皮肤穿刺。一般按受者体重决定抽取骨髓液的量 (15~20ml/kg)，但在供者体重方面必须小于 20ml/kg。

5. 采集的骨髓血中还有一些骨髓小颗粒，需采取过滤措施去除。可将抽得的骨髓注入滤网中，采集物经过滤网过滤，滤除骨质，打散细胞团；也可采用二次针头过滤法，即先采用 12 号针头过滤，然后经过 9 号针头二次过滤直接注入血液采集袋中备用，以减少污染机会，针筒经肝素抗凝药物洗涤后可以反复使用多次。

6. 过滤后骨髓液放入肝素化液体的容器中。采集的骨髓经过滤过后，可添加相当于 10% 采集骨髓总体积的枸橼酸以进一步抗凝。

7. 充分混匀采集物，留取标本行细菌培养、有核细胞检测及 CD34$^+$ 细胞检测。

8. 用 20ml 的针筒将骨髓转移到血袋或冷冻保存袋内，将采集袋标上姓名或编号、性别、日期等，并将采集物用封口机封口。

9. 骨髓采集结束后，消毒采髓部位并予以绷带加压包扎。在手术后即刻可给予冰敷减轻局部肿胀疼痛，等待麻醉苏醒后送回病房。

(五) 并发症及处理

从儿童供者采集骨髓干细胞的医疗风险与成人相似。骨髓收集被认为是一种安全的方法，副作用多是轻度和短暂的，包括血容量降低、骨髓抽吸部位疼痛和伤口感染。与骨髓捐赠相关的其他常见不良反应包括疲劳、咽喉痛、腰痛、头痛、恶心、行走困难、睡眠问题,以及不常见的出血问题。严重的不良事件极为少见,可分为麻醉、感染、机械性损伤、输血等风险类别,约一半严重并发症与麻醉有关。全球已经报告了 10 余例死亡病例,捐赠者死亡的概率约 1/10 000。死亡原因大多数是由心脏事件、呼吸系统问题和脑卒中引起。

1. 失血引起的血容量降低　常在年龄<4 岁或体重较大的患儿,捐献骨髓的低体重儿童在捐献程序后可能出现。在采集过程中需要密切注意供者的一般情况,特别是血压及心率的变化,如出现血压低、心率快等低血容量的表现需要输血。因此,可以在进行手术之前使用自体血液采集备术中使用,且避免使用库存血,避免各种血源传染性疾病的发生;同时遵循收集的骨髓总量按供者体重计算不超过 20ml/kg 的原则。

2. 穿刺部位的疼痛　因需要多次多部位穿刺采集骨髓,术后常有穿刺部位疼痛,部分是由于机械针操作不当造成器官损伤。建议由骨髓穿刺经验丰富的医师进行操作,操作轻柔,适度抽吸,防止穿刺过程中穿刺针侧滑,术后即刻予以冰敷,并可予以镇痛药物(如对乙酰氨基酚、布洛芬或羟考酮等)。

3. 伤口感染　包括操作时无菌操作不严或术后伤口护理不佳引起的医源性感染等。操作过程中需要严格无菌操作,特别警惕可能出现的采集骨髓污染,伤口消毒及护理到位,严格器械清洗消毒。

4. 麻醉意外　全身麻醉过程中出现心血管意外、呼吸困难、苏醒延迟等,甚至可能出现意识障碍乃至死亡。因此麻醉操作应由专业的麻醉医师进行,术前应详细询问病史及相关检查,了解既往基础疾病病史及药物使用情况。

(六) 操作注意事项

1. 标本的采集时间　血缘供者的骨髓一般在移植当日在受者的移植中心进行采集。如果运送时间不超过 24 小时,非血缘供者的骨髓可以在移植当日进行采集。另外,为了让移植物能在计划输注的当天到达,也可以将非血缘供者的骨髓采集安排在移植的前 1 天。自体骨髓通常被冻存,因而采集的时机几乎不是问题。

2. 标本的运输　血缘供者骨髓液放入贴有标明供、受者姓名(非血缘供者骨髓标用识别编号而非供者姓名),以及采集时所添加液体和抗凝药物标识的标准血液转移袋,并迅速从手术室送往加工处理实验室。如供者骨髓需要长途运输,需放于湿冰上或有冷却剂的隔热容器中运送,应该在采集后 24 小时内到达受者的移植中心。

3. 标本的质控　采集的骨髓会被正常血液污染。外周血污染的程度与所采集的骨髓总量有关,但也与采集技术有关。细心而有力的少量抽吸可减少周围血液污染。在过去的 40 年中凭经验确定的所需细胞剂量取决于有核细胞的数量,对于自体移植,其单个核细胞数量应至少为 2×10^8 个 /kg,对于异体移植单个核细胞数量至少应为 3×10^8 个 /kg,以 $(4\sim6) \times 10^8$ 个 /kg 为最佳。

4. 标本的处理　将采集物送至加工处理实验室,留取质控标本进行有核细胞计数、细胞活力测定及计数、微生物检测和 ABO/Rh 血型确认。如果采集物的体积输入后可引起受者液体超负荷,可以通过离心去除血浆减少体积。如果供者骨髓中血浆含有针对受者血细胞成分有临床意义的抗体(即在血型不合的移植中,供者含有针对 ABO 或其他红细胞抗原的凝集素),则也要去除供者血浆。对于 ABO 主要不合异基因骨髓移植(受者含有针对供者红细胞抗原的凝集素),需要去除红细胞,预防急性溶血的发生。

四、外周血造血干细胞采集术操作规范流程

(一)适应证

1. 符合捐赠条件并同意捐赠外周血造血干细胞的供者。
2. 符合移植条件拟进行自体外周血造血干细胞移植的患儿。

(二)禁忌证

1. 同骨髓造血干细胞采集术禁忌证"1~7"。
2. 体重过低考虑无法采集足够量干细胞或无法建立适合的血管通路进行采集者。

(三)操作前准备

1. 外周血造血干细胞动员　动员循环干细胞进入外周血最常见的方法是利用生长因子,主要是单纯重组人粒细胞集落刺激因子(granulocyte colony stimulating factor, G-CSF)动员或 G-CSF+ 化疗联合动员。在大多数情况下,成年供者的自体或同种异体环境中一次收集就足够。对于儿童,儿童血液和骨髓移植联盟(PBMTC)对来自 22 个机构的 201 名儿童供者进行 PBSC 捐赠的安全性和有效性进行了回顾性分析。结果表明,男性供者,年龄越小,细胞采集的天数越多,则预示着 $CD34^+$ 细胞产量越高。

(1)单纯 G-CSF 动员:单纯 G-CSF 动员适用于自体移植骨髓造血恢复后外周血造血干细胞采集以及供者外周血造血干细胞采集。通常情况下,采用 G-CSF 动员外周血造血干细胞,剂量为 $5~10\mu g/(kg\cdot d)$,单独使用 G-CSF 进行动员外周血 $CD34^+$ 细胞计数在第 4~6 天达到峰值,通常连续 4 天就足以使外周血造血干细胞获得良好动员。因此,应在首次施用生长因子后的第 4 天监测外周血 $CD34^+$ 细胞。$CD34^+$ 细胞的数量应高于 10 个 /μl。关于最佳阈值,目前尚无共识,一般认为在外周血 $CD34^+$ 细胞计数为 5~20 个 /μl 为最佳。当达到要求后,于动员第 5 天进行造血干细胞采集。

(2)G-CSF+ 化疗联合动员:适用于自体移植患儿,由于在接受多次化疗后,其干细胞不可避免的可能存在损伤,严重情况下会影响治疗预后。因此,为避免多次化疗造成干细胞损害,同时又尽量减少采集过程中微量残留肿瘤细胞的混入,国外推荐在化疗 2 次后,造血恢复时进行外周血造血干细胞采集。G-CSF 在第二次化疗结束骨髓抑制时即开始使用,剂量为 $5~10\mu g/(kg\cdot d)$,同时补充钙剂;采集时间依据供者外周血细胞恢复情况决定,通常需检测几个指标:血常规、外周血涂片看单个核细胞数、流式细胞术检测外周血中 $CD34^+$ 细胞比例等。

2. 采集血管通路准备

(1)采集前供者 / 患儿需进行静脉穿刺建立流出及流入双侧静脉通道或仅建立单侧通道,以保证循环血流速可以达到 60~100ml/min。穿刺部位可选取双侧肘静脉,一般出路与回路的静脉在肢体的对侧较好。

(2)采用 16~18G 的流出针和至少 19G 的流入针,若肘静脉条件较差或血流量小,可选用双腔中心静脉导管行股静脉、颈内静脉或锁骨下静脉穿刺置管术,以确保循环血流速。

(3)通常成人选用 10.0~11.5F 的中心静脉导管,儿童则选用 7~9F。避免选择导管内径小、长而软的导管,如 PICC 与 Broviac 导管,以免在负压的作用下导管塌陷。

3. 供者准备

(1)采集前需完善 HIV、肝炎全套等输血前检查,排除血流感染,无其他严重的深部感

染灶。

(2)采集当天晨起后完善血常规检查及身高、体重测量,血常规要求:血红蛋白>120g/L、血细胞比容>35%、血小板计数>40×10⁹/L。若贫血难以纠正,须准备预充管道用的红细胞悬液并准确测定其血细胞比容。

(3)完善心电图等检查,排除明显的心肺疾病。无特殊情况下,供者在开始动员前必须确认肝肾功能、血电解质、出凝血指标正常,若难以纠正至正常水平而必须进行采集,采集过程中应注意监测和做好相应急救准备,并避免大容量采集。

(4)鼓励供者采集前晚和当天早餐进食适量增加,早餐应喝牛奶,但避免摄入过多液体,以免排尿次数过多;不宜摄入过多脂肪类食物,以减少血液黏滞度。采集前供者应起床适当运动以增加血管张力和减少情绪紧张。

(5)采集前完成家属及供者/患儿的谈话,签署知情同意书。

4. 物品(器械)的准备

(1)血细胞分离机相关设备。

(2)生理盐水 500ml(2 袋)。

(3)复方枸橼酸抗凝剂(200ml:8g/袋,2 袋)。

(4)10% 葡萄糖酸钙注射液(按供者体重以 2ml/kg 准备相应剂量)。

(5)25% 人血白蛋白(2 瓶)备用。

(6)采集用管道(1 套)。

(7)封管用钳子和小夹子。

(8)准备 5ml 注射器 2 副、20ml 注射器 2 副。

5. 操作者的准备

(1)核对供者信息:包括供者姓名、性别、年龄、身高、体重。

(2)查看供者血常规、肝肾功能、电解质、凝血功能、心电图及既往供者体格检查结果。

(3)明确供者无采集干细胞禁忌证。

(4)确定供者家属已签署知情同意书。

(四)操作步骤

(1)供者建立外周静脉通路,开始予以 10% 葡萄糖酸钙持续静脉滴注(2ml/kg)。

(2)开启血液分离仪,询问供者采集日当天外周血检查结果,根据机器显示屏提示步骤安装管道,生理盐水预冲管道。

(3)输入和设置各项数据:一般为淋巴细胞采集程序,输入供者外周血单核细胞和血细胞比容参数,调整单次循环血量为 7~15L。儿童单次循环血量一般为 150ml/kg 或自身总血量的 2~3 倍,流速 30~70ml/min,离心速度为 1 400 转/min,设置好各项参数后开始外周血分离采集程序运行。

(4)每次采集时间为 3~6 小时。可以每天分离 1 次,健康供者多数经过 1~2 次采集即可获得充足的 PBSC。在采集 PBSC 时,应尽量以最少的采集次数获得目标治疗量。

(5)结束采集,回输供体剩余血液。

(6)充分混匀采集物,留取标本行细菌培养、有核细胞及 CD34⁺ 细胞检测。将采集袋标上姓名或编号、性别、日期等,并将采集物用封口机封口,采集物送细胞室(4℃保存)。

(7)完成采集物单个核细胞以及 CD34⁺ 细胞计数,根据标本质控(下述)决定是否需要多次采集,G-CSF 必须连续使用到采集的干细胞数目达到要求才能停止,停止采集后自体供者根据情况决定是否保留静脉通路,异体供者拔除静脉通路。

(五) 并发症及处理

PBSC 供者在采集过程中可能出现多种并发症,大部分均可以耐受,很少出现严重的或威胁生命的并发症。

1. 动员过程中 G-CSF 引起的不良反应　据报道,不到 15% 的儿童捐献者出现生长因子引起的疼痛,通常疼痛部位集中在骨盆、臀部、脊椎和肋骨。G-CSF 的其他影响通常为轻度和暂时性的,最常见的副作用包括流行性感冒样症状,如恶心、呕吐、肌痛、疲劳、低热、畏寒、头痛和睡眠困难,可在开始动员后,对有症状的供者予以解热镇痛药(如对乙酰氨基酚)口服对症处理,在停止使用刺激因子后上述症状一般在 2 周内均可自行好转。G-CSF 注射的另一罕见但可能危及生命的并发症是类过敏反应,建议注射第一剂 G-CSF 后在医院观察 1 小时,以防止这种不可预测的副作用引起的并发症,已知对大肠杆菌产品过敏的人禁用G-CSF。成人中报道过罕见且严重的副作用包括自身免疫性疾病、脾破裂等,然而迄今为止尚无儿科病例的描述。儿童中值得关注的问题之一是使用 G-CSF 后是否可能继发白血病的风险,对大量 PBSC 供体随访表明,目前已有的数据并不支持健康供者患血液系统恶性疾病的风险增高,但仍需要进一步长期随诊观察。

2. 导管相关并发症　大多数健康的供者使用外周静脉通路进行 PBSC 收集。但是 12岁以下的儿童可能需要建立中心静脉血管通路进行单采。放置导管可能需要全身麻醉或镇静,并且许多其他并发症可能来自中心静脉导管,包括出血、气胸、导管移位、导管相关感染或导管内血栓,因此需要由插管经验丰富的专科医师(如麻醉科、血液透析室医师)进行,并做好置管后维护。

3. 采集过程中血流动力学异常　在儿童中,收集 PBSC 过程具有出现与血容量不足相关的心血管问题的风险。因此,体重不足 20kg 或血红蛋白低于 120g/L 的儿童供者需要使用白蛋白或者红细胞进行预充,以减少外循环血容量。对于需要血液预充的供者,前 1 天应准备好辐照红细胞,并准确测定血细胞比容。根据采集当天供者所测血细胞比容结果用生理盐水将预充溶液的血细胞比容稀释至与供者血细胞比容相同。血分离仪管道经生理盐水预冲后,当显示面板提示连接供体时,先不连供者,而将采、回血管道分别连至用于预充的红细胞袋的两个接口上。注意一定先关闭预冲生理盐水进出两路的阀门。预充时可将血液流速适当加快,血流和抗凝药物比例(IV:AC)可加至 20:1(机器最高允许 50:1),可在80~100ml 时结束预充,改接至供者。但要注意的是,使用白蛋白或者红细胞进行预充会使健康的供者会面临异源血液制品暴露的风险。

4. 电解质紊乱　用于 PBSC 收集的最常用抗凝药物是枸橼酸 - 葡萄糖抗凝溶液 A(ACD-A)。该溶液会螯合血液中的钙离子,因此供者可能出现低钙血症(如手足口周麻木、感觉异常、肌肉抽搐、手足抽搐、痉挛、头痛、低血压、Q-T 间期延长)。因此,在开始单采后应予以持续静脉滴注葡萄糖酸钙维持,必要时可于单采过程中复查电解质。

5. 凝血功能异常　有潜在出血倾向的供者,随着处理血量的增加,出血危险的发生率也将相应增加。采集前和处理过程中应抽查出凝血指标,据此调整抗凝药物的使用速度。

6. 血细胞减少　血细胞减少也是采集过程中比较常见的并发症。在经过单采后血小板通常会降低 20%~30%,但一般呈自限性,仅在反复采集或者循环血量较大时,出现显著的血小板下降,需引起注意。美国骨髓供者资料库规定:若经过第一次单采后血小板计数<80×10^9/L,不应该再进行第 2 次采集。

(六)操作注意事项

1. 动员不佳或失败 2%~7% 的健康供者存在不能采集到上述理想 PBSC 的情况,而对于自体 HSCT,"动员不佳"的患儿比例为 5%~40%,常见的判定标准包括外周血 $CD34^+$ 细胞数、循环中 $CD34^+$ 细胞增高比例或 $CD34^+$ 产物等。目前认为动员第 4 天的外周血 $CD34^+$ 细胞数是预测采集效果的良好指标,$CD34^+$ 细胞数>20 个 /μl 预示可获得满意的动员效果;对于预计动员不佳的供者,应考虑是否采用新的动员策略,如增加 G-CSF 用量,以及联合不同的细胞因子组合或者应用新的动员药物,如普乐沙福(需注意,此药在儿童中使用经验有限,未能明确在 18 岁以下儿童使用此药的安全性和有效性)。

2. 标本的质控 目前缺乏儿科有关采集干细胞剂量优化的特定数据,临床实践主要是从成人数据中推断出来的:外周血单个核细胞数一般需 $(6~8) \times 10^8$ 个 /kg,外周血单个核细胞是最为方便、简单的计量方法,不需特殊仪器,但是由于其中干细胞含量高低不等,有时并不能很好地直接反映植活情况。$CD34^+$ 细胞作为标准已获得绝大部分单位认同,通常公认的最小细胞剂量为 $CD34^+$ 细胞 2×10^6 个 /kg。尽管一些研究表明,成功的植入标准 $CD34^+$ 细胞可低至 0.75×10^6 个 /kg,但会出现中性粒细胞,特别是血小板植入被延迟,因此不建议 $CD34^+$ 细胞低于 2×10^6 个 /kg。较高的 $CD34^+$ 细胞剂量可出现更快的植入,并降低感染率和非复发性死亡的概率。但是,超过某一阈值时,又有可能增加慢性 GVHD 的风险。根据现有数据,目标 $CD34^+$ 细胞剂量在 $(4~5) \times 10^6$ 个 /kg 之间比较合理。

3. 采集的次数 通常情况下,对于采集数量未达到标准者可再次进行外周血造血干细胞采集(最多采集 3 次),并再次复查相关指标,同时做好采集物的冻存(自体移植患儿),而异体健康供者一般 1~2 次采集即可获得合格数量干细胞。

4. 提高采集效果策略 包括应用血细胞比容、血小板计数、外周血 $CD34^+$ 计数和以白细胞计数作为 $CD34^+$ 细胞产量的预测值。其中较高的外周血 $CD34^+$ 计数与单采血液分离术产生的较高的 $CD34^+$ 细胞产量相关。为了提高采血术的收集效率,使用外周血 $CD34^+$ 计数指导采血过程启动是有益的。同时有单位采用大流量外周血单采,即增加单次循环血量、减少循环次数来增加 $CD34^+$ 细胞数。

(七)相关知识

1. 儿童若表现为同种异体造血干细胞移植的数量正在增加,其后的结局也会不断改善。HLA 匹配的同胞供者出于医学、生物学以及经济学等方面的考虑,被认为是最佳的供体。但在世界范围内,不允许 18 岁以下的儿童向无关的人捐赠造血干细胞。迄今为止,在所有儿童期移植中,有 39%~48% 使用了儿童同胞捐赠者的干细胞,儿童捐赠者的安全性、伦理、心理、社会支持等方面还需要更为深入的研究和改善。

2. 异基因 HSC 移植供者的风险通常非常低,对儿童而言,不同捐赠方式的选择各有其优缺点。

(1)捐赠 BM

优点:不使用 G-CSF、不需要中心静脉置管以及无意识地参与手术。

缺点:住院时间较长、输血风险(包括自体输血风险)较高、全身麻醉及其风险,以及穿刺后的疼痛。

（2）捐赠 PBS

优点：住院时间短、输血风险低、不需要全身麻醉。

缺点：需要多次使用 G-CSF、可能需要中心静脉置管并且有意识地参与手术，以及体重<20kg 的儿童发生 PBSC 采集术并发症的风险较高。

根据健康人的可用数据，到目前为止，尚未发现确切的长期风险，但仍需进一步随访观察。

五、骨髓及外周血造血干细胞采集术规范检查表

骨髓造血干细胞采集术规范操作核查、评估见表 6-3-2、表 6-3-3。外周血造血干细胞采集术规范核查、评估见表 6-3-4、表 6-3-5。

表 6-3-2　骨髓造血干细胞采集术规范操作核查表

项目	内容	是	部分	否
操作前准备	核对信息：包括供者姓名、性别、年龄；核对是否提前 12 小时禁食、禁饮			
	询问有无服用抗凝、抗血小板药物（如阿司匹林、氯吡格雷等）等的情况，以及有无出凝血异常疾病史，有无麻醉药物过敏史			
	查看供者血常规、凝血功能、心电图及体重			
	明确供者有无麻醉禁忌证			
	确定供者已签署采集干细胞及麻醉知情同意书			
	物品（器械）的准备：确定备好骨髓穿刺包；确定备好注射器、抗凝药物、骨髓保存袋、CD34+ 检测及有核细胞记数试管等物品；监护设备及急救药品准备妥当			
操作过程	麻醉诱导后摆好体位：如髂后采集俯卧位，用枕头支撑臀部			
	开始操作前监测供者的血压、心率、呼吸参数，予以补液			
	正确选择穿刺部位，消毒铺单，穿手术衣			
	正确操作骨髓穿刺针进针			
	正确使用肝素抗凝药物洗涤各容器器皿及注射器，保证各容器的湿润			
	正确进行骨髓液的过滤及采集物的分装			
	正确添加合适的抗凝药物			
	留取标本进行细菌培养、有核细胞检测及 CD34+ 细胞检测			
	正确计算需要采集的骨髓量			
	采集过程中监测临床表现及生命体征变化			
	采集完成后消毒采集部位予以绷带加压包扎，等待供者清醒且生命体征稳定送回病房			
操作后处置	采集袋标上姓名或编号、性别、日期等，并将采集物用封口机封口，送至实验室进行去除红细胞和血浆的处理			
	根据治疗方案的不同后续安排运送、分装输注或分装冻存采集物			
	交代术后注意事项，后续注意观察供者的伤口情况，有无疼痛或感染			

表 6-3-3 骨髓造血干细胞采集术规范操作评估表

项目	5分	4分	3分	2分	1分
操作过程流畅度					
操作检查熟练度					
人文关怀					

评分标准:

5分:操作过程清晰流畅,穿刺及采集物处理熟练,动作轻柔,对供者损伤小,严格无菌操作过程,操作中能熟练处理并发症,有术前交流、术中及时生命体征监测及术后注意事项的交代;人文关怀到位。

4分:介于5分和3分之间。

3分:操作过程能整体完成,严格无菌操作,采集过程中能基本掌握穿刺要求,可以进行采集物处理和分装;人文关怀不足,但能有部分术前交流、术中监测生命体征及术后饮食及注意事项的交代。

2分:介于3分和1分之间。

1分:操作中违反无菌操作原则,反复无效穿刺,操作粗暴,不能正确的处理采集物;无人文关怀。

表 6-3-4 外周血造血干细胞采集术规范操作核查表

项目	内容	是	部分	否
操作前准备	核对供者信息:包括姓名、性别、年龄			
	询问有无服用抗凝、抗血小板药物(如阿司匹林、氯吡格雷等)的情况,以及有无出凝血异常疾病史			
	查看供者当天血常规、凝血功能、电解质,以及体重、身高			
	明确供者有无合适的血管通路行采集,外周血管情况不佳者有无中心静脉置管通路			
	明确供者外周血白细胞及 $CD34^+$ 细胞计数达到采集要求			
	确定供者已签署采集干细胞知情同意书			
	物品(器械)的准备:确定血细胞分离相关设备正常;确定备好葡萄糖酸钙/生理盐水/柠檬酸抗凝药物、白蛋白等药品;备好采集管道、注射器、监护设备及急救药品准备妥当			
操作过程	供者一般取仰卧位,建立外周血管通路,静脉滴注葡萄糖酸钙			
	正确开启血细胞分离机,安装管道			
	正确进行生理盐水预冲			
	正确选择采集程序			
	正确输入当天血常规各项指标,设置采集参数及采集时间			
	采集过程中监测临床表现及生命体征变化			
	采集结束后回输剩余血液			
	留取标本行细菌培养、有核细胞及 $CD34^+$ 细胞检测			
	采集完成后可正确拆除管道,对供者静脉管路进行封管			
	确定供者生命体征稳定,送回病房			
操作后处置	采集袋标上姓名或编号、性别、日期等,并将采集物封口机封口			
	根据治疗方案的不同后续安排运送、分装输注或分装冻存采集物			
	交代术后注意事项,根据是否需要再次采集来决定是否需要保留静脉通路			

表 6-3-5　外周血造血干细胞采集术规范操作评估表

项目	5分	4分	3分	2分	1分
操作过程流畅度					
操作检查熟练度					
人文关怀					

评分标准：

5分：操作过程清晰流畅，对血细胞分离各项功能熟练掌握，对低体重供者可以熟练使用预充，能保证采集过程管路通畅；人文关怀到位，有术前交流、术中安慰，术后注意事项交代清楚。

4分：介于5分和3分之间。

3分：操作过程能整体完成，对血细胞分离机部分功能不能熟练掌握，管路存在流出量不足等问题，但能完成采集过程，对低体重患儿可在指导下行预充；人文关怀不足，但能有部分术前交流、术中安慰，以及术后饮食及注意事项的交代。

2分：介于3分和1分之间。

1分：对血细胞分离机不熟悉，反复出现管路不通，难以完成采集全过程；无人文关怀。

六、常见操作错误及分析

1. 骨髓造血干细胞采集中无菌意识不强。相较于外周血造血干细胞采集，骨髓造血干细胞采集物存在暴露机会，易出现污染。因此在采集、过滤及处理采集物的过程中，必须严格无菌操作原则，所有接触采集物的物品都必须严格消毒。

2. 骨髓造血干细胞采集过程中，因骨髓穿刺不熟练，动作不够轻柔，反复进针，导致供者医源性损伤，增加供者术后疼痛。如果每次抽取骨髓量过多，多抽取的部分更多的只是血液，使得采集物中的 T 细胞数量增加，导致采集体积的增加。因此，需严格每次采集量在 3~5ml。

3. 外周血造血干细胞采集中血路管道不通畅，在采集过程中反复因流出量不足报警，特别是部分自体干细胞采集的患儿，会因之前的化疗等因素影响导致血管条件差。因此，需要在采集前认真评估血管情况，积极行中心静脉置管。

七、相关知识测试题

1. 造血干细胞具有全能性，在人体内可分化出

　　A. 心肌细胞　　　　　　　　B. 红细胞　　　　　　　　C. 神经细胞

　　D. 表皮细胞　　　　　　　　E. 破骨细胞

2. 一旦移植日期确定，且受者移植准备已经开始，此时供者的退缩，对受者危害极大，这是因为

　　A. 受者病情已发展到晚期

　　B. 再也找不到配型成功的供者

　　C. 受者已进行超大剂量放化疗，免疫力基本全丧失

　　D. 受者没有生存意志

　　E. 受者无经济来源进行再次移植

3. 供者需进行的血液检查项目包括

　　A. 血常规、血型、HIV 抗体、血糖、梅毒、肝功能、丙型肝炎病毒

B. 血常规、血型、HIV 抗体、血糖、梅毒、肝功能、肾功能、乙型肝炎病毒、丙型肝炎病毒

C. HIV 抗体、血糖、梅毒、肝功能、肾功能、乙型肝炎病毒、丙型肝炎病毒

D. 血常规、血型、HIV 抗体

E. 血常规、血型、HIV 抗体、血糖

4. 造血干细胞血样标本短时间保存必须要保存在

A. 22℃　　　　　　　B. 20~24℃　　　　　　　C. 2~6℃

D. −80℃　　　　　　E. −20℃

5. 外周干细胞采集,CD34$^+$ 细胞的最低计数为

A. 5.0×10^6 个 /kg　　　　　B. 0.5×10^6 个 /kg

C. 1.0×10^6 个 /kg　　　　　D. 2.0×10^6 个 /kg

E. 2.0×10^7 个 /kg

答案:1. B　2. C　3. B　4. C　5. D

(杨良春　王乐园)

第四节　儿童嵌合抗原受体 T 细胞治疗采集术

一、概述

嵌合抗原受体 T 细胞(CAR-T 细胞)靶向性抗肿瘤细胞免疫技术是将包括识别 B 细胞特异性抗原的单链抗体、铰链区、跨膜区、胞内信号区和胞内信号区共刺激分子传导结构域的嵌合抗原受体表达于慢病毒载体,并将该载体转染至自体 T 细胞,使修饰后的细胞具有靶向性,能特异性地识别并杀伤表达 B 细胞特异性抗原的白血病细胞和淋巴细胞,还能在体内增殖活化,形成记忆型细胞。该细胞靶向性强,对于 B 细胞以外的其他非靶组织细胞(包括骨髓造血干细胞)无影响。目前急性 B 淋巴细胞白血病 / 淋巴瘤等血液系统恶性肿瘤在传统治疗过程中常常出现对化疗药耐药和复发的情况,甚至造血干细胞移植效果欠佳。而 CAR-T 细胞能精确地靶向作用于 B 淋巴细胞,临床试验结果表明,CAR-T19 细胞治疗复发的、难治的急性 B 淋巴细胞白血病的完全缓解率可达88%~94%。

2013 年,肿瘤免疫治疗被 *Science* 杂志评为年度"十大科技突破之首"。2014 年,CAR-T 细胞治疗技术获得美国食品药品监督管理局(FDA)"突破性疗法"认证,被誉为"癌症治疗的第四次革命"。CAR-T 细胞治疗技术现已成为世界各国癌症治疗领域关注的焦点和引进热点。2017 年 7 月 12 日,美国 FDA 批准 CAR-T 细胞治疗 CTL019 的生物制剂许可申请。同年 8 月 31 日,FDA 正式批准 CAR-T 细胞治疗 Kymriah 上市,用于治疗 25 岁以下患有难治性或两次以上复发的急性 B 淋巴细胞白血病患儿。目前,国内外已经广泛开展CAR-T 细胞治疗儿童复发难治急性淋巴细胞白血病,成为白血病治疗中革命性的方法,在提高儿童白血病的治疗效果方面发挥了重要的作用。

二、CAR-T 细胞治疗流程

CAR-T 细胞治疗是一种以患儿自身 T 细胞为基础的治疗,其流程包括:通过白细

胞分离术收集患儿的外周血单个核细胞,再分离出特定的 T 细胞亚群,如 CD4$^+$、CD8$^+$、CD25$^+$ 或 CD62L$^+$T 细胞。分离出的 T 细胞起始亚群需要持续和充分激活才能实现体外扩增,这就需要通过 T 细胞受体信号和 CD28、4-1BB 或 OX40 信号等共刺激信号产生主要的特异性信号,从而激活 T 细胞。再通过电穿孔、慢病毒或逆转录病毒载体,将 *CAR* 基因导入激活的 T 细胞中进行基因修饰,从而得到可表达 *CAR* 基因的 CAR-T 细胞,通过大量扩增细胞达到需要的细胞数后,除去磁珠并浓缩细胞。确认质控合格后,在患儿进行预处理化疗清除体内的淋巴细胞后回输,密切观察副反应并进行积极处理,随访患儿的副反应及疗效。

综上所述,临床上进行 CAR-T 细胞治疗,需要医院完成患儿本人外周血单个核细胞分离,然后将采集物送至相关 CAR-T 制作公司完成 T 细胞分选、嵌合抗原受体转入、扩增等实验室步骤。

三、CAR-T 细胞治疗采集术操作规范流程

(一) 适应证

CAR-T 外周血单采供者为患儿本人,故需要满足 CAR-T 细胞治疗条件的患儿才可进行细胞采集。

(二) 禁忌证

1. 严重的心、肺、肾脏等疾病,如严重心律失常、心肌梗死活动期、重度心力衰竭、哮喘、呼吸衰竭、肾功能不全、未控制的高血压及糖尿病等。

2. 异体移植后有急性或慢性移植物抗宿主病(graft-versus-host disease,GVHD);正在接受 GVHD 治疗。

3. 在采血和回输前后必须使用甾体激素的患儿。

4. 在采血前 14 天使用化疗药物或者其他免疫抑制剂者。

5. HIV 感染或活动性肝炎患儿。

6. 有其他未控制的活动性感染者。

7. 自身免疫性疾病或免疫缺陷病患儿。

8. 明确的神经疾病或精神病患儿,包括痴呆或癫痫发作者,具有精神类药物滥用史且无法戒除,或其他可能增加中枢神经毒性的实质性病变。

(三) 操作前准备

1. 患儿的准备

(1)停用相关药物:CAR-T 细胞治疗的白细胞分离开始的时机有时取决于患儿的治疗史。接受 CAR-T 细胞治疗的患儿通常已经接受了几轮的细胞毒性疗法,有时包括同种异体干细胞移植。前期的治疗可能会降低 T 细胞的数量和功能,影响白细胞分离的时机。有异基因干细胞移植病史的患儿应停止免疫抑制药物治疗,并且不应有 GVHD 的证据。已确定患儿在异基因造血干细胞移植后不到 3 个月内接受白细胞分离术进行 CAR-T 细胞治疗,可能会收获异基因反应性 T 细胞,如果将其用于制造 CAR-T 细胞,可能诱发 GVHD 或加重亚临床 GVHD。其他化疗或免疫抑制药物,应尽早在白细胞分离之前停用,因为这些药物可能会影响 T 细胞的体外增殖(表 6-4-1)。

表 6-4-1 CAR-T 细胞治疗单采前药物使用要求

药物 / 治疗	白细胞采集前停用时间
全身性类固醇,羟基脲和酪氨酸激酶抑制剂	至少单采前 3 天停用
全身化疗:长春新碱、6- 巯基嘌呤、6- 硫鸟嘌呤、甲氨蝶呤 <25mg/m^2、阿糖胞苷 <100mg/(m^2·d)、天冬酰胺酶(非聚乙二醇化)	至少单采前 1 周停用
中枢神经系统疾病的预防	至少单采前 2 周停用
抢救化疗:阿糖胞苷 >100mg/m^2、蒽环类药物、环磷酰胺、甲氨蝶呤 ≥25mg/m^2	至少单采前 2 周停用
聚乙二醇化天冬酰胺酶	至少单采前 4 周停用
抗 T 细胞抗体	至少单采前 8 周停用
中枢神经系统白血病放疗	至少单采前 8 周停用
异基因造血干细胞移植	至少单采前 3 个月停用

注:CAR-T 细胞,嵌合抗原受体 T 细胞。

(2)CAR-T 细胞治疗前需完善 HIV 抗体、肝炎全套等输血前检查,以及凝血功能、心电图等相关检查。

(3)CAR-T 细胞治疗前应完成家属及患儿的谈话,签署知情同意书。

(4)采集当天晨起后完善血常规检查及身高、体重测量,血常规要求血红蛋白 >120g/L、血细胞比容 >35%、血小板计数 >40×10^9/L。若贫血难以纠正,须准备预充管道用的红细胞悬液并准确测定其血细胞比容。

(5)无明显的心肺疾病:无特殊情况下,患儿肝肾功能、血电解质、出凝血指标正常,若上述指标难以纠正至正常水平而必须进行采集,采集过程中应注意监测和做好相应急救准备,并避免大容量采集。

(6)无血行感染,无其他严重的深部感染灶。

(7)鼓励患儿采集前一晚和采集当天早餐进食适量增加,早餐应喝牛奶,但避免摄入过多液体,以免排尿次数过多;不宜摄入过多脂肪类食物,以减少血液黏滞度。采集前应起床适当运动以增加血管张力和缓解紧张情绪。

(8)如采集物需要远距离送相关公司实验室处理,需提前联系专门物流。

2. 采集血管通路准备与外周血造血干细胞采集术血管通路准备相同,见"第六章第三节"相关内容。

3. 物品(器械)的准备

(1)血细胞分离机相关设备。

(2)生理盐水 500ml(2 袋)。

(3)柠檬酸抗凝药物(200ml:8g/ 袋,2 袋)。

(4)10% 葡萄糖酸钙针(按供体体重 2ml/kg 准备相应剂量)。

(5)25% 人血白蛋白(2 瓶)备用。

(6)采集用管道(1 套)。

(7)封管用钳子和小夹子。

(8)准备5ml注射器2副、20ml一次性注射器2副。

4. 操作者的准备

(1)核对患儿信息：包括患儿姓名、性别、年龄、身高、体重。

(2)查看患儿血常规、肝肾功能、电解质、凝血功能、心电图及既往体格检查结果。

(3)明确患儿有无采集细胞的禁忌证。

(4)确定患儿家属已签署知情同意书。

（四）操作步骤

1. 患儿建立外周静脉通路,开始予以葡萄糖酸钙持续静脉滴注(2ml/kg)。

2. 开启血液分离仪,询问采集日当天外周血检查结果,安装管道,生理盐水预冲管道。

3. 输入和设置各项数据。一般为淋巴细胞采集程序(可以采集较多的血浆分离后供培养时使用),输入外周血单核细胞和血细胞比容参数,调整单次循环血量7~15L。儿童单次循环血量一般为150ml/kg或自身总血量的2~3倍,流速30~70ml/min,离心速度为1 400转/min,设置好各项参数后开始外周血分离采集程序运行。

4. 采集时间3~4小时,一般1次即可以获得充足的细胞。

5. 结束采集,回输供体剩余血液。

6. 充分混匀采集物,留取标本行细菌培养、有核细胞检测及CD3$^+$T细胞检测,将采集袋标上姓名、性别、日期等,并将采集物用封口机封口,联系物流送至相关实验室进行处理。

7. 完成采集物单个核细胞以及CD3$^+$T细胞计数,根据标本质控决定是否需要再次采集,停止采集后患儿根据情况决定是否保留静脉通路。

（五）并发症及处理

对于患儿而言(包括患有复发难治的血液恶性肿瘤的患儿),血液分离术的程序是安全的,其不良反应的发生与移植供者外周血造血干细胞动员后采集相似,观察到的大多数不良反应均为轻度且易于逆转。中度至重度不良反应率约为0.37%,包括头晕、晕厥、柠檬酸中毒及血管损伤。进行白细胞分离术时,必须意识到成人和儿童之间存在一定的差别。如儿童的静脉通路问题,儿童患者的总血量要小得多,因此在白细胞去除术过程中对血容量的影响更高;儿童在白细胞分离术中也可能更容易发生低钙血症。由于这些原因,儿童患者的白细胞去除速度应该比成人慢。同时管理儿童和成人患者的单采血液病中心需要熟悉这些区别。

1. 导管相关并发症 对于大多数12岁以下的儿童,建议选择中央血管通路进行单采。即使是大于12岁的患儿,若既往有长时间的细胞毒性药物使用,外周血管状态差,仍需要中心静脉置管。放置导管可能需要全身麻醉或清醒镇静,并且许多其他并发症可能来自中心静脉导管,包括出血、气胸、导管移位、导管相关感染或导管内血栓,因此需要由插管经验丰富的专科医师(如麻醉科、血液透析室医师)进行,并做好置管后维护。

2. 采集过程中血流动力学异常 在儿童中收集PBMC的过程存在与血容量不足相关的心血管问题的风险,与干细胞采集类似,对于体重<20kg或血红蛋白<120g/L的儿童,需要使用白蛋白或者红细胞进行预充,减少外循环血容量。

3. 电解质紊乱　采集时最常用的抗凝药物是柠檬酸 - 葡萄糖抗凝溶液 A（ACD-A）。该溶液会螯合血液中的钙，患儿可能出现低钙血症及其表现，例如手足口周麻木、感觉异常、肌肉抽搐、手足抽搐、痉挛、头痛、低血压、Q-T 间期延长等。因此，在开始单采后应予以持续静脉滴注葡萄糖酸钙维持，必要时可于单采过程中复查电解质。

4. 血细胞减少　血细胞减少也是采集过程中比较常见的情况，在经过单采后血小板通常会降低 20%~30%，但一般为自限性，仅在循环血量较大时，出现显著的血小板下降，需引起注意。

（六）操作注意事项

1. 标本的质控　获得具有足够细胞群的白细胞分离术对于成功制造 CAR-T 细胞至关重要。与 PBSC 收集类似，CAR-T 细胞治疗产品始于白细胞分离术，但其收集的是外周血单个核细胞，而且采集过程是非动员的，目的是获得 CD3$^+$T 细胞，并且所需时间比干细胞血液分离少得多：通常约 3 小时收集就足以收获所需数量的细胞。在目前单采的目标是获得白细胞 (0.2~1.0) × 10^8 个 /kg，即白细胞总数为 (1.0~5.0) × 10^9 个（绝对淋巴细胞计数为 500 个细胞 /μl、CD3$^+$ 细胞为 150 个 /μl 为最优）。外周血 CD3$^+$ 细胞计数可以作为预测获取目标 CD3$^+$ 细胞数量所需的血液量的参考，但目前仍无公认的预测比例要求。

2. T 细胞的分选　外周血单个核细胞包括淋巴细胞和单核细胞。T 细胞从收集的患儿外周血中分离获得，分离方法主要为密度梯度离心法和免疫吸附法。目前单个核细胞的后续处理已经使用先进的细胞自动化处理整合方案，把细胞处理和细胞培养的复杂工作流程变成了流水线式全封闭性的标准化机器操作。从细胞的分离到细胞培养，再到目的细胞终产物的形成，都可自动标准化完成。

（七）相关知识

目前实验室常用的 T 细胞分选及扩增仪器介绍如下。

分选的 PBMC 细胞经培养后可直接进行后期的 T 细胞激活，但单核细胞在 37℃能够快速地吞噬磁珠，这会降低 T 细胞活化和扩增的能力；因此，可对 PBMC 进行 CD3$^+$T 细胞进行分选，去除单核细胞，提高 T 细胞纯度。离心法通过梯度离心将外周血分层从而获得外周血单个核细胞，包括淋巴细胞和单核细胞。但该方法只能对 T 细胞进行初步的分离以及富集，收获的细胞中仍含有单核细胞、B 淋巴细胞等。体外扩增前，对潜在的最有效的 T 细胞亚群进行精确检测和分离可提高过继免疫治疗的效果。

细胞分选仪免疫吸附法基于磁珠分离技术，在 CAR-T 细胞治疗中有十分广泛的应用，原理为将包被有抗体的磁珠与处理样品"孵育"，再利用磁选法进行目标细胞的富集或者去除不需要的细胞。免疫吸附法的自动化设备为细胞分选仪，可在封闭、无菌的系统中利用磁选法进行目标细胞的富集或者去除不需要的细胞。

磁珠细胞分离技术（magnetic activated cell sorting，MACS）在 CAR-T 细胞治疗中也有十分广泛的应用。商业化且自动化的细胞分选仪主要有：AutoMACS pro 和 CliniMACS Plus。AutoMACS pro 寿命高达 100 次分选，条件温和，细胞活性高，所得细胞具有极佳的纯度、获得率和活性，分选任何细胞可在几分钟之内完成。而 CliniMACSPlus 侧重于单个样品的处理体积，可在封闭、无菌的系统中利用磁选法进行目标细胞的富集或者去除不需要的细胞；该设备为台式仪，运行稳定可靠，设计紧凑。核心部件为分选柱模块，与 MACS 磁珠配合使用。

在细胞分选环节,CAR-Txpress 平台采用了 X-BACS 系统(浮力激活细胞分选法)。基于浮力分离法,该系统能够从单核细胞中自动化分选和激活靶细胞。X-BACS 系统采用微泡从复杂的细胞混合物中分离出特定的细胞。这些微泡表面带有抗体,能够特异性地与单一靶细胞结合。当靶细胞结合微泡时通过浮力作用上浮,而非靶细胞下沉,通过离心可以分离靶细胞层。随后收集靶细胞层并从微泡中释放细胞,从而获得高纯度的靶细胞。

四、CAR-T 细胞治疗采集术规范检查表

CAR-T 细胞治疗采集术规范操作核查、评估见表 6-4-2、表 6-4-3。

表 6-4-2　CAR-T 细胞治疗采集术规范操作核查表

项目	内容	是	部分	否
操作前准备	核对信息:包括患儿姓名、性别、年龄			
	询问有无服用抗凝、抗血小板药物(如阿司匹林、氯吡格雷等)的情况,以及有无出凝血异常疾病史			
	查看当天血常规、凝血功能、电解质,以及体重、身高			
	明确患儿有无合适的血管通路进行采集,外周血管情况不佳者有无中心静脉置管通路			
	确定患儿及其家属已签署采集外周血单个核细胞知情同意书			
	物品(器械)的准备:确定血细胞分离相关设备正常;确定备好葡萄糖酸钙、生理盐水/柠檬酸抗凝药物、白蛋白等药品;确认采集管道、注射器、监护设备及急救药品准备妥当			
操作过程	患儿一般取仰卧位,建立外周血管通路,静脉滴注葡萄糖酸钙			
	正确开启血细胞分离机,安装管道			
	正确进行生理盐水预冲			
	正确选择采集程序			
	正确输入当天血常规各项指标,设置采集参数及采集时间			
	采集过程中监测临床表现及生命体征变化			
	采集结束后回输剩余血液			
	留取标本行细菌培养、有核细胞及 $CD3^+$ 细胞检测			
	采集完成后可正确拆除管道,对患儿静脉管路进行封管			
	确定患儿生命体征稳定,送回病房			
操作后处置	采集袋标上姓名或编号、性别、日期等,并将采集物封口机封口			
	根据治疗方案的不同后续安排运送、分装输注或分装冻存采集物			
	交代术后注意事项,根据是否需要再次采集决定是否需要保留静脉通路			

表 6-4-3　CAR-T 细胞治疗采集术规范操作评估表

项目	5分	4分	3分	2分	1分
操作过程流畅度					
操作检查熟练度					
人文关怀					

评分标准

5 分：操作过程清晰流畅，对血细胞分离各项功能熟练掌握，对低体重患儿可以熟练使用预充，能保证采集过程管路通畅；人文关怀到位，有术前交流、术中安慰及术后注意事项的交代。

4 分：介于 5 分和 3 分之间。

3 分：操作过程能整体完成，对血细胞分离机部分功能不能熟练掌握，管路存在流出量不足等问题，但能完成采集过程，对低体重患儿可在指导下行预充；人文关怀不足，但能有部分术前交流、术中安慰及术后饮食及注意事项的交代。

2 分：介于 3 分和 1 分之间。

1 分：对血细胞分离机不熟悉，反复出现管路不通，难以完成采集全过程；无人文关怀。

五、常见操作错误及分析

外周血细胞采集中管路不合适，在采集过程中反复因流出量不足报警，特别是血管情况差或年龄偏小的儿童。因此前的化疗等因素影响导致血管条件差，所以需要在采集前认真评估血管情况，积极行中心静脉置管。

六、相关知识测试题

1. 下列疾病中，CAR-T 细胞治疗适应证**不包括**

　　A. 复发难治急性淋巴细胞白血病

　　B. 复发难治非霍奇金淋巴瘤

　　C. 复发难治多发性骨髓瘤

　　D. 神经母细胞瘤

　　E. 霍奇金淋巴瘤

2. 下列选项中，符合 CAR-T 细胞治疗单采前要求的是

　　A. 费城染色体样急性淋巴细胞白血病患儿一直服用酪氨酸激酶抑制剂

　　B. 行造血干细胞移植后 2 个月复发

　　C. 近 1 个月有使用聚乙二醇化天冬酰胺酶药物史

　　D. 单采前半月未使用任何化疗及免疫抑制剂

　　E. 采集前仍在服用激素

3. CAR-T 细胞采集的目标细胞亚群是

　　A. 中性粒细胞　　　　　　　　B. 嗜酸性粒细胞

　　C. T 细胞　　　　　　　　　　D. 单核细胞

　　E. CD34$^+$ 细胞

4. CAR-T 细胞采集后淋巴细胞需要达到的最佳计数

　　A. 500 个 /μl　　　　　　　　B. 5 个 /μl

　　C. 50 个 /μl　　　　　　　　　D. 10 000 个 /μl

E. 100 个 /μl

5. CAR-T 细胞治疗预处理方案一般选择

A. CHOP 方案

B. 大剂量阿糖胞苷方案

C. 氟达拉滨＋环磷酰胺（FC 方案）

D. DA 方案

E. VDLD 方案

答案: 1. E 2. D 3. C 4. A 5. C

（杨良春 王乐园）

第七章

儿童神经专业专科技能

第一节　儿童视频脑电图检查

一、概述

脑电图(electroencephalogram,EEG)检查是通过电极记录大脑一定空间范围内神经细胞电活动总和的时空变化的检查。电活动是神经细胞之间传递信息的方式之一,就大脑而言,神经元的电活动是大脑功能的基础。头皮脑电图的每个电极反映的是较大空间范围内脑电图活动的不同矢量电场加权总和。脑电图上记录到的棘波、棘慢复合波等癫痫样放电是局部或广泛性神经元群高度同步化异常电活动的综合电位,是皮质兴奋性异常增高的重要标志。

1857年,Caton发现了自发的脑电活动;20世纪20年代,Berger在人类头皮表面记录到脑电活动,之后逐步发展到现在多通道、高采样率的颅内脑电图技术。脑电图技术的不断发展加深了人们对脑科学和脑疾病的研究,并增加了人们对脑功能和脑网络的了解。其中视频脑电图(video-electroencephalography,VEEG)可通过录像观察发作时的临床表现,与同步脑电图记录对照分析,相对准确地判断癫痫发作的性质和发作类型,且能准确掌握患儿在各时间段的活动状态及相应的脑电图变化,及时发现并排除各种干扰伪差和电极故障,大大降低了假阳性率和假阴性率,是神经系统疾病,尤其是癫痫诊断和鉴别诊断的重要检查手段。

二、视频脑电图检查操作规范流程

(一) 适应证

1. 发作性症状性质不确定,需要鉴别是癫痫发作还是非癫痫性发作事件者。

2. 确定癫痫发作类型,但需根据视频记录发作期症状特点和发作期同步脑电图表现者,大多数癫痫发作可以明确发作类型。

3. 判断发作起源部位,有些局灶性癫痫在发作期头皮脑电图可记录到从局部开始的发作期放电,结合发作时症状特点,对确定发作起源有很好的提示作用。

4. 癫痫频繁发作或癫痫持续状态时,观察静脉应用止惊药物对临床和脑电图的影响。

5. 诊断非惊厥性癫痫持续状态。

（二）禁忌证

除非头皮电极放置处皮肤破损或感染，脑电图检查没有绝对禁忌证。但行脑电图检查时，过度换气试验对脑血管疾病、脑外伤、颅内压增高、严重的心肺疾病和临床情况危重的患儿应禁用或慎用。

（三）操作前准备

1. 患儿的准备

（1）患儿或患儿家属持脑电图申请单及就诊卡预约检查。

（2）为获得高质量的合格脑电图数据，需完成检查前准备工作：检查前洗净头发，禁用护发素，根据情况于检查前一晚或检查当天适当剥夺睡眠，身穿棉质宽松开襟衣服。

（3）服用抗癫痫药物者，不需要调整抗癫痫药物。特殊情况除外：术前评估需要监测临床发作者，可根据医师的医嘱适当减停抗癫痫药，并签署术前评估脑电图监测抗癫痫药物调整知情同意书。

（4）检查前不需要禁食、禁饮，需排好大、小便。

2. 物品（器械）的准备

（1）检查室环境：检查室应安静、光线柔和、温度适宜，避免使患儿因过热出汗或过冷寒战而影响记录效果。病床和脑电图主机分室放置，避免电源干扰和仪器操作对患儿的影响。

（2）脑电图记录相关设备正常，包括闪光灯、摄像头、导线正常；图像采集系统及图文报告系统操作正常。

（3）准备好导电膏、医用胶带、弹力网帽等。

（4）准备好必要的抢救用品，如氧气、地西泮等。

3. 操作者的准备

（1）核对患儿信息：包括患儿姓名、性别、年龄、主诉。

（2）接通电源，打开脑电监测仪和图像采集系统，熟悉视频脑电图操作规程。

（3）详细询问受试者发作性症状的表现、抗癫痫药物使用情况、近期是否有镇静药物使用情况等。

（4）向被检者及其法定监护人详细讲解视频脑电图监测过程，消除其焦虑心理。

（5）正确输入患儿信息：姓名、性别、年龄（5岁以下年龄精确到月龄，1岁以下年龄精确到日龄，新生儿根据孕龄和生后天数计算孕龄）、脑电图编号、主诉、发作症状、初步诊断、用药情况。

（6）登录脑电图记录界面，再次核对患儿信息并检查各导线连接是否正确。

（四）操作步骤

1. 记录脑电图前应确保洗干净头皮，如有油脂，可用酒精或丙酮溶液局部清洁去除头皮脂质，必要时用磨砂膏去除头皮角质层，以降低电阻，增加导电性能。

2. 安装电极　按照国际10-20系统（图7-1-1），安装至少包括19个记录电极和2个参考电极。头皮脑电图采用盘状电极，用于采集双侧大脑半球表面的电活动，不论电极数目多少，排放时注意兼顾半球表面的各解剖分区，并遵循左右对称、间距相等的原则。首先在头皮表面确定两条基线，一条为鼻根至枕外隆凸的前后连线为100%，另一条为双耳前凹之间经过头顶的左右连线为100%。二者在头顶的交汇点为Cz电极的位置。从鼻根向后10%处为Fpz(额极中线),从Fpz向后每20%为一个电极的位置,依次为Fz(额中线)、Cz(中央中线)、Pz(顶中线)及Oz(枕中线)。Oz与枕外隆凸的间距为10%。双耳前凹连线距左耳前凹10%处为T3(左中颞)电极位置,以后向右每20%放置一个电极,依次为C3(左中央)、Cz(中央中线)、C4(右中央)和T4(右中颞),T4距右耳前凹间距10%。从Fpz通过T3至Oz的连线为左颞连线,从Fpz向左10%为Fp1(左额极),从Fp1沿左颞连线向后每20%放置一个电极,依次为F7(左前颞)、T3(左中颞)、T5(左后颞)及O1(左枕),其中T3为此线与双耳前凹连线的交点,O1距Oz为10%。右颞连线与此对应,从前向后依次为Fp2(右额极)、F8(右前颞)、T4(右中颞)、T6(右后颞)及O2(右枕)。从Fp1至O1和从Fp2至O2各做一连线,为左、右矢状旁连线,从Fp1和Fp2向后每20%为一个电极位点,左侧依次为F3(左额)、C3(左中央)、P3(左顶)和O1(左枕),右侧依次为F4(右额)、C4(右中央)、P4(右顶)和O2(右枕)。

在国际10-20系统中,Fpz和Oz不包括在19个记录点内。A1(左耳电极)和A2(右耳电极)分别作为参考电极用胶布固定于两侧耳垂或乳突。在头皮有局灶血肿、创伤或小儿有头皮输液针等情况下,电极应该避开这些位置,但要注意左右两侧相应部位的电极放置对称,否则会造成人为的不对称图形。如监测时间长,可使用火棉胶妥善固定电极,用胶布辅助固定,最后用弹力网帽固定头皮电极。如需多导生理记录,睡眠脑电图记录最好增加眼动图、心电图和呼吸等同步记录;根据发作需要可增加皮肤表面肌电电极,如眼睑肌电、口角肌电、三角表面肌电、股四头肌表面肌电等。

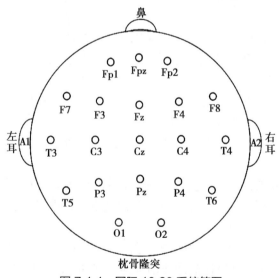

图 7-1-1　国际 10-20 系统简图

3. 校准　电极安装完后,打开脑电图仪器,首先校准电压,以检测每个放大器的放大性能和灵敏度。①方波校准:由仪器的定标器向每一通道放大器输入标准的矩形脉冲电压,通过测量描记出来的方波偏转高度,确定放大器的灵敏度;②正弦波校准:先后给予2个频率的标准波幅的正弦波,在每次记录结束后最好再次进行电压的校准。生物校准需保证理论上所有导联的曲线在波形、波幅、位相上均完全一致,若任何一导联表现出与其他导联的不同,表明此导联的电极至脑电图仪的这段路径故障,必须加以修复后再检测。

4. 前置放大器置于床旁,调节放大器,确定导线与放大器连接正常。

5. 视频监测 监测中保证患儿随时处于被拍摄范围内,并调整合适的姿势和角度,以便观察到某些有意义的局部或细微的发作。

6. 记录过程应包括患儿清醒期、睡眠期(至少一个完整睡眠周期)和觉醒后的脑电图,并在记录开始时或结束前进行睁闭眼试验和过度换气试验,必要时进行闪光刺激和特殊刺激诱发试验。对于发作较频繁的患儿,应尽可能记录到发作期图形,必要时延长记录时间。

7. 测试环节 包括睁闭眼试验、间断闪光刺激试验、过度换气试验等,必要时加做直立伸臂试验、站立试验等。

(1)睁闭眼试验:患儿看摄像头,按指令睁眼、闭眼。技术员在计算机上点击睁眼(睁眼10秒)及闭眼(30秒)标记。

(2)间断闪光刺激试验:闪光刺激器置于被检测者眼前,距离为30cm,眼睛注视刺激器中心。闪光频率为1、2、4、6、8、10、12、14、16、18、20Hz,再以60、50、40、30、25Hz递减,每串节律性间断闪光刺激(IPS)持续10秒,每次刺激开始的同时闭眼,至刺激结束即刻睁眼,两串之间的间隔为7~10秒。

(3)过度换气试验:被检者(年龄>3岁)闭目状态下深呼吸20~25次/min,小年龄儿童不能自行完成者,闭着眼睛吹面前的小纸片或风车,持续3分钟。过度换气结束3分钟后再进行其他项目测试。

(4)直立伸臂试验:患儿穿好鞋子,站立在床边,不要倚靠任何物体,将两只手臂向前平举,同时闭上眼睛,坚持30秒。之后放下手臂,不要长时间停留,立即再将手臂抬起,重复上述动作10次,此项试验结束。

(5)站立试验:患儿穿好鞋子,站立在床边,不要倚靠任何物体,闭上眼睛,站立20分钟。家长注意在患儿旁边进行保护,防止晕厥、跌倒摔伤。

8. 各项测试活动完毕,请患儿卧床睡觉,如有发作,请及时按下打标器按钮,操作者标记事件,并做好记录。

9. 检查结束前唤醒患儿,至少记录20分钟左右清醒图形后方可结束检查。

10. 关闭脑电图记录界面,摘除贴于患儿头皮及身上的电极片,清理皮肤和电极片上的导电膏。交代取脑电图报告的时间。

11. VEEG回放分析 在工作站回放软件打开回放并分析记录的脑电数据,回放过程确定患儿状态是否包含清醒及睡眠状态,根据患儿年龄判断清醒期背景活动是否为正常频段、是否有非特异性异常、是否有异常痫性放电、是否有发作,根据发作期临床表现判断属于何种发作类型,共出现多少次发作,每次持续时间等。

12. VEEG报告书写 VEEG报告应全面反映记录中各种状态下的脑电图特征,并特别突出对临床诊断最有意义的特征。儿童脑电图分正常、正常范围、界线性和异常4个等级。对有意义的典型图形、阵发性异常放电、发作期图形等进行标记,剪辑片段打印并保存。对各种状态下的正常和异常脑电图现象进行简要的文字描述,全面而有重点地反映EEG记录的特征和对临床诊断的意义(表7-1-1)。

表 7-1-1　视频脑电图报告

姓名	×××	病区	门诊	导联数目	19 导联	脑电图号	×××
性别	女	床号	无	常规用药	未用	检查日期	2020 年 05 月 20 日
年龄	14 岁	病例号	×××	检查用药	未用	临床发作	无
利侧手	右利	意识状态	清醒 - 睡眠	临床初诊	头晕待查		

EMG 位置：左右三角肌（眼睑肌或双侧股四头肌）

清醒期：
背景活动：

基本节律	清醒安静闭眼时双侧枕区以 8~10Hz 中 - 高波幅 α 节律为主，混有少量散在慢波及低波幅快波
调节、调幅	尚可
对称性	对称

诱发试验：
　　睁闭眼：　　　　　　枕区节律抑制完全。
　　过度换气：　　　　　慢波增多，左右对称。
　　间断闪光刺激：　　　未见与 IPS 相关性异常波。
睡眠期：
　　睡眠周期：　　　　　睡眠脑电图分期基本成熟。
　　睡眠波形：　　　　　可见顶尖波、睡眠纺锤波及 K- 综合波等睡眠期波形。
异常波形：未见明显痫样放电。
发作期：无。
脑电地形图描述：

	功率级数	分布		功率级数	分布
δ	低能量		α2	低能量	
θ	低能量		β1	低能量	
α1	高能量		β2	低能量	

脑电印象：正常范围脑电图 / 脑电地形图。

此报告仅供临床医师参考，复查时请携带好，以便对比分析

报告日期：　　2020 年 05 月 20 日　　　　检查者：×××　　　　　审核者：×××

（五）操作中注意事项

1. 监测中进入检查室人员尽量关闭手机、计算机、电子游戏机等电子通信设备，陪护者必须接听或拨打手机时请远离患儿及脑电图设备。

2. 监测中注意爱护脑电图设备，避免碰撞或损毁放大器、闪光灯、摄像头等，不要扯拽电极线及电极片。

3. 监测中陪护者应尽量避免来回走动、大声喧哗等对监测造成干扰。注意保护患儿安

全、避免坠床,安抚患儿保持安静和入睡时,尽量避免频繁或习惯性拍打、摇晃等动作。对年长患儿嘱放松心情。

4. 监测中确保在视频图像采集区域内活动,不要对面部及身体部位过度遮盖。

5. 监测时间不超过半天者,尽量避免咀嚼进食,可适当饮水或喝奶。

6. 监测到临床发作时,保持冷静,陪护者在保护患儿安全的情况下,尽可能不干扰发作过程、不要遮挡镜头,以确保发作脑电图及视频的记录质量,同时迅速按下床旁报警键或床旁呼叫器,通知医务人员到场。

7. 记录过程中操作者应实时标记监测过程中的各种事件:如患儿状态的改变(如意识水平低下、睁眼、闭眼、过度换气开始和结束、思睡、睡眠、觉醒或唤醒、患儿哭闹等),患儿出现的症状(如惊厥发作、头痛、意识障碍、运动症状等),记录中给予的各种刺激(如声、光、躯体的刺激)及患儿的反应,记录中发生的各种特殊情况,给予的特殊药物或其他处置,各种来源的伪差等。

(六) 现场情况及处理

1. 记录中患儿出现头痛、意识障碍、惊厥发作等症状,需要标记事件,对于反应异常,怀疑有意识障碍、缄默状态或假性发作的患儿,应首先通过问答测试和简单的神经系统检查判断患儿的意识水平。

2. VEEG 监测期间应始终有技术人员在场。记录中对患儿进行某些特殊操作时,如在癫痫持续状态时静脉应用止惊剂,或使用中枢兴奋性药物进行诱发试验,需要具有资质的医师在场,并应具备适当抢救设备。当患儿出现临床发作时,应在保证患儿安全的前提下继续进行脑电图记录,以获取有价值的诊断信息。

3. 当记录到少见的特殊图形或临床情况明显矛盾的图形时,应现场观察判断患儿的意识水平和特殊反应,以便对脑电图结果作出正确判断和解释并及时调整。

4. 监测中如出现临床发作或脑电图显示有发作期图形,在场人员应立即进行以下操作:

(1)在保证患儿安全的前提下,避免对患儿进行不必要的搬动或其他操作,以减少各种干扰的产生。

(2)立即掀开被子,使患儿全身充分显示,暴露于录像镜头下。

(3)避免镜头被遮挡,调整镜头,保证图像质量。

(4)呼唤患儿名字或要求其执行一些简单命令,如"把手抬起来",注意其意识状态和反应能力。

(5)轻轻活动患儿肢体,注意肌张力情况,和有无轻微的局灶发作。

(6)观察患儿眼神和瞳孔变化。

(7)观察发作的运动性症状特点、自动症及发作演变过程。

(8)观察发作后的意识恢复情况和有无托德瘫痪(Todd paralysis)。

(9)发作结束后询问患儿对发作的记忆和感受。

5. 监测中用药。对监测过程中癫痫频繁发作、持续状态或电持续状态的患儿,应与临床负责医师联系,必要时静脉给予抗癫痫药物控制发作。脑电图技术人员标明给药时间、种类和剂量,并在给药后继续监测 1~2 小时或更长时间,以观察药物对脑电图的影响和发作控制情况。

(七) 相关知识

儿童脑电图分为正常、正常范围、界线性和异常 4 个等级。正常范围和界线性脑电图均无明确的临床诊断意义。异常脑电图不再分级,但需指明主要异常表现。

(1) 正常儿童脑电图:儿童(不包括新生儿)脑电图符合下列各项表现时为正常脑电图:

1) 背景活动的频率、波幅、节律性、调节性和分布符合相应的年龄范围。

2) 左右半球相应部位基本对称,波幅差不超过 50%,婴幼儿期颞区可有轻度不对称。

3) 在其年龄段应该出现的生理性波形如期出现(如睡眠纺锤、顶尖波等),在其年龄段应该消失的不成熟波形如期消失(如 δ 刷形放电、枕区插入性慢波等)。

4) 可存在与年龄相关的图形(如思睡期阵发性慢波活动、颞区轻度不对称等)。

5) 过度换气没有明显的慢波提前出现和 / 或延迟消失。

6) 生理性睡眠波顺序出现,睡眠周期正常。

7) 各种状态下没有异常阵发性放电。

(2) 正常范围儿童脑电图:正常范围儿童脑电图多数为正常变异,和正常儿童脑电图的临床意义基本一致,在正常儿童脑电图的基础上,具有下列一项表现时为正常范围脑电图:

1) 脑波频率范围轻度增宽,调节调幅欠佳(仅指年长儿)。

2) 过度换气时有轻度的慢波提前出现和 / 或延迟消失。

3) 出现少量临床意义不确定的波形。

(3) 界线性儿童脑电图:界线性儿童脑电图可为正常变异,也可见于轻度脑功能障碍儿童,临床上不具有重要的诊断意义。在正常范围儿童脑电图的基础上,具有下列一项表现时为界线性脑电图:

1) 脑波频率轻度落后于相应年龄的正常范围,慢波轻度增多,调节调幅不良(仅指年长儿)。

2) 出现少量不典型棘波、尖波;或者出现较多临床意义不确定的波形。

(4) 异常儿童脑电图:儿童脑电图出现以下情况属于明确的异常。

1) 背景脑波发育延迟,清醒时基本脑波频率明显落后于相应年龄的正常范围(基本节律慢化),该年龄段应出现的脑波未正常出现(如枕区 α 节律),或应消失的脑波未如期消失(如 δ 刷形放电、TA 波形等)。

2) 脑波分布无正常部位差别(如无枕区优势频率)。

3) 两半球对应区域明显持续不对称。

4) 广泛或局限性的持续慢波活动。

5) 出现高度节律紊乱、暴发 - 抑制、低电压或电静息。

6) 睡眠周期或睡眠结构异常,或在长时间的睡眠记录中生理性睡眠波在一侧或两侧恒定消失。

7) 过度换气时诱发出棘(尖)慢复合波或出现两侧慢波明显不对称,或者闪光刺激诱发出棘(尖)慢复合波或出现光搐搦反应。

8) 出现各种异常阵发性活动:脑电图异常分为背景活动异常和阵发性异常,一般来说背景活动异常属于非特异性异常,与弥漫性或局部脑功能障碍的严重程度有关,但缺少病因学和病理学的特异性。阵发性异常则是突出于背景活动的阵发性异常波发放,与癫痫类发作性疾病有密切关系。临床上常将棘波、尖波、棘慢复合波、尖慢复合波、多棘慢复合波等阵发性异常称为癫痫样放电。棘波或尖波由兴奋性突触后电位形成,由一组神经元快速超同步去极化引起,反映神经元的兴奋性异常增高。棘/尖慢复合波中棘/尖波后的慢波成分则由抑制性突触后电位形成。

2013年国际临床神经生理联合会欧洲分会开发出基于计算机的标准化脑电图评估和报告,这种方式有利于建立统一的大数据库,便于交流和更大规模的深入研究。常见异常波形标准化命名和报告中的术语见表7-1-2。

表7-1-2　国际临床神经生理联合会欧洲分会标准化脑电图评估和报告的术语

癫痫样放电	异常慢波活动	特殊图形	新生儿
多棘波	δ活动	暴发-抑制	α暴发
多棘慢复合波	多形δ活动	高度失律	短暂发作间期节律性放电(BIRDS)
快棘波节律	θ活动	周期性一侧性癫痫样放电(PLED)	Rolandic区正相尖波(RPSW)
尖波	δ和θ活动	周期性双侧癫痫样放电(BIPLEDs)	颞区正相尖波(PTS)
尖慢复合波	间断节律性慢活动	周期性复合性放电(除PLED外)	
慢尖波(尖形慢波)	◆ 额区间断节律性δ活动(FIRDA)	SIRPID(刺激引起的节律性、周期性或发作期放电)	
棘波	◆ 枕区间断节律性δ活动(OIRDA)	三相波	
棘慢复合波	◆ 颞区间断节律性δ活动(TIRDA)		
棘慢复合波节律			
◆ 典型3.0Hz棘慢复合波			
◆ 1.0~2.5Hz慢棘慢复合波			
◆ 4.0~5.0Hz快棘慢复合波			

三、视频脑电图规范检查表

视频脑电图规范检查核查、评估、观察见表7-1-3、表7-1-4、表7-1-5。

表 7-1-3 视频脑电图规范检查核查表

项目	内容	是	部分	否
操作前准备	核对患儿信息：患儿姓名、性别、年龄、主诉			
	询问是否进食、睡眠准备情况			
	询问患儿既往有无高血压、心脑血管疾病等病史			
	询问患儿癫痫发作前有无发热			
	询问患儿出现癫痫发作是否有先兆			
	询问患儿既往癫痫发作的临床表现			
	查看患儿脑电图及影像学检查等既往结果			
	明确患儿有无脑电图试验的禁忌证			
	确定患儿是否遵医嘱规律服药			
	确定患儿已了解脑电图检查			
	评估是否需要建立静脉通路			
	物品（器械）的准备：确定计算机、放大器、除颤器等相关设备正常。监护设备、氧气及急救药品准备妥当			
操作过程	记录开始			
	安装电极，输入信息，校准参数，开始记录			
	测试开始			
	睁闭眼试验，过度换气试验，间断闪光刺激试验			
	根据需要选择是否行直立伸臂试验，站立试验等			
	发作期			
	标记发作开始、发作结束、发作时意识状态、肢体活动情况、眼睛及瞳孔情况、是否有托德瘫痪等			
	保持呼吸道畅通、给氧（必要时）			
	出现发作时保证患儿安全前提下充分暴露于录像镜头下			
	用药			
	根据发作时长，判断是否需要用药控制癫痫发作			
	发作结束后			
	连续监测脑电图			
	询问意识恢复情况以及对发作是否有记忆			
操作后处置	摘除头皮及身体上的电极，清理导电膏及胶布			
	向患儿及其家属简要介绍检查情况，交代患儿检查后注意事项			

表 7-1-4 视频脑电图规范检查评估表

项目	5分	4分	3分	2分	1分
操作过程流畅度					
操作检查熟练度					
人文关怀					

评分标准:

5分:操作过程清晰流畅,检查熟练,安装电极方法正确,准确标识各种发作事件完成各项测试及诱发试验;人文关怀到位,检查前交代注意事项、检查中有安慰、检查过程中各种特殊情况处理得当、检查后注意事项交代清楚。

4分:介于 5 分和 3 分之间。

3分:操作过程能整体完成,安装电极方法基本正确,指导下能完成部分试验;人文关怀不足,但能有部分的检查前交流、检查中安慰及检查后注意事项的交代。

2分:介于 3 分和 1 分之间。

1分:操作过程电极安装位置错误,操作粗暴;无人文关怀。

表 7-1-5 视频脑电图检查患儿病情观察表

姓名		性别		出生日期	
利侧手		脑电图号		住院号	
家庭地址		电话号码 (联系人)			
起病年龄		病程		家族史	有 / 无
既往史	围产期异常	无	有		
	高热惊厥	无	有		
	智力发育迟滞	无	有		
	颅脑疾病史	无	有		
	颅脑外伤、手术史	无	有		
	其他	无	有		
用药史	曾用药	共 种	通用名		
	治疗前 2 个月用药	通用名		剂量	血药浓度
先兆	无				
	有				

续表

患儿病程中出现的癫痫发作形式	发作形式 1	出现时间		消失时间		频率	
	发作形式 2	出现时间		消失时间		频率	
	发作形式 3	出现时间		消失时间		频率	
	发作形式 4	出现时间		消失时间		频率	
体格检查	无明显阳性体征						
	偏侧肢体和 / 或面部痛温觉减退						
	偏侧肌力减低和 / 或面舌瘫						
	偏侧肢体肌张力升高						
	偏侧肢体腱反射活跃或亢进						
	偏侧肢体病理征阳性						
	偏盲						
	失语						
	高级皮质功能障碍						
	其他						
辅助检查	脑电图						
	脑磁图						
	头颅 MRI						
	头颅 CT						
临床诊断							
癫痫分类	癫痫诊断： 是否为局灶性癫痫： 是　　　　否			癫痫诊断： 是否为难治性癫痫： 是　　　　否			
	癫痫分类诊断：局灶性　　　　全面性						
	癫痫可能的病因：外伤　脑炎　灰质异位　不详 其他：						
诊疗计划							
复诊记录							

四、常见操作错误及分析

1. 电极线位置放置错误，可能会导致特征性图形出现在不应该出现的导联，导致误判，如枕区优势 α 节律出现在额区，并且出现受睁眼抑制，则可判断电极位置错误。

2. 错误解读对脑电图报告，如报告中描述所见意义不明确或良性变异型，临床不能将其解读为异常。

五、目前常用训练方法及培训要点

1. **模型训练** 可在模型头部试贴电极，以准确、娴熟掌握电极放置位置（图 7-1-2）。

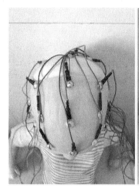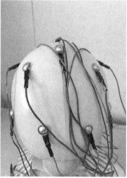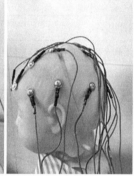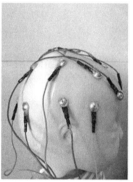

图 7-1-2 模型展示脑电图电极放置位置

2. **虚拟训练** 在图纸上标定电极固定位置，以准确掌握电极放置位置（图 7-1-1）。
3. **实例训练** 为被检者安装电极，以准确掌握电极放置位置。

六、相关知识测试题

1. 关于国际 10-20 系统的电极位置，下列描述正确的是
    A. Oz 与枕外隆凸的间距为 20%
    B. 双耳前凹连线距左耳前凹 10% 处为 T4 电极位置
    C. 从鼻根向后 20% 处为 Fpz 位
    D. 从 Fpz 位置向左 10% 为 Fp1,Fp1 向后每个电极间距为 20%
    E. O1 与 O2 间距为 10%

2. 关于闪光刺激器的叙述，**不正确**的是
    A. 闪光刺激器置于受试者 30cm 处
    B. 一次闪光刺激持续 0.1~10.0 毫秒
    C. 闪光刺激频率为 1~50Hz 范围
    D. 受试环境较暗
    E. 闪光刺激可以诱发光敏性癫痫

3. 下列哪种波通常不是病理性放电
    A. 3Hz 棘慢复合波　　　　　　B. 棘波

C. 尖波   D. 6Hz 及 14Hz 正相棘波

E. 三相尖波

4. 高度节律失调常见于

A. 婴儿严重肌阵挛癫痫   B. 婴儿痉挛

C. 儿童失神癫痫   D. LG 综合征

E. 额叶癫痫

5. 暴发 - 抑制是一种严重的异常脑电图现象,以下**不会**出现暴发 - 抑制的是

A. 大脑皮质和皮质下广泛性损伤

B. 严重缺氧性脑损伤,如溺水

C. 麻醉状态

D. 大剂量中枢抑制性药物,如苯巴比妥

E. 2 期睡眠

答案:1. D　2. C　3. D　4. B　5. E

(刘利群　熊佳佳)

第二节　儿童动态脑电图检查

一、概述

发作性疾病多为随机出现,短时间脑电图检查无法全面记录发作间期棘波 / 尖波和一些特殊的发作形式,对于一些发作或放电很少的病例容易漏诊。从 Holter 的便携式录像带中得到启发,Ives 和 Wood 等人利用四通道微小盒式录像机记录脑电图,1979 年完整的四通道便携式盒式录像机进入商业领域。此后录像机不断改进,配备数字化的实际时间和事件标志的八通道盒式系统于 1983 年进入商业领域。随着技术的不断发展,动态脑电图记录系统也飞速发展,目前最常见的便携式 18 通道脑电图记录系统包含 16 通道脑电图记录系统和 2 通道其他生理参数记录,可记录 24 小时或更长的资料。更多通道的记录设备也已成为现实。

动态脑电图可连续 24 小时或根据情况选择更长的时间记录,能捕捉到异常放电或发作的概率相对较高,明显提高疾病诊断的阳性率。多数视频脑电图由电缆线与脑电图主机连接,患儿活动不方便,在活动受限的情况下,儿童患儿常难以耐受长时间监测。而若选择动态脑电图,患儿可在门诊或居家相对熟悉的环境接受检查,多数不需住院,监测期间患儿可相对自由活动,耐受性较高。动态脑电图检查不需药物诱导睡眠或剥夺睡眠,不影响自然生物周期及发作规律,能较为真实地反映患儿脑电情况,在评价发作性疾病中具有重要价值。

二、动态脑电图检查操作规范流程

(一) 适应证

1. 临床怀疑为癫痫发作,但发作稀少,常规脑电图描记因时间有限而无法捕获到异常波,而动态脑电图因其记录时间长,可提高癫痫的检出阳性率。

2. 发作以主观感觉症状为主,缺乏可观察到的客观体征者,动态脑电图描记有助于帮

助诊断。

3. 用于癫痫的鉴别诊断 动态脑电图有助于观测癫痫发作时电位的频率特征和病灶波及的范围,特别是识别睡眠时亚临床发作型癫痫,能在一定时间内确认尖波发放的数量和持续的时间,起到定量化诊断的作用。

4. 指导癫痫的用药 经过一段时间治疗的癫痫患儿,是否需要调整药物种类、剂量,判断临床治疗效果,是否可终止治疗等,可通过动态监测的脑电图结果,为临床医师提供判断的依据。

5. 睡眠监测 动态脑电图有利于睡眠相关疾病的诊断和评价,鉴别睡眠时发作的脑电图与临床疾病,如发作性睡病、睡眠呼吸暂停综合征、青少年周期性嗜睡贪睡综合征、夜游症、失眠症等。

6. 发作性意识丧失 以晕厥就诊的患儿,大部分是功能性或器质性心血管疾病所致,但小部分伴随癫痫的发生,通过同时描记动态脑电图和动态心电图,能明确晕厥发作的原因,指导治疗。

7. 心因性疾病 给行为障碍的患儿进行动态脑电图检查,如发作时没有记录到电生理改变,假性癫痫的可能性较大,可辅助诊断心因性疾病。

(二) 禁忌证

动态脑电图检查没有绝对禁忌证。相对禁忌证如下:

1. 发作频繁者。

2. 发作类型需要同步视频或皮肤表面肌电监测进行鉴别者。

3. 对于躁动不安、精神行为异常的患儿,可能无法准确记录脑电波,不适宜监测。

4. 生命体征极不稳定、濒危患儿不宜选用长程脑电监测。

(三) 操作前准备

1. 患儿的准备

(1)患儿家属持就诊卡和"脑电图检查申请单"或电话进行预约检查。

(2)为获得高质量的合格脑电图数据,预约时被告知检查前应做的准备工作,包括检查前洗净头发、禁用护发素、穿纯棉宽松的开襟衣服。

(3)服用抗癫痫药物者,不需要调整抗癫痫药物。

(4)检查前正常饮食,避免过饥或过饱。

2. 物品(器械)的准备

(1)脑电图记录相关设备正常,包括电池电量充足,导线正常完整;图像采集系统及图文报告系统操作正常。

(2)备好导电膏、胶布、火棉胶、弹力网帽和吹风机。

3. 操作者的准备

(1)核对患儿信息,填写患儿活动记录表基本信息,包括姓名、性别、年龄和脑电图编号,用药情况需标注。

(2)能熟练准确安装头皮表面电极及操作脑电图记录设备。

(四) 操作步骤

1. 安装电极 按照国际 10-20 系统安装至少 19 个电极。用火棉胶妥善固定所有头皮电极,用胶布固定双耳参考电极,用弹力网帽加固头皮电极。

2. 脑电图记录盒安装记忆卡、电池，开机，连接计算机，输入患儿姓名、性别、年龄，发送记录导联方式到记录盒，查看波形，开始记录，断开记录盒与计算机连接，开始记录。

3. 测试环节，包括睁闭眼试验、过度换气试验等。

（1）睁闭眼试验：患儿按指令睁眼、闭眼。技术员记录睁眼（睁眼 10 秒）及闭眼（30 秒）时间。

（2）过度换气试验：儿童闭上眼睛吹面前的小纸片或风车。过度换气结束 3 分钟后再进行其他项目测试。

4. 测试环节完成后，再次确认记录盒正常运行，交代患儿及其家属注意事项，并嘱咐监护人认真细致填写脑电图记录卡。

5. 记录结束时返回诊室。检查记录盒及导线完整性，查看显示屏显示记录时长，长按电源键关机，取出脑电图记录盒中记忆卡，将数据导入计算机回放查看。

6. 用丙酮溶解固定于头皮电极处的火棉胶，清理干净被检者头皮及电极。告知取结果的时间。

（五）操作注意事项

1. 为了保证详尽记录各部位脑电活动，儿童与成人一样采用国际 10-20 系统放置电极，操作过程中应确保电极放置位置正确。

2. 儿童患儿活泼多动，长程脑电监测有电极脱落的风险，影响记录结果。应使用火棉胶固定电极，并用胶布及弹力帽加固。

（六）监测中注意事项及处理

1. 嘱患儿及家属在检测过程中关闭手机、计算机、电子游戏机等电子通信设备，陪护者拨打或接听手机时尽量远离患儿及脑电图设备。

2. 记录过程中如出现发作，家属需记录发作开始时间，并观察发作表现、发作持续时间。因医师不能观察发作时的临床表现，所以有时难以确定发作性质或发作类型，并有可能遗漏脑电图不典型的临床发作，如某些额叶发作、婴儿痉挛发作等。若是并不熟悉癫痫发作期脑电图特征者，甚至可能把比较典型的发作期图形遗漏，这种现象多出现于缺乏经验的阅图者。

3. 监测期间被检者所处环境相对复杂，常造成干扰且伪差来源不易判断，有些干扰波酷似棘波/尖波或各种节律性放电，导致分析时难判断，进而造成假阳性结果，可能误导临床诊断，故家属需尽量详尽记录下被检者的活动及对应的时间，如吃饭、睡觉、走路、拍打、抖动等活动。

4. 监测过程中因不能及时修理接触不良或脱落的电极或其他仪器故障，有时导致监测质量不佳或数据丢失，故监测中患儿及家属需避免磕碰到记录盒，避免拉拽弹力网帽和电极线。

三、动态脑电图检查规范检查表

具体见本章第一节相应内容。

四、目前常用训练方法及培训要点

1. **模型训练** 可在模型头部试贴电极，以准确掌握电极放置位置。

2. 虚拟训练　可在图纸上标定电极固定位置,以准确掌握电极放置位置。

五、相关知识测试题

1. 大脑表面中央沟与顶枕沟之间的脑叶是
   A. 额叶 　　　　　　　　B. 颞叶 　　　　　　　　C. 枕叶
   D. 顶叶 　　　　　　　　E. 岛叶

2. 儿童描记脑电图时应选用的敏感度为
   A. $2\mu V/mm$ 　　　　　　　B. $5\mu V/mm$ 或 $10\mu V/mm$
   C. $10\mu V/mm$ 或 $20\mu V/mm$ 　　D. $7\mu V/mm$ 或 $10\mu V/mm$
   E. $5\mu V/mm$ 或 $7\mu V/mm$

3. 失神患儿过度换气时会出现
   A. 3Hz 棘慢复合波
   B. 慢波延迟小时
   C. 局限性慢波反应
   D. 广泛性高幅 δ 节律暴发
   E. 无慢波反应

4. 为了观察到额极(Fp)放电的位相倒置,最合适的连接方式是
   A. 耳电极为参考电极的参考导联
   B. 采用平均参考电极的参考导联
   C. 纵联
   D. 环联
   E. 横联

5. 要提高癫痫放电检出率,以下做法中**不可取**的是
   A. 尽量记录睡眠期脑电图
   B. 延长监测时间,增加检查次数
   C. 怀疑颞叶内侧癫痫者,可加用蝶骨电极
   D. 对于头围较大者,可应用国际 10-20 系统对兴趣区适当增加电极
   E. 长程脑电监测 3 天仍无癫痫发作,患儿可自行停用抗癫痫药物

答案:1. D　2. C　3. A　4. D　5. E

（李杏芳）

第三节　儿童神经肌电图检查

一、概述

神经肌电图检查包括神经传导检查(nerve conduction study,NCS)和针电极肌电图 (electromyography,EMG),是检查周围神经系统功能状态的主要手段,其中 NCS 是通过在皮肤上放置电极并应用电脉冲刺激神经来实施的,EMG 则是将一个针电极插入一块特定肌肉并分析这块肌肉电活动的过程。神经电生理检查的范围包含周围神经系统的每一个环节,

即原发性运动神经元(如脊髓前角细胞)、原发性感觉神经元(如后根神经节)、脊神经根、神经丛、周围神经、神经肌肉接头和肌肉本身。其检查的目的主要是确定神经和肌肉损害的部位、性质和范围,为神经和肌肉病变提供更多的有关损害的电生理损害类型、损害程度、病程和预后等方面的信息,从而使临床医师对周围神经系统疾病的诊断和治疗更有目的性。

二、神经肌电图检查操作规范流程

(一) 适应证

1. 运动神经元病的诊断,如肌萎缩侧索硬化、脊髓性肌萎缩、脊髓延髓性肌萎缩。

2. 脊髓病变导致的肌无力和感觉异常,如脊髓灰质炎、脊髓空洞症和脊椎病变。

3. 非外伤性神经根病和神经丛病的诊断。

4. 各种原因引起的单发性或多发性周围神经疾病,如出现手足麻木、无力、疼痛及其他感觉异常。

5. 各种外伤导致的神经损伤,判断神经损伤程度,以及是否需要手术治疗。

6. 各种神经肌肉接头疾病的诊断。

7. 各种先天性和获得性肌肉疾病的诊断。

8. 离子通道病的诊断。

(二) 禁忌证

1. 有出血倾向者,如血友病或血小板明显低下或出凝血时间不正常者。

2. 开放性骨折或创伤伤口未愈合者,有外固定支架者。

3. 晕针者。

4. 安装心脏起搏器、金属心导管患儿。

5. 有意识障碍,无法合作者。

6. 严重感染性疾病患儿。

7. 局部皮肤感染者需更换其他部位进行检查。

(三) 操作前准备

1. 患儿的准备

(1)被检查者在检查前1天需要洗头、洗澡,清洁全身皮肤,换上宽松衣物,避免饥饿或者过饱,保持心情舒畅、避免紧张。向被检查者解释检查时需要在皮肤和肌肉上插上电极针,可能带来刺痛、麻木感,取得被检查者同意。

(2)完善血常规、乙型肝炎全套、HIV筛查、凝血功能检测,如实告知有无传染病病史、近期抗血小板和抗凝药物的使用情况。

(3)服用新斯的明等药物的患儿,需要停药24小时以上才能进行检查。

(4)肌电图检查需密切结合患儿病史才能给出准确的结论,前来做检查时一定要携带好病历资料,包括既往肌电图报告。

2. 环境、物品的准备

(1)环境要求:肌电图检查室要求噪声低、光线暗、安静舒适,不要让患儿产生恐惧感;检查设备应单独连接电源,并远离其他机器设备;为了保证患儿在暴露肢体皮肤进行检查时肢体温度在32℃以上,应使检查室的室温保持在28~30℃,并备好暖灯或热水以帮助皮肤升温。

（2）电极：运动神经传导检查用针电极或表面电极记录，感觉神经传导检查可用环状电极记录；肌电图检查使用同芯针电极或单极针电极。电极需严格消毒后使用，HIV 或乙型肝炎表面抗原阳性的患儿应用一次性针电极。

（3）肌电图仪等设备正常工作，有良好的地线和抗阻装置。

（4）备好酒精或去脂膏、棉签或棉球、导电膏、固定用胶布。

3. 操作者的准备

（1）核对患儿信息：包括患儿姓名、性别、年龄、主诉。

（2）查看患儿凝血功能结果，询问有无服用抗凝、抗血小板药物（如阿司匹林、氯吡格雷等）的情况，以及有无出凝血异常疾病史。

（3）操作前了解患儿的病情和神经肌电图检查目的，进行针对性神经系统体格检查，以选择所要检查的肌肉及检查项目。要对患儿详细说明检查方法及意义。后续可能需要进行肌活检的肌肉避免行针电极检查。

（4）操作者应技术熟练，熟知机器性能，以免造成患儿肌纤维损害及不必要的痛苦。

（四）操作步骤

1. 神经传导检查操作步骤

（1）开机：打开稳压器电源，待电压稳定至 220V 时再打开肌电图仪，5~10 分钟后进行操作。

（2）放置电极

1）放置刺激电极：消毒待检查神经的神经干区域皮肤，将表面刺激器两极平行放置于神经干上，阴极靠近远端的记录电极。位置较深的神经需要使用针电极，即将一根针电极刺入皮下接近要刺激神经的记录电极，作为阴极；另一根针电极刺入附近的皮下，作为阳极。

2）放置记录电极和参考电极：运动神经传导检查多数情况下应用表面电极，记录肌肉位置很深或肌肉萎缩明显时使用针电极进行，每条待检查神经放置 2 个记录电极，一个记录活动电极（简称记录电极），另一个记录参考电极（简称参考电极）。确定待检查神经所支配的肌肉，嘱患儿做激活此肌肉的动作，将记录电极放置在肌肉肌腹最明显处，查看描记到的复合肌肉动作电位（compound muscle action potential，CMAP），调整记录电极的位置以获得最佳 CMAP。

感觉神经传导检查使用环状电极作为记录电极和参考电极，临床常用反向记录法。记录电极放置在待检查神经的末梢（手指或足趾上），在刺激电极远端；参考电极放置在记录电极附近 2~3cm 处。记录某一感觉神经接受刺激后在其传导通路上的感觉神经动作电位（sensory nerve action potential，SNAP）。

3）放置地电极：刺激电极和记录电极之间的皮肤上放置地电极，以减少刺激伪迹。

（3）刺激：将各电极连接导线，给予刺激。刺激输出一般为方波脉冲，根据神经的状况选择刺激强度（电压 100~400mV，或者电流 25~100mA）和时程（0.05~1.00 毫秒，通常为 0.10 毫秒），必要时增加刺激强度和时程。当刺激强度逐渐增加时，诱发出的电位波幅也不断增加，但刺激强度达到一定程度时电位波幅不再增加，此时再增加 20%~30% 的刺激强度（超强刺激），使所有神经轴突兴奋，获得最大电位波幅。

重复电刺激：给予 3Hz，连续 6 次的刺激，记录混合肌肉动作电位各指标的变化情况。

疲劳试验：嘱患儿在 10 秒内将待检查运动神经支配肌肉连续收缩，观察该肌肉动作电位各指标的变化情况。

（4）记录和分析波形：再次调整记录电极和参考电极的位置，以获得最满意的电位波形，描记好。运动神经传导检查记录混合肌肉动作电位的潜伏期、波幅、面积、时程和传导速度，重复点刺激后计算肌肉动作电位的衰减情况；感觉神经传导检查其潜伏期、波幅、时程和传导速度。

（5）撤除电极，逐一完成各条神经检查。

2. 针电极肌电图检查操作步骤

（1）开机：打开稳压器电源，待电压稳定至220V时再打开肌电图仪，5~10分钟后进行操作。

（2）进针：通常选择同芯针电极，根据肌肉深浅部位选用长度不同的针。进针时，左手将所要检查的肌肉局部皮肤绷紧，右手持针快速刺入所检查肌肉的肌腹部位。位置较为表浅、好确定的肌肉多采用斜刺进针法；位置比较深、定位比较困难的肌肉，在让患儿做一些激活此肌肉的动作后，采用垂直进针法进针。通常检查时需要检查肌肉不同深度、不同部位多个点，应把针退至皮下，再重新调整进针的角度和力度。

（3）记录肌肉电活动：对每一块需要检查的肌肉，均通过四个步骤来观察。

1）插入电活动：将记录针插入肌肉或在肌肉内移动时，由于针的机械性刺激，导致肌纤维去极化，产生短暂电活动，即为插入电位。正常的插入电位在针停止移动后持续时间不超过300毫秒，当插入电活动持续时间大于300毫秒时为插入电位延长。延长的插入电活动可以以正锐波形式出现，或是肌强直电位、复杂重复放电、束颤电位等形式出现。需注意的是，当患儿存在严重的肌肉萎缩或肌肉纤维化而导致肌纤维数量明显减少时，插入电位需减少。

2）自发电位：肌肉完全放松时所出现的自发电活动称自发电位。在肌电图检查时，除终板区外所有的自发电位都属于异常自发放电。自发电位产生时应重点观察其形状、稳定性、发放频率和特有的声响。

3）运动单位电位：肌肉轻收缩时，观察运动单位电位形状、时程、波幅和发放频率。

4）肌肉大力收缩时：观察运动单位电位募集类型。

（4）拔出针电极，整理衣物。交代患儿家属取结果的时间。

（五）并发症及处理

神经肌电图检查无严重并发症，在进行针电极穿刺时可能有剧烈疼痛、出血和感染的风险。

1. 出血　检查前了解患儿血小板计数和凝血功能，停用抗血小板和抗凝药物，操作时应手法娴熟，避免重复进针。

2. 感染　针电极和穿刺局部皮肤应严格消毒，避免重复进针。

（六）操作注意事项

1. 神经肌电图涉及的神经、肌肉数目繁多，工作量较大，应在检查前详细询问病史、症状和神经系统体格检查，大致了解病变的部位，检查时有的放矢。

2. 操作者应仔细核对患儿信息，评估检查禁忌证。

3. 操作者应熟练掌握仪器操作程序和准确放置电极，在插针及移动针电极过程中，应避免重复进针，以免导致患儿肌肉损伤或局部出现炎性反应。

4. 肌电图为一种创伤性检查，插针时会引起不适感觉，检查前要做好患儿工作，取得患儿配合。

5. 重复电刺激检查前应尽量停止服用影响神经肌肉传递的药物，如溴吡斯的明等，最好停药24小时。

（七）相关知识

神经传导检查的基石是正确放置电极,操作者应熟练掌握,以下是常见神经传导检查部位的电极放置位置。

1. 常见运动神经传导检查

（1）正中神经:是最常用的检查部位。

记录位置:记录电极放在拇短展肌肌腹中央,即第1掌指关节和腕掌关节连线中下1/3偏桡侧处,参考电极放在拇指远端。地线位于手背。

刺激电极:可予腕部刺激和肘部刺激。腕部刺激时刺激器阴极在记录电极近端6.5cm处,位于桡侧腕屈肌和掌长肌肌腱之间即腕部正中偏桡侧。肘部刺激时刺激器阴极在肘窝处肱动脉正上方。

（2）尺神经

记录位置:记录电极有2个放置位置,一个是在小指展肌上,即在腕横纹和第5掌指关节连线中点小鱼际最隆起处,可让患儿用力外展小指以帮助定位,此时参考电极在小指远端。另一个记录电极的放置位置是在第1骨间肌,可于小指展肌萎缩记录不到肌肉动作电位时使用,参考电极在示指远端,地线位于手背。

刺激电极:与正中神经一样,可以给予腕部刺激和肘部刺激。腕部刺激时刺激器阴极在记录电极近端6.5cm处的尺侧;肘部刺激有2个刺激点:肘下刺激点和肘上刺激点。肘下刺激点为沿着尺神经干走行并在肱骨内上髁远端5.0cm处,肘上刺激点为沿着尺神经干走行并在肱骨内上髁近端5.0cm处。注意,检查时需患儿肘部外展且肘关节屈曲成90°。上臂刺激点为沿着尺神经走行在肘上刺激点近端10.0cm处。

（3）桡神经

记录位置:有2个部位可以放置记录电极。一个是在前臂背侧远端1/3处重点偏向尺侧的示指伸肌上,可让患儿伸直示指来感知肌肉位置;另一个是前臂背侧距外上髁远端10cm处的中央,即指总伸肌上,可让患儿伸直中指来感知肌肉位置。参考电极在尺骨茎突上。

刺激电极:一个是肘部刺激点,位于肱二头肌肌腱和肱桡肌之间,由于此处神经位置较深,应使前臂稍微屈曲后再进行刺激;另一个刺激点在桡神经沟处,即上臂侧面肱三头肌边缘和三角肌下界交界处,此处神经位置同样较深,需要把刺激器压紧。

地电极:位于记录电极和刺激电极之间。

（4）副神经

记录位置:患儿平卧位,记录电极放在斜方肌上,即C7棘突到肩关节连线中点。参考电极位于同侧肩峰。

刺激电极:位于胸锁乳突肌后缘中点处。

地电极:位于记录电极和刺激电极之间。

（5）腓总神经

记录位置:记录电极可放置在2处。一处是趾短伸肌肌腹,位于足背侧外踝远端前下1cm处,此时参考电极放在足背第5跖趾关节处;另一处记录电极可放置在胫前肌肌腹,参考电极放在踝部背侧。

刺激电极:刺激电极放置位置较多,远端刺激点在踝背正中并向外侧旁开1cm且距离记录电极7cm处;腓骨小头下刺激点位于腘窝旁腓骨小头下;腓骨小头上刺激点在腘窝外侧,距离腓骨小头下刺激点 10cm 左右。

地电极:位于记录电极和刺激电极之间。

(6)胫神经

记录位置:记录电极位于跗展肌上,即足舟骨隆起处向近端和下方各 1cm 处,参考电极位于第 1 跖趾关节上。

刺激电极:有 2 处位置可以放置刺激电极。一处是踝部刺激点,在内踝后下方距离记录电极 9cm 处;另一处是腘窝部刺激点,位于腘窝中央,腘动脉搏动处。

地电极:位于记录电极和刺激电极之间。

(7)股神经

记录位置:记录电极位于骨直肌上,即腹股沟韧带到髌骨连线中点处,参考电极在髌骨上方。

刺激电极:在股三角区内,正好位于股动脉外侧。由于此处股神经位置较深,应用力压紧刺激器。

地电极:位于记录电极和刺激电极之间。

2. 常见感觉神经传导检查

(1)前臂外侧皮神经

记录电极:在前臂掌侧面,位于刺激电极远端,沿着肱二头肌肌腱和腕部桡动脉连线朝向近端 12cm 处,参考电极在记录电极远端 2~3cm 处。

刺激电极:在肘横纹处,肱二头肌肌腱外侧,阴极靠近记录电极。

地电极:位于记录电极和刺激电极之间。

(2)前臂内侧皮神经

记录电极:在前臂掌面,位于尺骨茎突和肱二头肌肌腱连线上(肘横纹)远端 8cm 处,参考电极在记录电极 2~3cm 处。

刺激电极:位于记录电极近端 12cm 处肱动脉内侧,阴极靠近远端记录电极。

地电极:位于记录电极和刺激电极之间。

(3)腓肠神经

记录电极:位于外踝下方稍后,可触摸到腓肠神经。参考电极位于足背距离记录电极 2~3cm 处。必要时调整记录电极位置以获得较大的波形。

刺激电极:记录电极近端 14cm 小腿后面中部靠外侧,阴极靠近记录电极。由于腓肠神经位置表浅,选择刺激强度时不要太大。

地电极:位于记录电极和刺激电极之间。

(4)腓浅神经感觉支

记录电极:在外踝背侧,位于外踝和足背正中连线中点向上 1cm 处,参考电极位于记录电极远端 2~3cm 处。需要调整位置以获得较大的波形。

刺激电极:在小腿前外侧,记录电极近端 10cm 处,阴极靠近记录电极。因腓浅神经位置表浅,刺激强度不要太大。

地电极:位于记录电极和刺激电极之间。

(5)隐神经

记录电极:位于内踝和胫骨前肌肌腱之间,可触摸到此神经,参考电极位于记录电极远端 2~3cm 处。

刺激电极：在记录电极近端 12cm 处，位于胫骨和腓肠肌内侧头之间。

地电极：位于记录电极和刺激电极之间。

（6）足掌内侧神经

记录电极：位于内踝下，即胫神经运动检查刺激点，参考电极位于记录电极近端 2~3cm 处。

刺激电极：在足心内侧，第 1、2 趾间隙距离记录电极 14cm 处，阴极靠近记录电极。

地电极：位于记录电极和刺激电极之间。

（7）足掌外侧神经

记录电极：位于内踝下即胫神经运动检查刺激点。

3. 神经传导和肌电图检查的主要监测指标

（1）潜伏期：指从神经受到电刺激到肌肉出现 CMAP 所用的时间，即从刺激伪迹到 CMAP 负波的起始，用毫秒（ms）表示。

（2）波幅和时限：波幅指基线到负峰（负峰值）或者负峰到正峰（峰 - 峰值）的振幅，通常用毫伏（mV）表示。时限指动作电位从离开基线到回复基线所需的时间，单位是毫秒（ms）。

（3）传导时间和传导速度：在不同点给予刺激得到不同潜伏期的差值即为神经冲动在两点之间传导所需要的时间，即传导时间。两个刺激点之间的距离除以传导时间就能得到该运动神经在这两点之间的传导速度。传导速度正常值为上肢 >50m/s，下肢 >40m/s。

三、神经肌电图规范检查表

神经肌电图规范检查核查、评估见表 7-3-1、表 7-3-2。

表 7-3-1　神经肌电图规范检查核查表

项目	内容	是	否
操作前准备	核对患儿信息：包括患儿姓名、性别、年龄、主诉		
	询问患儿是否洗头、洗澡及进食		
	询问患儿近期有无口服新斯的明等药物情况，是否停药		
	询问有无服用抗凝、抗血小板药物（如阿司匹林、氯吡格雷等）的情况，以及有无出凝血异常疾病史		
	查看患儿血常规、凝血功能、HIV 抗体、乙型肝炎初筛结果		
	明确患儿有无神经肌电图检查禁忌证		
	物品（器械）的准备：实验室是否安静舒适及温暖、远离大型机器，检查设备是否运转正常并有抗阻装置，检查用电极是否严格消毒		
操作过程	开机		
	正确放置刺激电极、参考电极和地线		
	根据监测波形调整电极位置		
	逐个完成常见运动神经传导功能检查		
	逐个完成常见感觉神经传导功能检查		

项目	内容	是	否
操作过程	消毒皮肤,针电极刺入肌肉		
	逐条肌肉记录插入电活动、自发电位和运动单位电位		
	重复低频电刺激监测电活动衰减情况		
操作后处置	向患儿及其家属简要介绍检查情况		
	交代患儿术后注意事项,观察针电极穿刺部位有无出血、红肿等情况		

表 7-3-2 神经肌电图规范检查评估表

项目	5分	4分	3分	2分	1分
操作过程流畅度					
操作检查熟练度					
人文关怀					

评分标准:

5分:操作过程清晰流畅,放置电极准确,检查熟练;人文关怀到位,有术前交流、术中安慰及术后注意事项的交代。

4分:介于 5 分与 3 分之间。

3分:操作过程能整体完成,放置电极欠熟练;人文关怀不足,但能有部分术前交流、术中安慰及术后注意事项的交代。

2分:介于 3 分与 1 分之间。

1分:操作较粗暴,放置电极不熟练、放置位置不准确;无人文关怀。

四、常见操作错误及分析

1. 电极放置不准确　儿童肌肉欠发达,且检查配合度较低,增加电极放置的难度,导致电极放置不准确,无法记录实际神经电位,进而造成假阳性结果。操作者应熟练掌握神经肌肉解剖特点,细心做好安抚工作,动作轻柔娴熟,避免电极放置的错误。

2. 穿刺致出血、感染　针电极肌电图或部分运动神经检查时,需要将针电极刺入肌肉中,可能导致出血或术后感染。操作者应确保针电极消毒,严格把握针电极的使用指征,进针快速准确,以减少出血和感染的发生。

五、目前常用训练方法及培训要点

1. 模型训练　神经肌电图操作的难点是电极的正确放置,可以使用人体模型(头部、肢体、躯干)反复练习放置电极,以提高操作熟练度和准确性。

2. 其他　可在图纸上绘制周围神经和所支配肌肉草图,并标记电极放置位置,反复练习。

六、相关知识测试题

1. F 波的特点**不包括**

　　A. 波幅、潜伏期、形状易变　　　　B. 波幅大于 H 波

　　C. 同一运动神经元的回返兴奋　　D. 需超强刺激

　　E. 可见于任何神经

2. 感觉神经传导检查时,记录主电极距刺激电极负极距离应为

    A. 1~3cm   B. 4~6cm   C. 7~10cm

    D. 10~15cm   E. 15~20cm

3. 插入电活动是指肌肉神经支配正常时,针插入或移动可诱发的电活动,此电位短于

    A. 0.3 秒   B. 0.4 秒   C. 0.5 秒

    D. 0.6 秒   E. 0.7 秒

4. 由表面电极所记录的运动神经电位的波幅为

    A. 0.5mV 以下   B. 5~20mV   C. 20~40mV

    D. 40~50mV   E. 55mV 以上

5. 肌电图检查的功能**不包括**

    A. 亚临床型周围神经疾病   B. 周围神经疾病定位诊断

    C. 鉴别轴索变性及脱髓鞘病变   D. 鉴别运动神经病和肌病

    E. 协助中枢神经系统疾病病变定位

答案: 1. B   2. D   3. A   4. B   5. E

(李杏芳)

第四节　儿童诱发电位检查

一、概述

诱发电位(evoked potential,EP)又称"诱发反应",是指中枢神经系统在感受到体内外各种特异性刺激后所产生的生物电活动,这种生物电活动与刺激有相对固定的时间间隔(锁时关系)和特定位相,它反映了中枢神经系统各种传导通路功能的完整性。诱发电位根据检测不同的神经传导通路又分为运动诱发电位和感觉诱发电位。实际工作中最常用且比较容易检测到的是感觉诱发电位,根据受刺激方式的不同而分为视觉诱发电位(visual evoked potential,VEP)、脑干听觉诱发电位(brainstem auditory evoked potential,BAEP)和躯体感觉诱发电位(somatosensory evoked potential,SEP)。本节将介绍上述 3 种检查的操作流程。

1. 视觉诱发电位　是大脑皮质枕叶区对视刺激发生的电反应,代表视网膜接受刺激后,经视路传导至枕叶皮质而引起的电位变化。检查主要了解从视网膜到视觉皮质,即整个视觉通路功能的完整性。VEP 根据刺激方式的不同分为闪光 VEP 和模式翻转 VEP (PRVEP),前者用于不能合作的智力障碍、小龄、昏迷、手术患儿及视力严重减退的患儿,其余情况则选用 PRVEP。

2. 脑干听觉诱发电位　是由声刺激引起的神经冲动在脑干听觉传导通路上的电活动,反映耳蜗至脑干相关结构的功能状况,能客观敏感地反映中枢神经系统的功能。

3. 躯体感觉诱发电位　是常见的感觉诱发电位,是由感觉器官、感觉神经或感觉传导途径上任何一点受刺激时,在中枢神经系统引导出的电位。它在一定程度上反映了特异性躯体感觉传入通路、脑干网状结构及脑皮质的功能状态。

二、诱发电位操作规范流程

(一) 视觉诱发电位

1. 适应证

(1) 视神经炎(含球后视神经炎):部分患儿在没有出现视力障碍时已经存在 VEP 异常,或是症状缓解后 VEP 异常仍可长时间存在。

(2) 累及视神经的中枢神经系统脱髓鞘疾病,如视神经脊髓炎谱系疾病、MOG 抗体相关疾病、多发性硬化等。

(3) 前视路压迫性病变:肿瘤、水肿压迫视神经或视交叉时,可出现一侧或双侧 VEP 异常,且异常改变早于视力下降和临床症状出现。

(4) 后视路病变和皮质盲:枕叶皮质或皮质下的病变(中路、梗死、出血等)可累及后视路引起 VEP 异常,枕叶病变引起的皮质盲可使枕叶 VEP 消失或 VEP 异常改变。

(5) 神经系统遗传变性病:脊髓小脑变性、腓骨肌萎缩症、毛细血管共济失调扩张症、脑白质营养不良、维生素 B_{12} 缺乏等疾病可出现 VEP 中 P_{100} 潜伏期延长。

(6) 检测婴儿和无语言能力儿童的视敏度、视野情况,客观判断其视觉功能。

(7) 帮助诊断弱势,判断弱势治疗效果。

(8) 对假病或癔症患儿进行 VEP 判断伪盲。

(9) 在视神经和视交叉区的神经外科手术中使用闪光 VEP,用以监测视觉系统功能。

2. 禁忌证　闪光 VEP 没有检查禁忌证。PRVEP 检查的相对禁忌证如下:

(1) 无法配合检查的小龄儿童和智力障碍、严重视力减退的患儿。

(2) 生命体征不稳定的患儿。

3. 操作前准备

(1) 患儿的准备

1) 患儿检查前 1 天洗头。能合作的清醒患儿通常进行 PRVEP,如患儿存在屈光不正,应佩戴合适镜片矫正视力到最佳状态;检查前粗测视野,正常者方可接受 VEP 检查。所有患儿均应使瞳孔保持自然状态,避免使用缩瞳药或散瞳药物。患儿需全身肌肉放松,注意力集中。进行闪光 VEP 则不需要视力矫正。

2) 放置皮肤电极前用酒精或导电膏清除皮肤上的油性物质,以确保测量皮肤电阻<10kΩ。

(2) 场所、物品的准备

1) 实验室环境:应远离大型仪器、设备和嘈杂喧闹的环境,具备黑暗、安静等条件,以确保患儿能注意力集中,PRVEP 检查备好舒适的靠背椅,闪光 VEP 检查备好床单位。

2) 刺激设备:进行 PRVEP 者应备好刺激用的模式图像,即有清晰轮廓和锐利边缘的二维图像,通常使用棋盘格、条栅等图案。进行闪光 VEP 者应备好白炽灯或发光二极管。

3) 电极:实验室应用的记录电极为标准的脑电图电极(盘状电极),电极放置好后必须检查阻抗是否符合要求。术中监测应用的为一次性使用或经高压灭菌后重复使用的针电极。

4) 记录设备:脑电监测设备、放大器、平均器和良好的地线。

5) 导电膏、磨砂膏或酒精、固定用胶布。

（3）操作者的准备

1）核对患儿信息，包括姓名、年龄、性别、主诉。

2）能熟练准确安装头皮表面电极及针电极，熟练操作脑电图记录设备。

4. 操作步骤

（1）安装电极：用磨砂膏或酒精将记录部位皮肤轻轻摩擦，除去皮肤表面的油脂和污垢，然后将盘状电极涂上脑电图电极膏，按照国际 10-20 系统安装盘状电极。记录电极放在 Oz、Pz、Cz 等处，参考电极放在 Fz 位或耳垂（A1、A2），地电极放在另一侧耳垂处。

所有的电极放置好后，检测其阻抗。盘状电极记录阻抗应控制在 1~5kΩ。如阻抗过高，应擦干皮肤，重新予磨砂膏或酒精摩擦皮肤。VEP 检查过程中也应定时检测阻抗是否在正常范围内。

将地线一端连接到输入盒上的地线接口，另一端放在记录电极附近的部位。

（2）开机、连接：打开脑电记录仪、放大器和平均器，连接各电极导联和地线，输入患儿姓名、性别、年龄，查看波形，开始记录。

（3）刺激：包括图形刺激和闪光刺激。

1）图形刺激：患儿取坐位，确保刺激眼与屏幕在同一水平且距离固定在 100cm，双眼分别检查，检查其中一眼时用遮眼罩将未检查眼盖住，嘱患儿眼睛始终盯住屏幕中央的红点，确保刺激信号能被检测眼接受。记录系统的带通为 0.2~1.0Hz，刺激频率为 1.0~2.0Hz，叠加次数 100~200 次。

2）闪光刺激：刺激光源亮度设为 $5cd/(s \cdot m^2)$，刺激频率为 1Hz。

（4）记录：记录 P100 波的潜伏期、振幅及左右对称情况。

（5）撤除电极：轻柔撕去胶带，取下电极，将患儿皮肤擦拭干净。

（二）脑干听觉诱发电位

1. 适应证 BAEP 能客观敏感地反映听觉传导通路（耳蜗—听神经—下脑桥—耳蜗核—上橄榄—外侧丘系—中脑下丘—听放射—听皮质）的功能状态，精确定位病变部位，判断病损程度，对暂无症状和体征的轻微病损有很重要的诊断价值。以下疾病可应用 BAEP 检查：

（1）新生儿疾病：新生儿行 BAEP 检查可以判断神经发育的成熟性，早期发现神经性耳聋，协助脑干神经损害的诊断。新生儿缺氧缺血性脑病或胆红素脑病遗留的中枢神经系统损害和神经发育障碍可以通过 BAEP 检查明确，并在动态的随访过程中了解其恢复情况。

（2）儿童听力损失的筛查：有丧失听力危险的儿童，如存在家族性耳聋史的婴儿、早产儿、中枢神经系统畸形、围产期窒息和曾患高胆红素血症等情况，可以行 BAEP 行听力筛查。应用氨基糖苷类药物、万古霉素等耳毒性较大的药物后，在早期无主观听觉障碍时可能已存在高频听力减退，可行 BAEP 进行监测，BAEP 改变可作为停药的指征。

（3）昏迷：BAEP 可用于协助诊断昏迷患儿的功能状况及预后。

（4）脑死亡的判断：BAEP 反映脑干的功能，而脑电图可反映大脑皮质的功能，两者结合能更好判断脑死亡。

（5）脱髓鞘病：以多发性硬化为代表的脱髓鞘疾病患儿，行 BAEP 若出现异常往往提示脑干受累，且多出现于临床症状之前。BAEP 还可作为观察病情变化和判断疗效的重要检查。

(6)其他引起听通路损害的脑干病变：累及脑干的感染、炎症、出血、梗死、肿瘤均可引起BAEP异常。

(7)神经变性和髓鞘发育障碍性疾病。

(8)评价听力：对听力检查不合作、癔症的患儿，以及小龄婴儿，BAEP可作为听力筛查的常规检查之一。

(9)后颅凹手术术中行BAEP监护以确保听神经发生不必要的损伤。

2. 禁忌证　BAEP检查不受意识状态的限制，镇静催眠剂和自然睡眠对其无明显影响，因此检查无绝对禁忌证。相对禁忌证如下：

(1)极度躁狂不合作的患儿。

(2)生命体征极不稳定的危重患儿。

3. 操作前准备

(1)患儿的准备

1)患儿检查前1天洗头，不使用发胶等物体。

2)放置皮肤电极前用酒精或导电膏清除皮肤上的油性物质，以确保测量处皮肤电阻＜10kΩ。

3)对较大年龄患儿做好解释工作，嘱其放松。婴幼儿由于BAEP波幅较小，最好是在睡眠时进行测试，在安装电极后由成人陪伴入睡，必要时可于检查前给予10%水合氯醛0.3~0.5ml/kg催眠。

(2)场所、物品的准备

1)实验室应远离大型仪器、设备和嘈杂喧闹的环境，具备避光、安静等条件，以确保患儿能注意力集中。应有能平卧的床单位。

2)电极：实验室应用的记录电极为标准的脑电图电极（盘状电极），电极放置好后必须检查阻抗是否符合要求。术中监测应用的为一次性使用或经高压灭菌后重复使用的针电极。

3)刺激和记录设备：脑电监测设备、耳机、放大器、平均器和良好的地线。

4)导电膏、磨砂膏或酒精、固定用胶布。

(3)操作者的准备

1)核对患儿信息，包括姓名、年龄、性别、主诉。

2)能熟练准确安装头皮表面电极及针电极，熟练操作脑电图记录设备。

4. 操作步骤

(1)安装电极：用磨砂膏或酒精将记录部位皮肤轻轻摩擦，除去皮肤表面的油脂和污垢，然后将盘状电极涂上脑电图电极膏，按照国际10-20系统安装盘状电极。记录电极放在Cz处（小婴儿则放在前正中线与前囟后角交汇处），参考电极放在耳垂(A1、A2)，地电极放在Fz处。电极表面以胶布固定。

所有的电极放置好后，检测其阻抗。如阻抗过高，应擦干皮肤，重新予磨砂膏或酒精摩擦皮肤。

将地线一端连接到输入盒上的地线接口，另一端放在记录电极附近的部位。

(2)开机、连接：打开脑电记录仪、放大器和平均器，连接各电极导联和地线，输入患儿姓名、性别、年龄，查看波形，开始记录。

(3)刺激

1)测试患儿两耳的听阈值,以便于后续设置刺激强度。

2)疏波短声刺激:频率设置为11~13Hz,刺激强度为听阈值基础上增加60dB。对于无法进行双耳听阈值测定的婴幼儿,设置初始刺激强度为85dB。观察此强度短声刺激下Ⅰ波的波形,如难以辨认,则以5~10dB的档次增加刺激强度,直到达到清晰满意的波形。如疏波短声刺激下无法获得满意的Ⅰ波,需要将刺激换成密波短声或疏密波交替短声刺激。

3)健耳噪声:大龄儿童为避免对侧未刺激耳接收到声音后产生影响,需要给对侧未刺激耳发送强度低30~40dB的声音刺激。

(4)记录:正常BAEP可以记录到5~8个典型的波形,前5个波临床意义较大。记录各波的绝对潜伏期和波幅、波间期、波幅比值和两耳波间期差,加以分析。

(5)撤除电极:轻柔撕去胶带,取下电极,将患儿皮肤擦拭干净。

(三)躯体感觉诱发电位操作流程

1. 适应证

(1)协助诊断多发性硬化,可以早期发现躯体感觉通路上的亚临床病灶。

(2)其他周围神经炎症的诊断。

(3)脊髓病变:脊髓空洞症、脊髓肿瘤、脊髓外伤等病影响深感觉传导通路时可以出现SEP异常。

(4)判断昏迷及预后:昏迷患儿如出现SEP的N20消失,或是N13~N20波间期延长者,提示预后不良。

(5)脑死亡:脑电图出现电静息的患儿结合SEP可以判断脑死亡,昏迷患儿N9波以后的各波均消失,可帮助诊断。

(6)手术监护:脊柱及脊髓手术术中监护。

(7)新生儿疾病:新生儿缺氧缺血性脑病、新生儿出血和新生儿高胆红素血症等疾病行SEP可以判断神经系统损伤的程度。

(8)脑干、大脑皮层病变:遗传代谢病、炎症、出血、梗死、肿瘤等均可引起SEP的异常。

2. 禁忌证 SEP没有绝对禁忌证。以下情况不宜进行检查:

(1)清醒状态下但精神症状严重、极度躁狂的患儿。

(2)生命体征不稳定的危重患儿。

3. 操作前准备

(1)患儿的准备

1)检查前患儿及其家属应被告知此项检查的目的,是安全和无创的;检查前少量进食,排空大、小便,穿着舒适宽松的全棉衣物。

2)放置皮肤电极前用酒精或导电膏清除皮肤上的油性物质,以降低电阻。

3)患儿取半卧位(靠椅)或卧位,全身放松,保持安静,以期在检查中可以自然入睡。在特殊情况下需借助药物催眠。

4)确保患儿无肢体不自主抖动。

(2)场所、物品的准备

1)实验室应远离大型的仪器、设备和嘈杂喧闹的环境,安静、舒适,有适当的灯光、适宜的温度和良好的通风设备。

2）仪器设备：诱发电位仪、放大器、滤波器和平均器可正常工作。

3）电极：记录电极和参考电极使用表面电极，刺激电极通常使用带正、负极的表面刺激器。

4）酒精或磨砂膏，固定用胶布。

（3）操作者的准备

1）核对患儿信息，包括姓名、年龄、性别、主诉，对大龄儿童应事先解释检查的目的和意义，消除其顾虑。

2）应采集患儿有关的病史和进行神经系统体格检查，了解检查的侧重点。

3）应熟练安装电极。

4. 操作步骤

（1）开机：打开稳压器电源，待电压稳定至 220V 时再打开仪器设备，5~10 分钟后进行操作。

（2）安装电极：临床中主要检测短潜伏期躯体感觉诱发电位（short-latency somatosensory evoked potential，SLSEP），主要包括上肢正中神经躯体感觉诱发电位和下肢胫神经躯体感觉诱发电位。

1）上肢正中神经 SLSEP：放置电极部位的皮肤以酒精或磨砂膏轻轻擦拭去除油脂，电极涂抹导电膏后准确放置，检测阻抗，适当调整位置，固定妥当。具体安装位置如下。

①刺激电极：表面刺激器放置在手腕正中神经处，阴极在近端。

②记录电极：表面电极分别放置在双侧锁骨中点上方 1~2cm 处（记录 N9）、第 7 颈椎棘突上（记录 N13）、相当于脑电监测 C3/C4 处（记录 N20）。

③地线电极：放置在记录电极与刺激电极之间。

2）下肢胫神经 SLSEP：安装电极注意事项同前。具体安装位置如下：

①刺激电极：表面刺激器涂抹导电膏后放置在内踝下方胫神经处，阴极在近端。

②记录电极：表面电极分别放置在双侧腘窝中点（记录 N8）、第 12 胸椎或第 1 腰椎棘突上（记录 N22）相当于脑电监测 C3/C4 处（记录 P37）。

③地线电极：放置在记录电极与刺激电极之间。

（3）刺激：采用方波脉冲电刺激，刺激时程 0.1~0.2 毫秒，逐渐增加刺激量至刚刚出现拇指或足趾明确的跳动，此为阈刺激。刺激频率 3~5Hz，叠加次数 1 000 次左右。

（4）记录：上肢正中神经 SLSEP 记录 N9、N13、N15 和 N20 各波潜伏期、波幅和波间期，左右对比；下肢胫神经 SLSEP 记录 N8、N22、P37 各波潜伏期、波幅和波间期，左右对比。

（5）撤除电极，整理衣物。

（四）操作注意事项

1. 环境要求　由于诱发电位的波形非常小，波幅极低，难以从背景噪声中辨别出来，因此对实验室条件的要求十分严格，操作者应确保实验室安静、舒适，远离大型仪器设备，避免外界声、光、电刺激。

2. 操作者应注意安抚清醒的被检查患儿，使其充分放松，减少肌肉紧张、出汗等情况对检查结果的影响。

3. 检查前操作者应详细了解患儿的临床表现和神经系统体征，检查时重点关注的问题，选择恰当的刺激方式进行诱发电位监测。操作者应熟悉标准脑电监测国际 10-20 系统，了解周围神经分布，做到准确快速安装电极，减少患儿不适。

（五）并发症及处理

诱发电位为无创性操作,并发症少;仅在术中监测时需要安装针电极,有出血风险,应在检查前完善血常规、凝血功能,及时纠正血小板计数减少和凝血障碍。

（六）相关知识

诱发电位包括了与刺激有锁时关系的一连串波形,每一个波都有特定的神经发生源,因此其波潜伏期、波幅及位相都是相对固定的。下文简单介绍波形参量改变代表的病理生理含义。

1. 潜伏期　主要反映被测试的感觉神经传导通路的粗径有髓纤维的传导功能,潜伏期延长提示神经传导速度减慢。而导致神经传导速度减慢的原因除突触传递障碍外,主要是炎症、外伤、缺血、中毒、水肿等引起的神经纤维的脱髓鞘。

（1）潜伏期延长:提示从刺激点到反应波之间的神经传导通路的缺陷。

（2）峰间期延长:BAEP 和 SLSEP 检查中,以两者测量到的第一个波为标志点,随后出现的各波波峰之间时间为峰间期。如存在周围性损伤,标志点的潜伏期延后;如存在中枢性病损,则标志点的潜伏期正常,其后各波的峰间期延长;二者均延长,则兼有周围性和中枢性病损。

（3）峰间期比值异常:判断脑干较早期损伤的敏感指标。

2. 波幅　波幅降低提示神经元病变。

3. 波形缺失　波形部分缺失提示该系统的某处传导被阻断。

三、诱发电位规范检查表

诱发电位规范检查核查、评估见表 7-4-1、表 7-4-2。

表 7-4-1　诱发电位规范检查核查表

项目	内容	是	部分	否
操作前准备	核对患儿信息:包括患儿姓名、性别、年龄、主诉			
	询问患儿主要症状,神经系统体格检查,确定检查重点			
	物品(器械)的准备:确定 EP 仪及相关设备正常,备好耳机、刺激光源和图像;备好盘状电极、表面电极、表面刺激器和一次性使用针电极;备好去脂膏、导电膏及胶布等物			
	环境准备:实验室安静、舒适,无声、光干扰			
操作过程	开机			
	正确放置刺激电极、记录电极、参考电极和地电极			
	检查阻抗,调整电极位置			
	连接 EP 仪			
	给予刺激(图像、光线、声音和电刺激)			
	记录各波形潜伏期、波幅、波间期,注意双侧对比			
	撤除电极			
操作后处置	向患儿简要介绍检查情况			
	交代患儿检查后注意事项			

表 7-4-2　诱发电位规范检查评估表

项目	5分	4分	3分	2分	1分
操作过程流畅度					
操作检查熟练度					
人文关怀					

评分标准:

5 分:操作过程清晰流畅,放置电极准确,检查熟练;人文关怀到位,有操作前交流、操作中安慰及操作后注意事项的交代。

4 分:介于 5 分与 3 分之间。

3 分:操作过程能整体完成,放置电极欠熟练;人文关怀不足,但能有部分操作前交流、操作中安慰及操作后注意事项的交代。

2 分:介于 3 分与 1 分之间。

1 分:操作较粗暴,放置电极不熟练;无人文关怀。

四、常见操作错误及分析

1. 伪迹可能由于皮肤去脂不佳导致阻抗增加,肢体肌颤亦或是外界电干扰等因素产生。检查中出现伪迹应进行相应排查,去除可疑因素。

2. 未记录到合格波形多为电极放置位置不准确所致。操作者应熟练掌握电极放置,了解可能的神经变异,以保证记录到合格波形。

五、目前常用训练方法及培训要点

1. 模型训练　诱发电位检查的难点在于电极的正确安装,可在模型头部和模型肢体上练习安装电极和刺激器,以准确掌握电极放置位置。

2. 虚拟训练　目前尚无成熟的诱发电位检查虚拟训练系统,期待其开发后投入应用。

3. 其他　可在图纸上标定电极固定位置,以准确掌握电极放置位置。

六、相关知识测试题

1. 躯体感觉诱发电位检查时,其刺激强度一般用

　　A. 感觉阈　　　　　　　　B. 感觉阈上　　　　　　　　C. 运动阈下

　　D. 感觉阈下　　　　　　　E. 运动阈上

2. 躯体感觉诱发电位检查时,表面电极刺激

　　A. 腕部尺神经　　　　　　B. 踝部胫神经　　　　　　　C. 下肢腓总神经

　　D. 腕部正中神经　　　　　E. 踝部腓神经

3. 视觉诱发电位检查时,P 代表该波对于规定的参考电极为正向,正常的潜伏期平均在

　　A. 50 毫秒　　　　　　　 B. 100 毫秒　　　　　　　　C. 150 毫秒

　　D. 200 毫秒　　　　　　　E. 10 毫秒

4. 视觉诱发电位刺激采用

　　A. 温热刺激　　　　　　　B. 电刺激　　　　　　　　　C. 声刺激

　　D. 光刺激　　　　　　　　E. 机械刺激

5. 脑干听觉诱发电位Ⅲ波起源于
　　A. 上橄榄核　　　　　　　B. 听神经　　　　　　　C. 耳蜗核
　　D. 大脑半球　　　　　　　E. 下丘脑中央核团区
答案:1. A　2. D　3. B　4. D　5. A

（李杏芳）

第五节　儿童肌肉活检术

一、概述

自 1865 年由 Griesinger 首先实施开放性肌肉活检,1868 年 Duchenn 制作肌肉活检针研究肌肉疾病,到 1953 年 Denny-Brown 和 Pearson 撰写的第一部肌肉疾病专著面世,神经肌肉疾病的诊断发展一直较慢。直到 20 世纪 60 年代,有研究者将恒冷箱冷冻切片技术和酶组织化学技术应用于神经肌肉疾病的诊断中,观察到失神经支配的肌肉改变,许多新的神经肌肉疾病陆续被提出;电子显微镜的应用为先天性肌肉疾病及代谢性肌肉疾病打开了"诊断之门",使人们对神经肌肉疾病的分类有了新的认识。尤其是 20 世纪 80 年代以来,神经电生理检查(尤其是肌电图)在临床的广泛应用,为神经肌肉接头疾病及离子通道疾病的诊断提供了可靠依据;神经生化检查为代谢性肌肉疾病进一步分出了亚类;免疫组织化学采用不同抗体在病变肌肉组织作出准确定位;分子基因及其编码蛋白检查使许多遗传性神经肌肉疾病的基因得以确立,从而使人们对神经肌肉疾病从简单的临床研究发展到了基因和蛋白分子的诊断水平。

二、肌肉活检术操作规范流程

(一) 适应证

肌肉活检术的主要适应证包括所有肌肉疾病、脊髓前角或周围神经疾病,即凡是患儿主诉肢体无力、肌肉萎缩或肢体肌肉疼痛者,应常规送检。

1. 肌源性病变　急慢性多发性肌炎、皮肌炎、包涵体肌炎、风湿性肌痛、纤维肌痛综合征、肌营养不良、肌红蛋白尿等,目的以了解病变程度,判断病情轻重,指导临床用药。

2. 神经源性病变　包括中枢性疾病,如运动神经元病、脊髓性肌萎缩、青年单侧上肢远端肌萎缩症等;周围性疾病,如 Isaac 综合征、吉兰 - 巴雷综合征、糖尿病性周围神经病等。

3. 婴儿松弛综合征　又称"松软儿",所有病例应常规送检,以鉴别是预后较差的脊髓性肌萎缩症,还是其他先天性疾病,并可进行遗传学研究,有利于优生优育。

4. 代谢及内分泌性疾病　糖原贮积病、肉碱缺乏或肉碱棕榈酰基转移酶Ⅱ缺乏症等脂类沉积性肌病,频发的高血钾、低钾性周期性麻痹、甲状腺功能亢进或减低伴发肌病等。此组病例临床均表现为四肢近端肌无力起病,肌电图显示为肌源性损害,极易与肌炎、肌营养不良等病混淆,肌肉活检可帮助诊断及鉴别。

5. 中毒性和外伤性肌肉病变　病因虽然明确,但肌肉活检仍有必要,根据肌肉萎缩的程度、同型肌纤维群化的多少来判断受损肌肉的病变程度、范围以判断预后。

6. 重症肌无力　需与线粒体脑肌病进行鉴别。

7. 各种表现的线粒体肌病、线粒体脑肌病　临床极易被误诊,临床上出现不明原因的眼外肌麻痹、脑卒中、肌阵挛癫痫、不明原因的耳聋、小脑共济失调、视神经及视网膜病变等症状时,建议完善肌肉活检以明确诊断。

(二) 禁忌证

1. 严重的高血压、糖尿病、心脏病、全身感染、高热,以及穿刺部位局部皮肤病变者。

2. 有明显出血倾向、凝血障碍者。

3. 长期大量使用免疫抑制剂患儿需慎重选择。

4. 有精神疾病或其他不能配合操作者。

(三) 操作前准备

1. 患儿的准备

(1)肌肉活检术前需完善 HBsAg、抗 HCV、抗 HIV、凝血功能及心电图等相关检查。

(2)签署肌肉活检术知情同意书。

(3)检查前应向患儿及家属做好解释工作,尽量安抚患儿情绪,必要时术前予以苯巴比妥(3~5mg/kg)肌内注射镇静。

2. 物品(器械)的准备

(1)带吸力改进的 Bergström 针或一次性自动穿刺针、碘伏、2% 利多卡因、锡纸、注射器;操作前器械均经灭菌处理。

(2)肌肉组织盛放容器、干冰、电镜标本固定液戊二醛等。

(3)监护设备、氧气及肾上腺素等急救药品准备妥当。

(4)必要时备冰块及布洛芬,改善患儿术后疼痛。

3. 操作者的准备

(1)核对患儿信息:包括患儿姓名、性别、年龄、主诉。

(2)询问患儿近期有无服用抗凝、抗血小板药物(如阿司匹林、氯吡格雷等)的情况,以及有无出凝血异常病史。

(3)查看患儿血常规、凝血功能、心电图及其他辅助检查结果(如肌酶、肌电图及肌肉MRI)。

(4)再次确认患儿有无肌肉活检禁忌证。

(5)确定已签署知情同意书。

4. 肌肉活检部位的选择

(1)肌肉活检部位的选择应根据临床症状、体征及初步疑诊的结果选定。

(2)肌源性病变:急性病变应选取病变最重的部位,如多发性肌炎;慢性病变选取肌力较好(4级左右)的部位,避免选择严重肌坏死的部位。

(3)神经源性病变:选取与中枢或周围神经支配相一致的节段,以保证病变的检出率。如青年单侧上肢远端肌萎缩症,病变常在颈 8、胸 1 节段,活检时应选取对应支配的尺侧腕屈肌,有助于发现病变;Isaac 综合征需选取四肢肌肉,而僵人综合征则需选取躯干肌。

(4)代谢、内分泌、中毒、药物诱发等全身性疾病:可选取四肢任一部位肌肉,一般选取标准肌肉,即上肢取肱二头肌、下肢取股外肌或腓肠肌。

（5）避免选取肌电图针刺、针灸针刺或肌内注射损伤的部位，因遗留的纤维结缔组织对损伤的修复易被误诊为局限性肌病。

（6）避免选取神经肌肉疾病晚期纤维脂肪结缔组织取代肌肉组织的部位，以免影响结果判断。

（四）操作步骤

肌肉活检术分为开放性肌肉活检术和针吸活检术两种。因前者创伤较大，现多采用针吸活检术。

1. 开放性肌肉活检术操作步骤

（1）患儿取平卧位，选取最佳活检部位，通常为股四头肌外侧，以选择的穿刺点为中心，碘伏消毒 3 次，消毒范围逐渐缩小，铺无菌孔巾。

（2）2% 利多卡因 3~5ml 中滴加 50μl 肾上腺素（可减少出血）行皮肤和皮下组织局部麻醉，注意不要刺破深筋膜，以防止利多卡因渗入肌肉组织而影响生化检查结果。

（3）切开皮肤，钝性分离皮下组织，沿着肌纤维走向将皮肤切开 1~2cm 的切口，将脂肪层剥离使肌膜暴露，再切开肌膜，用镊子将左右 3 个部位的肌膜夹住使肌肉暴露，用锐利的小镊子头部插入肌肉内，沿着肌束的走向分离出直径 0.5cm，长约 2.0cm 的肌纤维。

（4）由于肌肉收缩得不到最长的肌束，致使近端部位和远端部位发生粘连。因此，用手术线结扎一端，先剪断另一端，提起结扎线再剪断前一端，然后再将肌肉切断。

（5）获取肌肉标本后，局部压迫止血，缝合肌膜，再缝合皮肤。

（6）术后 1 天患肢制动，每 2~3 天换药 1 次，2 周后拆线。

2. 针吸活检术操作步骤

（1）带吸力改进的 Bergström 针的针吸活检：儿童选择 5mm Bergström 针。操作步骤如下：

1）患儿取平卧位，常规消毒皮肤，铺无菌孔巾，局部麻醉，同开放性肌肉活检操作"步骤（2）"。

2）手术刀尖端在穿刺点切开一 5.0~6.0mm 的切口直至深筋膜，穿刺针循切口方向缓慢进入皮肤、皮下组织，当进入深筋膜时阻力增加，可稍加大力度或旋转进入深筋膜下约 1.0cm。

3）穿刺针转向头侧，将内套针缓慢回抽约 1.0cm，此时肌肉组织进入外套针靠尖端处的切割窗口，嘱助手回抽注射器，将内套针复位，一条肌肉标本即切割进入内套针。将穿刺针稍回抽，转动一定角度后再次进入，操作同前再获得一条肌肉标本，理想标本大小为直径约 0.5cm，长 2.0cm。根据需要取 4~5 条肌肉标本。

4）取样结束后抽出穿刺针，压迫穿刺点 10~15 分钟以防止出血，切口可用丝线缝合或免缝胶带贴合。

（2）一次性自动穿刺针的针吸活检：操作步骤与 Bergström 针活检术基本相同，切口更小，1~2mm，因未附加吸力，故在按动触发按钮取样时，嘱助手双手挤压穿刺点附近肌肉，以获得更多肌肉标本。一次性自动穿刺针由于直径较小，每次切割的肌肉标本较少，故应多次切割。

3. 肌肉活检标本的送检方式　手术切取或针吸获得的肌肉标本应放入准备好的锡纸中，用干纱布包好，即刻送检，不要加任何固定液，且不可放在室温中过夜。留做电镜的组织为 1mm³,立即固定在 2.5% 戊二醛内,待检。诊断后剩余的标本可留在液氮中保存以备生化及基因检测之用。

（五）并发症及其处理

1. 切口疼痛　适当心理辅导,避免剧烈活动,可予局部冰敷或布洛芬改善症状。

2. 切口感染　予碘伏局部消毒,按时换药,必要时予以抗生素口服。

3. 切口周围肿胀　一般不需特殊处理,嘱患儿手术肢体适当制动,加强休息。

（六）操作注意事项

1. 取材时应该避免局部皮肤感染病灶处,防止感染灶的蔓延。

2. 实施取材之前,要注意术前常规检查,尤其是凝血功能的检查,避免术中及术后出血不止。

3. 取材过程中避免挤压肌肉,取下的肌肉标本需保持湿润,因肌肉标本取出后长时间放置在室温中,一旦干燥后可使肌纤维出现裂隙。肌肉标本不可使用任何固定液保存,如放置在低渗溶液、水中、酒精或 4% 甲醛溶液等任何一种固定液中,不但会使肌纤维发生膨胀透明从而横纹消失、肌纤维离散、纤维间隙增宽,而且会使酶活性消失;而在高渗溶液中,肌纤维受激惹会使横纹过度收缩。由于储存不当导致标本形状的改变均可能给诊断带来困难。

4. 由于肌肉组织中富含水分,因此标本取出后应在 10 秒内迅速降温,以避免复温后切片中肌纤维内形成弥漫的冰晶空泡。

5. 取材时避免选取实施肌电图时扎针的部位或深部瘢痕部位,以免影响观察骨骼肌的病理变化。

6. 先天性肌病容易侵犯呼吸肌,全身麻醉后恢复慢,若患儿能配合,尽可能使用局部麻醉。

（七）相关知识

肌肉活检术的标本制作及染色技术如下:

1. 肌肉活检标本的制备　石蜡切片的方法因伪差大,不能做酶组织化学检查,诊断能力有限,现已很少应用。目前均采用液氮快速冷冻,恒冷箱冷冻切片机切片,其中异戊烷 - 液氮冷冻法效果最佳。病理科接到标本,应及时打开冷冻切片机,做好快速切片准备,同时将肌肉标本纵向放在一小片软木片上,将肌肉上端充分暴露,周围用冰箱内已预冷的 OCT 胶固定。再从液氮钢瓶中倒出 150~200ml 液氮至广口保温瓶内,将异戊烷倒入一个带柄的金属杯内,以利握持。此后,把盛有异戊烷 20~30ml 的金属杯放入装有液氮的广口瓶内,待异戊烷冷却至黏稠而未凝固时,用金属长镊夹住载有已包埋好肌肉标本的软木片,浸入异戊烷中快速冷却。用异戊烷间接制冷是防止液氮在肌肉表面形成气泡,影响制冷速度,通常要求在 10 秒内将标本温度降至 10℃ 以下,这样可以避免肌肉形成冰晶,出现人为的伪差。如异戊烷短缺,亦可将肌肉标本直接投入液氮,随后将冷冻好的肌肉标本从液氮中取出,放在切片机的标本座上,中间滴几滴水,直接放入恒冷箱切片机内,待软木片与同标本座冷冻牢固,标本的温度回升到 -20℃ 时即可进行切片。常规以横断面方向将标本粘贴冷冻在切片机的载物台上,根据需要可切厚度 10~15μm 的横断面切片 5~10 张。冷风机下吹干 10 分钟后可供染色,或将切片存放在 4℃ 冰箱中备染色用,一般在 1 周内染色不会影响酶活性;若将切片存放在 -30℃ 冰箱备染色用,一般在 3 个月内染色不影响酶活性。如不即时切片,可将标本存放于液氮内备用,用后的液氮和异戊烷可倒回原瓶存放。另外,病理科如接到标本后,冷冻切片机还未备好,可将标本先冻存在液氮罐中待检,不可存放于常温下。留下做电镜的组织大小为 $1mm^3$,立即固定在2.5%戊二醛内待检。常规诊断后的剩余标本可用锡纸严密包裹好,长期保存在液氮罐中或 $-80℃$ 冰箱留做基因或生化分析之用。

2. 组织化学和酶组织化学染色技术 组织化学与细胞化学是运用物理和化学的技术与方法研究分析组织和细胞结构的化学成分,并确定这些化学成分在组织、细胞的定位、定性和定量信息,从而找到其变化规律的科学。若用电子显微镜观察细胞原位化学成分反应部位时,则称为电镜组织化学;如用免疫技术方法观察其化学成分时,则称为免疫组织化学或免疫电镜细胞化学。酶组织化学是用组织化学的方法证明组织、细胞、超微结构中酶的存在,它的基础是组织化学,目的在于阐明组织细胞结构的化学反应、功能及其生物学意义。如能准确地对酶进行定性、定位和定量检测,对探索组织生理、病理状态具有重要的意义,尤其在神经肌肉疾病的诊断和鉴别诊断中应用较广,实用性较强。

3. 电子显微镜制片技术

(1)取材:要点为快、准、小,尽量做到低温操作,用于电镜的肌肉组织标本离体后,立即放在滴有低温2.5%戊二醛的红蜡片上,用锋利的刀片将标本切割成 $1mm^3$ 的组织块4~8块,投入新鲜固定液中。为了减少人为损伤,取材时应避免牵拉、挤压,刀口必须锋利。常规诊断后保留的组织按上述方法投入新鲜固定液中固定。

(2)固定:其目的是使被研究的材料尽量保持生活状态时的组织结构,避免"死后变化"。细胞和组织的固定通常采用化学的方法,即用化学试剂来固定细胞的结构,这些化学试剂称为固定剂,能使组织中蛋白质分子之间和内部形成某种交联,从而稳定细胞内的蛋白质,并能保存脂肪及糖类。理想的固定剂应具有穿透力强、作用快,同时又能较好地保存细胞内的各种成分和其抗原性的特点。目前常用于电镜标本固定的固定剂有戊二醛和锇酸。由于这两种固定剂的作用特点不同,单独使用时弊病较多,故常配合应用;通常用戊二醛作前固定,锇酸作后固定。配置固定液时还应考虑固定液的渗透压、pH和电解质的浓度,保持细胞与固定液之间渗透压平衡,避免微细结构的损伤。

(3)包埋:目前常用的包埋剂环氧树脂是一类高分子聚合物,分子中含有两种反应基团,即环氧基和羟基。其包埋剂聚合前后体积变化小,切片在电子束照射下稳定,能较好地保存细胞的超微结构。

(4)超薄切片:将包埋块夹在特制的夹持器上,放在立体显微镜下,用锋利的刀片先削去表面的包埋剂,露出组织,然后在组织的四周以和水平面成45°的角度削去包埋剂,修成锥体形。用超薄切片机切厚度为 $0.5~2.0μm$ 的切片,称半薄切片。将切下的组织切片用镊子或小毛刷转移到干净的、事先滴有蒸馏水的载玻片上,加温,使切片展平,干燥后即可用相差显微镜观察;或用甲苯胺蓝染色后,以光学显微镜观察。半薄切片定位后,要对包块进一步修整。通常将包块的顶端修成金字塔形,顶面修成梯形或长方形,每边的长度为 $0.2~0.3mm$。切片厚60~80nm,电镜下观察。

三、肌肉活检术规范检查表

肌肉活检术规范检查核查、评估见表7-5-1、表7-5-2。

表 7-5-1 肌肉活检术规范检查核查表

项目	内容	是	部分	否
操作前准备	核对患儿信息：包括患儿姓名、性别、年龄、主诉			
	询问有无服用抗凝、抗血小板药物（如阿司匹林、氯吡格雷等）的情况，以及有无出凝血异常病史			
	查看患儿血常规、凝血功能及既往结果			
	明确患儿有无肌肉组织活检术禁忌证			
	确定患儿已签署肌肉活检术知情同意书			
	物品的准备：Bergström 针或一次性自动穿刺针、碘伏、利多卡因、锡纸、注射器、肌肉组织盛放容器、干冰、电镜标本固定液戊二醛、肾上腺素、监护设备、氧气及其他急救药品准备妥当			
操作过程	患儿取平卧位，常规消毒皮肤，铺无菌孔巾，局部麻醉活检部位			
	切开皮肤，穿刺针缓慢插入直至深筋膜下约 1cm			
	穿刺针转向头侧，将内套针缓慢回抽，肌肉标本即切割进入内套针。根据需要取 4~5 条肌肉标本			
	取样结束后抽出穿刺针，压迫穿刺点 10~15 分钟以防出血			
	切口丝线缝合或免缝胶带贴合			
	肌肉标本放入准备好的锡纸中，用干纱布包好，即刻送检；留下做电镜的组织立即固定在 2.5% 戊二醛内待检			
操作后处置	交代患儿及其家属术后注意事项，适当心理辅导，避免剧烈活动，局部予冰敷；疼痛剧烈者予布洛芬改善症状			
	每天检查伤口有无渗血渗液、红肿，按时换药			

表 7-5-2 肌肉活检术规范检查评估表

项目	5分	4分	3分	2分	1分
操作过程流畅度					
操作检查熟练度					
人文关怀					

评分标准：

5 分：操作过程顺利，操作方法正确；人文关怀到位，有术前交流、术中安慰及术后注意事项的交代。

4 分：介于 5 分和 3 分之间。

3 分：操作过程整体完成，操作方法基本正确；人文关怀不足，但能有部分术前交流、术中安慰及术后注意事项的交代。

2 分：介于 3 分和 1 分之间。

1 分：操作粗暴，活检失败；无人文关怀。

四、常见操作错误及分析

1. 所取标本为脂肪组织及筋膜，未能取到肌肉组织 该失误常与操作方法及患儿不配合有关,需尽量取得患儿的配合,必要时给予镇静。

2. 所取标本不够,不能够完成全面的研究分析 在术前需综合评估患儿的疾病情况及需要完善哪些检查,尽可能多取 1~2 条肌肉标本备用。

3. 取出的肌肉标本未及时正确冷冻保存 这会对后期的研究分析产生显著影响,干扰检测结果,不能正确的指导临床诊断。

4. 取材部位不合理导致出现假阴性结果 在术前尽快完善肌酶及肌电图检查,尽量明确病变部位,减少患儿痛苦,提高检测的阳性率。

五、相关知识测试题

1. 肌肉活检最常用的取材部位**不包括**

　　A. 肱二头肌　　　　　　　　B. 股四头肌　　　　　　　　C. 腓肠肌

　　D. 背阔肌　　　　　　　　　E. 三角肌

2. 肌肉活检术的禁忌证**不包括**

　　A. 凝血功能障碍者　　　　　　　　B. 长期服用免疫抑制剂患儿

　　C. 穿刺部位皮肤有感染者　　　　　　D. 心力衰竭患儿

　　E. 肌无力患儿

3. 电镜检查时肌肉组织切片厚度通常为

　　A. 0.5~2.0μm　　　　　　　B. 0.3~0.5μm　　　　　　　C. 2.0~3.0μm

　　D. 3.0~5.0μm　　　　　　　E. 8.0~10.0μm

4. 制作肌肉组织冷冻切片时多长时间内需快速降温

　　A. 5 秒内　　　　　　　　　B. 10 秒内　　　　　　　　　C. 30 秒内

　　D. 1 分钟内　　　　　　　　E. 10 分钟内

5. 开放性肌肉活检术后多久拆线

　　A. 5~7 天　　　　　　　　　B. 7~9 天　　　　　　　　　C. 10~14 天

　　D. 2~3 天　　　　　　　　　E. 视伤口愈合程度决定

答案:1. D　2. E　3. A　4. B　5. C

（刘玲娟　刘利群）

第六节　儿童神经活检术

一、概述

神经系统疾病的诊断有赖于各项辅助检查技术的发展,神经电生理、神经生化、神经影像学、神经遗传学和许多神经功能量表评定等手段使许多疾病得到了正确的诊断;但在一些罕见的疑难病例上,神经活检术仍然是一种不可或缺的检查手段,临床医师了解神经活检的意义很有必要。神经活检主要包括周围神经活检和皮肤神经活检。周围神经活检多取腓肠神经,极少数患儿根据需要切取腓浅神经、隐神经以及腕部桡神经的皮支或者其他外科手术病灶邻近部位的神经;皮肤神经活检可随意选取与病变部位相近的区域。

20世纪90年代以后,随着免疫组织化学技术的进步,皮肤神经活检技术逐渐引起人们的重视,特别是蛋白基因产物9.5(protein gene product 9.5,PGP 9.5)作为神经标志物的出现,使人们第一次清楚地看到了皮肤中丰富的神经纤维,同时作为一种检查手段,皮肤神经活检技术也越来越广泛地被应用于周围神经损伤的诊断中。

二、神经活检术操作规范流程

(一) 适应证

周围神经活检可用于发现周围神经病变、判定病变的程度、确定病变性质及寻找病因。适应证如下:

1. 遗传性运动感觉性神经病(如腓骨肌萎缩症)。

2. 结缔组织病继发的周围神经病。

3. 感染性疾病(如麻风、莱姆病等)。

4. 中毒性神经病(如抗肿瘤药物、重金属中毒、有机磷农药中毒、酒精中毒等)。

值得注意的是,详细的病史询问、仔细的神经系统检查和电生理检查以及基因分析后,有些疾病不必再做周围神经活检,如遗传性周围神经病、慢性炎性脱髓鞘性多发性神经病等,除非患儿临床表现、电生理检查和脑脊液改变特点不相吻合时才做活检。因为许多周围神经病活检的病理所见并无特异性,应注意严格判断是否需要行此检查。

皮肤神经活检主要适应于:感觉神经病,特别是累及小纤维的感觉神经病;有周围神经受损的症状,体格检查和电生理检查没有肯定异常的患儿;临床考虑自主神经病变,用皮肤神经活检判定有无汗腺或血管神经支配的异常。

(二) 禁忌证

1. 有严重的高血压、糖尿病、心脏病或全身感染病情控制不佳的患儿、高热患儿,以及穿刺部位局部皮肤病变者。

2. 有明显出血倾向者。

3. 单纯神经元病。

4. 有精神疾病或其他不能配合操作者。

5. 长期大量使用免疫抑制剂患儿。

(三) 操作前准备

1. 患儿的准备

(1)为避免交叉感染,制订合理的消毒措施,检查前完善HBsAg、抗HCV、抗HIV等相关检查。

(2)完善凝血功能及心电图检查。

(3)签署神经活检术知情同意书。

(4)检查前应向患儿及其家属做好解释工作,尽量安抚患儿情绪,必要时术前予以苯巴比妥(3~5mg/kg)肌内注射镇静。

2. 物品(器械)的准备

(1)手术刀或皮肤活检环钻、2%利多卡因、锡纸、镊子。

(2)监护设备、氧气及急救药品准备妥当。

(3)必要时备冰块及布洛芬,改善患儿术后疼痛。

3. 操作者的准备

(1) 核对患儿信息：包括患儿姓名、性别、年龄、主诉。

(2) 询问患儿近期有无服用抗凝、抗血小板药物(如阿司匹林、氯吡格雷等)的情况，以及有无出凝血疾病史。

(3) 查看患儿血常规、凝血功能、心电图及其他辅助检查结果(如肌电图)。

(4) 明确患儿有无神经活检禁忌证。

(5) 确定患儿家属已签署神经活检术知情同意书。

4. 神经活检部位的选择

(1) 临床中常选取腓肠神经，原因如下：

1) 腓肠神经解剖位置较为表浅固定：位于外踝后方，为跟腱中点，与小隐静脉伴行。

2) 微观形态明确：正常和病理状态研究均较多，结果有可比性。

3) 术后对神经功能影响小：可能影响足背与跟部外侧缘感觉，对患儿损伤小。

(2) 其他活检部位

1) 上肢受累为主的患儿可在腕部取桡神经浅支或尺神经的背侧皮支。

2) 如果需同时做肌肉活检，可考虑行腓浅神经活检，如血管炎、肉芽肿性神经病等。

3) 以运动受累为主的患儿选取造成功能缺损最小的运动神经，如对支配股薄肌的神经取材。

4) 皮肤活检常取下肢外踝上方 10cm 处。

(四) 操作步骤

1. 腓肠神经活检

(1) 患儿取平卧位，选外踝与跟腱中线作为手术切口，标记。

(2) 以选择的穿刺点为中心，碘伏消毒 3 次，消毒范围逐渐缩小，铺无菌洞巾。

(3) 2% 利多卡因 3~5ml 中加入 50μg 肾上腺素(可减少出血)，行皮肤和皮下组织局部麻醉。

(4) 切开皮肤，钝性分离皮下组织，先找出小隐静脉，在小隐静脉的后方即为腓肠神经，可向小腿中点延长切口，将腓肠神经逐渐向近侧分离，一般腓肠神经在小腿中、下 1/3 处进入筋膜深面，并经常在此处与外腘神经汇合。

(5) 截取 2~3cm 腓肠神经分段送检，分别行冷冻切片及石蜡包埋。切口充分止血后，缝合皮肤。

(6) 术后 1 天患肢制动，3 天后换药，2 周后拆线。

2. 皮肤神经活检　在下肢外踝上方 10cm 处进行标记，常规碘伏消毒、铺无菌洞巾，利多卡因局部麻醉，在麻醉范围内(避开注射处)使用皮肤活检环钻沿垂直方向获取皮肤组织，进入深度为钻头的 1/3~1/2 为宜。将钻取的皮肤组织浸入磷酸吡哆醛固定液中。

(五) 常见并发症及处理

1. 切口疼痛　给予患儿适当心理疏导，疼痛剧烈时可予局部冰敷或布洛芬改善症状。

2. 切口感染　予碘伏局部消毒，必要时予以抗生素抗感染治疗。

3. 切口不易愈合　一般不需要特殊处理，嘱患儿手术肢体适当制动，加强休息。

4. 局部感觉缺失　不可避免，90% 患儿 1 年以后可逐渐缓解(侧支神经重新支配)。

(六) 操作注意事项

1. 取材时应该避免有感染灶的部位,防止感染灶的蔓延。

2. 虽然神经活检术属于小手术,但实施取材之前一定要完善术前常规检查,尤其是凝血功能,避免术中出血不止。

3. 选择合适的取材部位。

4. 小儿需要充分的安静,尽可能选择局部麻醉,年幼儿合作程度差者可请麻醉医师进行全身麻醉。

(七) 相关知识

1. 神经活检术标本的制作及染色技术

(1)标本的采集:取 0.5cm 长神经标本,固定于 2% 戊二醛液,室温固定 1 小时后,放 4℃冰箱可保存 1 个月。

(2)标本的包埋:用 0.062 5mol/L 二甲胂酸缓冲液洗神经标本 3 次,每次 5 分钟。体视显微镜下,标本切割、分离,去除脂肪等组织。标本置入 1% 锇酸与 0.125mol/L 二甲胂酸缓冲液,4℃过夜。第 3 天用 0.062 5mol/L 二甲胂酸缓冲液洗神经标本 2 次,每次 10 分钟。标本梯度脱水:70% 酒精 10 分钟,80% 酒精 10 分钟,95% 酒精 20 分钟,100% 酒精 2 次,每次 30 分钟。丙酮浸泡 15 分钟,50% 树脂浸泡 90 分钟,75% 树脂浸泡 60 分钟,100% 树脂与 DMP-30(环氧树脂促进剂)包埋。树脂包埋标本加热、干燥、成型。

(3)标本的固定及切片:固定柱状标本载物台,钢锯切平凸面。固定包埋标本纽扣,钢锯下准备切片的标本。切下的标本放在准备好的柱状标本载物台面上,调整方向,尽量让标本切面与柱状载物台垂直。将瞬间黏合剂滴在柱状载物台台面,标本按照调整好的方向放置在柱状载物台台面,60℃下放置数分钟,使小标本与柱状载物台合为一体式切片标本。体视显微镜下修片(钢化刀片切除围绕标修出标本横断平面的神经组织,体式镜下各个方向观察修片情况)。修片后的切片标本经切片机切片。准备 3~5 张固定好的载玻片,标记好标本号码,滴 1~2 滴蒸馏水,放在切片机旁。10μm 厚度连续切片 3~6 片,标本浮在玻璃刀的水槽中,用小玻璃勺轻轻取出切下的标本,展平在载玻片的蒸馏水滴里。置于 60~70℃加热平台上数分钟,干燥标本。

(4)苏木精-伊红染色(HE 染色):将神经组织切片于恒温箱中 60℃烤片 1~2 小时;先将组织切片置于二甲苯中 10 分钟,共 2 次。然后依次置于 100%、100%、95%、85%、75% 酒精,每种浓度的酒精中放置 5 分钟,随后再用蒸馏水浸洗 5 分钟;苏木素染色 5~10 分钟,随后用蒸馏水冲洗,再用磷酸盐缓冲液(phosphate buffer,PBS)返蓝;伊红染 3~5 分钟,蒸馏水冲洗干净;梯度酒精(95%~100%)将组织切片进行脱水,每级 5 分钟。取出后浸泡于二甲苯 10 分钟,共 2 次,中性树胶封片、显微镜观察神经组织形态变化。

(5)甲苯胺蓝-番红染色:60~70℃加热平台上甲苯胺蓝染色 3 分钟(周边出现绿色晕环),流水轻洗。加热平台上充分干燥切片 5~10 分钟,新鲜的蓝色变暗。再行番红染色 15 秒,流水轻洗,加热平台干燥。100% 二甲苯封片。光学显微镜下不同倍率分析神经组织甲苯胺蓝-番红染色切片的病理特点,数码相机照相。

(6)劳克坚牢蓝(Luxol fast blue,FLB)染色:切片在 0.1%FLB 溶液中 60℃密封浸染 8~16 小时,蒸馏水进行清洗后,放入 95% 酒精。用碳酸锂水溶液分色 10 秒以上,然后用 70% 酒精继续分色,显微镜下观察直到灰质和白质有明显的区分为止。蒸馏水进行洗片后,用焦油紫溶液相同加数滴冰醋酸混合染液复染 10 分钟。70% 酒精将细胞核及尼氏体复染颜色呈红色,滤纸沾尽多余部分液体,正丁醇 2 次漂洗细胞脱水,二甲苯透明,中性树胶封片。髓鞘呈鲜蓝色,核呈深蓝色。

2. 活检组织处理过程中常见注意事项

(1)神经组织经过固定、包埋及切片等各项程序后,不可避免地会产生很多人为变化,常常容易造成误诊。

(2)在确定神经病变之前,病理医师要熟悉掌握正常神经的分布及组织学特征,对各种类型神经疾病的活检组织,要区分真正的病理变化和个体间的差异,更应认识由于取材、制片、染色等系列程序而出现的人为现象。

(3)包埋:目前常用的包埋剂是环氧树脂,其是一类高分子聚合物,分子中含有两种反应基团,即环氧基和羟基。其包埋剂聚合前后体积变化小,切片在电子束照射下稳定,能较好保存细胞的超微结构。

(4)切片:冰箱与载玻片的温差过大,贴片时出现大小不等的气泡,HE 染色后观察气泡非常明显。漂片水温过高会使切片展片时破碎,漂片不当会使切片折叠,漂片水温过低会使切片难以完全展开。钝刀切片可见刀痕或切片厚薄不一;若防卷板出现豁口要及时更换,否则切片会出现类似刀痕样改变。

三、神经活检术规范检查表

神经活检术规范检查核查、评估见表 7-6-1、表 7-6-2。

表 7-6-1　神经活检术规范检查核查表

项目	内容	是	部分	否
操作前准备	核对患儿信息:包括患儿姓名、性别、年龄、主诉			
	询问有无服用抗凝、抗血小板药物(如阿司匹林、氯吡格雷等)的情况,以及有无出凝血异常病史			
	查看患儿血常规、凝血功能及既往结果			
	明确患儿有无神经活检术禁忌证			
	确定患儿已签署神经活检术知情同意书			
	物品的准备:手术刀或皮肤活检环钻、碘伏、利多卡因、锡纸、镊子、注射器、神经组织盛放容器、干冰、电镜标本固定液戊二醛、肾上腺素、监护设备、氧气及其他急救药品准备妥当			
操作过程	患儿取平卧位,常规消毒皮肤,铺无菌孔巾,局部麻醉活检部位			
	切开皮肤,钝性分离皮下组织			
	先找出小隐静脉,在小隐静脉的后方即为腓肠神经,可向小腿中点延长切口,将腓肠神经逐渐向近侧分离,截取 2~3cm 腓肠神经			
	取样结束后抽出穿刺针,压迫穿刺点 10~15 分钟以防出血			
	切口丝线缝合或免缝胶带贴合			
	神经标本放入准备好的锡纸中,用干纱布包好,即刻送检;留下做电镜的组织立即固定在 2.5% 戊二醛内待检			
操作后处置	交代患儿及家属术后注意事项,给予适当心理辅导,患儿要避免剧烈活动,局部予冰敷;疼痛剧烈者予布洛芬改善症状			
	每天检查伤口有无渗血渗液、红肿,足外侧有无麻木感,按时换药			

表 7-6-2　神经活检术规范操作评估表

项目	5分	4分	3分	2分	1分
操作过程流畅度					
操作检查熟练度					
人文关怀					

评分标准:

5分:操作过程顺畅、熟练,取材部位、操作方法正确;人文关怀到位,有术前交流、术中安慰及术后注意事项的交代。

4分:介于5分和3分之间。

3分:操作过程能整体完成,操作方法基本正确,取材规范、部位正确;人文关怀不足,但能有部分术前交流、术中安慰及术后注意事项的交代。

2分:介于3分和1分之间。

1分:操作粗暴或取材不成功;无人文关怀。

四、常见操作错误及分析

1. 所取标本为脂肪组织及筋膜,未能取到神经组织。该失误常与操作方法不当及患儿不配合有关,需尽量取得患儿的配合,必要时给予镇静。

2. 所取标本不够,不能够完成全面的研究分析。在术前需综合评估患儿的疾病情况及需要完善哪些检查,取材时要取整条腓肠神经,不能只取 1 束神经纤维,必要时同时行肌肉活检,提高诊断阳性率。

3. 取出的神经标本未及时正确保存,会对后期的研究分析产生显著影响,干扰检查结果,导致不能正确的指导临床诊断。

4. 取材部位不合理导致出现假阴性结果,在术前尽快完善详细的体格检查及肌电图,尽量明确病变部位,减少患儿痛苦,提高检测的阳性率。

五、相关知识测试题

1. 神经活检术最常用的取材部位是

    A. 坐骨神经　　　　　　　B. 尺神经　　　　　　　C. 腓肠神经

    D. 桡神经　　　　　　　　E. 正中神经

2. 神经活检术的禁忌证**不包括**

    A. 凝血功能障碍者　　　　　　　B. 长期服用免疫抑制剂患儿

    C. 穿刺部位皮肤有感染者　　　　D. 心力衰竭患儿

    E. 肌无力患儿

3. 神经活检术**不适用**的疾病是

    A. 压力易感性神经病　　　　　　B. 淀粉样周围神经病

    C. 神经性轴索萎缩　　　　　　　D. 异染性脑白质营养不良

    E. 感染性肌炎

4. 选择腓肠神经活检的依据**不包括**

    A. 位置表浅、固定　　　　　　　B. 微观形态明确

C. 纯感觉神经 D. 术后对神经功能影响较小

E. 可能导致足内侧感觉障碍

5. 腓肠神经活检术后拆线的时间是

A. 5 天 B. 7 天 C. 14 天

D. 9 天 E. 视伤口愈合程度决定

答案: 1. C 2. E 3. E 4. E 5. C

(刘玲娟 刘利群)

第七节 儿童立体定向脑组织活检术

一、概述

脑组织活检术的目的是对取出的病变组织进行光镜、电镜、生化、组织化学和病毒学等检查,早期明确颅内病灶性质的重要手段。根据所用器械不同而分为徒手穿刺术和立体定向穿刺术,后者又可分为有框架立体定向穿刺术和无框架立体定向穿刺术两种。徒手穿刺术适合于弥漫性病变,简便易行但精确性稍差;而立体定向穿刺术则适合于局限性病变、重要功能区病变和深部的病变。

立体定向穿刺术自 1947 年由 Spiegel 和 Wycis 首先应用于人脑,其后的十多年,主要的治疗对象是锥体外系疾病和精神病,直到 20 世纪 50 年代末期和 60 年代初,才由 Mundinger 等人用于肿瘤活检。1976 年,Bergstorm 将 CT 应用于立体定向穿刺术的影像定位。随着 CT、MRI 的临床应用及计算机技术的飞速发展并与立体定向技术相结合,立体定向活检的定位精确度提高至 1mm 范围内,而且活检器械可以安全到达颅内任何部位,大大提高了活检的阳性率,减少了并发症。目前立体定向脑组织活检术已在临床得到广泛应用,借助脑立体定向仪,可在手术侵袭很小的情况下,准确获得脑内病变组织,尤其是脑内小病灶,从而明确其病理性质,进行正确的治疗。对于颅内肿瘤,立体定向活检诊断的准确率达 95% 以上;对于一些特殊性质的病变,如炎症、脱髓鞘疾病、获得性免疫缺陷综合征(AIDS)等,活检诊断的准确率也可达 85%,它为临床诊疗提供了可靠的依据。此节主要介绍立体定向脑组织活检术。

二、立体定向脑组织活检术操作规范流程

(一) 适应证

1. 病变位于脑重要功能区,预计开颅手术将导致严重神经功能缺失者。

2. 性质不明的脑深部病变。

3. 疑为炎性病灶或全身性疾病造成的脑内病变。

4. 脑内多发或弥散性占位性病变,以及累及双侧大脑半球的占位性病变。

5. 准备接受放疗、立体定向放射外科治疗或化疗,须得出病理诊断者。

6. 手术风险大且性质不明的颅底肿瘤。

(二) 禁忌证

1. CT、MRI 影像学检查没有可见的目标。

2. 局部头皮感染者。

3. 血供极丰富病灶或疑为血管性病变,预估活检易产生严重出血者。

4. 凝血功能障碍者、血小板数量减少者;半个月内有服用阿司匹林类药物史者。

5. 脑室内病变。

6. 有严重高颅压症状,有脑危象先兆者。

7. 颅骨板障厚度<3mm,不能固定立体定向仪者。

8. 低位脑干内弥漫性生长的病变。

9. 疑为脑囊虫或脑棘球蚴病者。

10. 开颅手术易切除的非功能区病变。

(三) 操作前准备

1. 患儿的准备

(1)术前完善血常规、凝血功能、HBsAg、抗 HCV、抗 HIV、心电图等相关检查。

(2)如需要行全身麻醉的患儿,检查前应禁食≥6 小时,禁饮>2 小时。

(3)签署脑组织活检术知情同意书。

(4)检查前应向患儿和监护人做好解释工作,消除患儿的恐惧感,征得患儿和监护人的理解。

(5)根据病变的位置局部备头皮或剃光头,标记好手术的部位。

2. 手术物品的准备

(1)无菌手套、无菌手术衣、无菌纱布及其他无菌敷料、无菌布单。

(2)龙胆紫或其他手术画线笔。

(3)消毒液。

(4)麻醉药物。

(5)手术刀片、缝线、吸引器、电凝、手摇钻或开颅电钻等操作器械。

(6)立体定向框架。

(7)计算机立体定向计划系统。

(8)立体定向穿刺术操作器械包。

(9)心电监护仪、氧气、肾上腺素等急救药品。

3. 术者的准备

(1)核对患儿信息:包括患儿姓名、性别、年龄、主诉、脑活检的部位。

(2)再次确认患儿有无服用抗凝、抗血小板药物(如阿司匹林、氯吡格雷等)的情况,以及有无出凝血异常病史。

(3)麻醉医师需询问患儿有无麻醉药物过敏史,家族中是否有恶性高热病史。

(4)查看患儿血常规、凝血功能、心电图及既往检查结果。

(5)再次明确患儿无手术禁忌证。

(6)确定患儿监护人已签署手术知情同意书。

(四) 操作步骤

1. 摆好体位 根据脑内病变活检部位决定患儿的体位。额叶及基底节病变活检采取仰卧位,顶叶、颞叶病变活检采取仰卧头抬高位,枕叶及小脑病变活检采取俯卧位,鞍区病变经鼻腔活检采取仰卧头略后仰位。

2. 消毒　用 2% 碘酒和 75% 酒精常规消毒术区皮肤,铺巾。

3. 麻醉　年长儿可用 0.5%~1.0% 利多卡因局部浸润麻醉,年幼儿或不合作者可以静脉全身麻醉。

4. 定位　对于有框架立体定向穿刺术,在麻醉下安装立体定向框架(图 7-7-1),将患儿头部用立体定向框架固定,病灶的位置尽可能靠近框架的中心,尽量避免立体定向框架对手术中操作的影响;对于无框架立体定向穿刺术,需将标识点贴于估计要穿刺部位的周围。

5. 确定病灶活检靶点　患儿头部安置于定位框内(图 7-7-2),根据 CT 或 MRI 定位扫描结果用计算机立体定向计划系统计算出靶点的 X、Y、Z 三维坐标,选择最佳的入颅点和活检轨迹,并确定导向弓架左右及前后的角度(Ring 角和 Arch 角)。

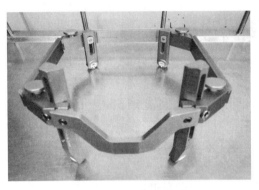

图 7-7-1　立体定向框架

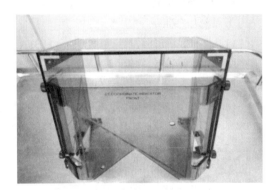

图 7-7-2　定位框

6. 安装弓状载具,根据测出的 X、Y、Z 坐标值及 Ring 角和 Arch 角,在立体定向框架及弓状载具上进行调整,于最佳入颅点处切开头皮,颅骨钻孔,切开硬膜,把活检器械置入弓状载具载持器上,按计算的活检轨迹插入靶点,钳切或负压抽吸,留取 2~3 块病变组织,以降低假阴性率。具体操作时,可将活检针经导向器深入至病变内 5mm 处采取组织,然后每深入 3~5mm 采取一块组织,直至病变最深处。所取组织标本分成两份,一份送快速冷冻切片组织学检查,另一份作石蜡包埋病理切片。如为囊性病灶,应进行囊液涂片细胞病理学检查,直至活检组织病理诊断明确为止,否则需更换靶点,重新取材。确定活检靶点无出血,取出活检器械,骨孔可用吸收性明胶海绵填塞,缝合头皮切口、拆除立体定向框架,手术结束。

(五) 并发症及其处理

定向脑组织活检术的主要并发症包括出血、癫痫发作、新的神经功能损害和感染。除术后感染外,其他并发症大多发生于术中或术后 24 小时内。其中出血是定向活检最主要、最严重的并发症。

1. 出血　出血的原因:①活检针穿刺时损伤皮质静脉或脑内血管;②恶性肿瘤或血供丰富的肿瘤,内含丰富的毛细血管网和异常血管结构,活检时极易受损。因此,穿刺及采取病变组织时,进针要缓慢、轻柔;退出活检针时若阻力明显,应缓慢放开活检组织,不可用力撕拉,以免导致出血。一旦发生出血,应将活检针留置靶点内,取出针芯观察,一般出血均可自行停止,必要时可注入 0.5ml 凝血酶或将细长吸收性明胶海绵通过外套管推送至靶点压迫止血,也可以使用射频热凝方法止血。出血量大造成脑压迫症状者,应行开颅血肿清除。

2. 癫痫发作　可发生在术中或术后,术中一旦发生应立即取出活检针,并予抗癫痫处理。对于术前即有癫痫症状者,活检针置入前可先肌内注射苯巴比妥钠 5mg/kg(最大量不超过 100mg),或术中输注丙戊酸钠注射液维持,术后加强抗癫痫治疗。

3. 新的神经功能损害　与病灶的部位和组织学特性有密切关系,病变恶性程度越高,发生的概率越大。也可因靶点或活检轨迹选择不当而引起。一旦发生,主要给予降颅内压、对症治疗。

4. 感染　立体定向活检术后感染率极低,但对于活检后置入分流管、贮液囊等异物者,应给予预防感染治疗。

5. 麻醉意外　麻醉过程中可能出现误吸、过敏反应、呼吸困难、苏醒延迟等,甚至会出现意识障碍乃至死亡。因此脑组织活检操作过程中必须由专职麻醉医师进行麻醉,避免严重并发症。预防措施:操作应轻柔,术前应询问病史,了解既往病史及有无麻醉药物过敏史、恶性高热家族史等情况。

(六) 操作注意事项

1. 靶点选择　靶点一般选择在病灶的边缘或病灶中心,因为边缘部位和病灶中心是病变组织细胞分化生长活跃区;但病变中心若为坏死液化区,则活检阳性率低。强化最明显部位则为多血管区,活检易导致出血。活检应沿病变长轴进行,多点取材,全面地了解病理特征,提高活检的阳性率。

2. 活检轨迹　首先,应避开皮质及脑内的主要血管和重要功能区(如内囊、放射冠);其次,应考虑到若一次取材不能得出正确病理诊断时,可以在一个活检轨迹上进行多靶点活检,减少脑组织损伤。活检轨迹尽量勿经过脑室,否则一旦出血相对不易自凝,血液易进入脑室系统,增加术后反应等。

3. 入颅点　入颅点大多选择在冠状缝前或枕部,少数可选颞上部或经鼻蝶入路。

4. 活检针的选择　术者可根据病变的影像学特征,选择不同的活检器械,Sedan 侧方开口活检针适用于大多数性质病灶的活检,尤其适用于质地软的病灶。对于病变血管不丰富或质地较硬的实质性病灶,可采用 Backlund 螺旋形活检针或活检钳。

5. 病理检查　包括快速冷冻切片、常规病理检查、特殊染色和免疫标记分析等。术者应与病理科医师密切合作,确定一套相对稳定的病理检测流程。取出的标本勿挤压,并且应立即送检。如果送检组织的冷冻切片不能明确性质,应继续在不同深度或方向取样,直到明确为止。

6. 术中注意事项　手术中应注意患儿意识、精神状态、语言、瞳孔、深浅反射、肌张力等变化,以便尽早发现神经损伤征象,及时调整活检针的方向或深度。

7. 术后处理　术后常规给予预防性抗感染、抗癫痫治疗,必要时予以脱水处理。术后严密观察生命体征和病情,并于 24 小时内行头部 CT 复查。

(七) 相关知识

1. 钻颅及进针位置的选择　穿刺针进入脑皮质点应避开重要功能区(如中央前回);穿刺针至活检靶点的路径上,应避免造成脑深部重要结构损害;穿刺针从皮质到活检靶点的距离应尽可能短。病变在额叶、鞍区,一般采用冠状缝前、矢状缝旁开 3cm 处钻颅。松果体区、顶叶、颞叶、枕叶病变,多采用顶骨结节处钻颅。脑干病变如果选用前额入路,在冠状缝后 1~2cm、中线旁 3cm 处钻颅,以保证穿刺路径与脑干纵轴平行;如果选用后颅窝经小脑入路,则在枕外隆凸下 3~5cm、中线旁开 5cm 处钻颅。

2. 活检靶点选择 由于肿瘤中心可能是坏死组织,故活检时应选择合适的病变部位取材。留取 2~3 块病变组织,以提高诊断的准确率。

3. 穿刺及钳取组织技巧 将活检针经导向器深入至病变内 5mm 处采取组织,然后每深入 3~5mm 采取一块组织直至病变最深处。穿刺及采取病变组织时,进针要缓慢、轻柔;退出活检针时若阻力明显,应缓慢放开活检组织,不可用力撕拉,以免伤及重要结构。

4. 立体定向脑组织活检术的优点

(1)明确病灶的性质,从而决定是否行开颅手术、放疗或化疗。

(2)帮助制订手术计划,如病灶切除范围等。

(3)对特殊感染、脱髓鞘疾病、AIDS 等,明确病变性质并帮助决定特殊的治疗计划。

(4)明确颅内多发性肿瘤是否为多源性。

(5)活检同时可协助疾病治疗等。

随着影像技术、立体定向技术和计算机技术的飞速发展,颅内病变立体定向活检术已成为一项安全、可靠、微创的诊断技术,这一微侵袭性的技术,为颅内病变的诊治提供了更多的选择与指导。

三、立体定向脑组织活检术规范检查表

立体定向脑组织活检术的规范检查核查、评估见表 7-7-1、表 7-7-2。

表 7-7-1 立体定向脑组织活检术的规范检查核查表

项目	内容	是	否
操作前准备	核对患儿信息:包括患儿姓名、性别、年龄、主诉		
	询问禁食、禁饮情况		
	询问患儿既往有无高血压、心、肺、脑疾病等病史		
	询问有无服用抗凝、抗血小板药物的情况,以及有无出凝血异常疾病史。有无麻醉药物过敏史		
	查看患儿血常规、凝血功能检查结果、心电图及既往结果		
	明确患儿有无手术禁忌证		
	确定患儿已签署活检手术知情同意书		
	物品(器械)的准备:确认立体定向脑组织活检相关设备正常。开颅动力系统及吸引器工作正常;立体定向穿刺术操作器械包、消毒药品及无菌巾		
安装框架及扫描	安装立体定向框架及定位框		
	送患儿到 CT 或 MRI 室定位扫描		
	将扫描数据导入计算机立体定向计划系统		
	根据定位影像资料确定病灶活检靶点		
	确定病灶活检靶点三维坐标值		
	选择最佳的入颅点和活检轨迹,确定导向弓架左右及前后的角度(Ring 角和 Arch 角)		

续表

项目	内容	是	否
立体定向下脑病变活检	患儿回手术室,采取适宜体位与麻醉		
	消毒,铺巾		
	根据确定的坐标值,在立体定向框架及弓状载具上进行调整,在头皮上确定最佳入颅点		
	切开头皮,颅骨钻孔,切开硬膜		
	每个操作后都应充分止血,保证术野清晰		
	活检器械置入弓状载具载持器上		
	活检器械插入脑内至靶点		
	钳切或负压抽吸病变组织		
	确定活检靶点无出血,取出活检器械		
	标本送快速冷冻切片组织学检查及常规病理检查		
	骨孔用吸收性明胶海绵填塞		
	缝合头皮切口		
	拆除立体定向框架		
	精细轻柔操作,保证取材准确及手术安全		
操作后处置	预防性抗感染治疗		
	抗癫痫治疗,必要时予以脱水处理		
	严密观察生命体征和一般情况		
	复查头部 CT 观察颅内情况		

表 7-7-2 立体定向脑组织活检术规范检查评估表

项目	5分	4分	3分	2分	1分
操作过程流畅度					
操作检查熟练度					
人文关怀					

评分标准:

5分:操作过程流畅,熟练,立体定向软件操作熟练,术中充分止血,术野清晰,术中操作精细,动作轻柔,取材准确。

4分:介于 5 分与 3 分之间。

3分:操作过程能整体完成,立体定向软件操作基本熟练,术中术野基本清晰,术中操作较精细,动作较轻柔。

2分:介于 3 分与 1 分之间。

1分:熟练度差,立体定向软件操作不熟练,术中术野不清晰,术中操作粗糙,动作粗暴,手术安全性差。

四、常见操作错误及分析

1. 活检失败原因 包括病灶靠近脑室系统、组织质地硬而使活检针不能穿透病灶、靶点误差等。如一次取材不能得出正确病理诊断,可在一个活检轨迹上进行多靶点活检,以提高阳性率。

2. 颅内出血　颅内出血往往是由于操作者操作技术欠熟练、操作粗暴或患儿欠合作引起。穿刺及采取病变组织时,进针要缓慢、轻柔,避免损伤皮质静脉或脑内血管;退出活检针时若阻力明显,应缓慢放开活检组织,不可用力撕拉,以免伤及重要结构。靶点尽量避免选择强化最明显部位,该部位常为富血管区,活检易导致出血。活检轨迹尽量勿经过脑室,否则一旦出血相对不易自凝。

3. 活检后不观察出血情况　由于操作者操作欠规范,活检后直接退活检针,不仔细观察。

五、相关知识测试题

1. 关于立体定向脑组织活检术的适应证,下列选项中**不正确**的是

　　A. 脑内多发或弥散性占位性病变以及累及双侧大脑半球的占位性病变

　　B. 病变位于脑重要功能区,预计开颅手术将导致严重神经功能缺失者

　　C. 准备接受间质内放疗、立体定向放射外科治疗或化疗,必须得出病理诊断者

　　D. 不明确是肿瘤复发还是放射性坏死,需鉴别诊断者

　　E. 呈弥漫性生长的低位脑干病变

2. 立体定向脑组织活检术的禁忌证**不包括**

　　A. 年龄小于 2 岁,颅骨板障厚度<3mm,不能固定立体定向仪者

　　B. 疑为血管性病变或血供极丰富病灶者,估计活检易产生严重出血者

　　C. 疑为炎性病灶或全身性疾病造成的脑内病变

　　D. 脑室内病变

　　E. 严重凝血功能障碍者

3. 关于立体定向脑组织活检术的术前准备,下列选项中**不正确**的是

　　A. 确定已签署立体定向脑组织活检手术知情同意书

　　B. 确认立体定向脑组织活检相关设备完备

　　C. 确认患儿既往有无高血压、心、肺、脑疾病等病史,有无服用抗凝、抗血小板药物及有无出凝血异常疾病史

　　D. 查看患儿血常规、凝血功能、心电图及既往结果

　　E. 所有患儿的体位均为仰卧位

4. 立体定向脑组织活检术的主要并发症**不包括**

　　A. 出血　　　　　　　　B. 癫痫发作　　　　　　C. 头痛

　　D. 新的神经功能损害　　E. 感染

5. 关于立体定向脑组织活检术靶点的选择,**不正确**的是

　　A. 靶点一般选择在病灶的边缘或病灶中心

　　B. 病变中心若为坏死液化区,则不宜作为靶点

　　C. 活检可沿病变长轴进行贯穿多点取材

　　D. 取材时可在靶点上下病灶内多点取材

　　E. 靶点一般选择在病灶强化最明显部位

答案:1. E　2. C　3. E　4. C　5. E

（向 军）

第八节　儿童侧脑室穿刺引流术

一、概述

侧脑室穿刺引流术,又称脑室外引流(external ventricular drain,EVD)或脑室造口术,是从外部向大脑的侧脑室区域开孔,留置穿刺针及引流管将脑积水有效排出的操作。其目的是通过侧脑室穿刺引流降低颅内压,避免脑疝的发生;可排出脑出血患儿的血性脑脊液,有效减轻脑血管痉挛;也可用作脑室内药物注射的途径。短时间的引流称为脑室外引流,永久性引流称为分流,如侧脑室-腹腔分流术。

二、侧脑室穿刺引流术操作规范流程

(一) 适应证

1. 颅内压增高威胁生命(如脑疝)或高颅压进行性加重且其他降低颅内压的措施效果欠佳者。

2. 开颅手术中高颅压控制欠佳,影响硬脑膜切开及手术区的显露时可先行侧脑室引流;或是用于术后(尤其在颅后窝术后)解除反应性颅内高压。

3. 脑脊液分流手术需放置各种分流管者。

4. 脑室内出血需要引出血性脑脊液,预防脑室系统阻塞、减轻脑室反应及脑血管痉挛。

5. 脑室管膜炎时引流炎性脑脊液、冲洗脑室并向脑室内注射药物治疗。

6. 脑室置入 Ommaya 囊,注射化疗药治疗肿瘤性脑膜炎、淋巴瘤或白血病。

7. 进行颅内压监测或定期检查脑脊液成分。

8. 鉴别脑积水的性质。做脑室穿刺,注入靛胭脂 1ml 或酚磺肽 1ml,再行腰椎穿刺以检测脑室与蛛网膜下腔是否通畅,从而区分交通性或梗阻性脑积水。

9. 脑室造影。向脑室内注入阳性造影剂或气体。

(二) 禁忌证

1. 有明显出血倾向及凝血障碍者,禁止行脑室穿刺。

2. 患儿颅部穿刺点存在皮肤感染、硬脑膜下积脓、脑脓肿时,穿刺易引起感染扩散。

3. 穿刺路径上存在血管畸形或血供丰富的肿瘤时,穿刺可引起出血;尤其是蛛网膜下腔出血患儿,切勿草率行脑室穿刺术,以防误伤可能存在的动静脉畸形。

4. 大脑半球占位性病变患侧脑室受压移位变形,严禁健侧脑室穿刺,避免加重脑移位。

5. 严重高颅压,视力低于 0.1 者,穿刺需谨慎,颅内突然减压有导致失明的风险。

6. 弥散性脑肿胀或脑水肿,脑室受压狭小者。

(三) 操作前准备

1. 患儿的准备

(1)患儿术前完善血常规、凝血功能、HBsAg、抗 HCV、抗 HIV、心电图、头部影像学(CT或 MRI)等相关检查。

(2)签署侧脑室穿刺引流术知情同意书。

(3)备皮:剃去穿刺部位头发,标记好手术的部位。

(4) 禁食：全身麻醉患儿术前应禁食 ≥6 小时，禁饮 >2 小时。

(5) 术前镇静：术前 15 分钟肌内注射苯巴比妥 5mg/（kg·次），极量 100mg/次。

2. 物品（器械）的准备　侧脑室穿刺包 1 个、颅骨钻 1 个、侧脑室三通引流管 1 根、引流瓶 1 个、测压管 1 根、无菌手套、无菌方巾及胶布。

3. 操作者的准备

(1) 核对患儿信息：包括患儿姓名、性别、年龄、主诉。

(2) 确认禁食、禁饮时间。

(3) 询问患儿既往有无心、肺、脑疾病等病史，有无服用抗凝、抗血小板药物（如阿司匹林、氯吡格雷等）的情况，以及有无出凝血异常疾病史。

(4) 询问有无麻醉药物过敏史、恶性高热家族史。

(5) 查看患儿血常规、凝血功能、心电图及头部影像学等结果，制订手术入路方案。

(6) 再次确认患儿无侧脑室穿刺引流术的禁忌证。

(7) 确认已签署知情同意书。

（四）操作步骤

1. 摆好体位　儿童一般采取仰卧位，颈下垫枕头使下颌水平位，助手站在患儿右侧，用双手示指及拇指分别固定患儿双眼外眦与下颌。

2. 选择穿刺部位并测量进针深度（以下数据为成人数据，儿童数据随年龄不同，需结合影像学测量）。

(1) 额入法（穿刺侧脑室前角）：常用于脑室造影、抢救性引流，亦可用于脑脊液分流术。方法：颅骨钻孔部位位于发际内或冠状缝前 2.0~2.5cm，中线旁开 2.0~3.0cm，穿刺方向与矢状面平行，对准两外耳道连线穿入，深度 ≤5.0cm。头皮上的穿刺点为 Kocher 点。囟门已闭合的幼儿在进行侧脑室穿刺时，其穿刺点选在两侧耳尖连线中点旁开 1.0~1.5cm，针头垂直指向双侧外耳道连线。因幼儿侧脑室前部走向类似"张开高举的翅膀"（从内下斜向外上），因此穿刺时不应过深插入，以避免导致穿刺针贯通侧脑室，损伤深部脑组织。

(2) 枕入法（穿刺侧脑室三角区）：常用于脑室造影，脑室 - 小脑延髓池分流术、后颅窝手术中及手术后的持续性脑脊液引流。方法：颅骨穿刺部位位于枕外隆凸上方 6.0~7.0cm，中线旁开 3.0cm，穿刺方向与矢状面平行，对准同侧眉弓中点。穿刺深度 ≤6.0cm。头皮上的穿刺点为 Dandy 点。

(3) 侧入法：常用于脑室 - 心房或脑室 - 腹腔分流等。在外耳道上、后方各 3.0cm 处进行颅骨钻孔后，用穿刺针垂直穿入。右利手者左侧禁用，否则易造成感觉性失语。上头皮的穿刺点为 Keen 点。

(4) 经眶穿刺法：只用于枕大孔疝时的紧急抢救，不作为常规穿刺。方法：穿刺部位在眼眶上缘中点眼眶内 0.5~1.0cm，用针穿入侧脑室前角底部。适用于枕大孔疝无颅锥但需行紧急穿刺放出脑脊液降压者。在眶上缘中点下后 0.5cm 皮肤处用尖刀切一小孔，用小圆凿或斯氏针或克氏针，向上 45° 角，内向 15° 角进行穿刺，深度 4.0~5.0cm 凿穿眶上壁，按穿刺方向穿刺进入侧脑室前角底。

(5) 经前囟法：适合于前囟未闭的婴幼儿。用腰椎穿刺针在局部麻醉下穿刺，不切开头皮。穿刺点在前囟侧角的最外端，其穿刺方向同前角穿刺法，一般从前囟两侧角连线上离中点 1.5~2.0cm 处穿入，针头指向同侧外眦。进针时用手指抵住头部，以防骤然进入过深。针

头进入约 1.5cm 后,每进 0.5cm 即应抽出针芯,查看有无脑脊液流出,总进针深度 2.0~5.0cm
(依患儿体重而异)(表 7-8-1)。

表 7-8-1　婴儿经前囟侧脑室穿刺深度

体重 /g	进针深度 /cm
<1 000	2~3
1 000~1 499	3~4
1 500~2 500	4~5

3. 常规消毒,铺巾,麻醉(年长儿可用局部麻醉;婴幼儿或不合作患儿,可采用基础或全身麻醉)。

4. 以尖刀在穿刺部位切开皮肤,逐层至骨,用切口牵开器扩大切口视野,止血并用手术刀剥离骨膜。

5. 用骨钻在颅骨上钻孔,摘除颅骨残余内侧骨板,并用骨蜡涂骨孔边缘以止血。

6. 暴露硬脑膜,热凝止血预防硬脑膜出血,夹起硬脑膜并用手术刀做一个切口,电凝刀烧灼硬脑膜边缘并切开脑皮质。

7. 将有导丝的软导管插入脑实质,用恒定力度轻插导管直到有落空感,拔出导丝。脑脊液流出时压力较高,应注意控制好脑脊液放出的速度和量,不要过度放出脑脊液。

8. 将穿刺导管末端插在皮下隧道穿刺针上,在帽状腱膜下小心地穿行 5~8cm 后穿出头皮。拔除皮下隧道穿刺针,在穿刺导管末端装上肝素帽,并用线固定。

9. 逐层缝合硬脑膜、皮下组织及皮肤切口,注意止血。

10. 将引流管弯曲用线多点固定在头皮上。在引流管中间接一个三通装置,以便必要时向侧脑室内注药。

11. 外接引流管及引流瓶的患儿取 45° 角半卧位,引流管前段高于脑平面 10~20cm,以避免脑脊液过度引流。测量管零刻度与耳屏齐高。每日更换头部无菌治疗垫巾并定期更换引流瓶。

(五) 并发症及处理

1. 脑室内出血　反复穿刺或穿刺过深者,若出现在引流术后引流液突然变红,外流速度加快或引流量增多,需警惕脑室出血;此时行头部 CT 或 MRI 检查可见脑室出现新的高密度灶、脑室变形扩大。大量脑室出血可致患儿昏迷、脑疝,甚至危及生命。

处理措施:调整引流瓶入口高度,密切观察病情变化及引流量,予止血药物治疗;若出血严重,应立即停止引流;必要时需行急诊手术。预防措施:熟练掌握穿刺技术及进针深度,避免反复穿刺。

2. 硬脑膜外或硬膜下血肿　穿刺放液速度过快导致颅内压急剧下降,引起脑皮质塌陷,牵拉硬脑膜并使之与颅骨分离或撕裂桥静脉,导致血肿形成。

处理措施:确诊后应立即手术清除血肿并止血。预防措施:更换引流装置前将引流管夹闭,然后调节引流瓶入口处高于侧脑室角 10~15cm,妥善固定后开放引流;开放引流的早期,应注意脑脊液引流速度,避免引流过快。

3. 局部或颅内感染　若患儿引流术后出现心率增快、寒战、高热,体格检查有颈项强直等脑膜刺激征阳性,需考虑合并颅内感染。脑脊液检查白细胞计数增高,以中性粒细胞增高为主,脑脊液培养存在致病菌可确诊。

处理措施:严密观察脑脊液性状,如出现浑浊或有絮状物时,提示颅内感染的可能,需调整引流管高度,引流脑脊液完成细菌培养和药物敏感试验,加用能透过血脑屏障的抗生素。预防措施:穿刺及更换引流袋时应严格无菌操作,更换引流装置前将引流管夹闭,以免管内引流物逆流入脑室;接口处予以无菌纱布包裹并每天更换;每次更换引流装置时留取脑脊液标本送检排查感染。

4. 引流管脱出　术后引流管内液柱无波动或无液体流出,引流液自置管处渗出,并发颅内压增高症状如头痛、呕吐,甚至瞳孔及意识状态的改变等。

处理措施:如引流管部分脱出、侧孔外漏有液体流出时,应立即用无菌纱布吸收渗液,换药拔管,取引流管尖端送细菌培养。如引流管完全脱出,应检查残端是否完整,同时检查伤口有无裂口并予以清创换药。评估患儿病情,决定是否重新置管。预防措施:引流期间对于躁动患儿给予适当约束及镇静。嘱患儿取平卧位,固定头部,尽量少摆动。

(六) 操作注意事项

1. 正确选择穿刺部位　前角穿刺常用于脑室造影和脑室引流。经枕穿刺常用于脑室造影、脑室 - 枕大池分流、颅后窝手术中及术后持续引流。侧方穿刺多用于分流术。经非优势半球额叶(右额叶)置管是常规首选方案,穿刺部位一般应选择离病变部位较远处穿刺,同时要避开重要功能区(如中央前后回)、重大风险区(如血管畸形与血管丰富的肿瘤等)。还应考虑脑室移位或受压变形缩小,两侧侧脑室是否相通等情况。如果左、右脑室不通,选择压力高的一侧(或双侧)。

2. 操作过程中要严格遵守无菌操作,以防感染。

3. 穿刺时需用手术刀刺透硬脑膜,十字切开至骨孔边缘,否则引流管无法穿透硬脑膜,强行突破易造成硬膜外血肿。

4. 置入引流管时左手捏住头端,右手顶住导芯,缓慢按方向进入,避免过急过深,以防损伤脑干或脉络丛,进而引起出血。

5. 穿刺失败最主要的原因是穿刺点和穿刺方向不对,术前应严格确定穿刺点,掌握穿刺方向。钻头打孔必须垂直钻入颅骨,方向与置管方向相同,保证骨孔内缘充分磨开且无骨性突起,否则骨孔的偏斜或骨性突起会引导穿刺针的尖端严重移位。置管必须缓慢,每推进1cm均应拔出针芯,观察有无脑脊液流出。穿刺过程中严禁针身摆动,不可中途改变方向,以免造成脑组织损伤及出血。如果导管插入深度超过常规深度才获得脑脊液,需警惕穿刺角度错误导致尖端进入颞角、大脑纵裂、第三脑室、外侧裂或基底池。如需改变穿刺方向,应将脑室穿刺针拔出后重新穿刺,不可在脑内转换方向,以免损伤脑组织。

6. 穿刺针进入脑室后放出脑脊液要慢,以防减压过快引起硬脑膜下、硬脑膜外或脑室内出血。当脑脊液从针内溢出时,表示颅内压高,应用针芯或手指堵住针管,以免放液速度过快。每日引流量:学龄期以下儿童应控制在100~200ml;青少年及成人每天引流量不超过500ml;特殊情况,如脑脊液分泌过多者,引流量可相应增加。引流持续时间:一般一次保留1~2周。穿刺引流次数视病情需要而定。

7. 抽吸时不宜过猛、负压过大(注射器抽空控制在0.5~1.0ml)。

8. 密切注意引流液的颜色,术后1~2天脑脊液可略呈血性,以后转为橙黄色。若持续为血性,考虑并发出血,应给予止血药物,若出血严重,应立即停止引流。若引流液由清亮转为浑浊,伴体温升高,提示颅内感染可能。

9. 注意保持引流管固定、通畅,适当限制患儿头部活动范围。翻身及治疗活动时,动作轻柔,应先行保护好引流管,避免牵拉、脱出。搬运患儿时应事先关闭引流管以免反流,搬运结束后再打开。

10. 引流袋必须保持一定高度,以免引流过速流出液过多,造成颅内压突然下降,否则会导致出血,或者刺激脑脊液分泌增加。引流袋每天更换,更换时应先夹闭引流管。

11. 有意识障碍或精神症状者,应予适当约束,以免躁动造成脱管。

12. 严密观察患儿的意识、瞳孔、生命体征变化,严密观察并记录引流液的颜色、性状、量及引流的速度;注意水、电解质平衡。

三、侧脑室穿刺引流术规范检查表

侧脑室穿刺引流术规范检查核查、评估见表 7-8-2、表 7-8-3。

表 7-8-2　侧脑室穿刺引流术规范检查核查表

项目	内容	是	部分	否
操作前准备	核对患儿信息:包括患儿姓名、性别、年龄、主诉			
	询问禁食、禁饮情况			
	询问有无服用抗凝、抗血小板药物(如阿司匹林、氯吡格雷等)的情况,以及有无出凝血异常病史			
	查看患儿头部影像学、血常规、凝血功能、心电图及既往结果,制订穿刺入路方案			
	明确患儿有无侧脑室穿刺手术禁忌证			
	确定已签署手术知情同意书			
	物品的准备:侧脑室穿刺包、颅钻、侧脑室三通引流管、侧脑室引流瓶、测压管、无菌手套、无菌方巾及胶布、监护设备、氧气及急救药品等			
操作过程	置管操作			
	根据病情选择穿刺点			
	体位摆放、常规消毒、铺巾及麻醉			
	切开皮肤,逐层至骨,用切口牵开器扩大切口视野			
	骨钻在颅骨上钻孔,摘除颅骨残余内侧骨板,并用骨蜡涂骨孔边缘以止血			
	暴露硬脑膜、热凝止血预防硬脑膜出血			
	夹起硬脑膜并做硬脑膜切口			
	切开脑皮质,软导管插入脑实质,感觉落空感,拔出导丝			
	观察引流的脑室脑脊液性状,注意控制流速,避免过度引流			
	留取脑脊液标本行常规、生化、细菌培养及特殊病原体检测,必要时寻找脑脊液肿瘤细胞			

项目	内容	是	部分	否
操作过程	将穿刺导管末端插在皮下隧道穿刺针上,建立皮下隧道;穿刺导管末端装上肝素帽,并用线固定			
	逐层缝合硬脑膜、皮下组织及皮肤切口,注意止血			
	将引流管固定在头皮上			
	外接引流装置			
	患儿体位:上半身45°角抬高			
	引流管前段高于脑平面10~20cm			
	测量管零刻度与耳屏齐高			
操作后处置	向患儿家属简要交代穿刺引流情况			
	交代家属术后注意事项,观察有无发热、头痛、意识改变、引流液的情况;嘱咐家属看护好患儿,避免脱管			
	定期更换伤口敷料、引流瓶			

表 7-8-3　侧脑室穿刺引流术规范检查评估表

项目	5分	4分	3分	2分	1分
操作过程准确度					
操作检查熟练度					
人文关怀					

评分标准:

5分:操作过程清晰流畅,操作熟练。掌握穿刺适应证与禁忌证,准确分析术前检查结果,操作前严格执行查对制度,穿刺点选择及进针深度准确,无反复穿刺,出血较少,严格遵守无菌操作原则。操作对神经功能影响小,并无发症。人文关怀到位,有术前交流及术后注意事项的交代。

4分:介于5分和3分之间。

3分:操作过程尚熟练,穿刺适应证与禁忌证掌握基本准确,术前检查结果分析大致准确,侧脑室穿刺点选择准确,出血稍多,严格贯彻无菌操作。有人文关怀,但术前交流、术后注意事项交代不完整。

2分:介于3分和1分之间。

1分:操作过程不熟练,对于穿刺适应证与禁忌证掌握欠佳,不分析术前检查结果或分析错误,侧脑室穿刺点选择欠合理,反复穿刺或进针深度过深,出血较多,操作过程无菌观念不强;术后出现并发症,对神经功能影响较大。人文关怀不到位,术前交流欠缺,术后注意事项交代欠清。

四、常见操作错误及分析

1. 穿刺方向不对,在脑内改变穿刺方向或骤然进针、进针过程中针身频繁摆动导致脑室出血。操作者确定好穿刺方向,严禁针身摆动。

2. 脑脊液从针内溢出时,未用针芯堵住针管,造成脑脊液引流速度过快,颅内压骤降,导致脑皮质突然下陷,颅内负压增高,使硬脑膜与颅骨剥离而引起出血等严重并发症。

3. 引流瓶位置过低,造成脑脊液引流速度过快,颅内压骤降,导致脑出血或刺激脑脊液分泌过多。

五、目前常用训练方法及培训要点

1. 模型训练　侧脑室穿刺的训练模型较少。近年来 3D 打印技术的使用使得依据真实解剖结构而定制设计的人体模型开发成为可能。Tai 利用患儿头部 CT 扫描数据,通过 3D 打印塑形重建患儿头部;该模拟器模拟了从头皮到脑室组织的各层次结构,脑室模型注水模拟脑脊液,十分逼真。

2. 虚拟训练　随着多媒体技术的发展,国内外目前研制出多种 3D 虚拟患儿供专科医师练习侧脑室穿刺技术。例如英国班戈大学开发的 VCath,虚拟手术模拟了患儿的头部体位摆放、选择穿刺部位、选择套管的插入角度,以及操纵套管深度。若错误插管,软件可模拟出损坏的神经系统结构。操作结束后,软件可进行打分评价。

六、相关知识测试题

1. 脑积水颅内压增高患儿入院后,突然出现剧烈头痛、呕吐后昏迷。此时最有效的措施是
   - A. 紧急行气管切开术
   - B. 急诊行开颅减压术
   - C. 快速输 20% 甘露醇溶液
   - D. 紧急行气管插管术
   - E. 立即行侧脑室穿刺外引流术

2. 对于幼儿侧脑室穿刺引流,控制每日脑脊液引流量为
   - A. 100~200ml
   - B. 400ml
   - C. 500ml
   - D. 600ml
   - E. 700ml

3. 以下**不属于**侧脑室穿刺引流适应证的是
   - A. 枕骨大孔疝抢救
   - B. 置颅内压监测器
   - C. 脑室内出血引流
   - D. 穿刺路径上存在血管畸形或血供丰富的肿瘤时
   - E. 幕下或中线占位性病变须作脑室造影明确诊断者

4. 以下操作中**错误**的是
   - A. 穿刺点一般选用右侧(非优势侧)。如果左、右脑室不通,穿刺压力较高的一侧
   - B. 囟门已闭合的幼儿在进行侧脑室穿刺时,其穿刺点选在两侧耳尖连线中点旁开 1.0~1.5cm,针头垂直指向双侧外耳道连线
   - C. 2kg 体重的新生儿经前囟穿刺脑室进针 6cm 未见脑脊液流出,可向深处送导管,直到脑脊液流出
   - D. 穿刺成功后如脑脊液流出时压力较高,需控制好脑脊液放出的速度和量,不宜过度放出脑脊液
   - E. 脑室穿刺的入路选择包括额入法、枕入法、侧入法、经眶穿刺法及经前囟法

5. 下列有关侧脑室穿刺引流脱管的说法中,**错误**的是
   - A. 脱管时管内液柱无波动或无液体流出,或引流液自放置引流管部位渗出
   - B. 出现颅内压增高的症状,如头痛、呕吐,甚至瞳孔、意识状态的改变
   - C. 引流管完全脱出,检查残端是否完整,检查伤口有无裂口并行清创换药

D. 患儿取平卧位,固定头部不摆动,躁动患儿给予适当约束及镇静可以预防脱管

E. 引流管部分脱出、侧孔外漏有液体流出时,立即用无菌纱布吸收渗液,将引流管再次插入脑实质

答案:1. E　2. A　3. D　4. C　5. E

（肖阳阳　刘利群）

第八章

儿童遗传代谢内分泌专业专科技能

第一节 生长激素药物激发试验

一、概述

生理状态下生长激素（growth hormone，GH）呈脉冲式分泌，这种分泌方式与下丘脑、垂体、神经递质，以及大脑结构和功能的完整性有关，有明显的个体差异，并受睡眠、运动、摄食和应激的影响，故单次测定 GH 的水平不能真正地反映机体的 GH 分泌情况。因此，临床上应用 GH 激发试验作为诊断生长激素缺乏症（growth hormone deficiency，GHD）的主要依据。经典的 GH 激发试验包括生理性激发试验（睡眠、运动）和药物激发试验。

生理性激发试验要求有一定的条件和设备，深睡眠激发试验必须在脑电图的监测下，于睡眠的第 3 期或第 4 期采血测 GH 才能得到正确的结果；运动试验必须达到规定的强度，同时由于年龄和运动程度的差异，生理性激发试验对诊断的灵敏度和特异度均不理想，目前已很少应用，多数都直接采用药物激发试验。

药物激发试验包括可乐定激发试验、左旋多巴激发试验、胰岛素激发试验、精氨酸激发试验、溴吡斯的明激发试验及胰高血糖素激发试验等。因任何一种药物激发试验均有 15% 的假阳性率，因此需要在 2 种作用机制不同的药物进行激发试验所得结果均不正常时，才能诊断 GHD。在临床上多采用胰岛素激发试验和左旋多巴或可乐定激发试验，2 岁以下（含 2 岁）儿童可进行胰高血糖素激发试验。

二、生长激素药物激发试验操作规范流程

（一）可乐定激发试验

1. 作用原理　可乐定属于选择性 α 肾上腺素能激动药，作用于中枢神经系统 α 肾上腺素能受体，刺激下丘脑生长激素释放激素（growth hormone releasing hormone，GHRH）释放，进而促进 GH 分泌。

2. 适应证　矮小儿童的 GHD 诊断。

3. 禁忌证

（1）绝对禁忌证：低血压患儿、不明原因的癫痫患儿和正在接受治疗的癫痫患儿。

（2）相对禁忌证：脑血管疾病、冠状动脉供血不足、精神抑郁、窦房结功能低下的患儿。

4. 操作前准备

(1)受试者检查前应禁食、禁饮 8 小时,幼儿应至少 6 小时。

(2)受试者在试验前应先预留静脉留置针(肝素封闭管口)。

(3)试验在上午 8 时开始,并静卧 1 小时后开始试验。

(4)准备血压计一台。

5. 操作方法　受试者在空腹状态下 1 次口服可乐定 0.004mg/kg,最大为 0.25mg(250μg)。在服药前(即 0 分钟)和服药后 30 分钟、60 分钟、90 分钟、120 分钟采血检测 GH 浓度,并同时监测血压。

6. 结果评价　激发试验中 GH 峰值大多出现在服药后 60 分钟左右,约有 30% 的患儿可出现在 90 分钟左右。GH 峰值>7μg/L 为正常;GH 峰值在 3~7μg/L 为 GH 部分缺乏;GH 峰值<3μg/L 为完全缺乏。

7. 注意事项

(1)采血前应排出留置针管内的肝素封管液,采血后用肝素封管液封闭留置针管。

(2)如果患儿口服可乐定后发生呕吐,且呕吐发生在服药后 15 分钟内,则按原剂量再补服一次;如果呕吐发生在 15 分钟到 1 小时之间,需要观察呕吐物的颜色、有没有药物的味道、呕吐物是药品还是食物等因素综合决定是否补服药物;若超过 1 小时,则不再补服药物。

(3)整个试验过程中保持禁食状态,试验结束后立即进食。

8. 并发症及其处理

(1)部分受试者有疲倦、恶心、呕吐,可不予处理。

(2)口服可乐定后可有嗜睡和轻至中度血压下降,若血压下降明显可将下肢抬高。如处理后仍有低血压,按低血压处理原则处理。在结束试验后需观察 30 分钟以上,直至血压保持稳定。

(二)胰岛素激发试验

1. 作用原理　胰岛素注射诱导低血糖,低血糖刺激中枢 α 肾上腺素能神经,兴奋下丘脑并释放 GHRH,同时抑制生长抑素的分泌,促进垂体 GH 的合成与分泌。低血糖降至最低水平后约 20 分钟会出现 GH 分泌峰值。该试验可同时检测垂体 - 肾上腺皮质轴功能。

2. 适应证　适用于 2 岁以上矮小儿童的 GHD 诊断。

3. 禁忌证

(1)绝对禁忌证:受试者在该激发试验之前即出现低血糖。不明原因的癫痫患儿和正在接受治疗的癫痫患儿。

(2)相对禁忌证:胰岛素抵抗患儿。

4. 操作前准备

(1)受试者检查前应禁食、禁水 8 小时,幼儿在前 1 天睡前加餐一次。

(2)记录患儿身高、体重。提前安置静脉留置针两个(肝素封闭管口),一个取血用,另一个备用(出现低血糖症状时静脉应用葡萄糖)。

(3)静卧 1 小时后开始试验。

(4)试验在上午 8 时开始。

(5)准备 10% 及 50% 葡萄糖 20ml 各 1 支。

5. 操作方法　受试者在空腹状态下静脉注射胰岛素 0.05~0.10U/kg(怀疑促肾上腺皮质

激素缺乏者用常规胰岛素 0.05U/kg)加生理盐水 2ml 静脉注射(时间大于 2 分钟),注射胰岛素前(即 0 分钟)及注射后 15 分钟、30 分钟、45 分钟、60 分钟、90 分钟、120 分钟采血检测血糖和 GH 浓度。

6. 结果评价　GH 评价同可乐定激发试验。

7. 注意事项

(1)受试者在静脉注射胰岛素后,当血糖下降至基础值的 50% 以下,或低于 2.6mmol/L,该激发试验才有效。

(2)严密观察低血糖症状并检测血糖。一般在静脉注射胰岛素 15~30 分钟后,出现低血糖症状。

(3)整个试验过程中保持禁食状态,试验结束后立即进食。

8. 并发症及其处理　低血糖:主要表现为嗜睡、心悸、出汗、面色苍白、脉搏细速等。当血糖水平低于 2.6mmol/L,应适当饮用葡萄糖水。如不能饮用葡萄糖水,则从备用静脉通路静脉注射 10% 葡萄糖 2~4ml/kg,4~5 分钟从采血静脉通路检测血糖并保证浓度维持在 5~8mmol/L,并继续按时采血测 GH。试验结束后,需持续血糖监测,待数值正常后才能离院。

(三) 精氨酸激发试验

1. 作用原理　精氨酸能通过 α 肾上腺素能受体的作用,抑制下丘脑生长激素抑制激素分泌,刺激垂体 GH 的分泌。

2. 适应证　同可乐定激发试验。

3. 禁忌证

(1)绝对禁忌证:高氯性酸中毒、肾功能不全及无尿患儿;对本品中任何成分过敏的患儿;不明原因的癫痫患儿和正在接受治疗的癫痫患儿。

(2)相对禁忌证:无。

4. 操作前准备

(1)受试者应禁食 8 小时(幼儿至少禁食 6 小时),幼儿在前 1 天睡前加餐一次。

(2)记录患儿身高、体重。

(3)提前安置静脉留置针两个(肝素封闭管口),一个取血用,另一个用于静脉滴注精氨酸。

(4)静卧 1 小时后开始试验。

(5)试验在上午 8 时开始。

5. 操作方法　受试者在空腹状态下,25% 精氨酸 0.5g/kg,用注射用水或生理盐水配成 5%~10% 溶液,30 分钟静脉滴注。在注射前(即 0 分钟)和注射后(试验以静脉滴注开始时计时)30 分钟、60 分钟、90 分钟、120 分钟采血检测 GH 浓度。

6. 结果评价　同可乐定激发试验。

7. 注意事项　本试验不良反应少。避免注射过快,否则可引起面色潮红、流涎、恶心呕吐、头痛及局部刺激感,以及高氯性酸中毒,因此要监测血气;少数患儿还可出现过敏反应。静脉滴注时避免药物漏出血管,以防局部红肿、疼痛反应。整个试验过程中保持禁食状态,试验结束后立即进食。

8. 并发症及其处理　本试验相对安全,无明显不良反应。注射液漏出可引起局部红肿,注射过程中要避免。

(四) 左旋多巴激发试验

1. 作用原理　左旋多巴是下丘脑儿茶酚胺类神经递质的兴奋性神经递质,能刺激下丘脑 GHRH 释放,促进 GH 合成和分泌。

2. 适应证　同可乐定激发试验。

3. 禁忌证

(1)绝对禁忌证:无。

(2)相对禁忌证:癫痫、溃疡患儿慎用。

4. 操作前准备　同可乐定激发试验。

5. 操作方法　受试者在空腹状态下口服左旋多巴 10mg/kg,最大量为 500mg。在服药前(即 0 分钟)和服药后 30 分钟、60 分钟、90 分钟、120 分钟采血检测 GH 浓度,同时监测血压。

6. 结果评估　同可乐定激发试验。

7. 注意事项

(1)如果患儿口服左旋多巴后发生呕吐,且呕吐发生在服药后 15 分钟内,则按原剂量再补服一次;如果呕吐发生在服药后 15 分钟到 1 小时之间,需要观察呕吐物的颜色、有没有药物的味道、呕吐物是药品还是食物等因素综合决定是否补服药物;若超过 1 小时,则不再补服药物。

(2)该药不良反应少,少数患儿有恶心、呕吐、嗜睡,不需要特殊处理。严重者可出现腹痛。

(3)该试验可引起直立性低血压,因此试验时应平卧。

(4)整个试验过程中保持禁食状态,试验结束后立即进食。

8. 并发症及其处理　如有低血压,抬高下肢,若仍有低血压,按低血压处理原则处理。

(五) 胰高血糖素激发试验

1. 作用原理　胰高血糖素注射后会引起体内胰岛素迅速增高,从而出现血糖下降,低血糖经中枢 α 肾上腺素途径,使下丘脑释放 GHRH,从而促进垂体 GH 的合成与分泌,同时使促肾上腺皮质激素释放增多而使皮质醇分泌增多。该试验特别适用于小年龄的矮小儿童,怀疑有生长激素缺乏又有中枢性肾上腺皮质功能低下的患儿。

2. 适应证　适用于小年龄矮小儿童的 GHD 诊断。

3. 禁忌证

(1)绝对禁忌证:对胰高血糖素过敏的患儿。

(2)相对禁忌证:严重肝功能损害患儿、有癫痫病史、心肌缺血、怀疑全垂体功能低下的患儿。

4. 操作前准备

(1)试验前 1 天不进食过于油腻、高蛋白的食物。

(2)受试者应禁食 8 小时(幼儿至少禁食 6 小时),幼儿在试验前 1 天睡前加餐一次。

(3)记录患儿身高、体重。

(4)提前安置静脉留置针一个(肝素封闭管口),用于取血。

(5)静卧 1 小时后开始试验。

(6)试验前注意不要服用药物,注意保证充足的睡眠,不要剧烈运动。

(7)准备血压计一台。

5. 操作方法 肌内注射胰高血糖素 0.03mg/kg(最大量 1mg),于在试验开始前(即 0 分钟)和开始后 30 分钟、60 分钟、12 分钟、150 分钟、180 分钟各采血样测定 GH、血糖及皮质醇。

6. 结果评估 GH 峰值>7μg/L 可排除 GHD,3~7μg/L 为部分缺乏,<3μg/L 为完全缺乏。皮质醇峰值<14.6μg/dl 提示中枢性肾上腺皮质功能低下。

7. 注意事项

(1)注意监测血压、心率。

(2)应注意观察受试者的过敏反应、恶心、呕吐,做好预防准备。

(3)抽血后出现头晕、眼花、乏力等症状应立即平卧、饮少量糖水,待症状缓解后再进行试验。

(4)整个试验过程中保持禁食状态,试验结束后立即进食。

8. 并发症及其处理 如有低血压,抬高下肢,若仍有低血压,按低血压处理原则处理。

(六)溴吡斯的明激发试验

1. 作用原理 溴吡斯的明为胆碱酯酶抑制剂,通过抑制胆碱酯酶提高中枢神经乙酰胆碱的水平,抑制下丘脑生长抑素的分泌,同时增强垂体对 GHRH 的反应,刺激垂体 GH 的释放。溴吡斯的明的激发作用对儿童尤其显著,但作用会随年龄增加而逐渐减弱,无严重副作用,因而适用于儿童 GHD 的诊断。

2. 适应证 适用于矮小儿童的 GHD 诊断。

3. 禁忌证

(1)绝对禁忌证:机械性肠梗阻、尿路梗阻和心绞痛患儿。

(2)相对禁忌证:支气管哮喘患儿慎用。

4. 操作前准备 准备阿托品 1 支(0.5mg)。其余同可乐定激发试验。

5. 操作方法 受试者在空腹状态下口服溴吡斯的明 1mg/kg,而后于试验开始前(即 0 分钟)和开始后 30 分钟、60 分钟、90 分钟、120 分钟采血样测定 GH。

6. 结果评估 同可乐定激发试验。

7. 注意事项

(1)如果患儿口服溴吡斯的明后发生呕吐,且呕吐发生在服药后 15 分钟内,则按原剂量再补服药物一次;如果呕吐发生在 15 分钟到 1 小时之间,需要观察呕吐物的颜色、有没有药物的味道、呕吐物是药品还是食物等因素综合决定是否补服药物;若超过 1 小时,则不再补服药物。

(2)本试验不良反应少,少数患儿会有进行性流涎、恶心、呕吐、腹痛、腹泻等;严重者可出现心动过缓、低血压、肌无力等,试验过程中要注意监测。

8. 并发症及其处理 如有低血压,抬高下肢,若处理后仍有低血压,按低血压处理原则处理。严重者给予阿托品 0.02~0.03mg/kg 静脉注射。

(七)促生长激素释放激素激发试验

1. 作用原理 GHRH 是由下丘脑合成分泌,能调节 *GH* 基因的转录和表达,刺激 GH 的合成和分泌。该激发试验可鉴别是下丘脑还是垂体所导致的 GH 分泌缺乏。

2. 适应证 鉴别下丘脑性 GHD 或垂体性 GHD。

3. 禁忌证

(1)绝对禁忌证:无。

(2)相对禁忌证:对 GHRH 过敏者慎用。

4. 操作前准备 同可乐定激发试验。

5. 操作方法 受试者在空腹状态下静脉注射 GHRH 1μg/kg,最大剂量 100μg,试验开始前(即 0 分钟)和开始后 15 分钟、30 分钟、45 分钟、60 分钟、90 分钟各采血 2ml,测定 GH 浓度。

6. 结果评估

(1)GH 峰值>7μg/L,但对胰岛素或胰高糖素反应不好,为下丘脑性 GHD。

(2)仅 GH 峰值>7μg/L,为垂体性 GHD 或 GHRH 受体功能异常。

7. 注意事项

(1)如患儿需要进行 GH 治疗,则试验前应停药 1 周以上。

(2)GH 分泌峰值一般出现在注射 GHRH 后 1 小时内。

(3)整个试验过程中保持禁食状态,试验结束后立即进食。

8. 并发症及其处理 部分患儿可出现面部潮红,多数无其他不良反应,不需要特殊处理。

(八) 相关知识

生长激素是由腺垂体合成和分泌的,由 191 个氨基酸组成的单链多肽,其释放受下丘脑分泌的 2 种神经激素,即 GHRH 和生长激素释放抑制激素(growth hormone release inhibiting hormone,GHIH)的调节:GHRH 能促进垂体合成、分泌 GH;GHIH 对 GH 的合成和分泌有抑制作用。垂体在这 2 种多肽的作用下以脉冲方式释放 GH,而中枢神经系统则通过多巴胺、5-羟色胺和去甲肾上腺素等神经递质调控下丘脑的 GHRH 和 GHIH 的分泌。GH 的自然分泌呈脉冲式,每 2~3 小时出现一个峰值,夜间入睡后分泌量增高,且与睡眠深度有关,在Ⅲ或 4 期睡眠相达高峰。初生婴儿血清 GH 水平较高,分泌节律尚未成熟,因此睡眠周期中 GH 水平少有波动。生后 2~3 周血清 GH 浓度开始下降,分泌节律在生后 2 个月开始出现。儿童期 GH 每日分泌量高于成人,在青春期更明显。生长激素的基本功能是促进生长,同时也是体内多种物质代谢的重要调节因子。其主要生物效应为促生长效应和促代谢效应。

经典 GH 激发试验包括生理性激发试验(如运动、睡眠)和药物激发试验(左旋多巴、胰岛素、精氨酸等),不同的激发试验激发 GH 分泌的机制不同,由于运动试验、深睡眠激发试验采血次数少,无副作用,患儿容易接受,因此多年来临床上门诊曾主要用这 2 种试验作为检测 GH 分泌情况的筛查试验。但运动试验、深睡眠激发试验效果多不理想,灵敏度低,使阳性率偏低。可能原因:①运动试验只要求受试者的心率对运动强度的估算,而无法排除年龄和运动程度的差异;②深睡眠激发试验最可靠的生长激素分泌刺激是在第 4 期睡眠相,就是用脑电图记录睡眠的分期,再在睡眠后第一个 4 期睡眠相采血检测生长激素水平,但不易做到精确把控。有学者对不同生长激素激发试验进行研究,结果显示:胰岛素、左旋多巴激发试验阳性率明显高于运动试验、深睡眠激发试验,差异有统计学意义,提示临床上诊断垂体性 GHD,胰岛素、左旋多巴激发试验灵敏度高可靠性大,运动试验、深睡眠激发试验效果不理想。因此对于矮小患儿均应考虑行药物激发试验,因其对 GHD 的诊断准确性程度高。为了避免一种药物做激发试验的假阳性,目前多选择作用方式不同的 2 种药物试验:一种抑制 GHIH 的药物(胰岛素、精氨酸、溴吡斯的明)与一种兴奋 GHRH 的药物(左旋多巴、可乐定)组合。

三、生长激素药物激发试验规范检查表

生长激素药物激发试验规范检查核查、评估见表 8-1-1、表 8-1-2。

表 8-1-1 生长激素药物激发试验规范检查核查表

项目	内容	是	部分	否
操作前准备	核对患儿信息：包括姓名、性别、年龄、主诉			
	询问禁食、禁饮情况			
	询问患儿既往有无低血压，低血糖，哮喘，消化性溃疡，心、肺、脑、肾疾病，以及癫痫等病史			
	询问有无可乐定、胰岛素、精氨酸、左旋多巴、溴吡斯的明、胰高血糖素、促生长激素释放激素药物过敏史			
	明确患儿有无生长激素药物激发试验相应药物检查禁忌证			
	物品（器械）的准备：确定是否预留了静脉留置针（肝素封闭管口），胰岛素、精氨酸激发试验应该留置 2 个静脉留置针；准备 10% 及 50% 葡萄糖 20ml 各一支，血压计、听诊器、监护设备、氧气及急救药品准备妥当			
操作过程	操作过程			
	采血时间点准确			
	采血前排出肝素分管液			
	采血后用肝素分管			
	按时监测血压			
	密切关注相关不良反应			
	试验过程中仰卧休息			
	试验过程中禁食			
操作后处置	结束试验后观察 30 分钟以上，直至生命体征平稳，无异常表现			
	结束试验后立即进食			

表 8-1-2 生长激素药物激发试验规范检查评估表

项目	5分	4分	3分	2分	1分
操作过程流畅度					
操作检查熟练度					
人文关怀					

评分标准：

5 分：操作过程清晰流畅，检查熟练，方法正确；人文关怀到位，有试验前交流、试验中细心观察患儿情况，以及试验后饮食和注意事项的交代。并发症处理正确。

4 分：介于 5 分和 3 分之间。

3 分：操作过程能整体完成，检查方法基本正确，能有部分的试验前交流、试验中细心观察患儿情况，以及试验后饮食和注意事项的交代。并发症处理正确。

2 分：介于 3 分和 1 分之间。

1 分：检查方法不正确，遗漏取血时间点，试验中无药物不良反应观察，无人文关怀。并发症处理不正确。

四、常见操作错误及分析

1. GH 测值低,出现假阳性主要原因 采血前没排出留置针管内的肝素封管液;胰岛素激发时血糖未达到基础值的 50% 以下或低于 2.6mmol/L;口服药物后发生呕吐,没有及时补足药物剂量。

2. 未按相应药物激发的时间点采血,遗漏采血时间点。

3. 精氨酸药物激发试验采血时间点计时错误,不是从开始输入药物起计时而是从药物输完后开始计时。

五、相关知识测试题

1. 生长激素缺乏症最重要的实验室检查为

   A. 随机血 GH 低于 10μg/L 即可诊断

   B. 运动试验

   C. 深睡眠激发试验

   D. 药物激发试验

   E. 尿液 GH 测定

2. 下列**不属于** GH 激发试验的是

   A. 胰岛素激发试验

   B. 精氨酸激发试验

   C. 可乐定激发试验

   D. 糖耐量试验

   E. 左旋多巴激发试验

3. 关于生长激素缺乏症的描述,**错误**的是

   A. 患儿出生时身高正常

   B. 年生长身高<5cm

   C. 骨龄延迟一般超过 2 岁

   D. 2~3 岁后出现生长发育缓慢

   E. 身高落后于同年龄、同性别正常儿童身高的第 10 百分位数

4. 完全性生长激素缺乏症患儿的 GH 药物激发试验峰值为

   A. <7μg/L   B. >7μg/L   C. <3μg/L

   D. >3μg/L   E. 3~7μg/L

5. 患儿,男,10 岁,身高增长缓慢 7 年,身高增长每年 3~4cm。臀位产,出生体重 3 000g。身材比例匀称,身高 115cm,骨龄 6 岁,智力正常。此患儿最可能的诊断是

   A. 体质性青春期发育延迟   B. 家族性矮身材   C. 宫内生长障碍

   D. 生长激素缺乏症   E. 甲状腺功能减退

   答案:1. D   2. D   3. E   4. C   5. D

（张星星）

第二节　性激素分泌功能检测

一、概述

下丘脑 - 垂体 - 性腺轴功能异常,可导致各种性腺疾病,需要检测性激素分泌功能明确诊断。临床上最常见的性激素分泌功能检测为促性腺激素释放激素(gonadotropin releasing hormone,GnRH)激发试验和人绒毛膜促性腺激素(human chorionic gonadotropin,HCG)激发试验。GnRH 由下丘脑分泌,可刺激垂体促性腺激素,即卵泡刺激素(follicle-stimulating hormone,FSH)和黄体生成素(luteinizing hormone,LH)的分泌,有相当的活性潜能。GnRH激发试验可检测垂体 - 性腺轴功能,应用于鉴别各类原发性或继发性性腺功能障碍,是诊断中枢性性早熟(central precocious puberty,CPP)的"金标准",也是鉴别 CPP 和外周性性早熟(peripheral precocious puberty,PPP)的重要依据。

促性腺激素释放激素类似物(gonadotropin-releasing hormone analogue,GnRHa)是在天然的 GnRH 分子结构上进行修饰的一种肽类物质。GnRHa 的生物活性是天然 GnRH的数百倍,较天然 GnRH 具有更强地激发垂体 FSH 和 LH 合成和释放的作用,从而更强地激发 24 小时性腺激素的分泌。GnRHa 激发试验对性早熟性质具有鉴别诊断意义。但临床上由于各种因素影响不能单纯依据 GnRH 或 GnRHa 激发试验结果诊断性早熟。HCG是由胎盘绒毛膜滋养层细胞合成和分泌的一种糖蛋白,它是一种由 α 和 β 二聚体的糖蛋白组成,分子量为 36 700D 的糖蛋白激素。α 亚基与垂体分泌的 FSH、LH 和促甲状腺激素等基本相似,相互间能发生交叉反应,而 β 亚基的结构各不相似。HCG 能刺激睾丸间质细胞分泌睾酮,并影响睾丸生精小管和生精上皮,HCG 激发试验主要检测睾丸间质细胞的储备功能。

二、GnRH 和 HCG 激发试验操作规范流程

(一) 适应证

1. GnRH 激发试验适应证

(1)鉴别性功能减退的病变部位

1)原发性性功能低下,LH、FSH 基值增高,反应亦明显升高。

2)垂体性功能低下,无反应或低弱反应。

3)下丘脑性功能低下,反应可为正常或低弱反应。

(2)长期下丘脑病变,GnRH 缺乏使垂体对 GnRH 的敏感性下降(垂体惰性),当 GnRH不能鉴别下丘脑性与垂体性性腺功能减退症时,须行 GnRH 延长兴奋试验。

(3)青春期延迟:对 GnRH 有反应,注射 GnRH 后 LH 的增加在正常范围。

(4)性早熟:鉴别中枢性性早熟与外周性性早熟。

(5)原发性甲状腺功能减退症伴继发性闭经者,对 GnRH 无反应。

(6)避孕药物引起闭经,对 GnRH 反应低下。

(7)库欣综合征伴闭经或性功能减退,反应低下。

2. HCG 激发试验适应证

(1)男性睾丸病变,如精原细胞癌等睾丸肿瘤、畸形等的检测。

(2)低促性腺激素性男性性腺功能减退。

(3)需确定功能性睾丸组织是否存在疾病,如假两性畸形等。

(二) 禁忌证

1. GnRH 激发试验禁忌证　对 GnRH、GnRHa 或其中任何一种赋形剂过敏者。

2. HCG 激发试验禁忌证

(1)垂体或卵巢肿瘤。

(2)前列腺癌或雄激素依赖性新生物。

(3)内分泌失调如甲状腺功能减退、肾上腺皮质功能不全或高催乳素血症。

(4)卵巢发育不全、无子宫、卵巢功能早衰、输卵管结扎(除非对患儿促排卵而进行体外受精)。

(5)活动性血栓性静脉炎。

(6)对促性腺激素过敏者。

(三) 操作前准备

1. 患儿的准备

(1)提前安置静脉留置针一个(肝素封闭管口),用于取血。

(2)受试者不需禁食。

(3)检查前应向患儿做好解释工作,消除患儿的恐惧感。

(4)签署 GnRH 激发试验或 HCG 激发试验知情同意书。

2. 物品(器械)的准备

(1)GnRH 或 HCG 药物。

(2)一次性采血针、2ml 和 5ml 注射器及采血管。

(3)酒精、棉签等消毒物品。

(4)计时器。

(5)肾上腺素、地塞米松等急救药物,氧气、心电监护仪等急救物品、设备。

3. 操作者的准备

(1)核对患儿信息:包括患儿姓名、性别、年龄、主诉。

(2)再次确定患儿无 GnRH 激发试验禁忌证。

(3)确定签署 GnRH 激发试验或 HCG 激发试验知情同意书。

(四) 操作步骤

1. GnRH 激发试验步骤　上午 08∶00 起,取 GnRH 100μg,儿童 2.5~3.0μg/(kg·次),最大剂量不超过 100μg/ 次,经静脉注射或肌内注射(按药物说明书选择注射方法),于注射开始前(即 0 分钟)和开始后 30 分钟、60 分钟、90 分钟测定血清 FSH 和 LH 的水平。

2. HCG 激发试验步骤

(1)单次注射法:HCG 5 000U/m²,一次性肌内注射,注射前及注射后 72 小时采血检测睾酮(或检测双氢睾酮、雄烯二酮等)。

(2)多次注射法:根据年龄不同选择不同剂量的 HCG(婴幼儿 500U/ 次,儿童期 1 000U/ 次,青春前期 1 500U/ 次)每天或隔天肌内注射,共三次。第一次注射前、第三次注射后次日早晨采血检测睾酮(或检测双氢睾酮、雄烯二酮等)。

3. 结果评估

(1) GnRH 激发试验

1) 青春期前或发育较早期儿童呈弱反应,峰值和基础值的比值增高<3 倍。

2) 性早熟儿童,免疫荧光法,LH 峰值>9.6U/L(男童)或>6.9U/L(女童);免疫化学发光法,LH 峰值 ≥ 3.3~5.0U/L,同时 LH 峰值 /FSH 峰值 ≥ 0.6,均提示性腺轴启动。

3) 下丘脑病变导致的低促性腺激素性腺功能减退症者,GnRH 刺激后 LH 反应峰值为基础值的 1~5 倍不等,峰值多呈现在 60~120 分钟。

4) 体质性青春期延迟患儿,LH 反应与青春期前儿童相似。

5) 原发性性腺功能低下者,LH 基础值高于正常人,GnRH 刺激后 LH 虽可增高,但只增加 3 倍左右。

(2) HCG 激发试验

通常血睾酮激发峰值较基础值增加的倍数按年龄有所不同:婴儿期 2~10 倍,儿童期 5~10 倍,青春期 2~3 倍以上,被认为睾丸间质细胞功能正常。

(五) 并发症及处理

药物副作用:药物过敏引起头晕、恶心、头痛、手指麻木,甚至呼吸困难、血压下降、过敏性休克等。

预防措施:试验前仔细询问药物过敏史,出现时应立即给予抗过敏处理(如吸氧、肾上腺素皮下注射等)。

(六) 操作注意事项

GnRH 激发试验在操作过程中应注意以下几方面。

1. 激发药物　激发试验应用的药物为 GnRH,所用剂量为 2.5~3.0μg/(kg·次),最大剂量 100μg/ 次。GnRHa 的激发作用比天然 GnRH 强数十倍,峰值在 60~120 分钟出现,注射方式依从说明书,一般不推荐其在常规诊断中使用。如用 GnRHa 替代,则应有各实验室自己的药物剂量及试验数据。

2. 检测方法　应用不同的方法检测时,诊断临界值不同。免疫荧光法,LH 峰值>9.6U/L(男童)或>6.9U/L(女童);免疫化学发光法,LH 峰值 ≥ 3.3~5.0U/L 均提示性腺轴启动。因此,不同的检测方法,不宜采用同一临界值进行结果评判。有条件的中心和实验室应建立自己的诊断界值。

3. 正确评估 LH 峰值 /FSH 峰值　LH 峰值 /FSH 峰值 ≥ 0.6,则考虑青春期启动,但应注意同时要满足 LH 峰值 ≥ 5.0U/L,若单纯以比值作为判断标准,易造成误诊。LH 峰值 /FSH 峰值的检测还有助于快进展型与慢进展型 CPP 的鉴别(快进展型 CPP 患儿的 LH 峰值 /FSH 峰值更高)。

4. 在 GnRH/GnRHa 激发试验中,FSH 的基础值和峰值对性早熟诊断无明显临床意义。

5. 判断结果时,尚需结合患儿性发育状态、性征进展情况、身高和骨龄的变化等进行综合分析。对于部分病程较短的患儿,在乳房开始发育的早期、未出现明显的生长加速、骨龄未出现明显超前时,GnRH/GnRHa 激发试验可为假阴性。对于此类患儿,应密切随访性征发育情况、生长速率、骨龄等,必要时应重复进行 GnRH 激发试验。

（七）相关知识

GnRH 激发试验相关检测结果的临床意义：

1. 下丘脑 GnRH 神经元对于下丘脑 - 垂体 - 性腺轴（hypothalamic-pituitary-gonadal axis，HPGA）至关重要。GnRH 不足会破坏 HPGA，并常与特发性低促性腺激素性性腺功能减退症相关。

2. 女性月经周期中对 LHRH 反应有强弱变化，正常妇女在卵泡期的早期 LH 反应最低，由卵泡早期至晚期，LH 反应渐增，到排卵期达到最高峰，黄体期 LH 对 LHRH 的反应比卵泡早期和中期为大。

3. 正常男性静脉注射人工合成的 LHRH 15 分钟或 30 分钟后，LH 成倍上升，FSH 的增加不明显，但在注射猪的 LHRH 后，FSH 也有升高。

4. 原发性甲状腺功能减退症伴闭经者对刺激无反应，经甲状腺激素治疗后反应可恢复正常。

5. 下丘脑功能紊乱，LH 对 LHRH 的刺激有迅速反应，提示基本病变不在垂体。

6. LH 水平、LH 峰值 /FSH 峰值、宫底 / 宫颈比、子宫长度和卵巢体积是 CPP 的可靠预测因子。

7. 现有的检测手段不能够识别出即将进入性早熟的女童。LH 对 GnRH 的反应性升高是常见的，但与青春期的进展没有关系。结合测量基础，LH 和子宫纵径是一种可靠的筛选方法，以确定哪些受试者应该进行 GnRH 测试。

三、激发试验规范检查表

GnRH 激发试验或 HCG 激发试验规范检查核查、评估见表 8-2-1、表 8-2-2。

表 8-2-1　GnRH 激发试验或 HCG 激发试验规范检查核查表

项目	内容	是	部分	否
操作前准备	核对患儿信息：包括患儿姓名、性别、年龄、主诉			
	确定患儿无 GnRH 激发试验或 HCG 激发试验禁忌证			
	确定已签署 GnRH 激发试验或 HCG 激发试验知情同意书			
	物品的准备：GnRH 或 HCG 药物，采血针，2ml 及 5ml 注射器，酒精、棉签等消毒物品，计时器			
	操作前应向患儿做好解释工作，消除患儿的恐惧感			
	清洁洗手防止感染			
	安置静脉留置针一个（肝素封闭管口）			
操作过程	GnRH 激发试验步骤			
	上午 08：00 起，取 GnRH 100μg，儿童 2.5~3.0μg/（kg·次），最大剂量不超过 100μg/ 次，经静脉注射或肌内注射，于注射开始前（即 0 分钟）和开始后 30 分钟、60 分钟、90 分钟测定血清 FSH 和 LH 的水平			
	HCG 激发试验步骤			

续表

项目	内容	是	部分	否
操作过程	单次注射法:HCG 5 000U/m²,一次性肌内注射,注射前及注射后 72 小时采血检测睾酮(或检测双氢睾酮、雄烯二酮等)			
	多次注射法:根据年龄不同选择不同剂量的 HCG(婴幼儿 500U/次,儿童期 1 000U/次,青春前期 1 500U/次)每天或隔天肌内注射,共三次。第一次注射前、第三次注射后次晨采血检测睾酮(或检测双氢睾酮、雄烯二酮等)			
	结果评估			
	GnRH 激发试验结果评估			
	HCG 激发试验结果评估			
操作后处置	操作后嘱咐患儿在留观区观察 30 分钟,注意药物不良反应。根据抽血结果评定激发试验或激发试验结果			

表 8-2-2　GnRH 激发试验或 HCG 激发试验规范检查评估表

项目	5分	4分	3分	2分	1分
操作过程流畅度					
操作检查熟练度					
人文关怀					

评分标准:

5分:操作过程清晰流畅,检查熟练,方法、采血时间点正确;人文关怀到位,有试验前交流、试验中细心观察患儿情况及试验后药物不良反应的交代。并发症处理正确。

4分:介于 5 分和 3 分之间。

3分:操作过程能整体完成,检查方法、采血时间点基本正确,能有部分试验前交流、试验中细心观察患儿情况及试验后药物不良反应的交代。并发症处理正确。

2分:介于 3 分和 1 分之间。

1分:检查方法不正确,遗漏取血时间点,试验中无药物不良反应的观察,无人文关怀。并发症处理不正确。

四、常见操作错误及分析

1. 药物剂量选择错误,未按说明书使用药物。

2. 未计时,或者计时错误。

3. 对激发试验结果判断指征掌握不好,未正确评定激发试验结果。

五、相关知识测试题

1. 以下抽血检测中,**不需要**空腹的是

　　A. 肝功能＋血脂 　　　　　　　　B. 血清胰岛素测定

　　C. 生长激素激发试验 　　　　　　D. GnRH 激发试验

　　E. OGTT 试验

2. 下丘脑垂体性腺中,由腺垂体分泌的是

　　A. GnRH　　　　　　　　　　B. 卵泡刺激素　　　　　　　　C. 黄体酮

　　D. 抗利尿激素　　　　　　　　E. 睾酮

3. 患儿,女,7 岁,因"双乳发育 1 年余就诊",血清 LH 为 2.6U/L,**不需要**的检测是

　　A. GnRH 激发试验　　　　　　　　　　B. 骨龄

　　C. 子宫卵巢超声　　　　　　　　　　　D. HCG 激发试验

　　E. 甲状腺功能

4. 以下女童的 GnRH 激发试验中,提示性早熟的是

　　A. LH 峰值 /FSH 峰值 ≥0.6,LH 峰值 ≥3.0U/L

　　B. LH 峰值 /FSH 峰值 ≥0.5,LH 峰值 ≥3.0U/L

　　C. LH 峰值 /FSH 峰值 ≥0.6,LH 峰值 ≥5.0U/L

　　D. LH 峰值 /FSH 峰值 ≥0.5,LH 峰值 ≥5.0U/L

　　E. LH 峰值 /FSH 峰值 ≥0.6,LH 峰值 ≥6.0U/L

5. HCG 激发试验**不适用**于

　　A. 检测早孕

　　B. 检测男性性腺功能减退

　　C. 刺激睾丸间质细胞合成并分泌睾酮

　　D. 促进生精小管发育,生成精子

　　E. 治疗女性性腺功能减退

答案:1. D　2. B　3. D　4. C　5. E

(李师君)

第三节　骨　龄　测　定

一、概述

　　骨龄测定是通过对骨骼的发育特征进行识别,从而获得骨骼发育程度信息的定量评估,是评估青少年儿童生长发育期生物年龄最常用的方法,被广泛用于临床医学、预防医学、体育科学、法医学等领域。

　　在身体的各个部位中,由于手腕部对全身骨发育的代表性最高,有众多不同类型的骨化中心,易于拍摄,且所需照射剂量小,所以目前主要以左腕正位直接数字 X 射线摄影(digital radiography,DR)作为骨龄标准片进行骨龄测定。在获取骨骼影像资料的基础上,国内外传统人工评定骨龄的方法主要有 2 类:图谱法和计分法。自 1987 年以来,由张绍岩等采集了我国不同地域的大量样本,建立了符合中国青少年儿童生长发育规律的中国骨龄标准,先后出现了《中国人手腕骨发育标准 CHN 法》(简称"CHN 法")和《中国青少年儿童手腕骨成熟度及评价方法》2 种计分法。随着影像技术的发展和相关评定方法的完善,骨龄测定在儿童生长发育评价、疾病诊断、临床治疗监测中发挥重要作用。

二、骨龄测定操作规范流程

(一) 适应证

1. 判断儿童生长发育潜能,预测成年身高。

2. 儿童身高异常,辅助诊断疾病,如矮小症、生长激素缺乏、性早熟、特纳综合征等。

3. 生长发育异常疾病治疗的监测,比如儿童矮小症和性早熟。

4. 其他,例如在司法领域的活体年龄推测(骨龄、年龄鉴定),体育、艺术和其他与身高相关的专业人才选拔及维护运动比赛公平公正。

(二) 禁忌证

残肢或肢体严重畸形为相对禁忌证。

(三) 操作前准备

1. 患儿的准备

(1)取下待摄片肢体上手链、戒指等饰物,挽起衣袖,裸露手腕部。

(2)年龄较小儿童或者婴幼儿需大人陪同。

(3)练习摄片时手摆放的要求。

2. 物品(器械)的准备

(1)影像 DR 片相关设备正常,包括骨龄机主机、线路、电源等。

(2)专用计算机及彩色打印机正常。

3. 操作者的准备

(1)核对患儿信息:包括姓名、性别、年龄、主诉。

(2)查看患儿待摄片肢体有无手链、戒指等饰物,如果有,应取下饰品,避免对摄片、阅片造成干扰。

(3)明确患儿有无骨龄测定禁忌证。

(四) 操作步骤

1. 拍摄左手掌腕正位 DR 片

(1)拍摄部位:弱势手(左或右)的掌、指、腕骨全部,及桡尺骨远侧端骨干 3~4cm 的正位 X 线片(后前位),如该手有伤、残,应拍摄另一只手。必要时应分别拍摄左、右手。

(2)拍摄体位:取坐姿或站姿,中指轴与前臂轴成一条直线,前臂、手在同一平面并保持水平状态。掌面向下,五指略微分开,拇指和示指成 30°~40° 角,平放并直接贴紧暗盒。

(3)投照中心:X 线投照中心垂直正对第三掌骨头,焦片距 85cm 左右[Tanner-Whitehouse(TW)法要求 76cm,CHN 法要求 85cm]。

(4)影像标注:拍摄时用铅字或数字标出拍摄日期、编号和性别,以及"左""右"。

(5)射线过滤:除固有过滤外,球管至暗盒间不得添加任何滤线栅和其他过滤装置。

(6)数字摄影:直接输出全灰度影像,不得随意调整对比度或选择性输出部分灰度影响。

2. 人工判读(以下任选其一)

(1)根据 CHN 法的骨龄标准进行人工判读

1)从手腕部 X 线片中,找到标准所规定的 14 块参照骨,CHN 法 14 块骨名称和准确定位如图 8-3-1。

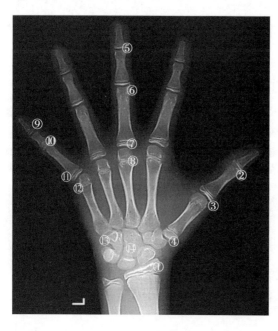

图 8-3-1 CHN 法 14 块骨名称和准确定位

①桡骨骨骺；②第 Ⅰ 远节指骨骺；③第 Ⅰ 近节指骨骺；④第 Ⅰ 掌指骨骺；⑤第 Ⅲ 远节指骨骺；⑥第 Ⅲ 中节指骨骺；⑦第 Ⅲ 近节指骨骺；⑧第 Ⅲ 掌指骨骺；⑨第 Ⅴ 远节指骨骺；⑩第 Ⅴ 中节指骨骺；⑪第 Ⅴ 近节指骨骺；⑫第 Ⅴ 掌指骨骺；⑬钩骨；⑭头状骨。

2）根据骨发育分期的标准描述，按下列顺序人工判别出 14 块骨各自的发育分期：桡骨骨骺、第 Ⅰ 掌指骨骺、第 Ⅲ 掌指骨骺、第 Ⅴ 掌指骨骺、第 Ⅰ 近节指骨骺、第 Ⅲ 近节指骨骺、第 Ⅴ 近节指骨骺、第 Ⅲ 中节指骨骺、第 Ⅴ 中节指骨骺、第 Ⅰ 远节指骨骺、第 Ⅲ 远节指骨骺、第 Ⅴ 远节指骨骺、头状骨、钩骨。

3）由每块骨的发育分期查表得出骨发育得分并依次记录在计算机文档中。

（2）根据 TW3-C RUS 法骨龄标准进行人工判读

1）从手腕部 X 线片中，找到标准所规定的 13 块参照骨，TW3-C RUS 法 13 块骨名称和准确定位见图 8-3-2。

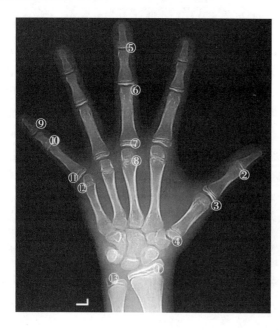

图 8-3-2 TW3-C RUS 法 13 块骨名称和准确定位

①桡骨骨骺；②第 Ⅰ 远节指骨骺；③第 Ⅰ 近节指骨骺；④第 Ⅰ 掌指骨骺；⑤第 Ⅲ 远节指骨骺；⑥第 Ⅲ 中节指骨骺；⑦第 Ⅲ 近节指骨骺；⑧第 Ⅲ 掌指骨骺；⑨第 Ⅴ 远节指骨骺；⑩第 Ⅴ 中节指骨骺；⑪第 Ⅴ 近节指骨骺；⑫第 Ⅴ 掌指骨骺；⑬尺骨骨骺。

2）根据骨发育等级的标准描述,按下列顺序人工判别出 13 块骨各自的发育等级:桡骨骨骺、尺骨骨骺、第Ⅰ掌指骨骺、第Ⅲ掌指骨骺、第Ⅴ掌指骨骺、第Ⅰ近节指骨骺、第Ⅲ近节指骨骺、第Ⅴ近节指骨骺、第Ⅲ中节指骨骺、第Ⅴ中节指骨骺、第Ⅰ远节指骨骺、第Ⅲ远节指骨骺、第Ⅴ远节指骨骺。

3）由每块骨的发育等级查表得出骨发育得分并依次记录在计算机文档中。

（3）根据 TW3-C Carpal 法骨龄标准进行人工判读

1）从手腕部 X 线片中,找到标准所规定的 7 块参照骨,TW3-C Carpal 法 7 块骨名称和准确定位见图 8-3-3。

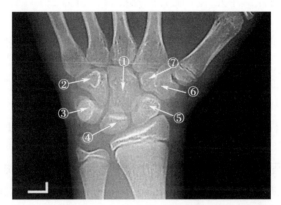

图 8-3-3　TW3-C Carpal 法 7 块骨名称和准确定位
①头状骨；②钩骨；③三角骨；④月骨；⑤手舟骨；
⑥大多角骨；⑦小多角骨。

2）根据骨发育等级的标准描述,按下列顺序人工判别出 7 块骨各自的发育等级:头状骨、钩骨、三角骨、月骨、手舟骨、大多角骨、小多角骨。

3）由每块骨的发育等级查表得出骨发育得分并依次记录在计算机文档中。

3. 输出结果

（1）将所测的骨成熟度所有分相加得到总成熟分,再查总成熟分与骨龄对照值得出骨龄及其百分位数;或者将每块骨发育得分输入计算机,根据计算机软件中的计算公式得出骨龄。

（2）骨龄与年龄差:由本次所测骨龄减去已知实际年龄。

（3）骨发育评价:与全国同性别、同年龄一般儿童相比较的结果。

（4）预测成年身高:预测身高模型复杂,计算量较大,可由专用计算机软件得出。

（5）初潮骨龄预测:可通过 Marshall 法,由专用计算机软件得出。

4. 骨龄评测报告与解读

（1）骨龄:是按照《中国人手腕骨发育标准 CHN 法》或《中国青少年儿童手腕骨成熟度及评价方法》测定的骨发育成熟度年龄;骨龄"××岁"相当于全国同性别普通家庭青少年儿童生活年龄"××岁"的发育程度。

（2）骨龄与年龄差:骨龄与年龄差 = 骨龄 - 年龄,如果结果>1,说明儿童发育比一般儿童发育快;若<1,说明发育比一般儿童慢。

（3）骨发育评价:可分为及早、早、较早、正常、较晚、晚、极晚七个级别。

（4）百分位数：按 100 个儿童折算由高到低排序的位置。

（5）预测成年身高：按"×××方法"预测出的成年终身高。由于人的生长发育除受遗传因素影响以外，还多少受营养、疾病、药物、运动、生活习惯及环境等因素影响，该预测会存在一定误差。

（6）预测初潮骨龄：预期多大骨龄时可能发生初潮。

（五）操作注意事项

1. 在学习骨龄测定之前，熟悉 X 线摄片的准确操作流程，掌握手腕、掌指骨解剖结构和影像特点，训练影像阅片能力，掌握我国目前常用骨龄评定方法（包括 G-P 图标法、TW 系列计分法、CHN 法、《中国青少年儿童手腕骨成熟度及评价方法》计分法等）和计算机辅助评分软件使用方法。

2. 操作过程中正确连接骨龄机、线盒、数据传输线与专用计算机，检查并确保无误后，开启 X 线机和计算机。

3. X 线拍摄前详细交代受试者手放入铅箱的姿势，保证拍摄质量。

4. X 线拍摄过程中注意关闭铅箱，避免过多 X 线辐射。

5. 在影像阅片过程中，不要错过发现骨形态异常的机会。例如，在骨的另外一端可能出现异常的次级骨化中心。

6. 在影像阅片过程中，几种软骨发生和 / 或骨发生紊乱可能导致典型的影像。例如，骨短而宽（软骨发育不良）、干骺端不规则（假性甲状旁腺功能减退症）、第四和第五短掌骨（特纳综合征）等。

7. 骨龄评定过程依据国内常用评定方法和计算机辅助评分软件客观准确的判读。

（六）相关知识

1. 常见的骨龄种类 目前常见的骨龄分类有多种，包括颅骨骨龄、颈椎骨龄（cervical vertebra bone age，CVBA）和手腕骨骨龄（handwrist bone age，HBA）等。在身体的各个部位中，手腕部对全身骨发育的代表性最高、有众多不同类型的骨化中心、易于拍摄且所需照射剂量小，其方法是使用 X 线成像来观察手腕骨的结构和特征，评估该部位的骨生长发育和成熟水平来代表整个骨骼系统的发育程度，进而代表个体的生物年龄。

2. 骨龄评定的基本方法

（1）计数法：通过计算骨化中心和骨骺愈合的数目，与相应的标准比较得出骨龄的评定方法。1926 年，Todd 首先提出，9 岁前儿童骨龄＝手腕部骨化中心数目 –1；在 1950—1960 年，刘惠芳和顾光宁先后报道了我国儿童的骨化中心出现和干 - 骺闭合的年龄，并提出了我国儿童骨龄计数法的标准。计数法的优点是简单易行，其缺点是适用年龄范围较窄，仅适用于学龄前儿童，且误差较大，在国内外已经很少使用，现已基本被淘汰。

（2）图谱法：将被检者手腕部的 X 线片与标准骨龄图谱比较，以最相像的标准片骨龄作为被检者的骨龄。

G-P（Greulich and Pyle）图谱法：1950 年，美国学者 Greulich 和 Pyle 依据美国 20 世纪 30 年代中上社会阶层白色人种儿童的统计数据，发表了新生儿到 19 岁儿童少年的《手腕骨发育 X 线图谱》，简称"G-P 图谱"。

顾氏图谱：在国内，顾光宁依据 20 世纪 60 年代上海市区 1 890 名儿童发育情况编写了顾氏图谱。至 20 世纪 90 年代初期，又对 20 世纪 60 年代的资料进行整理分析，于 1993 年重新出版了《中国人标准骨龄及应用》(顾氏图谱)专著。

在实践应用中,有三种使用 G-P 图谱的方式。

1)整片匹配法:这种使用方法最简便,应用也最普遍。先将要评价的 X 线片与图谱标准片中同性别的、生活年龄最相近的标准片进行整片发育程度的比较,如果不匹配,再与相邻的标准片比较,直到选择出发育程度最为相似的标准片,该标准片的骨龄即作为被评价儿童骨龄。

2)插入法:如果在上述比较中,被评价的 X 线片与标准片均不一致,而是处于相邻两幅标准片之间时,那么可取这两幅标准片骨龄读数的平均值作为被评价儿童骨龄。

3)逐块骨评价法:在 G-P 图谱中,对每一幅标准片不仅有成熟度指征发育的文字描述,而且标注有每块骨的骨龄。可分别采用上述方法评价出每块骨的骨龄,然后取所有骨的骨龄的平均数作为被评价儿童的骨龄。

图谱法既考虑到骨化中心出现的数目,又兼顾形态大小,也照顾到各骨的发育水平,具有简便、明确、易行的特点,在国际上被广泛应用。但是由于多数病例与标准图谱的不一致性,导致主观性较强,准确性欠佳。

(3)计分法:将手腕骨的发育过程划分为若干发育等级,确定各骨、各等级的赋权分值,将每块骨的分值累计相加获得总分,再依据性别和年龄的骨成熟度得分的中位数曲线评定出骨龄,是目前测评骨龄最为精确的方法,其代表是著名的 TW 系列计分法,在国际上被广泛直接采用或经本地标准化后转用。

1)TW 系列计分法:1962 年,Tanner 等依据英国平均社会经济水平家庭的 2 600 名儿童的横断资料,采用上述方法制订了英国儿童骨发育评价标准,称为 TW1 法,被巴黎国际儿童中心的欧洲儿童生长研究所采用。1975 年,Tanner 等根据对 TW1 法可靠性研究的结果,对 TW1 法进行了修改,去掉了骨发育等级系统中评价难度较大的桡骨、尺骨、头状骨、三角骨、舟骨、小多角骨的最后一个骨发育等级;同时,为了应用骨龄预测成年身高,分别确立了TW2-20(20 块骨)、TW2-RUS(桡骨、尺骨、掌指骨)和 TW2-Carpal(腕骨)骨龄标准,统称为TW2 法。1983 年,Tanner 等又依据扩大的样本(增加了高、矮儿童及正常儿童样本)修改了成年身高预测公式。1997 年,欧洲儿童生长发育表现出提前的长期趋势,所以 Tanner 等开始修订 TW2 法标准。2001 年,Tanner 等经过对 TW2 法标准及比利时、西班牙、日本、阿根廷、意大利、美国(得克萨斯州)儿童骨发育成熟度的分析比较,在不同年龄段分别采用了原TW2 法标准、美国(得克萨斯州)、西班牙儿童的资料,制订了新的骨龄参考标准和评价图表,称为 TW3 法。与 TW2 法标准相比,在 10 岁以上的骨龄判断中,TW3 法骨龄提前约 1 岁;在 10 岁以下的骨龄判断差异较小。TW3 法的另一个重要的变动是放弃了 TW2-20 的骨龄评价方法,分别制订 TW3-RUS 和 TW3-Carpal 骨龄标准。

2)CHN 计分法:为适应当代我国青少年儿童骨龄评定的要求,1988 年,由张绍岩等选取哈尔滨、石家庄、福州、重庆、长沙、西安市共 22 106 名 0~19 岁健康青少年儿童为研究对象,进行了手腕骨的 X 线片采样,同时在 TW2 法的基础上建立了《中国人手腕骨发育标准CHN 法》,该方法客观性强、重复性及可比性较好,但是费时、计算复杂。

3)《中国青少年儿童手腕骨成熟度及评价方法》:为了与国际上普遍应用的骨龄评价方法相一致,以利于国际间的学术交流,不再沿用 CHN 法。2005 年,由张绍岩等选取上海、广州、温州、大连、石家庄市共 17 401 名健康汉族青少年儿童为研究对象,采用国际普遍应用的 TW3 法,后续修订了新的《中国青少年儿童手腕骨成熟度及评价方法》,包含 TW3-C

RUS、和 TW3-C Carpal 标准。并且,为了能够更精细评价青春发育期的骨龄,在 TW3 法基础上增加了骨发育等级,利用 Tanner 等的方法拟合骨成熟度得分曲线,发表了骨发育生长评价图表,提出了适用于法医学和体育科学领域生物年龄评价的 RUS-CHN 法。

3. 未来展望　由于传统测定骨龄的方法有可重复性差、难以普及、耗时费力等缺点,将计算机视觉、数字图像处理、模式识别等与骨龄测定相结合,实现骨龄自动化测定,称为人工智能骨龄评测。该方法使骨龄测定的过程简化、结果更加客观真实、效率更高。

三、骨龄测定规范检查表

骨龄测定规范检查不同评定方法的核查见表 8-3-1~ 表 8-3-3,评估见表 8-3-4。

表 8-3-1　CHN 法骨龄测定规范检查核查表

项目	内容	是	部分	否
操作前准备	核对患儿信息:包括姓名、性别、年龄、主诉			
	明确患儿有无骨龄测定禁忌证			
	物品(器械)的准备:影像 DR 片相关设备正常,包括骨龄机主机、线路、电源等;专用计算机及彩色打印机正常			
操作过程	拍摄左手掌腕正位 DR 片			
	拍摄部位			
	拍摄体位			
	拍摄中心			
	影像标注			
	根据 CHN 法骨龄标准进行人工判读,识别 14 块参照骨并记录发育得分			
	桡骨骨骺			
	第Ⅰ掌指骨骺、第Ⅲ掌指骨骺、第Ⅴ掌指骨骺			
	第Ⅰ近节指骨骺、第Ⅲ近节指骨骺、第Ⅴ近节指骨骺			
	第Ⅲ中节指骨骺、第Ⅴ中节指骨骺			
	第Ⅰ远节指骨骺、第Ⅲ远节指骨骺、第Ⅴ远节指骨骺			
	头状骨			
	钩骨			
	骨龄评测报告与正确解读			
	CHN 骨龄			
	骨龄与年龄差			
	骨发育评价			
	百分位数			
	预测成年身高			
	预测初潮骨龄			
	可能诊断			
	鉴别诊断			
操作后处置	向患儿及家属简要介绍检查情况			

表 8-3-2　TW3-C RUS 法骨龄测定规范检查核查表

项目	内容	是	部分	否
操作前准备	核对患儿信息：包括患儿姓名、性别、年龄、主诉			
	明确患儿有无骨龄测定禁忌证			
	物品（器械）的准备：影像 DR 片相关设备正常，包括骨龄机主机、线路、电源等；专用计算机及彩色打印机正常			
操作过程	拍摄左手掌腕正位 DR 片			
	拍摄部位			
	拍摄体位			
	拍摄中心			
	影像标注			
	根据 TW3-C RUS 法骨龄标准进行人工判读，识别 13 块参照骨并记录发育得分			
	桡骨骨骺			
	尺骨骨骺			
	第 I 掌指骨骺、第 III 掌指骨骺、第 V 掌指骨骺			
	第 I 近节指骨骺、第 III 近节指骨骺、第 V 近节指骨骺			
	第 III 中节指骨骺、第 V 中节指骨骺			
	第 I 远节指骨骺、第 III 远节指骨骺、第 V 远节指骨骺			
	骨龄评测报告与正确解读			
	TW3-C RUS 骨龄			
	骨龄与年龄差			
	骨发育评价			
	百分位数			
	预测成年身高			
	预测初潮骨龄			
	可能诊断			
	鉴别诊断			
操作后处置	向患儿及家属简要介绍检查情况			

表8-3-3　TW3-C Carpal法骨龄测定规范检查核查表

项目	内容	是	部分	否
操作前准备	核对患儿信息：包括姓名、性别、年龄、主诉			
	明确患儿有无骨龄测定禁忌证			
	物品（器械）的准备：影像DR片相关设备正常，包括骨龄机主机、线路、电源等；专用计算机及彩色打印机正常			
操作过程	拍摄左手掌腕正位DR片			
	拍摄部位			
	拍摄体位			
	拍摄中心			
	影像标注			
	根据TW3-C Carpal法骨龄标准进行人工判读，识别7块参照骨并记录发育得分			
	头状骨			
	钩骨			
	三角骨			
	月骨			
	手舟骨			
	大多角骨			
	小多角骨			
	骨龄评测报告与正确解读			
	TW3-C Carpal骨龄			
	骨龄与年龄差			
	骨发育评价			
	百分位数			
	预测成年身高			
	预测初潮骨龄			
	可能诊断			
	鉴别诊断			
操作后处置	向患儿及家属简要介绍检查情况			

表8-3-4　骨龄测定规范检查评估表

项目	5分	4分	3分	2分	1分
操作过程准确度					
操作检查熟练度					
人文关怀					

评分标准：

5分：操作过程清晰流畅，X线摄片及评估方法正确；人文关怀到位，有操作前交流及操作后评估解读。

4分：介于5分和3分之间。

3分：操作过程能整体完成，X线摄片及评估方法基本正确，有操作前交流及操作后评估解读。

2分：介于3分和1分之间。

1分：操作过程不熟练，X线摄片及评估方法有明显错误，缺乏人文关怀。

四、常见操作错误及分析

1. X线摄片过程,受试者手摆放姿势不正确,易导致骨骼影像不清晰,进而影响阅片效果。预防措施:提前交代受试者手的摆放位置及姿势,告知拍摄过程保持稳定,如果是较小儿童或者婴儿,理解和配合能力差,应由家属陪同完成拍摄步骤,必要时进行双手腕拍摄。

2. 统计骨骼发育成熟度得分时容易数据出错,选取不同评估方法,阅片标准也不一样,操作者应熟练掌握常用骨龄评估方法。

五、目前常用训练方法及培训要点

1. 软件系统　目前有多个公司开发了中国人骨发育(骨龄)评定应用软件,有骨发育分期评价练习、测试功能,系统附有多张各个年龄的骨龄片和标准答案,方便使用人员随时练习,检测自己或考核他人的阅片水平。同时可通过这些骨龄片与专家或他人交流阅片经验(只要告诉对方片号,双方就可同时调阅同一张骨龄片)。

2. 阅读书籍资料及图谱比对　阅读书籍资料掌握不同评估方法的骨发育标准,提升骨龄阅片判别能力。国内较权威书籍主要有《中国人手腕部骨龄标准——中华05及其应用》《中国儿童手腕部骨龄评测标准CHN法与参考图谱》,前者详细讲解了最适合国内青少年儿童骨龄评测的中华05计分法,带有骨龄标准图谱及等级描述;后者详解了当前国内临床应用较广的骨龄测定方法(CHN法),使用原理及骨发育标准图谱记录详细。

六、相关知识测试题

1. 关于骨龄,**不正确**的是
    A. 生物学年龄
    B. 生活年龄
    C. 二次骨化中心出现、骺线闭合的年龄
    D. 较准确地反映生长发育水平和成熟程度
    E. 可及早了解儿童的生长发育潜力以及性成熟的趋势

2. 患儿,1岁,临床诊断为甲状腺功能减退,拍摄X线片测定骨龄时,应摄
    A. 左手腕X线片　　　　　　　　　B. 右手腕X线片
    C. 左手腕、膝部X线片　　　　　　D. 右手腕、膝部X线片
    E. 膝部X线片

3. 关于手腕骨骨化中心出现顺序,正确的是
    A. 头状骨、钩骨、月骨、大多角骨、三角骨、小多角骨、手舟骨、豌豆骨
    B. 头状骨、钩骨、大多角骨、小多角骨、三角骨、月骨、手舟骨、豌豆骨
    C. 头状骨、钩骨、三角骨、小多角骨、月骨、大多角骨、手舟骨、豌豆骨
    D. 头状骨、钩骨、月骨、三角骨、大多角骨、小多角骨、手舟骨、豌豆骨
    E. 头状骨、钩骨、三角骨、月骨、大多角骨、小多角骨、手舟骨、豌豆骨

4. 6岁男童,临床需查骨龄,若摄腕部正位片,正常情况下**不能**显示的腕骨为
    A. 头状骨　　　　　　　　B. 钩骨　　　　　　　　C. 三角骨

D. 豌豆骨　　　　　　　　　E. 月骨

5. 4 岁男童,身高 90cm,体重 14kg,身材匀称,智力正常,近一年身高增加 3cm,骨龄为 2 岁。可能诊断为

A. 生长激素缺乏症　　　　　　B. 营养不良

C. 软骨发育不良　　　　　　　D. 慢性腹泻

E. 甲状腺功能减退

答案: 1. B　2. A　3. E　4. D　5. A

（张星星）

第四节　胰岛素泵的使用及血糖调控技术

一、概述

胰岛素泵治疗是采用人工智能控制的胰岛素输入装置,通过持续皮下输注胰岛素的方式,模拟胰岛素的生理性分泌模式,从而控制高血糖的一种胰岛素治疗方法。早在 20 世纪 60 年代就已开始尝试持续胰岛素皮下输注的方法。20 世纪 70 年代末期,机械性的胰岛素输注装置,即胰岛素泵的雏形开始出现并被使用,但由于该时期的胰岛素泵体积大、操作复杂,难以在临床推广。至 20 世纪 90 年代,制造技术的进步使胰岛素泵体积缩小、便于携带、操作简便、易学易用、剂量调节更精确和稳定,因而在临床中得到越来越广泛的使用,目前胰岛素泵技术日趋完善,可更精确地模拟生理性胰岛素分泌模式。简而言之,胰岛素泵通过人工智能控制,以可调节的脉冲式皮下输注方式,模拟体内基础胰岛素分泌;同时在进餐时,根据食物种类和总量设定餐前胰岛素及输注模式,以便良好控制餐后血糖。除此之外,胰岛素泵还可以根据活动量大小,随时调整胰岛素用量,而不是预先固定的某种模式。

二、胰岛素泵操作规范流程

(一) 适应证

作为一种持续皮下输注胰岛素的装置,胰岛素泵原则上适用于所有需要应用胰岛素治疗的糖尿病患儿。某些情况下,即使是短期使用胰岛素泵治疗,也可以有更多获益。

1. 短期胰岛素泵治疗的适应证

(1)1 型糖尿病患儿。

(2)需要长期胰岛素强化治疗的 2 型糖尿病患儿住院期间。

(3)需要短期胰岛素强化治疗的新诊断或已诊断的 2 型糖尿病患儿。

(4)2 型糖尿病患儿伴应激状态。

(5)糖尿病患儿的围手术期血糖控制。

2. 长期胰岛素泵治疗的适应证　需要长期胰岛素治疗者均可采取胰岛素泵治疗,以下人群使用胰岛素泵获益更多。

(1)1 型糖尿病患儿。

(2)需要长期胰岛素治疗的 2 型糖尿病患儿,特别是以下情况:①血糖波动大,虽采用

多次胰岛素皮下注射方案,血糖仍无法得到平稳控制者;②黎明现象严重,导致血糖总体控制不佳者;③频发低血糖,尤其是夜间低血糖、无感知低血糖和严重低血糖者,以及作息时间不规律,不能按时就餐者;④不愿接受胰岛素每日多次注射,要求提高生活质量者;⑤胃轻瘫或进食时间长的患儿;⑥需要长期胰岛素替代治疗的其他类型糖尿病(如胰腺切除术后等)。

(二) 禁忌证

1. 不需要胰岛素治疗的糖尿病患儿。

2. 糖尿病酮症酸中毒急性期、高渗性昏迷急性期。

3. 伴有严重循环障碍的高血糖患儿。

4. 对皮下输液管或胶布过敏的糖尿病患儿。

5. 不愿长期皮下埋置输液管或长期佩戴泵,心理不接受胰岛素泵治疗的患儿。

6. 患儿及其家属缺乏相关知识,接受培训后仍无法正确掌握使用胰岛素泵的患儿。

(三) 操作前准备

1. 患儿的准备

(1)胰岛素泵植入前完善 HBsAg、抗 HCV、抗 HIV 等相关检查。

(2)排除禁忌证。

(3)签署胰岛素泵安装知情同意书。

(4)操作前应向患儿及家属做好解释工作,对患儿及其家属进行胰岛素泵使用相关知识培训,消除患儿的焦虑。

(5)嘱患儿松开衣领口及裤带,身体放松,选择合适植入部位。

2. 物品(器械)的准备

(1)胰岛素泵及相应耗材。

(2)酒精、棉签等消毒物品。

3. 操作者的准备

(1)核对患儿信息:包括姓名、性别、年龄、主诉。

(2)明确患儿有无胰岛素泵安装禁忌证。

(3)确定患儿家属已签署胰岛素泵安装知情同意书。

(四) 操作步骤

1. 输注和植入部位首选腹部,其次可依次选择上臂、大腿外侧、后腰、臀部等,需避开腹中线、瘢痕、胰岛素注射硬结、腰带位置和脐周 2~3cm。实时动态胰岛素泵系统的探头植入部位同上,但需注意,植入部位距离胰岛素注射部位 7.5cm 以上。

2. 胰岛素泵的安装应严格遵循所选用胰岛素泵的说明书进行,一般包含以下操作步骤:

(1)准备药品与材料。

(2)清洁洗手防止感染。

(3)抽取胰岛素填充储药器并排气泡。

(4)更换输注管路。

(5)拆下储药器:每次从胰岛素泵上拆下和更换储药器时,都必须进行马达复位和充盈胰岛素泵操作。充盈时需要用胰岛素。

(6)胰岛素泵马达复位。

(7)在开始操作之前,确认胰岛素泵没有与身体连接。

(8)把储药器插进胰岛素泵。

(9)手动充盈。

(10)埋置皮下输入装置。

(11)开启胰岛素泵。

3. 实时动态胰岛素泵系统可同时进行动态血糖监测,其探头准备和安装操作步骤如下。

(1)探头准备:提前20~30分钟(夏季为5~10分钟)从冰箱中取出探头。

(2)清洁双手。

(3)将探头安装在助针器上。

(4)植入胰岛素泵。

(5)使探头充分浸润10~15分钟后连接发送器。

(6)开启动态血糖监测,检查探头电信号。

(7)初始化2小时后,输入指尖血糖值进行校准。

(8)需要读取报告时,使用糖尿病管理软件(CareLink)USB下载数据。

(9)糖尿病管理软件(CareLink)Pro处理分析数据。

(五)血糖的调节

1. 选择胰岛素泵使用的胰岛素类型 常用胰岛素为速效人胰岛素类似物或短效人胰岛素,速效胰岛素效果更佳,常规浓度为U-100(100U/ml)。特殊情况可使用浓度为U-40(40U/ml)的低浓度胰岛素,但要注意换算和核实胰岛素泵有无与低浓度胰岛素相关的功能。选用胰岛素时,应遵循胰岛素说明书。中效、长效、预混胰岛素不能用于胰岛素泵治疗。

2. 胰岛素泵的初始剂量设定

(1)每日胰岛素剂量:每日胰岛素剂量计算应根据患儿糖尿病分型、血糖水平以及体重情况确定。

初始推荐剂量:

未接受过胰岛素治疗的患儿,胰岛素剂量根据不同的糖尿病类型而设定。① 1 型糖尿病:一日总量(U)= 体重(kg)×(0.4~0.5);② 2 型糖尿病:一日总量(U)= 体重(kg)×(0.5~1.0)。在使用过程中应根据血糖监测水平进行个性化剂量调整。

已接受胰岛素治疗的患儿,可根据胰岛素泵治疗前的胰岛素用量计算:具体可根据患儿血糖控制情况而定,并在使用过程中根据血糖监测水平进行个性化剂量调整。一日总量(U)=用泵前胰岛素用量(U)×(70%~100%),2 型糖尿病患儿每日胰岛素总量酌加,用泵前胰岛素用量 ×(80%~100%)。

(2)剂量分配

1)基础输注量和基础输注率的设定:基础输注量是指维持机体基础血糖代谢所需的胰岛素量。基础输注率是指胰岛素泵提供基础胰岛素的速度,一般以胰岛素用量 U/h 表示。每日基础输注量=全天胰岛素总量(U)×(40%~60%)(平均50%)。初始胰岛素泵治疗时,基础率占总剂量比例建议如下:①成人全天胰岛素总量(U)×(40%~60%);②青少年全天胰岛素总量(U)×(30%~40%);③儿童全天胰岛素总量(U)×(20%~40%);④剩余部分为餐前大剂量总量。

基础输注率与时间段应根据患儿的血糖波动情况以及生活状况来设定。基础输注率的设定模式较多,可根据血糖控制的需要设置为一个或多个时间段,临床大多分为3~6个时间段。相对于2型糖尿病,一般1型糖尿病采用更多分段。在运动或某些特殊情况时,可相应地设定临时基础输注率。

2)餐前大剂量的设定:餐前大剂量指在三餐前一次性快速输注的胰岛素量。初始设定的餐前大剂量总量一般为初始全天胰岛素用量的50%,按照三餐1/3、1/3、1/3分配。最佳情况下应根据饮食成分,特别是碳水化合物含量以及血糖情况个性化设定。有大剂量向导功能的胰岛素泵,还需要设定碳水化合物系数、胰岛素敏感系数、目标血糖范围及活性胰岛素代谢时间,然后在每餐前根据当前血糖值和摄入碳水化合物量进行自动计算,获得精准的所需大剂量。

3)补充大剂量:补充大剂量指在临时加餐时所追加的一次性快速输注的胰岛素量。临时加餐需要参考当时血糖情况。计算临时进餐前追加量时,要根据食物中碳水化合物含量和碳水化合物系数(即该患儿每使用1单位胰岛素所能平衡的碳水化合物的克数)进行计算。

4)校正大剂量:校正大剂量指纠正当前高于目标值的血糖所需补充的胰岛素量。当目前血糖高于目标血糖值时,可以通过使用校正大剂量的胰岛素来加强血糖控制。该方法同样需要考虑体内剩余活性胰岛素情况,在计算值的基础上适当减量;有大剂量向导功能的胰岛素泵,可自动跟踪并减去活性胰岛素量。

校正大剂量(U)=(实测血糖－目标血糖)/胰岛素敏感系数

此处所指胰岛素敏感系数为该患儿每1单位胰岛素能降低的血糖值。胰岛素敏感系数根据全天胰岛素用量计算。

3. 胰岛素泵治疗规范

(1)胰岛素泵输入胰岛素剂量的调整:胰岛素剂量调整的原则是根据自我血糖或动态血糖监测结果进行动态调整。初期必须在专业医师的指导下进行胰岛素剂量调节。长期应用胰岛素泵的患儿需要掌握计算餐前大剂量的方法;应用具有大剂量向导功能泵的患儿只需掌握如何操作该功能。

(2)胰岛素剂量调整的时机

1)初始胰岛素治疗。

2)有血糖剧烈波动。

3)有低血糖发生。

4)患其他疾病、发热、应激状态(如创伤、精神打击、悲伤、恐惧、惊吓、劳累过度等)而引起血糖升高。

5)血糖未达标。

6)饮食和运动等生活方式发生改变时。

(3)实时动态胰岛素泵的调整

调整原则和时机:①短期调整,目的是短时间内纠正高、低血糖,将血糖控制到目标范围内或者力争在接下来的时间内使血糖水平维持正常;餐前或餐后2~3小时内实时血糖监测数据的升高与降低可以用于指导血糖短期调整,但不宜使用血糖快速波动的血糖监测数据。②长期调整,目的是通过实时动态监测的提示,以及高、低血糖的报警,使患儿更好地执行自我血糖管理,控制严重低血糖的发生,降低 HbA1c。

4. 血糖监测　胰岛素泵治疗中,胰岛素剂量调整的依据是自我血糖监测数据。在治疗开始阶段,应每天至少监测 8 次,建议涵盖空腹、三餐前、三餐后和睡前。如有低血糖表现,可随时测血糖。如出现不可解释的空腹高血糖或夜间低血糖症状,应监测夜间血糖。达到治疗目标后建议每日自我监测血糖 4 次。血糖控制不佳者可通过动态血糖监测更详细地了解血糖波动的情况,以指导胰岛素泵治疗方案的调整。

5. 低血糖的处理

(1)低血糖的定义:血糖值≤3.9mmol/L 或出现低血糖症状。

(2)怀疑低血糖时立即测定血糖以确诊。

(3)了解引发低血糖的原因。

(4)处理低血糖:口服或静脉途径补充葡萄糖。

(5)监测血糖:每 15 分钟监测血糖 1 次,直至血糖稳定。

(6)暂停泵治疗:如需要,可暂停泵治疗。

(7)检查泵是否工作正常。

(8)设定程序是否正确:时间、基础输注率、餐前大剂量、每日总量等。

(9)检查状态屏和储药器:若储药器内的胰岛素量少于状态屏的显示量,可能为胰岛素泵输注胰岛素过量。

(10)调整胰岛素用量:若考虑低血糖是由于胰岛素用量过大所致,宜调整胰岛素用量。①空腹低血糖:降低夜间基础输注率;②中晚餐前低血糖:降低餐前基础输注率或减少前一餐的餐前大剂量;③三餐后低血糖:减少餐前大剂量;④夜间低血糖:调整低血糖时段的基础输注率或减少晚餐前大剂量。

(11)发生低血糖后增加近期血糖监测次数。

(12)注意无感知低血糖,尤其是夜间低血糖,必要时使用动态血糖监测了解血糖的波动情况。

6. 降糖药物的洗脱期　降糖药物间作用的重叠可增加低血糖发生的危险性。需根据开始胰岛素泵治疗前使用降糖药物的种类,考虑不同的洗脱期。若在开始胰岛素泵治疗之前没有停用中效、长效胰岛素或口服降糖药,可设置一个临时基础输注率,在前 12~24 小时输注低于计算剂量 50% 的胰岛素。

7. 临时基础输注率　调整临时基础输注率用于短时异常活动或情况时控制血糖水平,如生病、计划外运动等。在进行临时基础输注率调整期间,其他所有基础输注率都被临时取代,可以通过临时性调整基础输注率,应对生活中的突发事件,在设定胰岛素泵剂量初期,也可以使用临时基础输注率来应对应用泵治疗前的药物洗脱期。胰岛素泵剂量和程序设定方式:为减少血糖波动,可按照以下标准衡量是否应该调整胰岛素泵剂量。

(1)"30"原则:每餐前与前一餐餐后 2 小时,血糖相比改变应<1.7mmol/L(30mg/dl)。

(2)"50"原则:每餐后 2 小时与同一餐前,血糖相比改变应<2.8mmol/L(50mg/dl)。

8. 三种餐前大剂量波形的灵活应用　餐前大剂量定义:在三餐前,一次性快速输注的胰岛素量。可以采用 3 种方式中的任何一种输注餐前大剂量,使之符合各种情况。

(1) 常规餐前大剂量定义：在一段短时间内输注指定剂量的胰岛素。用途：一般用来纠正进食高碳水化合物、低脂、低蛋白质、少纤维素的食物或零食后的高血糖。

(2) 方波餐前大剂量定义：餐前大剂量总量不变，在 0.5~8.0 小时内均匀输注一个餐前大剂量。用途：一般用于需要更长时间吸收的食物或延迟吸收，如长时间进餐、胃轻瘫等情况。通过延长输注胰岛素时间来适应血糖变化。

(3) 双波餐前大剂量定义：餐前大剂量总量不变，分割成一个常规餐前大剂量和随后的一个方波餐前大剂量。用途：当摄入同时含有容易消化部分和需要长时间才能吸收的混合食物时，可使用该功能。

（六）胰岛素泵使用意外及处理

1. **胰岛素泵报警的处理**　当胰岛素泵在输注胰岛素的环节出现问题时会发出报警蜂鸣，屏幕上出现相应的信息提示，此时应立即仔细检查并及时解决问题。实时动态胰岛素泵系统需注意探头提醒模式，及时输入正确指尖血糖进行校正，根据患儿情况设定合适的高、低血糖报警阈值。

2. **意外高血糖的处理**　出现意外高血糖时，需排除以下情况。

(1) 电池问题：电力不足或电池失效。

(2) 胰岛素泵问题：关机后未开机或停机状态未恢复；报警未解除；泵本身出现故障。

(3) 输注管路问题：更新输液管时未排气，导致无胰岛素输注；输液管裂缝或连接松动，导致胰岛素溢漏；输注管路使用时间过长。

(4) 储药器：储药器内胰岛素已用完；气泡阻塞储药器出口；储药器前端破裂，胰岛素漏出，未能经输入导管进入人体输液管前端；输液管前端皮下胰岛素输注装置脱出，胰岛素未输入人体；输液管前端与输液管连接处松动或破裂，造成胰岛素漏出埋置部位；埋置部位感染、硬结、瘢痕，以及处在腰带位置或腰带摩擦处，或者胰岛素未能被有效吸收；胰岛素结晶堵塞输液管或胰岛素失效；其他原因，如患儿皮下脂肪过少也会影响胰岛素泵疗效。

（七）操作注意事项

1. **胰岛素泵需及时更换耗材**，各种品牌胰岛素泵零配件不同，应根据情况选择更换。

(1) 电池：平均寿命 1~2 个月。

(2) 螺旋活塞杆：1~2 年。

(3) 转换接头：1~2 个月，如有渗裂应及时更换。

(4) 防水塞：如塞柄断裂应及时更换转换接头并更换新的防水塞。

(5) 储药器：用完即换。

(6) 输液管：根据说明书在规定的时间内使用，通常为 3 天，当储药器内胰岛素用完后应更换新的储药器与新的输液管。

(7) 探头：使用寿命 3 天。

2. **胰岛素泵的日常护理**

(1) 每日监测并记录血糖至少 4 次，其中包括睡前血糖。

(2) 必要时，凌晨 2 :00~3 :00 监测血糖或进行动态血糖监测。

(3) 定期检查储药器内胰岛素剩余量。

（4）每日检查管道系统至少 3 次。

（5）注射部位应经常轮换，建议每 3~5 天轮换 1 次，如有硬结或疼痛要及时变更位置。

3. 注射部位

（1）注意每次更换输液管时必须先清洗双手，再消毒、清洁皮肤，严格无菌操作并选择合适的注射部位。

（2）每日检查注射部位周围皮肤是否有皮肤改变：红肿、皮下脂肪萎缩、硬结等。

（3）通过注射针头视窗观察注射部位皮肤。

（4）检查输液管路有无裂缝或连接松动，胰岛素有无溢漏。

（5）探头植入后要经常注意观察植入局部有无发红、出血、疼痛及脱出的情况。

（6）定期清洁胰岛素泵：软布清洁。

（7）胰岛素泵需避免静电、浸水、撞击和磁场。

（8）根据要求，某些品牌胰岛素泵需定期回厂检测。

（9）定期监测并记录体重变化。

（10）不断更新泵应用知识。

（八）相关知识

1. 胰岛素泵的工作原理

（1）按照与进餐的关系，生理状态下胰岛素分泌可大致分为 2 部分：不依赖于进餐的持续微量分泌，即基础胰岛素分泌，此时胰岛素以间隔 8~13 分钟的脉冲形式分泌；由进餐后高血糖刺激引起的大量胰岛素分泌。胰岛素泵以可调节的脉冲式皮下输注方式，模拟体内基础胰岛素分泌；并且在进餐时，根据食物种类和总量设定餐前胰岛素及输注模式，以控制餐后血糖。还可根据活动量大小，随时调整胰岛素用量来应对高血糖和低血糖，而不是只能运行预先固定的某种模式。

（2）胰岛素泵的组成：由 4 个部分构成，即含有微电子芯片的人工智能控制系统、电池驱动的机械泵系统、储药器，以及与储药器相连的输液管和皮下输注装置。输液管前端可埋入患儿的皮下。在工作状态下，泵机械系统接收控制系统的指令，驱动储药器内的活塞，最终将胰岛素通过输液管输入皮下。

2. 混合闭环胰岛素泵系统　在国际上，很多公司都在研制将实时动态系统和胰岛素泵整合的技术。实时动态胰岛素泵系统的突出特点是能将实时动态血糖监测、胰岛素泵（持续皮下胰岛素输注，CSII）和糖尿病管理软件整合为一体，能够帮助医师和患儿更及时、有效、安全地控制血糖，优化糖尿病管理。探头将电流信号发送至胰岛素泵，胰岛素泵将电流信号转化为血糖值并在屏幕上显示。实时动态血糖监测系统既可以显示即时血糖值，也可以显示趋势图和趋势箭头信息，还可以设置高、低血糖报警，为胰岛素泵精细调整胰岛素提供了更快捷的信息。糖尿病管理软件将动态血糖曲线、碳水化合物摄入、运动、胰岛素输注、胰岛素敏感系数、碳水化合物系数、依从性报告等相关信息整合在一起，便于更全面地了解血糖的变化特点以及影响血糖变化的因素与血糖的关系。胰岛素泵根据葡萄糖探头持续监测得到的葡萄糖值，自动调整基础胰岛素输注，并当探头葡萄糖值低于或预计将要低于设定的阈值时，暂停胰岛素输注。

（1）基本输注功能：混合闭环胰岛素泵可在手动模式（开环）和自动模式（闭环）下使用。

在手动模式下,具有低血糖阈值暂停输注功能、达到低血糖阈值前暂停输注功能,以及暂停后恢复基础率输注功能。低血糖阈值暂停功能:是指当探头葡萄糖值达到了预设的阈值时,胰岛素泵自动暂停胰岛素输注;达到低血糖阈值前暂停输注功能:是指当预测在接下来5~30分钟(由用户设定)探头葡萄糖值可能会达到预设下限时,胰岛素泵自动暂停胰岛素输注;暂停后恢复基础率输注功能:是指在上述暂停输注情况发生后,当探头葡萄糖值上升到预设暂停阈值以上时,胰岛素泵会自动恢复胰岛素输注。在自动模式下,胰岛素泵通过特有的混合闭环算法,可以依据连续监测到的探头葡萄糖值自动调整基础胰岛素输注率。混合闭环胰岛素泵系统的核心技术是自动模式,主要是为了帮助接受胰岛素强化治疗的患儿更好地控制血糖水平。

(2)葡萄糖持续监测功能:该功能通过葡萄糖探头持续测量皮下组织间液中的葡萄糖浓度,并通过探头信号发送器将葡萄糖值发送至胰岛素泵。葡萄糖探头使用时间长至7天,尺寸较小增加了佩戴舒适度,采用电化学阻抗谱技术提高了测量的准确度和可靠性。

3. 胰岛素及胰岛素类似物　胰岛素类似物是利用重组 DNA 技术,通过对人胰岛素的氨基酸序列进行修饰而生成的类似物。该类似物可模拟正常胰岛素分泌和作用,其结构、理化性质和药物代谢动力学特征与普通胰岛素不同。根据起效快慢、活性达峰时间及作用时间长短,可将胰岛素及其类似物分为以下5类:

(1)超短效胰岛素:10~20分钟起效,1~2小时作用达高峰,持续时间3~5小时。包括赖脯胰岛素、门冬胰岛素等胰岛素类似物,特点是起效快、作用时间短。临床使用时需注意,药物注射后10分钟内需进餐,以免出现低血糖反应。

(2)短效胰岛素:0.5~1.0小时开始生效,2~4小时作用达高峰,维持时间5~7小时。此类胰岛素包括普通胰岛素、生物合成人胰岛素注射液。因此类药物可用于静脉注射,尤其是普通胰岛素注射液,临床静脉注射使用较多,用药时需尽量避免与其他药物混合使用,以免出现配伍禁忌。

(3)中效胰岛素:1.0~1.5小时起效,8~12小时作用达高峰,持续约24小时,临床常用的包括低精蛋白锌胰岛素,重组人胰岛素。此类药物应于早餐前30~60分钟皮下注射,若每日用量超过40U,则要分2次注射,早餐前注射日剂量的2/3,晚餐前注射日剂量的1/3。

(4)长效胰岛素:4~8小时起效,14~20小时作用达高峰,持续24~36小时,临床常用的包括精蛋白锌胰岛素、甘精胰岛素、地特胰岛素等。此类药物近乎中性,注射后逐渐释放出胰岛素类似物,因此作用时间长,不能静脉给药。

(5)预混胰岛素:30分钟起效,2~12小时作用达高峰,持续16~24小时,临床常用的包括精蛋白生物合成人胰岛素注射液(预混30R)、精蛋白生物合成人胰岛素注射液(预混50R)、精蛋白锌重组人胰岛素混合注射液等。此类药物多为将短效或超短效胰岛素与中效胰岛素按一定比例预混而成,因此具有快速降糖且作用时间长的特点,临床使用较为广泛,注意本品使用前应混匀至呈白色均匀的混悬液。

三、胰岛素泵规范检查表

胰岛素泵规范操作核查、评估见表8-4-1、表8-4-2。

表 8-4-1　胰岛素泵规范操作核查表

项目	内容	是	部分	否
操作前准备	核对患儿信息：包括姓名、性别、年龄、主诉			
	明确患儿有无胰岛素泵安装禁忌证			
	确定已签署胰岛素泵安装知情同意书			
	物品的准备：胰岛素泵及相应耗材；酒精、棉签等消毒物品			
	操作前应向患儿做好解释工作、对患儿及其家属进行胰岛素泵注射的相关知识培训			
	选择输注和植入部位：首选腹部，其次可依次选择上臂、大腿外侧、后腰、臀部等；需避开腹中线、瘢痕、胰岛素注射硬结、腰带位置和脐周 2~3cm 以内			
操作过程	清洁洗手防止感染			
	抽取胰岛素填充储药器并排气泡			
	更换输注管路			
	拆下储药器			
	马达复位并确认胰岛素泵未与身体连接			
	储药器插进胰岛素泵			
	手动充盈			
	埋置皮下输入装置			
	开启胰岛素泵			
操作后处置	胰岛素泵剂量设定			
	交代胰岛素泵安装后的注意事项：如低血糖的处理，胰岛素泵报警处理等			

表 8-4-2　胰岛素泵规范操作评估表

项目	5分	4分	3分	2分	1分
操作过程流畅度					
操作检查熟练度					
人文关怀					

评分标准：

5 分：操作过程清晰流畅，无卡顿，操作熟练，安装方法正确；人文关怀到位，胰岛素泵植入前详细讲解注意事项及进行相关操作培训，有知情同意，安装过程中有安慰及安装后饮食、注意事项的交代。

4 分：介于 5 分和 3 分之间。

3 分：操作过程能整体完成，卡顿次数<3 次，安装方法基本正确；人文关怀不足，但能有部分安装前的交流及培训、安装中的安慰及安装后饮食及注意事项的交代。

2 分：介于 3 分和 1 分之间。

1 分：操作过程卡顿次数>6 次，操作粗暴，安装方法不正确；无人文关怀。

四、常见操作错误及分析

1. 输注和植入部位选择错误，也可能由于操作者操作技术欠熟练，进针位置不佳等所致。

2. 抽取胰岛素填充储药器后未排气泡，可致意外高血糖。此情况多由操作者操作技术欠熟练引起,操作前要进行培训,熟练掌握操作步骤。

3. 未交代患儿植入后注意事项,如胰岛素泵报警、低血糖预警等,可致血糖调节不佳。操作者要认真细致,有足够的人文关怀。

五、相关知识测试题

1. 下列胰岛素及类似物中,适用于胰岛素泵治疗的是

    A. 速效胰岛素和短效胰岛素　　　　B. 速效胰岛素和长效胰岛素

    C. 短效胰岛素和中效胰岛素　　　　D. 速效胰岛素和中效胰岛素

    E. 长效胰岛素和预混胰岛素

2. 下列情况中,**不能**用胰岛素泵治疗的是

    A. 1 型糖尿病患儿

    B. 2 型糖尿病患儿,血糖波动大,虽采用多次胰岛素皮下注射方案,血糖仍无法得到平稳控制者

    C. 胰腺切除术后患儿

    D. 高渗性昏迷急性期的糖尿病患儿

    E. 2 型糖尿病患儿,频发低血糖

3. 患儿,男,8 岁,体重 20kg,诊断为 1 型糖尿病,使用胰岛素泵后频发高血糖。可能导致该情况的原因**不包括**

    A. 胰岛素泵电力不足　　　　　　　B. 储药器堵塞

    C. 埋入部位出现炎症　　　　　　　D. 患儿皮下脂肪过少

    E. 胰岛素剂量设置过量

4. 胰岛素泵将每日输入胰岛素剂量分为

    A. 基础输注量＋校正大剂量　　　　B. 基础输注量＋餐前大剂量

    C. 校正大剂量＋餐前大剂量　　　　D. 补充大剂量＋餐前大剂量

    E. 基础大剂量＋校正大剂量

5. 下列情况中,**不应**调整胰岛素剂量的是

    A. 有低血糖发生

    B. 应激状态(如创伤、精神打击、悲伤、恐惧、惊吓、劳累过度等)而引起血糖升高

    C. 更换饮食方式

    D. 更换输液管时

    E. 有血糖剧烈波动

答案:1. A　2. D　3. E　4. B　5. D

(李师君)

第九章

儿童危急重症专业专科技能

0901

儿童心肺复苏
（视频）

第一节　儿童心肺复苏

一、概述

心搏骤停是指患儿突然意识丧失，同时无正常呼吸或完全无呼吸，并伴有大动脉搏动消失的一种情况。早期识别心搏骤停并迅速启动应急反应系统，尽快实施心肺复苏（cardiopulmonary resuscitation，CPR）以及电除颤，重建自主循环及呼吸功能，可提高婴儿及儿童心搏骤停的抢救成功率，最终实现拯救生命的目的。

二、儿童心肺复苏操作规范流程

（一）适应证

适用于所有心搏骤停的婴儿和儿童。

（二）禁忌证

无绝对禁忌证，在下列情况下可不实施 CPR：

1. 周围环境可能对施救者产生严重或致命的损害，且被抢救者无法移动。

2. 被抢救者已经出现不可逆死亡的明显临床体征（如尸斑、尸僵、尸体腐烂等）。

（三）操作前准备

1. 物品（器械）的准备　除颤器、简易呼吸器、硬板床或硬板、纱布、弯盘、手电筒、笔、手表、护理记录单。

2. 操作者的准备

（1）施救者必须接受过基础生命救护相关培训。

（2）施救者着装整洁，态度严肃，反应敏捷。

（3）一旦发现患儿突然倒地并失去反应，立即启动应急反应系统。

（4）如果现场有危险因素存在，应迅速将患儿转移至安全地带，在保证施救者、患儿，以及其他人员安全的环境下进行 CPR。

（四）儿童基础生命支持操作步骤

儿童心搏骤停复苏流程见图 9-1-1。

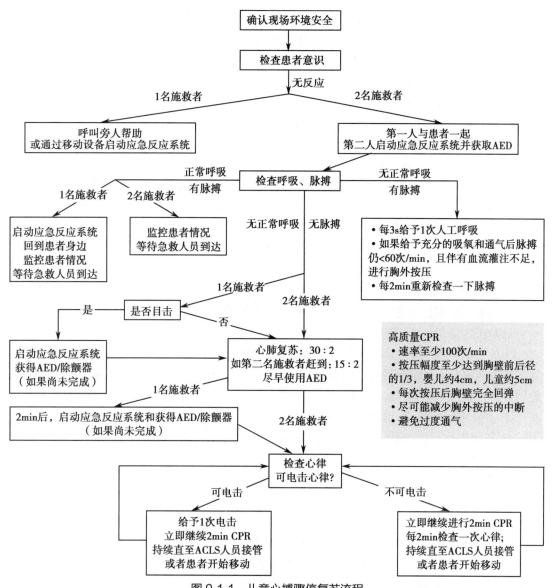

图 9-1-1　儿童心搏骤停复苏流程

CPR. 心肺复苏；AED. 自动体外除颤器；ACLS. 加强心脏生命支持。

1. 迅速评估环境　判断环境对于抢救者和患儿是否安全。

2. 识别心搏骤停

(1)检查患儿有无反应：双手拍患儿双侧肩部并呼唤患儿，看患儿是否有反应。

(2)无呼吸或仅有喘息样呼吸：看患儿是否有呼吸动作，无正常呼吸等同于无呼吸。

(3)不能在 10 秒内明确感觉到脉搏：此项检查仅限于医务人员。婴儿触摸肱动脉，儿童触摸颈动脉或股动脉。

3. 启动应急反应系统(心肺复苏流程,图 9-1-1)

(1)青少年

1)发现患儿猝倒时,若现场目击者为独自一人,而且无手机拍照、不能联系他人,则应暂时离开患儿,就近寻求他人帮助。若目击者为多人,则有救治经验者应尽快启动应急反应系统(如电话联系"120"或附近医院的急救电话),设法获取自动体外除颤器(automatic external defibrillator,AED)/手动除颤器,然后开始实施 CPR 救治。或者请他人设法获得 AED/手动除颤器,有救治经验者则立即开始对猝倒者采取 CPR 策略救治,待 AED/手动除颤器可用后,则尽快使用。

2)若不是现场目击患儿猝倒

①单人施救者:呼叫旁人帮助,通过手机立即启动应急反应系统,若无手机,则暂时离开患儿,就近寻求他人帮助来启动应急反应系统。若 AED/手动除颤器可立即获取时,则自己取 AED/手动除颤器,返回后实施 CPR 救治,在 AED/手动除颤器可用后尽快使用;AED/手动除颤器不能立即获取时,请他人去取 AED/手动除颤器,自己立即开始 CPR 救治,待 AED/手动除颤器可用后尽快使用。

②多人施救者:一人尽快启动应急反应系统,设法获取 AED/手动除颤器;另一人立即开始 CPR 救治,待 AED/手动除颤器可用后,尽快使用。

(2)婴儿和儿童

1)对于现场有目击者的患儿猝倒,遵照青少年的施救步骤。

2)对于现场无目击者的患儿猝倒

①单人施救者:第一时间立即给予 2 分钟的 CPR,然后离开患儿去启动应急反应系统,并在获取 AED/手动除颤器后,回到患儿身边并继续 CPR,待 AED/手动除颤器可用后尽快使用。②多人施救者:一人尽快启动应急反应系统,设法获取 AED/手动除颤器;另一人立即开始 CPR,待 AED/手动除颤器可用后尽快使用。

4. 基础生命支持(basic life support,BLS)　没有自主呼吸/仅有喘息样呼吸、没有脉搏者,需行 CPR。

(1)胸外按压:尽快开始有效胸外按压是心搏骤停复苏成功的基础。

1)体位:将患儿摆放为平卧位,置于硬板床或地上,撤出头及身下的一切物品。

2)按压部位:胸骨下三分之一。

3)按压方法:对于婴儿,单人使用双指按压法,即将两手指置于乳头连线下方按压胸骨(图 9-1-2);或者使用双手环抱拇指按压法,即用两手掌及四手指托住患儿两侧背部,双手大拇指按压胸骨下 1/3 处(图 9-1-3)。

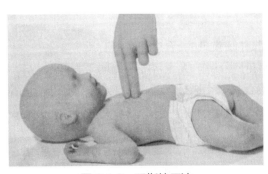

图 9-1-2　双指按压法

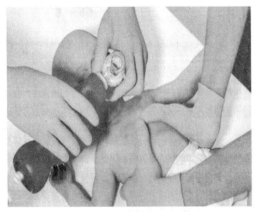

图 9-1-3　双手环抱拇指按压法

对于儿童,可用单手或双手按压胸骨下半段;一般年龄<8岁的儿童采用单手按压,≥8岁的儿童采用双手按压法。单手按压时,可用一只手固定患儿头部,以便通气,另一手将手掌根部置于胸骨下半段,手掌根的长轴与胸骨的长轴一致(图9-1-4);双手胸外按压时,将一手掌根部重叠放在另一手背上,十指相扣,使下面手的手指抬起,手掌根部垂直按压胸骨下半部(图9-1-5)。

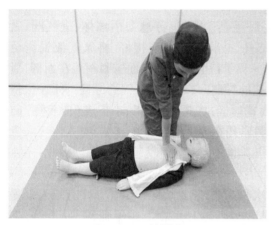

图9-1-4　单掌法

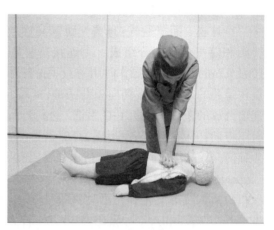

图9-1-5　双掌法

4)按压深度:至少为胸部前后径的1/3。具体深度上,婴儿约为4cm;儿童约为5cm,青春期儿童至少5cm,最大不超过6cm。

5)按压频率:100~120次/min。

(2)开放气道

仰头抬颏法(图9-1-6):施救者用一只手的小鱼际肌置于患儿前额,手掌把额头用力向后推,使头后仰,另一只手的示指、中指置于下颏将下颌骨上提,使下颌角与耳垂的连线和地面垂直。

当仰头抬颏法不起作用或怀疑脊柱受伤时,可采用推举下颌法(图9-1-7):将两只手分别置患儿的两侧,手指置于患儿的下颌角下方并用双手提起下颌,使下颌前移,如果患儿双唇紧闭,施救者可用拇指推开下唇,使嘴唇张开。

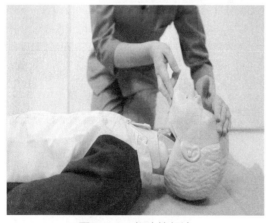

图9-1-6　仰头抬颏法

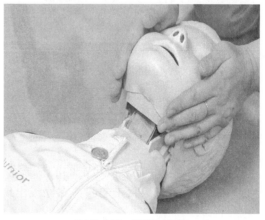

图9-1-7　推举下颌法

（3）人工通气

1）口对口人工呼吸：①如果是 1 岁以下婴儿，操作者先吸一口气，将嘴覆盖患儿的口和鼻；如果是 1 岁以上的儿童，操作者用口对口封住，拇指和示指紧捏住患儿的鼻孔，保持其头后仰。②将气吹入，同时可见患儿的胸廓抬起。③吹气完毕后，离开被抢救者口部，并松开捏紧鼻孔的手指，使患儿自然呼气，排出肺内气体，可见患儿胸部向下回弹，之后继续第二次通气。④每次吹气时间为 1 秒。

2）球囊 - 面罩通气：球囊 - 面罩又称"简易呼吸器"或"复苏球"，由球体、进气阀、出气阀和储气囊 4 部分组成。①连接球囊相应部件，并将氧气源连接好，将氧气流量调至10~15L/min。②单人操作时用一只手持球体，另一只手持面罩。③将面罩紧密盖在面部、覆盖住患儿的口鼻，尖端朝向患儿头部，宽端向患儿的脚侧，并托颌保证气道通畅。④在保持气道开放的条件下，以"E-C 手法"进行球囊 - 面罩通气：中指、无名指、小指成"E 字型"向面罩方向托颌，拇指和示指成"C 字形"将面罩紧紧扣在面部。⑤挤压球体，使气体送入患儿肺内。⑥挤压时间为 1 秒，挤压强度以看到患儿胸廓有起伏动作为宜。

（4）胸外按压与人工呼吸的协调

1）单人复苏婴儿和儿童时，在胸外按压 30 次和开放气道后，立即给予 2 次有效人工呼吸，即胸外按压和人工呼吸比为 30∶2；若为双人复苏则为 15∶2。青少年则和成人相同，不管是单人还是双人复苏，胸外按压和人工呼吸的比皆为 30∶2。

2）若高级气道建立后，胸外按压与人工呼吸不再进行协调，胸外按压以 100~120 次 /min的频率不间断地进行，呼吸频率为 10 次 /min（每 6 秒给予 1 次呼吸），注意避免过度通气。

（5）除颤：在能够获得自动体外除颤器（AED）（图 9-1-8）/ 手动除颤器（图 9-1-9）的条件下进行。

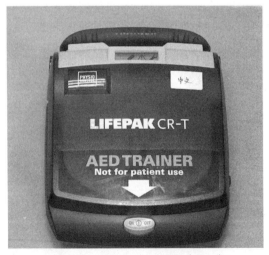

图 9-1-8　自动体外除颤器（AED）

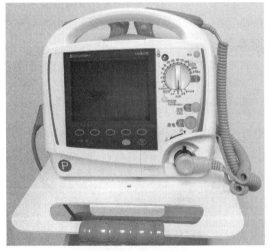

图 9-1-9　手动除颤器

1）医院外发生且未被目击的心搏骤停先给予 5 个周期的 CPR（约 2 分钟），然后使用AED 除颤；若为有人目击的心搏骤停或出现心室颤动或为无脉性室性心动过速时，应尽早除颤。

2) 婴儿首选手动除颤器,年龄<8 岁的儿童首选带有儿童衰减器系统的 AED,也可使用普通 AED。如有可能,使用儿童电极片,如果没有儿童电极片,可以使用成人电极片。

3) 除颤初始能量一般为 2J/kg,难治性心室颤动可为 4J/kg;随后除颤能量可升至 4J/kg或以上,但不超过 10J/kg 及成人能量。

(五) 并发症及处理

1. 胸骨、肋骨骨折　按压的部位不正确或按压力度过大会造成胸骨、肋骨骨折。故应该选择正确的按压位置和合适的按压力度。

2. 气胸　可因为胸骨或肋骨骨折所致。少量气胸者可先选择观察,大量气胸者需进行胸腔闭式引流。

3. 血胸　如果胸骨、肋骨骨折损伤膈肌血管或较大血管,对于凝血功能差的患儿,能引起活动性出血,出现低血压、出血性休克,需要输血、输液、闭式引流,甚至开胸探查止血。

4. 腹腔脏器破裂　按压的部位不正确或按压力度过大会造成腹腔脏器破裂。故应该选择正确的按压位置和合适的按压力度。

(六) 操作注意事项

1. 按压部位　注意不要按压到剑突和肋骨。

2. 按压深度　超过 6cm 的胸外按压深度,可能会造成肋骨骨折等伤害。每一次按压后均应让胸廓充分回弹,胸廓回弹不完全将减少按压之间心脏的充盈量并降低胸外按压所产生的血液流动。双手不可在每次按压后倚靠在患儿胸上,以保障心脏血流的充盈。应保持胸外按压的连续性,尽量减少胸外按压的中断。

3. 按压期间不要移动患儿,除非患儿处于危险的环境中,或者施救者认为患儿当前的姿势或位置使施救者不能有效地进行 CPR。不可剧烈晃动患儿,否则对有外伤,尤其颈椎骨折的患儿可能造成错位。

4. 压额抬颏方法　注意手指不要压颏下软组织,以免阻塞气道。

5. 口对口人工呼吸,适合现场急救,但是即使操作正确,吸入氧浓度也较低,且操作时间过长时施救者容易疲劳,也有感染疾病的潜在风险。如条件允许或是在医院内的急救,应尽快采用辅助呼吸的方法。无氧气时,可以直接通气。无论是口对口人工通气还是球囊面罩通气,都不宜送气太快、太强,因为这样可能造成气管、口鼻腔内的压力突然升高,超过贲门关闭压,而使气体进入胃内。此过程中应观察患儿的胸廓起伏以了解辅助通气的效果,若出现无效通气(表现为胸廓抬动不明显)应考虑是否存在气道梗阻(如气管异物未排出)或面罩密闭性不好等问题。"高级气道"是指能够使全部或大部分气体进入肺内的气道,如喉罩、气管插管等。

6. 如果有 2 个或更多的救助者,可每 2 分钟交换操作,以防止实施胸外按压者疲劳,导致胸外按压质量及效率降低。

7. 除颤　任何时刻除颤器到达现场,均应即刻进行心律检查,若为可除颤心律,应立即除颤,除颤后立即开始"以心脏按压为起点的新一个循环的复苏",尽可能缩短电击前后的胸外按压中断时间(<10 秒)。

(七) 相关知识

1. 时间是最关键因素

(1) 当心搏骤停时,脑内储存的氧只能维持使用 15 秒,而糖类物质只能维持使用 4~6 分钟,这就是为什么必须在 4~6 分钟内开始复苏才能保证患儿脑组织存活的原因。

(2) 恢复自主循环是关键:即使是完全正规的心脏按压,射血量也只有自主心律的 30%。对于可除颤心律,除颤是恢复自主循环最有效的方法。除颤每延误 1 分钟,生存可能性下降 7%~10%。

2. 特殊情况处理

(1) 患儿有意识:询问跌倒原因,进行基本检查。

(2) 患儿无意识,有呼吸:摆放昏迷体位,防止误吸,同时呼叫救援,安排转运。

(3) 患儿无意识,无呼吸,有心跳:进行"只人工呼吸"的复苏操作,按照上述人工呼吸的方法,每 3~5 秒给予 1 次人工呼吸,或频率为 12~20 次 /min。如果脉搏仍 ≤60 次 /min 且伴有血流灌注不足征象,则进行胸外按压。

(4) 当存在气道异物梗阻的时候,如果患儿有反应,首先需要利用腹部快速冲击法(儿童)或通过拍背和胸部快速冲击(婴儿)来解除窒息;如果患儿无反应,从胸外按压开始进行 CPR,但要增加 1 步额外步骤:每次打开气道,都要在咽喉后面寻找梗阻的异物,如果看到异物并且容易取出,应立即将其取出。

3. 强调高质量的 CPR

(1) 儿科生存链:儿童心搏骤停通常继发于呼吸衰竭和休克。提前鉴别出有这些问题的儿童对于降低发生儿科心搏骤停的可能性,以及尽可能提高存活率和康复率十分重要。因此,在儿科生存链中,较成人增加了一个预防的环节。

1) 预防心搏骤停。

2) 早期高质量的旁观者 CPR。

3) 快速启动应急反应系统。

4) 有效的高级生命支持(包括快速稳定和转运患儿去接受心搏骤停后治疗)。

5) 综合的心搏骤停后治疗。

(2) 高质量心肺复苏

1) 在识别心搏骤停后 10 秒内开始按压。

2) 用力按压,快速按压:以 100~120 次 /min 的速率实施胸外按压;对于儿童,按压深度至少为胸部厚度的 1/3(约 5cm);对于婴儿,按压深度至少为胸部厚度的 1/3(约 4cm)。

3) 每次按压后,让胸廓完全回弹。

4) 按压过程中尽量减少中断(将中断控制在 10 秒钟以内)。

5) 给予有效的人工呼吸,使胸廓隆起。

6) 避免过度通气。

三、儿童心肺复苏规范检查表

儿童心肺复苏规范操作核查、评估见表 9-1-1、表 9-1-2。

表 9-1-1　儿童心肺复苏规范操作核查表

项目		内容	是	部分	否
操作过程	评估	确保环境安全			
		轻拍患儿肩部或摇动双肩,用力适当,确认患儿意识丧失			
		判断呼吸,如无呼吸或喘息样呼吸			
		大声呼救,如"快来人,请拨打 120"			
		判断患儿循环情况(婴儿:肱动脉;儿童:颈动脉或股动脉搏动;5~10 秒内完成),是否有反应			
	胸外按压	确认 CPR 体位,去枕仰卧位			
		放置平地,胸下垫木板			
		去除衣物、解开裤腰带			
		将手掌贴在患儿胸骨与两乳头连线的交界处,且手掌根部长轴与胸骨长轴确保一致			
		8 岁以上患儿:双掌法(下面的手指提起,使之不与患儿皮肤接触)。1~8 岁患儿:单掌法(一只手固定患儿头部,另一手掌根置于胸骨下半段)			
		肘关节伸直,上肢成一直线,双肩正对双手,按压时垂直下压			
		放松时使胸骨恢复到按压前的位置,且双手不要离开胸壁			
		按压幅度:使胸廓下陷至少为胸部前后径的 1/3(婴儿约为4cm,儿童约为 5cm)			
		按压时以身体重量下压,肘关节不能弯曲			
		按压节律:按压、放松时间以 1∶1 的比例进行心脏胸外按压			
		保证胸廓充分回弹,尽可能减少胸外按压的中断			
		按压频率:100~120 次 /min			
	人工呼吸	立即开放气道:用仰头抬颏法(一手放在患儿前额,手掌把额头用力向后推,使头后仰,另一手的手指放在颏部将下颌骨上提)开放气道			
		观察并清理口腔			
		保持开放气道,拇、示指捏住患儿的鼻孔,另一只手托起下颌			
		用口唇把患儿的口(1 岁以下:口鼻)全罩住,呈密封状吹起			
		每次吹气为 1 秒			
		脱离患儿口部,放松捏鼻孔的拇指、示指			
		观察胸廓有无抬起,待胸廓自然回缩后再次吹气			
		吹气量适中			
		连续吹气 2 次,使患儿肺部充分换气			

项目		内容	是	部分	否
操作过程	循环周期	每做 30 次心脏按压,做 2 次人工呼吸(单人) 每做 15 次心脏按压,做 2 次人工呼吸(双人)			
		连续完成 5 个周期(约 2 分钟)后再次判断呼吸、循环情况(10 秒以内完成)			
	判断复苏效果及后续处理	有效的复苏征象:颈动脉搏动恢复、自主呼吸恢复、发绀减退、瞳孔由大缩小			
		如果复苏成功,将患儿置于复苏体位,行进一步生命支持			
		如果复苏不成功,续上述操作 5 个循环后再判断,直至高级生命支持人员与仪器到达			
操作后处置		整理衣物			
		摆好复苏后体位			
		检查有无复苏并发症			

表 9-1-2　儿童心肺复苏规范检查评估表

项目	5分	4分	3分	2分	1分
操作过程流畅度					
操作检查熟练度					
人文关怀					

评分标准:

5 分:穿戴整洁、精神饱满、用物准确齐全;程序正确、操作规范、动作熟练,胸外按压、人工呼吸交替时,衔接流畅、无中断,按时完成;注意保护患儿安全和职业防护,沟通有效,充分体现人文关怀。

4 分:介于 5 分和 3 分之间。

3 分:操作过程能整体完成,不够熟练,停顿次数<3 次,部分人文关怀。

2 分:介于 3 分和 1 分之间。

1 分:操作过程停顿次数>6 次,程序错误,操作粗暴,无人文关怀。

四、常见操作错误及分析

1. 气道未开放或开放不够。如将手置于下颌角下方,这样易使口腔关闭,导致吹气困难;应该双手用力方向相反并协调配合,如感臂力不足,可用掌根(不用小鱼际)置于前额(仰头托颌法),前臂与患儿身体长轴同方向,省力且易奏效。

2. 吹气量过大会造成胃扩张,过小则达不到临床要求的最佳效果。应该在吹气的过程中用余光去观察胸廓,要以胸廓起伏作为吹气成功的标志。

3. 全手紧贴胸壁,容易导致肋骨骨折。正确做法是抢救者左手的掌根部紧放在按压部位,右手掌根置于左手背上,双手平行重叠且手指交叉互握抬起,使手指脱离胸壁。

4. 按压手臂弯曲或按压方向倾斜,影响心肺复苏的效果。应该肘部要伸直,上半身略向前倾,使肩部位于双手的垂直上方,利用上半身体重和肩、臂部肌肉力量垂直向下按压,同时保持膝关节不动,髋关节上下活动,方能使按压力垂直。

五、目前常用训练方法及培训要点

1. 模型训练　目前儿童心肺复苏(CPR)教学模型由模拟人和电子显示器组成,模拟人根据儿童解剖特征和生理特点设计,模拟标准气道开放,可进行儿童CPR教学及训练,还能电子监测人工呼吸时的吹气量和胸外按压时的深度及位置。

2. 虚拟训练　"儿科综合模拟人"能够高仿真模拟患儿的各种生理、病理体征和进行生命监测。目前被较广泛使用的虚拟训练系统由智能模拟婴儿/儿童仿真模型、操作计算机及软件、模拟患儿监测仪、摄像系统四部分组成。可以显示婴儿/儿童正常及异常体征,尤其包括:心肺听诊;多种内置心电图教学类型;气道技能训练,如气管插管、面罩通气、模拟咽部梗阻及喉痉挛;胸外心脏按压操作;气胸穿刺、外周静脉穿刺、骨髓穿刺;生命体征的监测;高级生命支持;治疗后提供实时反馈、自动评估报告系统等功能。该训练系统能够真实地模拟各种简单典型病例和复杂综合病例,培训和考核医学生的临床诊断及操作技能。

六、相关知识测试题

1. 根据2020年AHA心肺复苏指南,儿童基础生命支持时胸外按压的频率应为

　　A. 60~80次/min　　　　　　　　　　B. 80~100次/min

　　C. 100~120次/min　　　　　　　　　D. >120次/min

　　E. >140次/min

2. 根据2020年AHA心肺复苏指南,儿童基础生命支持时胸外按压与人工通气单人操作的比例应为

　　A. 15:2　　　　　　　　B. 30:2　　　　　　　　C. 15:1

　　D. 30:1　　　　　　　　E. 30:4

3. 怀疑心搏骤停时,医务人员检查呼吸和脉搏的时间**不应**超过

　　A. 5秒　　　　　　　　　B. 10秒　　　　　　　　C. 15秒

　　D. 20秒　　　　　　　　E. 30秒

4. 下列选项中,**不属于**2020年AHA心肺复苏指南生存链中环节的是

　　A. 早期识别与呼救急救系统　　　　　B. 早期除颤

　　C. 早期呼吸机支持　　　　　　　　　D. 早期CPR

　　E. 早期高级生命支持

5. 下列说法中,正确的是

　　A. 人工通气时,气道是否开放不重要

　　B. 心脏按压越快越好

　　C. 推举下颌法依然是最重要的开放气道的手段

　　D. 除颤后应当立即进行以心脏按压开始的新一轮心肺复苏操作

　　E. 婴儿胸外按压深度约6cm

答案:1. C　2. B　3. B　4. C　5. D

（席　琼）

第二节　儿童气管插管术

一、概述

儿童气管插管术是将特制适合的导管通过口腔或鼻孔经喉插入到患儿气管内的技术。气管插管术不但是临床麻醉的重要组成部分,而且在危重患儿的抢救以及心、肺、脑复苏治疗中发挥着重要的作用。其临床目的主要有:①开放气道,保证有效的人工或机械通气;②保护气道,防止异物误入呼吸道;③及时吸出气道内分泌物或血液;④提供气管内给药的途径。

二、儿童气管插管术操作规范程序

(一) 适应证

1. 呼吸、心搏骤停或窒息。

2. 呼吸衰竭、呼吸肌麻痹和呼吸抑制需进行机械通气者。

3. 为气管内麻醉及气管内给药提供条件。

4. 预防和处理误吸或呼吸道梗阻。

5. 呼吸保护反射(咳嗽、吞咽反射)迟钝或消失。

(二) 禁忌证

1. 绝对禁忌证

(1)喉水肿。

(2)急性喉炎。

(3)喉头黏膜下血肿。

(4)插管创伤引起的严重出血。

2. 相对禁忌证

(1)呼吸道不全梗阻。

(2)有出血倾向。

(3)主动脉瘤压迫或侵蚀气管壁。

(4)颈椎骨折、脱位,颈椎脱位在颈部固定后可以插管。

(5)咽喉部烧灼伤、有肿瘤或异物。

注意:心搏、呼吸骤停急救插管时,不存在禁忌证。

(三) 操作前准备

1. 患儿的准备　插管前进行患儿检查与评估:检查患儿口腔、牙齿(有义齿需取出)、张口度、颈部活动度、咽喉部情况,判断是否为困难气道(包括头不能后仰、口腔狭小、前牙突出、颈项粗短、舌体过大等)。

2. 器材及用物准备

(1)吸氧和通气装置:面罩、氧气、简易呼吸器或呼吸机、麻醉机、口咽通气道。

(2)气管导管的准备:根据患儿年龄与体重,准备不同规格的气管导管 3 根。

1)导管选择:不同年龄气管导管型号和插入深度、唇 - 端距离、鼻 - 端距离的选择见

表 9-2-1。

表 9-2-1   不同年龄气管导管型号和插入深度、唇 - 端距离的选择

年龄	气管导管内径（ID）/mm	经口 唇 - 端距离 /cm	经鼻 鼻 - 端距离 /cm
早产儿（<1 000g）	2.0	8~9	10~11
早产儿（＞1 000g）	2.5	9~10	11~12
新生儿 ~3 月龄	3.0~3.5	10~12	12~14
3~9 月龄	3.5~4.0	12~13	14~15
9~24 月龄	4.0~4.5	13~14	15~16
>2~14 岁	年龄 /4+4（带套囊） 年龄 /4+4.5（不带套囊）	年龄 /2+12 或气管导管内径 ×3	年龄 /2+14 或气管导管内径 ×3+2
>14 岁	参考成人男女性标准		

注：年龄>2 岁者，气管导管内径（mm）= 年龄（岁）/4+4；深度：唇 - 端距离（cm）= 年龄（岁）/2+12，鼻 - 端距离（cm）= 年龄（岁）/2+14。新生儿，气管导管内径（mm）= 体重（kg）/2+2；深度：唇 - 端距离（cm）= 体重（kg）+6；鼻 - 端距离（cm）= 体重（kg）×2+6。

2）检查导管套囊是否漏气：套囊是附属于气管导管的一种防漏装置，其作用是防止呕吐物、血液、分泌物流入气管，并防止呼吸时漏气。套囊充气要均匀，以不漏气为准则，过大可压迫气管黏膜导致压迫性缺血，形成溃疡。插管前要检查是否漏气，婴幼儿插管可不带套囊。

3）管芯准备：将插管管芯放入导管内并塑形，管芯前端不能超过导管斜面，管芯末端反折固定，防止脱落。

4）润滑：用水溶性润滑剂润滑气管导管套囊表面以及气管导管的前端。

（3）药品：根据情况选择镇静药、镇痛药或肌肉松弛药备用。

（4）喉镜准备：将喉镜镜片与喉镜手柄连接，确认连接稳定，并检查光源亮度。可选择弯形喉镜片（Macintosh 喉镜片）或直形喉镜片（Miller 喉镜片）。

（5）其他：无菌手套、牙垫、10ml 注射器、胶布、吸痰管、吸引器、5 号电池、听诊器、心电监护设备。

3. 操作者的准备

（1）操作者按要求穿工作服，洗手、戴口罩、帽子、手套，必要时穿隔离衣，戴防护眼镜、防护面罩等。

（2）除心肺复苏外，应向患儿及其家属解释操作过程，签署知情同意书。

（四）操作步骤

1. 摆放体位   患儿肩背部垫一薄枕，使口、咽、喉三轴线尽量成一直线。插管者站于患儿头侧，患儿的头位相当于插管者剑突水平。

2. 加压给氧   用球囊面罩给患儿加压给氧，吸 100% 纯氧 2~3 分钟，送气频率与患儿年龄正常范围一致。

3. 经口气管插管时，术者站在患儿头顶部，用右手拇指和示指呈"剪刀式"交叉，拇指推开患儿的下磨牙，示指抵住上门齿，打开口腔。左手握持喉镜手柄，将镜片从患儿右侧口

角送入,向左推开舌体,使喉镜片移至正中位。然后,缓慢地把镜片沿中线向前推进,显露患儿悬雍垂及会厌,弯形喉镜片前端应放置在会厌谷(会厌和舌根连接处)。此时,操作者应保持左腕伸直,向前、向上约 45° 角提拉喉镜,间接提起会厌,暴露声门。应用直形镜片时,需将镜片插至会厌下方,上提喉镜,直接提起会厌,显露声门。

4. 插入气管导管 操作者右手以握笔式手势,从患儿右口角将导管沿镜片压舌板凹槽插入口腔,斜口端对准声门裂将导管送入气管内。见套囊进入气管后,请助手帮助将管芯拔出,拔出时注意固定导管。术者继续将导管向前送入 1~2cm,使导管尖端距门齿达到预计值。

5. 放置牙垫 气管导管插入气管后,退出喉镜,放置牙垫,助手连接复苏囊予以正压通气。牙垫侧翼应放于牙齿与口唇之间,防止掉入口腔。

6. 经鼻腔气管插管时,首先检查患儿鼻腔有无鼻中隔偏曲、鼻息肉等,患儿体位同口腔插管,用 1% 麻黄素液为患儿滴鼻 3 次后滴入石蜡油,导管外涂润滑油,清醒患儿用 1% 丁卡因喷雾鼻腔黏膜。右手持不带导芯的气管导管自通气良好的一侧鼻孔插入。当导管通过鼻后孔与咽喉部时,一边将导管轻轻推进,一边用耳听呼气时的气流强度,并根据声音大小调整头颈和导管位置,至气流声最强时继续将导管插入气管。确定导管插入气管后,用胶布及系带固定于患儿颊部及枕部。如经鼻腔插管困难,可在导管达咽喉时,以咽喉镜显露声门,在明视下将导管插入气管。

7. 确认导管位置 导管插入后,应立即确认导管是否在气管内。具体方法:挤压呼吸球囊人工通气时见双侧胸廓对称起伏,听诊器听诊有双肺呼吸音存在并对称,可初步确认气管导管的位置正确。其他还可以通过观察气管导管是否有白雾状气体随呼吸进出;压胸部时,导管口有气流;或者检测呼气末二氧化碳分压($PetCO_2$)来判断气管插管是否成功。

8. 套囊充气 给气管导管套囊充气 3~5ml,使之触摸注气端套囊弹性似鼻尖。

9. 固定导管 用胶布将牙垫与气管导管固定于面颊,胶布长短以不超过下颌角为宜,粘贴要牢靠,不可粘住口唇,然后将患儿头部复位。

10. 连接呼吸机进行机械通气,整理用物。有条件时可拍摄胸部 X 线片,查看导管在气管内的位置,并了解患儿双肺其他情况。

(五) 并发症及处理

1. 插管损伤 插管操作不规范,可致唇舌挤伤、牙齿脱落、后咽壁损伤、声带撕裂等。插管时注意动作规范、熟练,切忌粗暴插管。

2. 缺氧 一般情况下,每次操作时间不超过 30~40 秒,其间应监测血氧饱和度,一旦低于 90%,应立即停止插管,保证氧供。

3. 误吸 插管时可引起呕吐和反流误吸,导致吸入性肺炎,甚至呼吸衰竭。可在插管前留置胃管,吸尽胃内容物。

4. 浅麻醉下行气管内插管 可引起剧烈呛咳,以及喉头、支气管痉挛;还可引起心率增快及血压剧烈波动而导致心肌缺血,严重的迷走神经反射可导致心律失常,甚至心搏骤停。应做好局部麻醉,操作轻柔、规范,从而减轻反应;还需注意观察患儿,一旦出现严重并发症,应及时处理。

5. 痰栓或异物堵塞管道 应积极进行气道护理,如湿化、保温、气道吸引等。

（六）操作注意事项

1. 插管时动作要正确、轻柔、迅速。

2. 挑起会厌时，切忌以门齿作为支点，以避免门齿损伤脱落。应将喉镜向上提，使着力点在镜片前端。患儿若有义齿，应在插管前取下。

3. 显露声门是插管成功的关键。如显露困难，可轻轻按压喉结或导管沿会厌后下盲探插入。

4. 导管插入气管内长度根据患儿年龄、体重估计，一般导管末端应在气管隆嵴上1~2cm。插管后应检查双肺呼吸音是否一致，两侧胸部起伏是否对称。

5. 导管留置时间一般不超过 72 小时，避免压迫时间过久引起气管黏膜水肿、溃疡、坏死。套囊每 6 小时放气一次，每次 3~5 分钟。婴幼儿插管可不带有套囊。

6. 严重颈椎骨折患儿，插管时应注意轻轻搬动头颈部，避免压迫或损伤颈髓而发生高位截瘫。

（七）相关知识

1. 气管插管的分类　按插管路径不同分为经口气管插管和经鼻气管插管 2 种类型。

（1）经口气管插管：操作简单、易于掌握，能够在紧急情况下迅速建立可靠的人工气道，是临床急救的常用方法。

（2）经鼻气管插管：主要适用于预期留管时间相对较长的患儿。主要包括：严重哮喘、充血性心力衰竭等疾病的患儿；口腔、颜面部严重创伤无法张口的患儿；各种原因经口气管插管困难者。经鼻气管插管较经口气管插管更易耐受，但经鼻气管插管相对困难，反复插管易导致鼻咽部充血、水肿。经鼻气管插管有经鼻直视插管法、气管镜引导下气管插管法和经鼻盲探法。临床上可根据不同情况选择不同的插管方法。此外，如遇到困难气道而使插管不能成功，可考虑以下方法：经纤维支气管镜插入气管插管、逆行气管插管、可视喉镜气管插管、经皮穿刺气管切开套管导入术、环甲膜切开术等。

2. 可视喉镜气管插管　是近年来新发展的一种可视插管系统，由镜片、镜柄、液晶可视窗组成，可通过显示屏直观清晰的显示声门等咽喉部结构，从而显著降低气管插管的难度。与传统的喉镜相比，其优势是声门暴露更好、插管时间短、气道损伤小、准确率较高。目前可视喉镜气管插管操作已被各大医院普遍应用。

可视喉镜气管插管方法与传统经口气管插管基本相同，主要分为 4 个基本步骤。

（1）看口腔，将喉镜从口腔中线插入，并轻柔向前推进至舌根部。

（2）看屏幕，看到悬雍垂后轻柔向前推进，看到会厌然后轻提喉镜暴露声门，将喉镜定位在满意的位置。

（3）看口腔，将带有导芯的气管导管轻柔无阻力地插入口腔内，并将其尽可能地放置在靠近喉镜片前端的位置。

（4）看屏幕，将气管导管对准声门并插入两侧声带之间。然后，稍微减少上提喉镜的力量，将气管导管向下送入气管。

三、经口气管插管规范检查表

经口气管插管规范操作核查、评估见表 9-2-2、表 9-2-3。

表 9-2-2　经口气管插管规范操作核查表

项目	内容	是	部分	否
操作前准备	检查患儿口腔、牙齿、颈部活动度情况,判断是否为困难气道			
	准备吸氧和通气装置			
	准备合适的气管导管,检查套囊是否漏气			
	管芯放入导管内并塑形,润滑导管			
	选择合适的喉镜镜片,检查喉镜灯光			
	非急救患儿需明确有无相对禁忌证并确认已签署知情同意书			
	操作者戴口罩、帽子、手套,必要时穿隔离衣,戴防护眼镜、防护面罩			
	其他物品的准备:气管插管导丝、牙垫、胶布、听诊器、复苏呼吸囊、吸引装置与吸痰管、10ml 注射器、5 号电池、心电监护设备、镇静药、镇痛药或肌肉松弛药			
操作过程	插管过程			
	患儿头部充分后仰,使口、咽、喉三点成一条直线			
	用球囊面罩给患儿加压给纯氧提高氧储备			
	暴露声门:左手持喉镜,右手将患儿上下齿分开,将喉镜叶片沿右侧口角置入,将舌体推向左侧,见悬雍垂,继续深入至会厌,把喉镜向上提起充分暴露声门			
	插入气管导管:右手持气管导管,对准声门插入,如有管芯,立即拔出			
	放置牙垫:退出喉镜,放入牙垫,助手连接复苏囊予以正压通气			
	确定导管是否在气管内:演示并口述判断方法			
	连接简易呼吸器,挤压复苏囊,双肺听诊呼吸音			
	压胸部时,导管口有气流			
	观察气管导管是否有白雾状气体随呼吸进出			
	检测呼气末二氧化碳分压($PetCO_2$)			
	完成插管并核查注意事项			
	充气、固定:向导管气囊内充气,并与牙垫固定			
	从打开喉镜至插管完毕,开始第一次有效复苏囊通气全操作过程不超过 30 秒			
	气管导管内如有分泌物,应及时吸出			
	复苏囊的压力一般保持在 25cmH_2O(新生儿为 20cmH_2O)以下,留置气管导管一般不超过 72 小时			
	如果气管插管失败或不顺利,应立即停止插管,退出喉镜与导管,改回面罩吸氧,1 分钟后再尝试			
操作后处置	连接呼吸机进行机械通气,整理用物			
	有条件时可拍摄胸部 X 线片了解气管导管及肺部情况			

表 9-2-3　经口气管插管规范操作评估表

表 9-2-3　经口气管插管规范操作评估表

项目	5分	4分	3分	2分	1分
操作过程流畅度					
操作熟练度					
人文关怀					

评分标准：

5 分：操作过程清晰流畅、熟练，插管方法正确、准确，在规定时间内一次性成功完成插管。人文关怀到位，插管中动作轻柔，避免插管损伤。术后整理、清洁患儿身体及用物，与患儿或家属有交流、安慰及注意事项的交代。

4 分：介于 5 分和 3 分之间。

3 分：操作过程能整体完成，动作欠流畅、熟练，插管方法基本正确，超出规定时间 10 秒内一次性成功完成插管，或第二次才插管成功。能有部分人文关怀，插管中动作较轻柔，无明显插管损伤。术后整理、清洁患儿身体及用物，或与患儿或家属交流、安慰及注意事项的交代不完整。

2 分：介于 3 分和 1 分之间。

1 分：操作过程未能整体完成，动作不生疏、不流畅，插管方法有明显错误，插管 3 次或以上才成功。无人文关怀，或出现明显插管损伤。

四、常见操作错误及分析

1. 损伤　置入喉镜时，切勿把口唇压在喉镜镜片与牙齿之间，以免造成损伤。

2. 门齿损伤脱落　挑起会厌时，切忌以门齿作为支点，否则容易门齿损伤脱落。应将喉镜向上提，使着力点在镜片前端。

3. 喉镜插入过深　如看不到声门，可能为喉镜插入过深，可将镜片适当退出少许。

4. 误入食管　如插管后通气，听诊上腹部有气过水音，腹部隆起，应尽快拔出气管导管，重新面罩加压给氧，维持氧合，再重新插管。

5. 气管导管选择不当　内径过小可使呼吸阻力增加；导管内径过大容易损伤呼吸道黏膜。应根据患儿体重、年龄选择合适规格的气管导管。

6. 导管插入太深　可误入一侧支气管内（常发生在右侧），引起通气不足、缺氧或术后肺不张。导管插入太浅时，可因患儿体位变动而意外脱出，导致严重意外发生。应正确、牢固固定导管，每日检查，并及时更换固定胶带。呼吸机管道应留出一定活动范围，以防患儿体位变动而意外脱出。气管插管后应定期行胸部 X 线片检查导管位置。

五、目前常用训练方法及培训要点

1. 模型训练

（1）高级婴儿气管插管训练模型：是仿真材料的功能模拟模型，可经口、鼻进行气管插管训练。具有婴儿的舌、口咽、会厌、喉、声带和气管的真实解剖结构，还能模拟婴儿的头部后仰活动，以便正常操作。可以通过吹气方式观察模拟肺的膨胀，以测试插管是否正确地插入气道。

（2）气管插管模拟人：可进行经口、鼻气管插管的训练操作与教学演示。在进行气管插管的训练操作时，若正确操作插入气道，有电子显示及奏乐功能；供气可使双肺膨胀，并可注入空气到套囊固定管子。错误操作插入食管时，有电子显示及报警功能，供气使胃膨胀。错误操作使喉镜造成牙齿受压时,有电子显示及报警功能。还可观察对比一侧正常与另一侧散大之瞳孔,以及指示环甲膜穿刺部位。

2. 虚拟训练 气管插管模拟仿真训练及考核系统采用虚拟软件与实体模型结合的方式,让训练者更真切地感受到气管插管的整个操作流程。现有的市售系统主要是让使用者通过真实的医用操作设备对人物模型实施操作,虚拟画面与现实操作实时同步,通过软件可直观地看到内部结构,使训练者能更好地掌握气管插管知识。

自测模式下,可以训练气管插管术的流程并自行操作。可看到气道剖面图及进管的路径,演示挑起会厌、显露声门和误插入食管。如果进入气道则播放气道进入动画,如果进入食管则演示食管进入动画,还可演示气囊充气。也可查看训练情况,对比每次的训练情况,逐条进行评价和统计,帮助提高各小项技能水平。此外,还有额外的统计功能,将导管是否正确进入气道以及导管放置位置以图表形式展示。在教师管理模式下,可以调整分值、评价要点步骤以及修改评分标准。学生自我训练结束后,可以申请考试,成绩自动上传至服务器。

3. 其他训练 气管插管的训练应首先进行理论学习,掌握上呼吸道的局部解剖结构、气管插管的适应证、操作方法、所需物品、注意事项等,并在带教老师的指导下于气管插管模型上进行模拟训练,熟练掌握(20秒内插管成功)操作要领及正规操作手法。然后方可选择插管条件相对较好、对插管耐受性较强的患儿进行病例操作,并不断总结、交流经验,提高插管速度、操作技巧和成功率。

六、相关知识测试题

1. 气管插管暴露声门时,弯形喉镜镜片前端放置的最佳位置是
   A. 舌体　　　　　　　　B. 会厌谷
   C. 声门上　　　　　　　D. 舌根
   E. 会厌

2. 患儿,6岁,经口气管插管导管尖端距门齿的最佳距离是
   A. 12~13cm　　　　　　B. 13~14cm
   C. 14~15cm　　　　　　D. 15~16cm
   E. 16~17cm

3. 气管导管插入气管后,下列套囊注气法正确的是
   A. 给气管导管套囊充气15ml
   B. 给气管导管套囊充气2ml
   C. 给气管导管套囊充气,触摸注气端套囊弹性似鼻尖
   D. 给气管导管套囊充气,触摸注气端套囊弹性似额头
   E. 给气管导管套囊充气,触摸注气端套囊弹性似口唇

4. 关于确认气管导管在气管内位置是否正确的描述中,**不正确**的是
   A. 通气时观察双侧胸廓起伏对称
   B. 听诊器听诊双肺,双肺呼吸音响亮、对称
   C. 胸部X线检查,显示气管导管位置正确
   D. 听诊器听诊颈前部,无漏气

E. 吸气时管壁清亮,呼气时可见明显的"白雾"样变化

5. 以下情况中,**不适合**做气管内插管的是

A. 呼吸、心搏停止　　　　　B. 异物卡喉

C. 吉兰 - 巴雷综合征　　　　D. 抢救新生儿窒息

E. 全身麻醉者

答案:1. B　2. D　3. C　4. D　5. B

（江 杰）

第三节　儿童心脏电除颤

一、概述

心脏电除颤和电转复是用电能治疗异位快速型心律失常,使之转复为窦性心律的方法。根据临床应用是否需同步,电除颤和电转复略有不同。电除颤是通过瞬间高能量的电脉冲对心脏进行紧急非同步电击,以终止心室颤动(包括心室扑动)。而同步电转复则是以患儿的心电信号(心电图心室除极波即 R 波降支)为触发标志,瞬间发放通过心脏的高能量电脉冲,终止某些有 R 波存在的异位快速型心律失常,并使之转为窦性心律的方法。

二、儿童心脏电除颤 / 电转复操作规范流程

(一) 适应证

1. 电除颤　心室颤动(包括心室扑动)与无脉室性心动过速。

2. 电转复

(1)室性心动过速

1)室性心动过速不伴有血流动力学障碍时,如经药物治疗无效或血流动力学受到严重影响,应及时采用同步电转复。

2)发生室性心动过速后临床情况严重,如伴有意识障碍、严重低血压、急性肺水肿、急性心肌梗死等,应首选同步电转复。

(2)室上性心动过速

1)阵发性室上性心动过速发作时,常规物理或药物治疗无效且伴有明显血流动力学障碍者。

2)预激综合征伴室上性心动过速在药物治疗无效时。

3)心房颤动后心室率过快、低血压、心力衰竭且药物不能控制者。

4)心房扑动对于药物治疗无效或伴有心室率快、血流动力学恶化的患儿,电转复成功率高(98%~100%),且所用电能较小,是同步电转复的最佳适应证。

(二) 禁忌证

1. 绝对禁忌证　下列情况时绝对禁用电转复:

(1)洋地黄中毒引起的快速型心律失常。

(2)室上性心律失常伴高度或完全性房室传导阻滞。

(3)持续心房颤动,且在未用影响房室传导的药物情况下心室率已缓慢者。

(4)伴有病态窦房结综合征(即慢快综合征)。

(5)近期内有动脉栓塞或经超声心动图检查发现左心房内存在血栓而未接受抗凝治疗者。

2. 相对禁忌证　心房颤动患儿有下列情况时为电转复的相对禁忌证:

(1)拟近期接受心脏外科手术者。

(2)电解质紊乱,尤其是低钾血症,电转复应在纠正后进行。

(3)严重心功能不全未纠正者,因转复后有发生急性肺水肿的可能。

(4)心脏明显扩大者,即使成功转复后,维持窦性心律的可能性也不大。

(5)甲状腺功能亢进伴心房颤动而未对前者进行正规治疗者。

(6)伴风湿活动或感染性心内膜炎而未控制的心脏病患儿。

(7)转复后在胺碘酮的维持下又复发,或不能耐受抗心律失常药物维持治疗者。

(8)心房颤动为阵发性,既往发作次数少、持续时间短,预期可自动转复者。

(三) 操作前准备

1. 患儿的准备

(1)在准备及操作的同时向家属做好解释工作,取得充分配合,患儿家属签署知情同意书。

(2)如为紧急心肺复苏患儿,电除颤/电转复前应持续给予心脏按压和人工呼吸。

(3)评估患儿:了解患儿病情、局部皮肤情况,评估患儿意识、心电图状况(是否为心室颤动波),确认是否安装起搏器。

(4)电转复前应纠正电解质紊乱和酸碱失衡,尤其是纠正低钾血症及酸中毒。如果患儿正在服用洋地黄类药物,应在复律前停服24~48小时。

(5)电转复前应禁食6~8小时,以免复律过程中发生恶心和呕吐而引起窒息。电转复操作前建立静脉通道,完善常规心电图,给予吸氧,连接血压和心电监护(注意接地线)。

(6)心房颤动电转复前:如心房颤动病程>48小时或不清者,电转复前口服华法林3周,并经食管超声心动图检查无左心房血栓迹象,可考虑电转复,而且在转律后也需继续抗凝4周。如心房颤动病程<48小时,可以直接行电复律,但需在转律前经静脉给予肝素一次。此外,对于血流动力学不稳定的心房颤动患儿,需立即电转复,之前也需经静脉给肝素一次。

(7)镇静或麻醉:择期电转复者可予适当镇静或麻醉以减少患儿不适与抵抗。一般静脉缓慢注射地西泮至其进入蒙眬状态,待睫毛反射消失,即可进行电转复。镇静或麻醉前后应给患儿吸氧。

2. 物品(器械)的准备

(1)除颤器与电极板

1)除颤器的选择:8岁以上患儿,选择普通体外自动除颤器(AED)或手动除颤器;1~8岁患儿,选择儿科型剂量衰减AED,若没有,选择普通AED;小婴儿,选择手动除颤器,若没有,选择儿科型剂量衰减AED,若两者均没有,选择普通AED。

2)电极板的选择:在不影响电极板与患儿皮肤接触及保持两个电极板间隔的前提下,优先选择较大的电极板。一般体重<10kg的婴儿使用的电极板直径为4~5cm,1~8岁儿童为8cm,8岁以上儿童用成人电极板(10~13cm)。在使用前应检查除颤器功能是否完好,电源有无故障,充电是否完全,各种导线有无接触不良,同步性能是否正常。

（2）其他物品：导电糊或生理盐水纱布、干燥纱布2块、湿纱布5块、弯盘。有条件时配备各种复苏设备：气管插管、吸引器、专用抢救药箱（抢救车）、血压和心电监护仪器，以及心脏临时起搏器等。

3. 操作者的准备

（1）择期电转复术前应熟悉患儿病情，掌握电除颤/电转复的适应证及禁忌证，操作前核对患儿信息，确认患儿家属已签署知情同意书。

（2）电除颤/电转复时，操作者及其他工作人员不能与患儿、病床及与患儿相连接的仪器设备接触，以免触电。

（四）操作步骤

以手动除颤器操作为例。

1. 患儿仰卧于绝缘硬板床上，检查并去除导电物质，松解衣扣，暴露胸部，身体不接触床上任何金属部分。连接除颤器电源线、地线，保证患儿安全。

2. 开机并连接除颤器上的心电监护仪。再次评估患儿意识和心电图，若心室颤动为细颤时，给予肾上腺素适量静脉注射，使细颤转为粗颤。

3. 涂导电糊　用干纱布将电击部位皮肤擦干，将2个电极板涂上导电糊或包上4~6层浸有生理盐水的纱布垫，注意2个电极板之间要保持干燥且不能有导电糊相连。

4. 设定同步状态　电除颤将按钮设置为"非同步"，电转复设置为"同步"。电转复时选择R波较高的导联进行示波观察，以利于R波同步。

5. 放置电极板　术者站在患儿右侧，左手持标有"STERNUM（胸骨）"电极板上缘放于胸骨右侧第2肋间（心底部），右手持"APEX（心尖）"电极板上缘置于左腋中线平心尖处（心尖部），适当按压电极板，使其紧贴皮肤。

6. 除颤器充电　选择合适除颤能量，按下"充电"按钮。电除颤能量（无论单、双相波）首次2J/kg，后续电击能量4J/kg，可更高，但不超过10J/kg或成人最大剂量。电转复时首次能量0.5~2.0J/kg，如一次无效，可增加能量间隔2~3分钟再次复律。

7. 充电完毕，确认术者及其他人员与患儿身体无接触，放电时患儿暂停吸氧。

8. 再次观察心电示波，确认需要电除颤/电转复，双手同时按"放电"按钮，当观察到除颤器放电后再放开按钮。

9. 电除颤者除颤后立即开始心脏按压，5个循环后根据心电显示判断是否进行下一次除颤。

10. 电转复后立即听诊心脏并记录心电图，如未转复，可增加能量再次进行电击。如反复电击3次或能量达到300J（儿童酌减）以上仍未转复为窦性心律，应停止电转复治疗。

11. 如果转复为窦性心律，应立即测量血压、听心率、记录心电图与术前对照，观察有无ST段抬高及T波变化，并连续进行心电图、血压、呼吸和意识的监测，一般需持续24小时，直至病情稳定。

12. 操作完毕关闭电源，复原按钮，清理电极板，按规定位置准确摆放。

（五）并发症及处理

1. 心律失常

（1）期前收缩：发生率高，与原发病及电刺激有关。大多数期前收缩在电击后数分钟内消失,可不需特殊处理。

(2)室性心动过速、心室颤动:多因装置同步不良、放电能量不足、心肌本身病变、低钾血症、酸中毒、洋地黄过量等引起。可静脉注射利多卡因、胺碘酮或普鲁卡因胺等,并积极纠正酸中毒,立即再行电除颤。

(3)缓慢型心律失常:最常见的是窦性心动过缓、窦性停搏或房室传导阻滞。这与直流电刺激迷走神经、复律前应用抗心律失常药物(如胺碘酮等)、本身已存在的窦房结功能不良和房室传导阻滞等(应注意适应证)有关。该情况多在短时间内消失,如持续时间长或症状严重,可静脉注射阿托品,或静脉滴注异丙肾上腺素,必要时行临时心脏起搏。

2. **低血压**　发生率为1%~3%,多见于高能量电击后,可能与心肌损害有关。轻者仅需严密观察,大多可在数小时内自行恢复,重者可静脉注射多巴胺等升压。

3. **栓塞**　发生率为1%~3%。可发生在电转复后2周以内,多见于复律后24~48小时。多发生于慢性心房颤动电复律成功后,心房恢复有节律的收缩可使心房内附壁血栓脱落,引起动脉栓塞。因此,心房颤动复律前后应行抗凝治疗,以避免栓塞并发症发生。一旦发生,应积极采取抗凝或溶栓治疗。

4. **急性肺水肿**　常发生在电击后1~3小时内,发生率为0.3%~3.0%,可能与电复律后左心房、左心室的功能不良有关,个别患儿可能与肺栓塞有关。发生肺水肿后应立即予以利尿、扩血管等相应治疗。

5. **心肌损伤**　心肌损伤发生率约为3%。多因使用过大电击能量或反复多次电击所致。心电图表现为ST-T改变,肌钙蛋白及肌酸激酶同工酶(CK-MB)轻度升高,大多在数小时或5~7天后恢复正常。轻者密切观察,严重者予以营养心肌药物等对症处理。

6. **呼吸抑制**　见于使用硫喷妥钠麻醉的患儿。电复律后可出现1~2分钟的呼吸抑制。应及时给予面罩加压吸氧及人工呼吸,并备用气管插管。

7. **皮肤烧伤**　较常见。主要原因为电复律操作时电极板按压不紧,导电糊涂得不均匀或太少。多数表现为有局部红斑或轻度肿胀,一般可自行好转。

(六) 操作注意事项

1. 对心室颤动或伴严重血流动力学障碍的快速室性心动过速患儿,因需紧急心肺复苏,无须向家属详细交代,应立即开始电除颤。对于其他快速型心律失常的患儿,应向患儿及家属解释电复律过程中可能出现的并发症,电复律对患儿的利弊,取得其合作,并签署知情同意书。

2. 除颤应果断、熟练、争分夺秒。从启用手控除颤电极板至第一次除颤完毕,全过程不超过20秒钟。

3. 应快速证实心搏骤停　快速判断患儿是否有意识消失,颈动脉、股动脉搏动消失,呼吸断续或停止,皮肤发绀,心音消失,血压测不出瞳孔散大,心电图呈直线。

4. 心肺复苏中除颤时,因每次除颤而中止胸外按压的时间要尽可能短,术者在实施电除颤之后,检查心律和脉搏应在继续进行5组CPR之后进行。

5. 体重和心脏大小决定电能大小的选择,要在呼气末放电除颤,以减少跨胸电阻抗。

6. 如果在CPR和1~2次电击后心室颤动及无脉性室性心动过速依然存在,可给予血管活性药物和利多卡因、胺碘酮等抗心律失常药物。

7. 胸部有植入性的装置时,电极板应放在距该装置2.5cm的位置,除颤后应检查其功能。切忌将电极板直接放在治疗性贴片、监护仪贴片、导电线上面。

8. 除颤同时,用药纠正酸碱失衡和电解质紊乱,有利于除颤成功。

9. 触电早期(3~10分钟内)所致的心搏骤停,宜先用利多卡因1mg/kg静脉注射。

10. 除颤过程中和除颤成功后均应监测并记录心律、心率、呼吸、血压及神志等的变化。

(七) 相关知识

1. 影响电除颤成功的主要因素　发生心室颤动到进行除颤的时间十分重要,每延迟1分钟,除颤成功率下降7%。

2. 电极位置　可直接影响除颤成功与否。2个电极必须使心脏(首要是心室)位于电流的路径中心,使电流能流过整个心脏。电转复时有2种电极板放置部位。

(1)前侧位:一个电极板上缘放于胸骨右侧第2肋间(心底部),另一个电极板上缘置于左腋中线平心尖处(心尖部)。该方式操作方便,多用于急诊。

(2)前后位:一个电极板放在背部左肩胛下区,另一个电极板放在胸骨左缘第3、4肋间。此位置通过心脏电流多,电能量需要减少,成功率高,并发症少,择期电转复多用这种方式。

3. 当心脏手术或开胸心脏按压而需作心脏直接电除颤时,需专用小型电极板。一块置于右心室面,另一块置于心尖部,心脏表面洒上生理盐水,电极板紧贴心室壁。

4. 心脏除颤器分类

(1)按波型分:单向波除颤器与双向波除颤器。单向波是指半个正弦波,双向波是指完整的正弦波。双向波的优点是单向波结束心脏干扰杂波后再给出一个方向的引导性电波,该引导性电波接近心脏正常电信号,因此能更有效激发起心脏的正常工作。

(2)按是否与R波同步分:非同步型除颤器与同步型除颤器。

(3)按电极板放置的位置分:体内除颤器与体外除颤器。

1)体内除颤器是将电极放置在胸内,直接接触心肌进行除颤,早期主要用于开胸心脏手术时直接进行心肌电击,这种体内除颤器结构简单;现代的体内除颤器是埋藏式的,这与早期体内除颤器不大相同,它除了能够自动除颤以外,还能自动进行心电的监护、心律失常的判断、疗法的选择。

2)体外除颤器是将电极放在胸外,间接接触心肌进行除颤,目前临床使用的除颤器大都属于这一类型。

(4)按自动化程度分:自动除颤器与手动除颤器。手动除颤是把电极片贴到患儿身上后,由医师来选择能量值对患儿进行操作。自动除颤是医师只要把电极片贴到患儿身上,仪器就会自动检测患儿的心率,根据患儿的心率自行选择能量值来除颤。

(5)按输入电流分:交流电与直流电。原始的除颤器是利用工业交流电直接进行除颤的,这种除颤器常会令患儿因触电而伤亡。目前除心脏手术过程中还有用交流电进行体内除颤(心室颤动)外,一般都用直流电除颤。

三、儿童心脏电除颤 / 电转复规范检查表

儿童心脏电除颤 / 电转复规范操作核查、评估见表9-3-1、表9-3-2。

表 9-3-1　儿童心脏电除颤 / 电转复规范操作核查表

项目	内容	是	部分	否
操作前准备	评估患儿:了解患儿病情、年龄、体重、是否安装起搏器,评估意识、心电图、局部皮肤情况			
	选择合适的除颤器与电极板,检查除颤器是否完好			
	择期电转复术前应熟悉患儿病情,核对患儿信息,建立静脉通道,给予吸氧,连接血压和心电监护,适当镇静或麻醉,并签署知情同意书			
	物品(器械)的准备:导电糊或生理盐水纱布、干燥纱布 2 块、湿纱布 5 块、弯盘、电极片。有条件时配备复苏设备			
操作过程	电除颤 / 电转复过程			
	去除患儿身体导电物,暴露体位,平卧于绝缘硬板床			
	连接除颤器电源线、地线,开机并连接除颤器上的心电监护仪,再次评估患儿意识和心电图			
	电极板涂导电糊或包上盐水纱布			
	设定同步状态			
	放置电极板,适当按压电极板,使其紧贴皮肤			
	除颤器充电:选择合适电除颤 / 电转复能量			
	电除颤能量(无论单、双相波)首次 2J/kg,后续电击能量 4J/kg,可更高,但不超过 10J/kg 或成人最大剂量			
	电转复时首次能量 0.5~2.0J/kg,如一次无效,可增加能量间隔 2~3 分钟再次复律			
	如反复电转复 3 次或能量达到 300J(儿童酌减)以上仍未转复为窦性心律,应停止治疗			
	继续完成电除颤 / 电转复并核查注意事项			
	确认术者及其他人员与患儿脱离接触,暂停吸氧			
	再次确认心电示波需要电除颤 / 电转复,双手同时按"放电"按钮			
	电除颤者除颤后立即开始心脏按压,5 个循环后根据心电显示判断是否进行下一次除颤			
	电转复者立即听诊心脏并记录心电图,如未转复,增加能量再次进行电击			
	电除颤前,若心室颤动为细颤时,可先静脉注射肾上腺素,使细颤转为粗颤			
	电转复时选择 R 波较高的导联进行示波观察			
	从启用手控除颤电极板至第 1 次除颤完毕,全过程不超过 20 秒			
	如果在 CPR 和 1~2 次电击后心室颤动及无脉性室性心动过速依然存在,可给予血管活性药物和利多卡因、胺碘酮等抗心律失常药物			
操作后处置	如转复为窦性心律,应监测血压、心率、心电图、呼吸和意识,直至病情稳定			
	整理用物,关闭电源,复原按钮,清理电极板,按规定位置准确摆放			
	评估有无并发症			

表9-3-2　电除颤/电转复规范操作评估表

项目	5分	4分	3分	2分	1分
操作过程流畅度					
操作熟练度					
人文关怀					

评分标准：

5分：操作过程熟练、流畅，操作方法正确，急救意识强。人文关怀到位，术后整理、清洁患儿身体及用物，与患儿或家属有交流、安慰及注意事项的交代。

4分：介于5分和3分之间。

3分：操作过程能整体完成，动作欠流畅、熟练，操作方法基本正确，能在超出规定时间10秒内完成操作。能有部分的人文关怀，术后整理、清洁患儿身体及用物，与患儿或家属交流、安慰及注意事项的交代不完整。

2分：介于3分和1分之间。

1分：操作过程未能正确完成，动作生疏、不流畅，超出规定时间10秒以上完成操作。无人文关怀和患儿交流。

四、常见操作错误及分析

电极板选择过小、和胸壁接触不严密、电极板位置过近、电极板之间有导电糊或汗水形成短路等原因，常导致电流不能通过心脏，进而使除颤失败。因此，放电时在电击板上应施加一定力量，使电极板与患儿皮肤紧密贴合，不能留有空隙，边缘不能翘起，这有利于除颤成功，同时也能避免烧伤患儿的皮肤。如患儿因消瘦而肋间隙凹陷，可导致电极板贴合不严，宜用盐水纱布包裹电极，并可多用几层以改善皮肤与电极的接触。放置电极处的皮肤应涂导电糊，也可用盐水纱布，紧急时甚至可用清水，但禁用酒精（可能引起皮肤灼伤）。应保持电极板把手干燥，不能被导电糊或盐水污染，以免伤及操作者。此外，准确放置电极位置非常重要，可直接影响除颤成功与否。

五、目前常用训练方法及培训要点

1. 模型训练　自动体外模拟除颤训练仪：现有的训练专用AED产品较多，多由主机、电池盒、训练专用电极片和遥控器组成，适配半身或全身模拟人，适于体外除颤教学和训练。可通过模拟病例情景选择、模式设置、模拟故障设置、贴片检测、模拟仪器故障状态等对学习者进行训练。

2. 实物操作训练　除颤器发展至今，对心律失常识别的特异度、灵敏度，以及电除颤工作的安全性、有效性，都有了极大的提高。而且，除颤器越来越轻巧，功能越来越多，操作更简单，特别是内置广播式操作步骤指南的功能，使任何人都可循声实施电除颤。受训的医护人员平时应尽量熟悉各种类型除颤器的设置与使用程序，并通过实物操作加深理解、提高速度，识别并掌握快速排除仪器故障的方法。

六、相关知识测试题

1. 儿童心室颤动（心室扑动）电除颤时，下列电能量的选择中，正确的是

　　A. 首次0.5J/kg，其后每次翻倍，但不超过10J/kg或成人最大剂量

　　B. 首次1J/kg，其后每次翻倍，但不超过10J/kg或成人最大剂量

C. 首次 2J/kg,其后 4J/kg,可继续增加,但不超过 10J/kg 或成人最大剂量

D. 首次 3J/kg,其后 6J/kg,可继续增加,但不超过 10J/kg 或成人最大剂量

E. 首次 4J/kg,其后 8J/kg,可继续增加,但不超过 10J/kg 或成人最大剂量

2. 下列情况中,**不适合**行电转复的是

A. 阵发性室上性心动过速

B. 阵发性室性心动过速

C. 心房颤动伴低钾血症

D. 心房颤动伴快速心室率

E. 心房扑动(1:1 房室传导)

3. 患儿,5 岁,下列情况中适合行同步电转复的是

A. 心房颤动,心室率 50 次 /min

B. 心房颤动,心室率 140 次 /min

C. 心房颤动,左心房内存在血栓

D. 心房颤动,低钾血症

E. 心房颤动,心功能 IV 级

4. 下列情况中,适合行非同步电除颤的是

A. 心房扑动(1:1 房室传导)

B. 心室扑动

C. 心房颤动伴心室率快

D. 室上性心动过速发作

E. 预激综合征伴室上性心动过速发作

5. 有 R 波存在的异位快速型心律失常发作时,同步电转复的指征**不包括**

A. 伴低血压   B. 伴意识障碍

C. 伴心绞痛   D. 药物治疗无效

E. 慢快综合征

参考答案:1. C   2. C   3. B   4. B   5. E

（江 杰）

第四节 儿童有创机械通气

一、概述

有创机械通气术是通过气管插管或气管切开建立人工气道进行机械通气的方式。20 世纪 30 年代,人们开始用体外负压通气机治疗呼吸衰竭,但由于气道管理困难、通气效率低、不能用于外科手术麻醉等原因逐渐少用。自 20 世纪 50 年代开始使用正压通气,获得了确切的疗效。1979 年,Curry 首次在人体上进行了气管内插管,用于人类疾病的抢救。随着呼吸生理与病理研究的深入、气管导管的改进、气管导管气囊的应用、喉镜直视下气管插管方法的应用、呼吸机的智能化发展、计算机技术的应用,通气策略也有了重大创新,治疗效果更为提高,有创机械通气现已成为危急重症患儿不可缺少的技术。

二、有创机械通气操作规范流程

(一) 适应证

1. 经无创通气或高流量氧疗后病情无改善或仍继续恶化。

2. 意识障碍,气道保护能力差。

3. 严重的脏器功能不全,如休克、上消化道大出血等。

4. 呼吸严重异常　呼吸微弱或消失,频率明显增快或减慢,呼吸节律异常。

5. 严重的通气和/或氧合障碍,氧疗后仍存在呼吸衰竭。

6. 心肺复苏后　各种原因导致急性呼吸心搏骤停,如窒息、溺水、致死性心律失常、外伤等,经短时人工呼吸和心脏按压急救后,应迅速建立人工气道进行有创机械通气。

7. 预防性机械通气　胸部、心脏、颅脑或腹部手术围手术期。

(二) 禁忌证

1. 绝对禁忌证　出现致命性通气和氧合障碍时,有创机械通气无绝对禁忌证。

2. 相对禁忌证　合并下列情况有创机械通气可能会导致病情加重。

(1)多发性肋骨骨折、气胸及纵隔气肿未行引流。

(2)张力性肺大疱和肺囊肿。

(3)双侧或单侧肺呼吸动力学参数严重不均。

(4)低血压,如失血性休克未补充血容量者。

(5)气管食管瘘。

(6)严重弥散性血管内凝血(DIC)有出血倾向、大咯血、呼吸道积血等。

(7)脑缺血,如脑损伤、高颅压未经处理者。

(三) 操作前准备

1. 患儿的准备

(1)患儿有无有创机械通气的指征,有无相对禁忌并进行相应处理。

(2)血流动力学不稳定患儿气管插管前需扩容、纠酸等处理。

(3)常规心电监测、指脉氧监测、血气分析。

(4)对于清醒患儿做好安抚工作,消除恐惧感,适当镇痛、镇静。

(5)签署有创机械通气知情同意书。

(6)插管前注意清理口腔及呼吸道分泌物、呕吐物及其他异物,松开衣领口及裤带,如有活动性义齿应取出。

(7)平卧位,头部略向后倾,保持鼻吸气位。

2. 物品(器械)的准备

呼吸机的准备:呼吸机应有专人维护,随时处于备用状态。

1)湿化器安装:使用前安装稳当,将湿化器安装在托架上,连接湿化器和呼吸机之间的电源线和通信电缆,在湿化器中加无菌注射用水至正常刻度,注意勿加生理盐水,以免氯化钠结晶析出,沉积黏附于气管及支气管壁上,影响气管、支气管黏膜上皮细胞纤毛运动,不利于痰液排除。检查湿化器是否加水,是否打开,温度调节在32~36℃。

2)管道连接:将呼吸机管道及湿化罐带至床旁,检查一次性呼吸机管道及湿化罐的外包装或非一次性管道及湿化罐的消毒日期。检查气源压力、电源压力是否符合要求。将呼吸机主机和湿化器电源线插头与电(220V±22V)插座接好。

连接气源,将呼吸机"Air"处连接到空气压缩机或中心供氧接头;将"O₂"处连接到氧气瓶减压器接头处或中心供氧接头处。检查吸气端、呼气端和集水杯是否紧密连接。形成"呼吸机送气端—湿化罐—患者端—回到呼吸机"回路,调节机械臂,尽量使吸气端和呼气端集水杯置于所在管道最低点。连接好温度传感器和呼气末二氧化碳浓度探头。

3)呼吸机自检:依次打开湿化器电源、呼吸机电源,按不同呼吸机的设计进行呼吸机自动检测,包括流量传感器、密闭性测试、氧传感器测试等,测试完成后,根据病情选择模式、设定所需参数(包括吸气峰压、潮气量、通气频率、吸入氧浓度、吸呼时间比等)、核定报警参数。

4)模拟肺:与模拟肺连接,检查呼吸机是否正常工作。①吸气呼吸流量检测:分钟通气量/潮气量设置值与监测值是否一致(允许50ml的误差);②触发灵敏度的检测:其值设置在2,挤压模拟肺,是否能够触发机器送气;③PEEP的检测:观察压力基线是否与设置值一致,偏差小于10%;④吸入气体氧浓度检测:按纯氧2分钟定标即可;⑤管路脱落报警检测:取掉模拟肺,观察机器是否报警;⑥气密性检查和压力上限报警(是否漏气):先将压力上限报警值设置在60cmH₂O后取掉模拟肺,堵住"Y"型管观察是否高压报警,并且吸气相是否转为呼气相。检查通过后备用。

5)气管插管的物品准备:手套、呼吸气囊、气管导管、注射器、管芯、棉签、喉镜、合适镜片(并试光)、牙垫、胶布、负压吸痰装置、听诊器。如果患儿为困难气道或有插管禁忌者,需要准备困难喉镜、可视喉镜、纤维支气管镜或者气管切开包。

3. 操作者的准备

(1)核对患儿信息:包括患儿姓名、性别、年龄、主诉。

(2)确认禁食、禁饮时间。

(3)查看患儿血常规、凝血功能、心电图、胸部X线或肺部CT结果。

(4)明确患儿有无气管插管和有创机械通气的适应证和禁忌证。

(5)明确患儿已适当镇痛镇静,并给予镇痛、镇静评分。

(6)确定患儿家属已签署有创机械通气知情同意书。

(7)监测患儿生命体征,对生命体征不稳定给予适当处理后再行气管插管或切开行机械通气。

(四)操作步骤

1. 气管插管

(1)详见本章第二节。

(2)固定:插管后接呼吸囊,按压球囊通气,听诊两侧上胸部、两侧腋中线第5肋间及上腹部五个点,确定两肺呼吸音清且对称、气管导管位于气管内。以胶带将导管和牙垫固定。

(3)去枕,头部复位。待接呼吸机,与呼吸机连接前接呼吸囊进行人工正压通气。

2. 呼吸机模式选择 根据患儿需要选择恰当的呼吸机模式。

3. 呼吸机参数调节

(1)原则:遵守"3N2L"原则,即正常频率、正常潮气量、正常吸呼时间比(I:E)、低氧浓度、低压力。

(2)吸入气氧浓度(FiO₂):机械通气开始时,吸气氧浓度可选100%,根据PaO₂测定结果来调节氧浓度,使婴幼儿PaO₂维持在98mmHg(最高限值),而新生儿在60~90mmHg。通常

100% 吸氧浓度不超过 30 分钟,80% 不超过 12 小时,低于 55% 可长期使用。

（3）容量参数

1）潮气量（tidal volume,VT）：容量控制通气时,潮气量设计的目标是保证足够通气,使患儿较为舒适。一般为 6~8ml/kg。设计时应考虑胸肺顺应性、气道阻力、呼吸管道的可压缩容积、氧合状态、通气功能和发生气压伤的危险性。压力控制通气时,潮气量的大小决定于预设压力水平、患儿吸气力量及气道阻力。最小不少于 4ml/kg,最大不超过 12ml/kg,以免引起肺不张、肺过度膨胀、肺损伤或其他并发症。

2）每分钟通气量：通过潮气量和呼吸频率来调节。

3）流量：主供气流量大小设定主要保证通气压力和容量恒定,根据患儿吸气力量的大小和每分钟通气量在 5~30L/min 调节,压力控制通气时最佳气体流量为压力 - 时间波形呈方波,容量控制通气时容量 - 时间波形呈正弦波。偏流为呼气相给出的供气管道气流,一般设定在 5L/min 左右。

（4）压力参数

1）吸气峰压（PIP）：压力控制通气时,根据气道阻力和肺顺应性,新生儿设定在 15~18cmH$_2$O（肺病变轻）或 20~25cmH$_2$O（肺病变重）；儿童 20~25cmH$_2$O（肺病变轻）或 25~30cmH$_2$O（肺中度病变）或大于 30cmH$_2$O（肺重度病变）。初始设计不超过 20cmH$_2$O,调节压力以 1~2cmH$_2$O 为一个台阶,由低到高调节。容量控制通气时,吸气峰压取决于潮气量、流速、气道阻力、肺顺应性等。

2）呼气末正压（PEEP）：选择最佳 PEEP 原则,即对循环无不良影响、最大的肺顺应性、最小的肺内分流、最高的氧运输、最低的氧浓度时的最小 PEEP。低水平 PEEP：2~3cmH$_2$O；中水平 PEEP：4~7cmH$_2$O；高水平 PEEP：8~15cmH$_2$O。调节以每次 1~2cmH$_2$O 为宜。

3）平均气道压（mean airway pressure,MAP）：由吸气流速、吸气峰压、吸呼时间比和 PEEP 决定,不需要预先设定。MAP 应保持在 <15cmH$_2$O 水平,以降低发生肺损伤和心脏压迫的可能。

（5）时间参数

1）通气频率：选择接近小儿正常呼吸频率的通气频率,新生儿 30~40 次 /min,婴幼儿 20~30 次 /min,年长儿 16~20 次 /min。

2）吸气时间、呼气时间、吸呼时间比：一般只需调节吸气时间,新生儿 0.5~0.6 秒,婴幼儿 0.7~0.8 秒,年长儿 1.0~1.2 秒。吸呼时间比设定为（1.0：2.0）~（1.0：1.5）。

（6）同步触发灵敏度：灵敏度是指在该触发水平上,呼吸功能为患儿自主呼吸所触发。降低灵敏度,则患儿需要付出较大努力来触发呼吸；增加灵敏度,则患儿能很容易触发呼吸机,会使呼吸频率增加,可能导致通气过度。该参数用来决定呼吸机对患儿自主呼吸的反应。灵敏度有 2 种触发方式：压力触发设定,1~2cmH$_2$O；流量触发设定,0.5~2.0L/min。流量触发优于压力触发。流量触发过程中,呼吸气流不会停止,呼气时回路中存在气流,这种流量需要吸气流量控制阀保持开放,从而使患儿可以立即获得大量需要的气流。而压力触发时,需关闭回路,靠患儿吸气使回路压力降至触发水平,吸气阀开放和气流到达患儿前,还需要回路压下降。故一般选择流量触发。

（7）湿化：加湿器有带温度读数的电气控制加热器和温度报警装置。温度的最高报警线设置在 37~38℃,最低温度设置在 30℃。连接患儿前应用手大致评估温度,确认呼吸机管道近患儿端的温度接近患儿体温。检查湿化器水位是否正常。

4. 气管导管与呼吸机连接

(1)在气管导管与呼吸机管道连接前,需设计患儿类别(新生儿、儿童或成人)、性别和身高。

(2)呼吸机参数调节好后,与气管导管连接,观察呼吸机波形及患儿生命体征。

(3)按开始键进行机械通气。

(4)通气目标清除二氧化碳、增加氧合、患儿与呼吸机同步。

5. 呼吸机的撤离

(1)撤机前筛查:导致机械通气的病因好转或祛除后,应开始进行撤机筛查,主要包括4项内容。

1)确认导致呼吸衰竭的基础病因已好转。

2)合适的氧合状态:氧合指数$>150mmHg$;$PEEP \leqslant 4cmH_2O$;$FiO_2 \leqslant 0.5$;$pH>7.25$。

3)血流动力学稳定:无临床低血压,不需要血管活性药的治疗或只需要小剂量的血管活性药物,如多巴胺或多巴酚丁胺$\leqslant 10\mu g/(kg \cdot min)$。

4)有自主呼吸。

(2)评价撤机是否成功:撤离呼吸机后48小时内出现下列2项或以上情况则认定为撤机失败并需要再次机械通气,否则认为撤机成功。

1)$PaCO_2>50mmHg$。

2)$PaO_2<60mmHg$。

3)$RR>35$ 次/min。

4)心率>135 次/min(儿童根据不同年龄正常值)。

5)极度疲劳。

6)胸锁乳突肌过度运动。

7)心力衰竭、心律失常和休克。

8)昏迷加重。

(五) 并发症及处理

有创机械通气是治疗呼吸衰竭或者严重急性呼吸窘迫综合征(acute respiratory distress syndrome, ARDS)非常有效的方法。为患儿进行有创机械通气时,首先要建立人工气道。人工气道有两种:一种是气管插管(经鼻或者经口气管插管);另一种是进行气管切开。气管插管和机械通气均可引起并发症。

1. 气道损伤　气管插管过程中可能会造成咽喉部及声带损伤,或者气管切开时,可能会引起气道损伤,甚至出血、感染。特别是对于有困难气道或极不合作的患儿,易损伤气道。

处理措施:操作者在气管插管过程中应选择适当的喉镜和导管,给予患儿适当的镇痛和镇静,气管切开时选择恰当的局部麻醉避免气道损伤。有创呼吸治疗过程中,给予理想的气囊压力,在给气囊充气时,通常以注入气体刚能封闭气道,听不到漏气声后,再注入$0.25\sim0.50ml$ 为宜。一般注气$2\sim5ml$,每$4\sim6$小时放松气囊一次,每次$5\sim10$分钟,放气前要吸净口腔和喉部的分泌物,以免流入气道,也可以通过测压仪进行评估,寻找最小封闭容积和最小封闭压力。具体步骤:评估患儿的病情、意识及合作程度,以及病房环境,并确认患儿所用导管型号、插管深度及气囊充气情况;将听诊器置于颈部喉及气管部位,给气囊充气,直至周围完全不漏气,用注射器逐渐从气囊抽气,每次 0.25~0.50ml,直到呼气时出现少量漏气声为止,然后再注气 0.25~0.50ml,此时气囊容积为最小封闭容积,压力为最小封闭压力。在临床实践中,为了减少气囊对气管壁的压力,防止气囊压对气管黏膜的损伤,需用气囊测压仪检测气囊压力,气囊压力在 15~25cmH$_2$O 可减少气囊对气管壁的压迫性损伤。气囊测压仪见图 9-4-1。

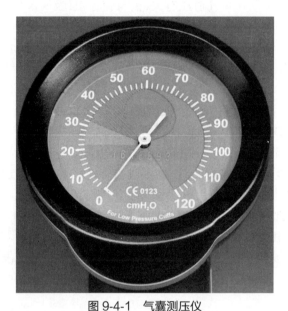

图 9-4-1　气囊测压仪
将气囊测压仪与气囊充气口连接,将听诊器放于气管处,向气囊内缓慢充气,
直到吸气时听不到漏气声,调整压力至适当范围。

2. 机械通气相关性肺损伤　临床上机械通气相关性肺损伤主要为容量伤、气压伤、肺萎陷伤、生物伤等,发生率达 4%~15%,容易在合并有生理打击,如脓毒症、外伤、手术等的患儿中发生,这些打击使患儿的免疫系统对机械性的肺损伤产生"瀑布式"应答。

(1)气压伤:正压通气时,肺泡和周围血管间隙的压力梯度明显增大,如果正压过高或肺泡本身有缺陷,可发生肺泡破裂而出现气胸、纵隔气肿、皮下气肿等并发症。气压伤主要与吸气峰压、平台压、平均气道压、PEEP 有关。

1)气胸:气胸是常见的、最严重的机械通气并发症,正压通气患儿的气胸发生率为 3%~5%,机械通气引起的气胸,往往是纵隔内的肺泡外气体过多而通过纵隔胸膜破裂减压引起的。机械通气并发气胸的危险因素包括 ARDS、吸入性肺炎、坏死性肺炎、慢性阻塞性肺疾病、纤维化性肺疾病,以及哮喘和右主支气管插管等。患该病的年长儿常诉胸痛、烦躁和大汗淋漓、突然出现发绀、循环衰竭、皮下或纵隔气肿、胸部饱满、肋间隙变宽、呼吸活动减弱、语颤减弱或消失、肺部叩诊呈鼓音、听诊呼吸音减弱或消失;胸部 X 线可见脏胸膜线、边缘肺纹理缺失、气管移位等。

处理措施:张力性气胸者,暂停使用呼吸机、排气减压(穿刺或闭式引流)后再使用呼吸机。预防措施:限制通气压力(潮气量)、慎用 PEEP 和压力支持通气(pressure support ventilation,PSV)。

2）皮下气肿、纵隔气肿：大多为气胸并发，也可能由于气管切开不慎引起。主要表现为皮肤有捻发感，胸部 X 线显示皮下组织有不规则透光区。纵隔气肿引起者可出现严重的呼吸循环衰竭。

处理措施：沿胸骨上切迹头侧切开 2~3cm 深筋膜排气，并根据不同原因进行处理。如为气胸所致，则给予闭式引流，如为气管漏气，则更换气管套管。

（2）容量伤：容量伤不仅与高气道压有关，更与肺容积（吸气末容积）过大和肺组织过度膨胀有关。病理状态的肺组织，由于其病变部位不均一，各区域肺泡的顺应性也不同，即使选择安全的潮气量通气，顺应性好的肺泡也会接受较大的通气容量而过度膨胀，这些肺泡受应力影响而形成肺水肿，最终导致毛细血管壁破裂、肺泡和毛细血管结构受机械刺激激发而产生局部炎症、渗出增加。通过肺泡和肺泡周围血管的漏出及跨肺泡毛细血管屏障的渗出共同引发的间质和肺泡液聚积，会导致肺损伤发生。

（3）肺萎陷伤：ARDS 患儿中，肺泡表面活性物质功能障碍及水肿肺的重量会导致肺不张。这些膨胀不全却能复张的肺单位在通气过程中反复开闭，导致的肺损伤称肺萎陷伤，又称"不张伤"。膨胀不全的肺泡，在复张过程中，气流与萎陷气道的交界处产生较高的剪切应力，从而导致机械性损伤。对于渗出明显的肺泡，肺泡内气液交界处气泡的形成和破坏产生额外的局部界面应力，从而破坏细胞膜与细胞骨架结构之间的黏附，继而导致肺损伤。可以通过使用小潮气量通气、维持较低的气道驱动压、降低超过萎陷肺泡临界开放压的概率来减少肺萎陷伤。尽管最佳 PEEP 的设定值现在仍有争议，但有学者认为将 PEEP 设置高于可能陷闭肺单位的临界闭合压，可促使肺持续的复张，进而预防肺不张的发生。

（4）生物伤：机械性肺损伤会导致广泛的生物应答，如促炎、促损伤细胞因子"瀑布式"活化，即生物伤。这种"瀑布式"活化导致的肺损伤在无明显机械损伤的肺区也会发生。这种促炎应答还可以引起肺外脏器的损伤，最终导致多器官功能障碍综合征、甚至死亡。处理措施为采取肺保护性通气策略预防生物伤，方法如下：

1）压力控制通气策略（确定最佳 PEEP）：限制高气道压、使平台压 ≤30cmH$_2$O，维持 SaO$_2$/SpO$_2$ 在 88%~95%，根据压力 - 容积曲线（P-V 环）来调节合适的 PEEP。在曲线的开始段有一向上的拐点称低位拐点，代表吸气顺应性改善，是萎陷肺泡复张的点，所对应的压力为低位拐点压力（Pinflex），Pinflex 为逐渐增加 PEEP 对肺泡突然大量开放时的压力切换点。许多学者将 Pinflex ± 2~3cmH$_2$O 的压力水平作为最佳 PEEP 水平。在呼气末使用等于或略高于 Pinflex 的水平，将会产生明显的肺泡募集作用，使较多的肺泡维持在开放状态，避免终末气道和肺泡反复塌陷和复张产生的剪切力所致的肺损伤。曲线末向下的拐点称高位拐点，所对应的压力以高位拐点压力（Pdeflex）表示，当潮气量超过此拐点的容积时，大部分肺泡处于过度扩张状态，顺应性下降，导致容积伤。

2）潮气量控制通气策略：降低潮气量为主要策略，一般 4~6ml/kg，尽量使平台压不超过 2.94kPa（30cmH$_2$O）。对潮气量和平台压进行限制后，每分钟肺泡通气量降低，PaCO$_2$ 随之升高，但允许在一定范围内高于正常水平，即允许性高碳酸血症。高碳酸血症是一种非生理状态，清醒患儿不易耐受，需使用镇静、麻醉或肌肉松弛药。应注意 PaCO$_2$ 上升速度不应太快，使 pH>7.2 为宜，若低于此值，应当少量补碱。允许性高碳酸血症禁用于脑水肿、高颅压患儿。

3)其他策略:增加吸呼比(延长吸气时间)可使气道峰压降低,平均气道压增加,气体交换时间延长,并可诱发一定水平的内源性呼气末正压,在减小气压伤可能性的同时,还可使氧合改善;选择能发挥自主呼吸的通气模式(BiPAP 或 Autoflow),保留自主呼吸和减少机械通气支持程度;使用减速波有利于改善人机协调和降低气道压;选择高频通气等可减少或预防生物伤。

3. 呼吸机相关肺炎(VAP) 机械通气 48 小时后或拔除人工气道 48 小时内发生的院内获得性肺炎。

(1)常见原因

1)气管插管使原来相对无菌的下呼吸道直接暴露于外界,同时增加口腔清洁的困难,口咽部定植菌大量繁殖,含有大量定植菌的口腔分泌物在气囊放气或压力不足、体位变动等多种因素作用下,通过气囊与气管壁之间的缝隙进入下呼吸道。

2)气管插管的存在使得患儿无法进行有效咳嗽,干扰了纤毛的清除功能,降低了气道保护能力,使 VAP 发生风险明显增高。

3)气管插管内外表面容易形成生物被膜,各种原因(如吸痰等)导致形成的生物被膜脱落均可引起小气道阻塞,导致 VAP。此外,为缓解患儿气管插管的不耐受,需使用镇痛、镇静药物,这也使患儿咳嗽能力受到抑制,从而增加 VAP 发生风险。

(2)诊断:胸部 X 线或 CT 显示新出现或进展性的浸润影、实变影或磨玻璃影,加上下列 3 种临床表现中的 2 种或以上,可临床诊断。

1)发热,体温>38℃。

2)气道内有脓性气道分泌物。

3)外周血白细胞计数>10×10^9/L 或<4×10^9/L。

影像学是诊断 VAP 的重要基本手段,应常规行胸部 X 线检查,尽可能行胸部 CT 检查。对于危重症或无法行胸部 CT 的患儿,有条件的单位可考虑行床旁肺超声检查。另外,还可以通过痰(气道吸引)、肺泡灌洗液或血液寻找病原学依据。

(3)处理:因为 VAP 诊断困难,临床高度怀疑时应立即更换呼吸机管路;对呼吸机进行清洁消毒;立即进行痰培养并进行药物敏感试验;立即经验性给予抗生素治疗;必要时行气管切开,清除气管内痰液及对患儿进行整体维护。选择经验性抗生素时应考虑患儿的基础情况、宿主因素(疾病严重程度和并发症)、住院时间、既往抗生素使用情况、医院或儿科重症监护病房细菌耐药现状,力求覆盖可能的致病菌。培养结果出来后再改用针对病原菌的抗生素治疗。VAP 患儿由于发热和毒素影响,全身状况也会造成严重影响,应在整体维护上重点关注:重要脏器功能维护、控制高血糖、肠外营养维持水电解质平衡、防止 VAP 加重导致死亡。

(六)操作注意事项

1. 在学习有创机械通气操作前,需学习有关呼吸机及气管插管的相关理论,包括有创机械通气的适应证、禁忌证;熟悉气道及肺的解剖结构,掌握常见呼吸机模式及参数设计,掌握有创机械通气的并发症及处理原则。

2. 密切观察生命体征、血气,尤其最初 2~4 小时内,每日至少 1 次血气分析。

3. 熟悉呼吸机管道、湿化罐的连接,注意消毒并保持相对无菌,必须实施气道湿化。

4. 有创机械通气时,气道痰液增多,及时吸痰并尽可能无菌操作。

5. 适当镇痛镇静,并每日唤醒,评估患儿意识状态。

6. 观察呼吸机波形及报警,避免人机抵抗并及时处理。

7. 每日评估,尽早撤机,防止呼吸机相关并发症发生。

8. 撤除呼吸机后,密切观察患儿的生命体征,如果不能撤机,需重新有创机械通气。

9. 积极处理原发病。

(七) 相关知识

1. 有创机械通气模式 常用的有创机械通气模式包括辅助/控制模式、同步间歇指令通气模式、压力支持模式等。

(1) 辅助/控制模式(A/C):患儿或机器触发,潮气量由机器决定,频率由患儿(A)或机器(C)决定。

1) 容量辅助/控制通气模式:是成人常用的通气模式,容量恒定,压力依肺顺应性、气道阻力发生变化,可以保证通气量。

2) 压力辅助/控制通气模式:儿童常用,压力恒定,不易发生肺的气压伤。① "辅助(A)":患儿呼吸触发机器,机器提供预定的潮气量(压力),即呼吸频率由患儿决定,潮气量(压力)由机器决定,用于自主呼吸好,但潮气量不够的患儿。② "控制(C)":呼吸频率和潮气量(压力)均由机器决定,用于没有自主呼吸或自主呼吸频率不好的患儿。

(2) 同步间歇指令通气(SIMV):指呼吸机按预设呼吸周期和频率送气,每次吸气过程的潮气量(Vt)/控制压力(PC)、吸气时间(Ti)恒定,2 次控制通气之间是自主呼吸。

1) 患儿触发/时间触发:患儿若在触发窗内触发则是 A(辅助通气),在触发窗外触发则是 S(自主呼吸),若无自主触发则是 C(控制通气)。

2) 容量或压力控制/压力限制:A 或 C 通气则按预设目标潮气量/压力,为容量或压力控制。S 通气为预设目标为支持压力,为压力限制。

3) 时间转换/自主转换:A 或 C 通气为时间转换,吸气时间固定,吸气时间结束即转换为呼气。S 通气为自主转换,吸气时间由患儿决定。

SIMV 的优点是能保证通气量,又有利于锻炼呼吸肌,比较常用,常作为撤机前的过渡措施。

(3) 压力支持通气(PSV):是一种部分通气支持方式,由患儿自主触发呼吸机送气、维持通气压力和决定吸气、呼气转换。用于有一定呼吸能力、通气阻力不大的呼吸衰竭患儿。自主触发:患儿触发,呼吸机才送气;压力限制:预设目标为支持压力;自主转换:呼气触发灵敏度(ETS%)决定患儿呼气转换,流量下降至峰流量的 25% 就转换为呼气,为自主转换,吸气时间由患儿决定。

2. 呼吸机波形 呼吸机波形对于判断呼吸机参数调节是否正确、是否有人机抵抗、呼吸机模式是否选择正确、是否有漏气等具有重要的临床意义。主要有 3 种呼吸机波形,即压力波形、流速波形、容量波形。

(1) 压力波形:压力控制通气和容量控制通气时的 3 种波形略有区别,儿童常选择压力控制通气模式,其压力波形为控制通气时仅有吸气峰压,并持续在吸气期,它取决于患儿及环路的顺应性、阻力,并和潮气量及吸气流速相关,吸气期结束很快回至零(图 9-4-2)。

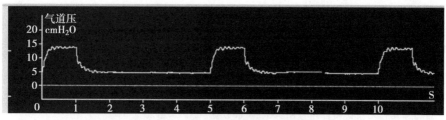

图 9-4-2 压力控制模式的压力波形

横轴为时间,纵轴为压力(cmH₂O),最高平台压为吸气峰压。

(2)流速波形:流速波形由吸气波和呼气波组成,包括流速大小、持续时间和机控呼吸下的流速释放方式(图 9-4-3)。

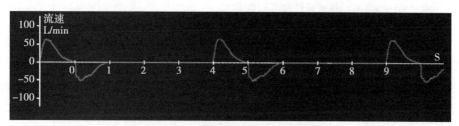

图 9-4-3 压力控制模式的流速波形

横轴为时间,纵轴为流速(L/min),正向波为吸气流速波形,负向波为呼气流速波形。

(3)容量波形:容量波形由上升支及下降支组成(图 9-4-4)。

1)上升支:输送给患儿的容量,在容量控制模式中通常就是预设的潮气量;压力控制模式中,容量取决于预设压力、吸气时间和肺阻力的影响。

2)下降支:呼出容量,通常等于输送容量,如果环路有漏气,或患儿有气胸、支气管胸膜漏等时可少于输送容量。

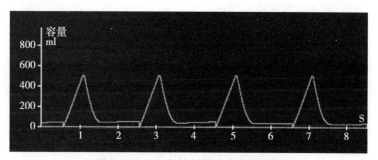

图 9-4-4 压力控制模式的容量波形

横轴为时间,纵轴为容量(ml),上升支为吸入容量,下降支为呼出容量。

三、有创机械通气规范检查表

有创机械通气规范操作核查、评估见表 9-4-1、表 9-4-2。

表 9-4-1 有创机械通气规范操作核查表

项目	内容	是	部分	否
操作前准备	核对患儿信息：包括患儿姓名、性别、年龄、主诉			
	确认禁食、禁饮时间			
	查看患儿血常规、凝血功能、心电图、胸部 X 线或肺部 CT 结果			
	明确患儿有无气管插管和有创机械通气的适应证和禁忌证			
	血流动力学不稳定患儿气管插管前进行扩容、纠酸等处理			
	对于清醒患儿，做好安抚工作，消除恐惧感，适当镇痛、镇静			
	明确患儿已适当镇痛、镇静，并给予镇痛镇静评分			
	机械通气前注意清理口腔及呼吸道分泌物、呕吐物及其他异物，松开衣领口及裤带，如有活动性的义齿应取出			
	确定家属已签署有创机械通气知情同意书			
	物品（器械）的准备：呼吸机的准备（包括湿化器及管道正确连接、呼吸机自检、呼吸机模式选择，参数调节及报警值的设定、模拟肺的使用）、气管插管物件准备（复苏囊、气管导管、喉镜、吸痰装置、听诊器、胶布等）、镇痛镇静药（咪达唑仑、舒芬太尼等）			
操作过程	气管插管			
	呼吸机管道连接			
	呼吸机模式选择			
	呼吸机参数调节			
	将呼吸机管道正确连接患儿			
	观察呼吸机波形			
	心电监测			
	血气分析			
	根据血气调节呼吸机参数			
操作后处置	观察患儿生命体征、有无人机抵抗			
	有创机械通气后 30 分钟查血气分析			

表 9-4-2 有创机械通气规范操作评估表

项目	5分	4分	3分	2分	1分
操作过程流畅度					
操作检查熟练度					
人文关怀					

评分标准：

5 分：操作过程清晰流畅，呼吸机连接熟练，气管插管顺利、呼吸机模式及参数设计正确；人文关怀到位，有术前交流、术中安慰及术后饮食及注意事项的交代。

4 分：介于 5 分和 3 分之间。

3 分：操作过程能整体完成，管道接错或顺序错误次数<3 次，气管插管次数 ≤2 次，呼吸机模式及参数设计正确基本正确；人文关怀不足，但能有部分术前交流、术中安慰及术后饮食及注意事项的交代。

2 分：介于 3 分和 1 分之间。

1 分：操作过程不能整体完成，管道接错或顺序错误次数>3 次，气管插管次数>2 次，呼吸机模式及参数设计不正确；基本无术前交流、术中安慰及术后饮食及注意事项的交代，无人文关怀。

四、常见操作错误及分析

1. 呼吸机管道连接错误　将吸气端与呼气端接反,导致无法形成正常回路,或者吸气端的气体未经过湿化器,导致未经湿化的气体进入气道,造成患儿不适和气道损伤;集水杯没有位于最低处、呼吸回路未低于气管插管口,导致冷凝水倒流入气管插管或呼吸机内。处理措施:按呼吸机说明书正确连接呼吸机管路,形成"呼吸机送气端—湿化罐—患者端—回到呼吸机"正常回路。将集水杯垂直向下位于管路最低处,管路中的冷凝水及时清除,以免冷凝水倒流入气管导管或呼吸机。

2. 呼吸机模式选择错误　容量控制模式常用于成人,儿童优先选用压力控制模式,若将容量控制模式用于儿童,可能会导致人机抵抗。对于无明显自主呼吸的儿童选用压力支持通气(PSV)模式,可能会导致通气不足,出现低氧血症和/或高碳酸血症。对于有明显自主呼吸的儿童应选择 A/C+SIMV 模式,否则可能出现人机抵抗。

3. 呼吸机参数设计错误　根据患儿不同年龄、肺部病变程度不同,呼吸机参数设计有个体差异,如果不考虑这些差异,可能会出现通气过度、高氧血症,或者通气不足、低氧血症,甚至出现明显的人机抵抗、呼吸机相关肺损伤等并发症。

五、目前常用训练方法及培训要点

(一) 模型训练

1. 普通气管插管模型　详见本章第二节。

2. 高级人体气管插管训练模型(标准的人体解剖结构与真实操作直观演示相结合的功能)　进行口腔、鼻腔气管插管的训练操作时,正确操作插入气道,有侧面直观功能:供气使双肺膨胀,并注入空气到管子,气囊固定管子。进行口腔、鼻腔气管插管的训练操作时,若错误操作插入食管,有侧面直视及报警功能,供气会使胃膨胀。进行口腔、鼻腔气管插管训练操作时,若错误操作使喉镜造成牙齿受压,有电子报警功能。

3. 模拟肺　常用的模拟肺有以下 2 种:

(1)简易硅胶呼吸机乳胶气囊:主要用于呼吸机的测试。

(2)操作训练的模拟肺:如 TTL1601 模拟肺,优于简单模拟肺,容易了解压力、容量和流量之间的关系,理解肺顺应性和气道阻力,以及二者在病理状态下所发生的变化。可反复进行呼吸机的操作训练。通过改变模拟肺的顺应性和气道阻力,可模拟限制性呼吸障碍、通气性呼吸障碍和混合性呼吸障碍等各种机械通气时遇到的问题,通过对不同肺部情况设计机械通气模式的训练,提高学生操作使用呼吸机的水平。

(二) 虚拟训练

虚拟仿真呼吸机的教学训练系统:是一种采用虚拟现实技术(VRT)的计算机多媒体技术和图形三维算法,利用 WEB VRml 的虚拟现实技术来构建虚拟仿真呼吸机教学训练系统。具有以下优点:用当前先进的虚拟现实技术构建模拟使用呼吸机的教学体系,为各级医院和高等医学院校提供更为广阔、方便的仿真教学和研究平台;该系统主要应用于医学院校学生、医院新进医务人员的教学、训练,从而降低教学成本、降低医疗风险、节约培训资源,提高教学、训练质量。

通过 VRml 语言编写虚拟仿真使用呼吸机所需要的氧气筒、人工呼吸机、氧气压力表、扳手、氧气管、湿化器、"Y"型三通管、模拟肺、呼吸面罩、疏水器、长螺纹管、短螺纹管等。包括的模块有：介绍呼吸机模块、实训原理模块、实训目的模块、适应证模块、禁忌证模块、临床病例模块、准备用物模块、操作步骤模块、注意事项模块。

（三）其他

简易模拟肺：医用橡胶手套 1 个、皮筋 1 根。连接好呼吸机管道,开机,调节呼吸机模式及参数,把橡胶手套开口端套在呼吸机管道接头处,再用皮筋紧密缠绕,手套内出现规律充气、排气现象,说明呼吸机装置性能良好。优点：取材方便、过程简单、价格低廉、安全可靠,无呼吸机异常及患儿不安全现象,且为一次性使用,能防止医源性感染的发生。基层医院模拟肺破裂后若不易购买,可选择此便利方法。

六、相关知识测试题

1. 患儿,女,5 岁,因"发热、咳嗽、气促 2 天,加重半天"就诊。胸部 X 线示"右侧肺门出现密度均匀的软组织影,纵隔向左侧移位",具体用药不详。下列进一步处理中,**不恰当**的是

    A. 告知家属气管插管和机械通气风险,签字后立即有创机械通气

    B. 肺部 CT 检查

    C. 抽血查动脉血气分析

    D. 血常规检查

    E. 密切观察生命体征

2. 患儿,男,10 岁,因"咯血 500ml"急诊住院治疗,入院查指脉搏血氧饱和度 80%。下列处理中,**不正确**的是

    A. 监测生命体征

    B. 必要时扩容或输血治疗

    C. 告知家属有创机械通气风险,签字后进行有创机械通气、改善氧合

    D. 血常规检查

    E. 血气分析

3. 关于呼吸机相关肺炎,下列说法中**错误**的是

    A. 机械通气 48 小时后出现

    B. 拔除人工气道 48 小时后出现

    C. 应立即进行抗生素经验治疗

    D. 应立即进行痰培养

    E. 临床高度怀疑时应立即更换呼吸机管路

4. 关于有创机械通气的并发症"气压伤",下列说法中**错误**的是

    A. 气胸是气压伤的严重并发症

    B. 张力性气胸者,暂停使用呼吸机

    C. 气胸时应首选排气减压

    D. 限制通气压力(潮气量)可减少气压伤

    E. 缺氧明显时,继续有创机械通气

5. 关于有创机械通气的适应证,下列选项中**错误**的是

    A. 经无创通气或高流量氧疗后病情无改善或仍继续恶化

　　B. 意识障碍

　　C. 严重的脏器功能不全,如休克、上消化道大出血等,先纠正器官功能障碍后再行
　　　有创机械通气

　　D. 呼吸严重异常,如呼吸微弱或消失、频率明显增快或减慢、呼吸节律异常

　　E. 心肺复苏后

答案:1. A　2. C　3. B　4. E　5. C

(陈淳媛)

第五节　儿童经鼻高流量氧疗

一、概述

　　经鼻高流量氧疗(high-flow nasal cannulaoxygen therapy,HFNC)是一种新型的无创辅助通气方式,通过非密封的鼻塞导管,将经过加温湿化、空氧混合的气体以最佳流量直接输送至鼻腔。HFNC 可提供高流量、加温湿化的气体,通过专门的鼻导管装置提供呼吸支持,能够提供4~8cmH$_2$O 的呼气末正压(PEEP)。具有改善呼吸做功、产生呼气末正压效应、操作简单、患儿耐受性优良、安全性高的特点。目前已经广泛用于儿科相关的呼吸支持治疗,主要用于治疗早期及轻度呼吸窘迫综合征(respiratory distress syndrome,RDS)、早产儿呼吸暂停、细支气管炎、喘息性肺炎、哮喘,以及拔管后呼吸支持治疗。该方法或将成为儿科首选的常规氧疗模式。

二、儿童经鼻高流量氧疗操作规范流程

(一) 适应证

　　1. 婴儿缺氧、肺炎、支气管炎、喉炎及肺气肿、哮喘等呼吸功能不全的治疗。

　　2. 轻、中度急性呼吸功能衰竭(低氧性非 CO$_2$ 潴留)。

　　3. 有创呼吸机拔管后呼吸支持。

　　4. 无创正压通气发生鼻部损伤的患儿。

　　5. 其他,如早产儿使用肺表面活性剂后、经鼻持续气道正压通气(NCPAP)过渡等。

(二) 禁忌证

　　1. 绝对禁忌证

　　(1)心搏、呼吸骤停,需紧急气管插管有创机械通气者。

　　(2)自主呼吸微弱、昏迷。

　　(3)极重度呼吸衰竭。

　　(4)通气功能障碍。

　　2. 相对禁忌证

　　(1)先天性呼吸道畸形:如罗班序列征(Robin sequence),下颌面骨发育不全,眼、耳、脊柱发育不良综合征,唇腭裂。

　　(2)颌骨面部外伤。

　　(3)怀疑气胸和未控制的活动性气漏综合征。

　　(4)鼻腔黏膜受损,上气道损伤或阻塞。

（三）操作前准备

1. 患儿的准备

（1）检查患儿的口鼻腔是否有鼻痂、异物等，如有则清理干净。

（2）检查患儿鼻面部是否受损。

（3）患儿进行心电监测，实时监测心率、呼吸、血压、经皮氧饱和度（$TcSO_2$）。

2. 物品（器械）的准备 HFNC 装置、合适的鼻塞导管、氧源、空气源、心电监护仪。

3. 操作者的准备

（1）正确评估患儿病情。

（2）核对患儿信息：包括患儿姓名、性别、年龄、主诉。

（3）签署经鼻高流量氧疗治疗知情同意书。

（四）操作步骤

1. 安装及连接仪器

（1）安装湿化罐：压下护手板，将湿化罐与治疗仪接口紧密连接，护手板弹回原位。电热湿化器的水罐添加蒸馏水 / 灭菌注射用水至最高水位。

（2）连接加热管路：将鼻塞导管、加热管路与湿化仪的气体输出口进行可靠连接。

（3）连接气源：空氧混合器输入口接好空气（压缩机或者中央供空气）和氧气（氧气瓶或中央供氧气）两路气源，检查有无漏气，确保两路气源气压（0.3~0.4MPa）且压差不超过一定范围；如出现空氧报警，需检查气源压差，必要的情况下可在两路输入端接上调压阀控制压力。关闭空氧流量计，用波纹管连接空氧出气口和电热湿化气的进气接头。

（4）电热湿化器出气口连接波纹管，接好湿化器的温度探头和加热丝接头，波纹管另外一头接双孔鼻导管。

（5）电源连接、按开机键开机、预热。

（6）设置电热湿化器温度，温度设置为 34℃左右，最高温度不要超过 37℃。

2. 初始参数设定

（1）FiO_2：30%~40%。

（2）流量：见表 9-5-1。

表 9-5-1 儿童经鼻高流量氧疗初始流量设定表

年龄阶段		初始流量设定
新生儿	体重 1 000~1 999g	3L/min，最大不超过 6L/min
	体重 2 000~2 999g	4L/min，最大不超过 7L/min
	体重 ≥ 3 000g	5L/min，最大不超过 8L/min
婴儿		2L/（kg·min），最大不超过 20L/min
儿童		2L/（kg·min），最大不超过 25L/min

3. 安装鼻塞导管 鼻塞型号选择双短鼻塞导管，鼻塞导管尺寸（图 9-5-1）小于鼻腔内径的 50%，将鼻塞导管的 2 个孔插入 2 个鼻孔，然后给予固定，避免过紧，造成面部不适，确保鼻孔和鼻塞导管间留有间隙，同时口腔保持张开。

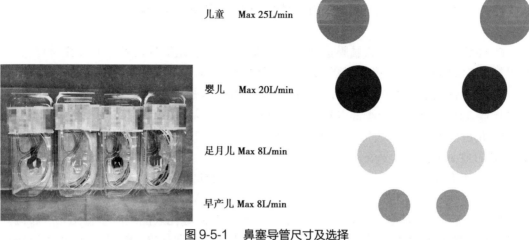

儿童　Max 25L/min

婴儿　Max 20L/min

足月儿 Max 8L/min

早产儿 Max 8L/min

图 9-5-1　鼻塞导管尺寸及选择

4. 参数调节　根据临床实际情况适当调节浓度和流量,确保 $TcSO_2$ 维持在 88%~95%,建议浓度调节梯度为 5%,流量的调节梯度为每次 1L/min。

(1)以下情况流量可上调 1L/min:①FiO_2 需比初始参数上调>10%;②$PaCO_2$ 较初始增加 10mmHg;③患儿呼吸窘迫或三凹征较前加重;④胸部 X 线片显示肺膨胀不良。

(2)以下情况流量可下调 1L/min:①FiO_2<30% 情况下,$TcSO_2$ 可维持在预期范围(90%~95%);②$PaCO_2$ 在正常或容许上限水平(40~50mmHg);③没有明显呼吸窘迫表现;④胸部 X 线片显示肺扩张良好。支气管肺发育不良患儿通常要缓慢下调。

5. 撤机时机

(1)流量为 1L/min,FiO_2<30%,$TcSO_2$>90%;PaO_2:儿童达 80~100mmHg,新生儿达 50~80mmHg。未修复的发绀型先天性心脏病中要求动脉血氧饱和度>60%(PaO_2:32mmHg)。早产儿动脉血氧饱和度在 91%~95%。细支气管炎患儿动脉血氧饱和度≥90%。

(2)患儿无呼吸窘迫或呼吸困难。

(3)$PaCO_2$ 保持在允许范围内。

6. 关机流程　取下高流量鼻导管,调节氧浓度至 21% 后断开氧气,长按启动/停止键 3 秒,设备进入干燥模式,按启动停止键关机。

7. 终末处理　仪表表面用 1∶500 含氯消毒液擦拭,管路定期送供应室消毒。

(五)并发症及处理

高氧血症:如果设定的氧流量或浓度过高,会导致高氧血症。可根据不同年龄选择不同的鼻塞和氧流量、氧浓度,并根据血气进行调节。

(六)操作注意事项

1. 安全用氧,严格执行"四防",即防火、防热、防油、防震。

2. 仪器定期检修,处于备用状态。

3. 管道和鼻塞专人专用,防止交叉感染。使用中进行登记,每 7 天进行鼻塞及管道更换,使用后进行清洁消毒。

4. 交接班时认真交接,检查管道有无破损和漏气,以保证疗效。

5. 注意观察湿化罐水量,缺水时及时更换,避免湿化仪干烧,保证足够湿化。吸入干冷氧气会造成气道干燥,影响气管黏膜纤毛清除功能,使痰液不能排出,并造成气道黏膜炎症反应及坏死。

6. 注意鼻塞不能与皮肤黏膜接触压迫太紧,防止皮肤组织损伤及坏死,定时检查鼻塞位置是否正常以及有无分泌物堵塞,注意保持呼吸道通畅,以保证有效及安全的氧疗。

7. 使用后注意加强监护,包括患儿血气、循环和呼吸系统状态,并记录心率、血压、组织灌注状态、$TcSO_2$,动态复查胸部 X 线片,如无改善立即转无创正压通气或是有创机械通气。

8. 儿童根据体重按 $2L/(kg\cdot min)$ 调节流速,如患儿情况改善,先降低氧浓度,再降低流量,逐步过渡到低流量吸氧和停氧。

9. 对于新生儿,尤其早产儿,应严格掌握氧疗指征及控制吸入氧浓度,避免并发症发生。

10. 高流量氧疗联合雾化治疗,分开进行有利于提高雾化效能。但在患儿无法脱离高流量氧疗的情况下,可联合治疗,连接方式可以用雾化器与湿化罐干燥端连接,也可以将雾化器连接于鼻塞管和送气环路之间。

(七)相关知识

1. HFNC 的组成 HFNC 由空氧混合器、加温湿化器、双短鼻塞导管、管路系统等组成。

(1)空氧混合器:可提供 21%~100% 氧浓度的可控新鲜气体,流量可设定为 2~60L/min。

(2)加温湿化器:可使气体达到最佳温度(37℃),并充分湿化,相对湿度可达 100%。

(3)双短鼻塞导管:根据患儿体重分为早产儿、新生儿、婴儿、儿童几种型号。

(4)管路系统

1)呼吸管路:由单一患儿使用,独有螺旋加热丝工艺,可降低冷凝水的形成;轻巧灵活,使得婴儿活动更加容易。

2)湿化水罐:与管路成套配置,可连接水袋自动加水,自动维持水位,双浮子工艺可保证安全性;带有压力分歧阀,可按照鼻塞导管的最高流量限制输送气流,将潜在危险性降至最低。

2. 高流量的定义

(1)高流量:输出的流量高于患儿的最大吸气流量,以满足所有吸入气量的需要(气体流速 ≥ 患儿吸气峰流速)。

(2)最大吸气流量:一般相当于每分钟通气量的 4~6 倍。

(3)高流量提供的氧混合气体,在输出时已经按需要的浓度进行稀释,吸入氧浓度不随患儿呼吸状态改变,氧浓度可控。

3. HFNC 相对于传统氧疗方式的优点

(1)通过减少无效腔,减少 CO_2 气体复吸,促进气体交换,产生动态气道正压减少吸气做工,促使形成深而慢的呼吸,减少插管率。

(2)能够精准控制输送氧的浓度,更适用于有视网膜病变儿童的氧疗。

(3)提供最佳湿化,能够舒适的输送高流量呼吸气体,改善黏液纤毛清理功能,保留儿童生长发育所需的能量。

(4)方便使用连接,患儿端界面为开放系统,不需要密封,患儿治疗期间可继续进食、饮水、交谈等,容易被患儿接受,减少抗拒。

（5）高流量湿化氧疗除了加湿还能加温，尤其对于气道痉挛的患儿，效果良好，能增进患儿舒适性。

（6）高流量湿化氧疗安全，不会造成患儿鼻部皮肤损害，减少纠纷。

三、儿童经鼻高流量氧疗规范检查表

高流量鼻导管氧疗规范操作核查、评估见表 9-5-2、表 9-5-3。

表 9-5-2　高流量鼻导管氧疗规范操作核查表

项目	内容	是	部分	否
操作前准备	核对患儿信息：姓名、性别、年龄			
	明确患儿有无禁忌证			
	签署治疗知情同意书			
	检查患儿的口鼻腔是否通畅			
	患儿取仰卧位			
	物品（器械）的准备：确定装置、湿化罐、心电监护仪正常，检查气源有无漏气，鼻塞导管			
	操作者戴口罩帽、洗手			
操作过程	安装及连接仪器			
	气源安装正确、无漏气			
	湿化罐加水，水位线符合要求			
	连接波纹管、温度探头和加热丝接头			
	设置电热湿化器温度，34~37℃			
	初始参数设定			
	FiO_2：30%~40%			
	正确调节氧流量：2L/（kg·min）			
	安装鼻塞导管			
	清洁鼻腔			
	选择合适的双短鼻塞导管			
	检查鼻导管有氧			
	插入鼻塞导管，固定，避免过紧			
	参数调节			
	根据临床实际情况适当调节浓度和流量			
	记录用氧/停氧时间、每次调节参数、签名			
	撤机评估			
	参数：流量、FiO_2、$TcSO_2$、$PaCO_2$			
	有无呼吸窘迫或呼吸困难			
操作后处置	告知注意事项，勿拉扯，防止鼻导管脱落			
	仪表表面消毒液擦拭，管路定期送供应室消毒			

表 9-5-3　高流量鼻导管氧疗规范操作评估表

项目	5分	4分	3分	2分	1分
操作过程流畅度					
操作检查熟练度					
人文关怀					

评分标准：

5分：操作过程熟练，无卡顿，操作顺序和方法正确；人文关怀到位，有操作前交流、操作中安慰及操作后注意事项的交代。

4分：介于5分和3分之间。

3分：操作过程能整体完成，卡顿次数<3次，操作流程基本正确；人文关怀不足，但能有部分操作前交流、操作中安慰及操作后注意事项的交代。

2分：介于3分和1分之间。

1分：操作过程卡顿次数>6次，操作粗暴；无人文关怀。

四、常见操作错误及分析

1. 安装顺序　在水罐及加热管路等未安装好时，请不要打开治疗仪。在使用过程中或取下湿化罐加水或倒水时，请不要触摸加热盘、水罐底部等，以防烫伤。

2. 湿化罐内的湿化液为蒸馏水/灭菌注射用水，不能用生理盐水。

3. 湿化罐干烧　应及时添加、更换湿化水，保证气道湿化，防止仪器损伤。

4. 鼻塞导管选择过大　使用鼻塞时不应将鼻孔密封住，鼻塞导管的直径应为鼻腔大小的1/2。

五、相关知识测试题

1. 经鼻高流量氧疗与 NCPAP 相比，具有的优势为

　　A. 减少鼻损伤　　　　　　　B. 减少氧中毒发生

　　C. 减少氧损伤　　　　　　　D. 减少感染发生

　　E. 减少压力伤

2. 经鼻高流量氧疗加温湿化系统的优势**不包括**

　　A. 增加纤毛活性

　　B. 降低分泌物黏稠度

　　C. 防止寒冷诱导的支气管痉挛

　　D. 减轻呼吸道黏膜水肿

　　E. 增加肺的顺应性

3. 经鼻高流量氧疗仪最高的温度、湿度可以达到

　　A. 37℃、100% 相对湿度　　　B. 34℃、100% 相对湿度

　　C. 31℃、80% 相对湿度　　　　D. 37℃、80% 相对湿度

　　E. 34℃、80% 相对湿度

4. 经鼻高流量氧疗的**禁忌证**为

　　A. 细支气管炎　　　　　　　B. 支气管哮喘

C. 轻度急性呼吸功能衰竭　　D. 心跳呼吸骤停

E. 有创呼吸机拔管后呼吸支持

5. 经鼻高流量氧疗的氧浓度范围是

A. 31%~80%　　　　　　　B. 31%~100%

C. 21%~80%　　　　　　　D. 21%~100%

E. 28%~100%

答案:1. A　2. E　3. A　4. D　5. D

（席　琼）

第六节　儿童中心静脉压监测技术

一、概述

中心静脉压(central venous pressure,CVP)是经颈内静脉或锁骨下静脉,将导管插入上腔静脉或右心房,测量右心房或靠近右心房的上、下腔静脉的压力。CVP 由 4 部分组成:①右心房充盈压;②静脉内血容量产生的压力,即静脉内壁压;③静脉收缩压和张力,即静脉外壁压;④静脉(端)毛细血管压。

CVP 受心功能、有效循环血容量及血管张力 3 个因素的影响。其正常值为 5~12cmH$_2$O。CVP 主要反映右心功能和回心血量之间的平衡关系,是对右心充盈压的直接测量,CVP 目前仍是危急重症患儿液体复苏中最常用的血流动力学监测指标之一,可用于估计容量负荷、右心功能,以及心脏前负荷等,并可为调整液体复苏治疗方案提供支持。同时 CVP 监测的导管还可以用于输血和补液,快速给予血管活性药物或进行肠外营养治疗。

二、儿童中心静脉压监测操作规范程序

(一) 适应证

1. 各类休克患儿,任何原因需快速、大量补液的患儿。

2. 心肺复苏后的患儿。

3. 心力衰竭、呼吸衰竭和低心排血量综合征等的患儿。

4. 大量输血和换血疗法的患儿。

5. 易产生血流动力学变化的患儿,如肺栓塞、心包积液、严重脑水肿等。

6. 严重创伤的患儿。

7. 进行血液净化治疗的患儿。

8. 需行心脏手术的血容量及心功能监测者。

9. 其他需要进行血流动力学监测的危重患儿。

(二) 禁忌证

1. 上腔静脉、锁骨下静脉、颈内静脉等通路不畅或损伤者。

2. 严重出凝血功能障碍的患儿。

3. 穿刺部位皮肤存在感染、破溃等。

4. 麻醉剂及肝素过敏者。

5. 合并严重的上腔静脉压迫综合征及右心房压力过高的患儿。

6. 病情危重不能耐受中心静脉置管操作者。

（三）操作前准备

1. 患儿的准备

（1）向患儿家属说明病情,并签署知情同意书。

（2）与患儿沟通、解释,躁动或不能配合的患儿预先进行镇静。

2. 物品（器械）的准备

（1）准备中心静脉置管用物,包括中心静脉穿刺包、中心静脉置管套件、听诊器、利多卡因注射液、生理盐水、络合碘消毒液、敷料等。

（2）连接监护仪、测量 CVP 的导线、测压套件、输液器、三通接头、尺子。

（3）准备心电监护、抢救车等抢救设备。

3. 操作者的准备

（1）核对患儿信息,包括患儿姓名、性别、年龄、主诉。

（2）查看患儿血常规、凝血功能等结果。

（3）明确是否有中心静脉置管的禁忌证。

（4）确定患儿家属已签署中心静脉置管的检查知情同意书。

（四）操作步骤

CVP 监测主要操作包括中心静脉置管和测量 CVP。

1. 中心静脉置管　一般选择右侧颈内静脉和右侧锁骨下静脉,儿童最常用的是右侧颈内静脉。由于右侧颈内静脉到上腔静脉的路径直,导管到位率可达近 100%,而左侧穿刺容易损伤胸导管。右锁骨下静脉虽然穿刺相对容易,且便于固定,但血气胸发生率高,儿童穿刺到位率低,故现在较少使用右锁骨下静脉进行穿刺置管。新生儿或体重较低的小儿在紧急情况下还可选用股静脉进行穿刺置管。有条件的情况下,建议超声引导下进行穿刺置管。

（1）颈内静脉（右）穿刺置管术

1）颈内静脉解剖要点:颈内静脉从颅底颈内静脉孔穿出,与颈动脉、迷走神经包裹形成颈动脉鞘。颈内静脉全程由胸锁乳突肌（SCM）覆盖,上段位于 SCM 内侧,颈内动脉后方;中段位于 SCM 前缘下面,颈总动脉后外侧;下段位于 SCM 胸骨头与锁骨头之间的三角间隙内,颈总动脉前外方。颈内静脉后方毗邻膈神经、椎静脉、锁骨下动脉、胸导管（左侧）。内侧毗邻颈内动脉和颈总动脉。

2）颈内静脉穿刺方法:包括前路法、中路法和后路法,一般选用中路法穿刺。此点可以直接触及颈总动脉搏动,方便定位穿刺点,减少误伤动脉的机会;且此处的颈内静脉走行较浅,穿刺成功率高。具体操作步骤如下:

①患儿去枕仰卧,取头低 15° 位,头转向对侧,颈部充分暴露。

②标记穿刺点:确定由胸锁乳突肌胸骨头、锁骨头及锁骨内 1/3 构成的三角,在三角内触及颈动脉搏动最强点,在搏动点外侧缘（一般为外侧 0.5cm）做标记,定为穿刺点。

③操作者打开中心静脉穿刺包,检查中心静脉导管是否通畅,并用生理盐水润滑管腔。

④以穿刺点为中心的 15~20cm 范围内用络合碘消毒 3 遍,铺无菌单。2% 利多卡因在穿刺点做局部浸润麻醉。

⑤试穿:操作者左手轻压住颈动脉搏动点,右手持 5ml 注射器,针尖朝向同侧乳头方向,

与皮肤成 45°~60° 角从穿刺点刺入,边回抽注射器边进针直至抽到暗红色静脉血。若针较深仍未见回血,则退针至皮下,改变穿刺方向再试穿。

⑥沿试穿点及方向穿入中心静脉穿刺针,边进针边回抽直至抽到静脉血,减小穿刺针与皮肤平面的角度,再次确认回抽血液是否顺畅。

⑦从穿刺针尾部置入导引钢丝约 10~15cm。

⑧退出穿刺针,保留引导钢丝在血管内。将扩张管套入引导钢丝,扩张静脉后退出扩张管。

⑨将中心静脉导管套入引导钢丝后置入中心静脉内,边置入边退出引导钢丝。置入深度根据患儿年龄选择:12~14 岁患儿,置入 8~10cm;6~11 岁患儿,置入 6~8cm;2~5 岁患儿,置入 4~5cm。

⑩用带生理盐水的注射器确认回抽血液流畅后,连接静脉输液。

⑪观察患儿的生命体征,听诊双上肺呼吸音。擦净穿刺处皮肤,贴无菌贴膜固定导管。必要时可以在穿刺部位的皮肤缝合一针,用缝线固定导管。

⑫恢复患儿体位,清理用物。

(2)锁骨下静脉(右)穿刺置管术

1)锁骨下静脉解剖要点:锁骨下静脉位于肋锁斜角肌三角内,在锁骨内侧端的后方,胸膜顶的前下方,锁骨下静脉的后上方、前斜角肌后面,右锁骨下动脉及臂丛神经经过并与其并行,在动、静脉之间除了有前斜角肌和膈神经外,并没有其他的重要组织结构。

2)锁骨下静脉置管具体操作步骤

①患儿取仰卧位,头低足高位,穿刺侧肩背下垫薄枕,头转向对侧,穿刺侧肩部略上提、外展,使静脉充盈并减少空气栓塞的发生概率。

②标记穿刺点:锁骨中点下缘下方 1cm,再偏外 1cm 处做标记,作为穿刺进针点,锁骨下缘的内、中 1/3 交点处,至同侧胸锁关节上缘之间做一连线,作为穿刺时进针方向的标志。

③打开中心静脉穿刺包,检查中心静脉导管是否通畅,并用生理盐水润滑管腔。

④以穿刺点为中心的 15~20cm 范围内用络合碘消毒 3 遍,铺无菌单。2% 利多卡因在穿刺点做局部浸润麻醉。

⑤穿刺针针尖与胸骨纵轴成 45° 角,与皮肤成 10°~30° 角刺入,进针方向指向胸骨上切迹,进针时针尖先抵向锁骨,然后回撤,再抬高针尾,紧贴近锁骨下缘,边回抽边进针直至抽到暗红色静脉血后再推进 0.1~0.2cm。

⑥穿刺针针尖斜面向下保持固定,置入引导钢丝 8~10cm。

⑦退出穿刺针,保留引导钢丝在血管内。将扩张管套入引导钢丝,扩张静脉后,退出扩张管。

⑧中心静脉导管套入引导钢丝后置入静脉内,边置入边退出引导钢丝,置入深度一般为 6~8cm。

⑨用带生理盐水的注射器确认回抽血液流畅后,连接静脉输液。

⑩观察患儿的生命体征,听诊双上肺呼吸音。

⑪擦净穿刺处皮肤,贴无菌贴膜固定导管。必要时可以在穿刺部位的皮肤缝合一针,用缝线固定导管。

⑫恢复患儿体位,清理用物。

2. 测量中心静脉压

(1) 电子测量法(使用压力传感器测量): 是通过装满液体的管道将血管腔与外部压力传感器相连而测得,压力传感器可将压力信号转变为数字信号,在心电监护仪上显示为连续波形和 CVP 值。以电子方式测量 CVP 所需的设备通常包含一次性换能器、连接中心静脉导管(central venous catheter,CVC)的管道、三通接头,以及连接阀 1 个。具体测量步骤如下:

①评估患儿病情、确认是否使用呼吸机。如使用呼吸机,调零后 3 分钟再测 PEEP 值。

②准备测压套件,确认各部分连接无误。

③确认中心静脉导管深度,以及是否通畅。

④定测压"零点": 患儿取平卧位,腋中线第 4 肋间(相当于右心房水平)标记为"零点"。若患儿只能取半卧位,则在锁骨中线第 3 肋间; 取坐位时,为第 2 肋间,为减少误差,尽可能取平卧位。

⑤连接压力监测套件,用加压袋将液体(最好是肝素稀释液)充满换能器的管路,以确保管路通畅并排出空气,加压袋的压力建议设置为 300mmHg。

⑥将压力传感器放至于"零点"位置(腋中线第 4 肋间),监护仪监测通道调至 CVP 模块并进行调零。

⑦调节三通管,使传感器与中心静脉导管相通,观察监护仪 CVP 波形,稳定后记录 CVP 值。

(2) 水柱法测量: 该测量方法比较简单,适合在条件设备比较简陋的情况下使用,但由于测量的精准度以及持续性差,故临床目前较少使用该方法。具体步骤如下:

①准备测压用物: 生理盐水 500ml、标尺、输液装置等。

②患儿取平卧位,使用呼吸机者将 PEEP 调至"0"。

③将输液器插入 500ml 生理盐水,接连中心静脉导管冲洗管路。

④在莫非滴管 30cm 下标记任一点作为"零点"与标尺零刻度对齐,两者保持平行固定。

⑤将"零点"垂直放置于患儿平腋中线第 4 肋间(右心房水平)。

⑥调节三通管,关闭输液通路,使测压管与中心静脉导管相通。

⑦拔出输液器,打开输液器开关和导管夹,让液体以最快的速度滴下直到液面不再下降,此时标尺所读取的"零点"至液面的刻度为 CVP。

(五) 并发症及处理

1. 误穿动脉 一般可通过压力以及血液的颜色判断是否误穿。一旦确定误穿动脉,应立刻退针,并压迫穿刺点 3~5 分钟进行止血,以防局部形成血肿。大面积血肿可引起呼吸困难。对于存在凝血功能障碍的患儿,需动态观察穿刺部位有无血肿的形成。

2. 气胸 穿刺针仅穿刺破胸膜腔时,常引起小量气胸,一般可不予处理,自行吸收。但若患儿出现穿刺侧呼吸音明显减弱、缺氧等症状时,则应考虑是否穿刺针刺破肺尖引起中、大量气胸,此时可考虑床旁胸部 X 线片确诊后进行胸腔穿刺处理; 若反复出现大量气胸,可考虑胸腔置管引流。若患儿缺氧明显,也可立即进行胸腔穿刺确定是否存在气胸,并进行相应治疗。

3. 血胸(血气胸) 常见于穿刺时刺破血管,同时又刺破了胸膜腔,血液经破口流入胸腔形成血胸或血气胸。一旦怀疑存在血胸或血气胸,可以进行胸腔试穿刺,若抽到血性液体(伴或不伴气体)则可明确诊断,可进行胸腔穿刺治疗;若反复出现血胸,可以考虑胸腔置管引流,必要时需行外科开胸止血治疗。

4. 乳糜胸　见于左侧颈内静脉或锁骨下静脉穿刺,此并发症较严重,需要外科进行处理。

5. 空气栓塞　由于大静脉内呈负压,空气可经穿刺针或导管进入血管形成空气栓塞,因此穿刺时要注意保持头低足高位,提高穿刺点静脉压。清醒的患儿在置管时可嘱其暂时屏息以减少空气栓塞的发生。

6. 血栓形成　常见于管道护理不当,例如抽血后未及时冲管,或者置入导管后未及时拔出导丝所致。若无法抽吸出血栓,则需要重新置管。

7. 心脏压塞　由于心脏穿孔所致,一旦发生,后果严重。常由导管置入过深或导管质地较硬所致,导管尖端顶住心房或者心室壁,随着心脏跳动损伤心壁,进而导致穿孔。患儿若突然出现呼吸困难、血压下降、颈静脉怒张、脉压变窄、心率增快等,都要考虑出现心脏压塞的可能,应紧急处理解除心脏压塞。

8. 感染　常由无菌操作不到位或管道护理不完善所致,若出现穿刺部位出现红肿、局部压痛,伴有发热、血白细胞升高时,应考虑感染的可能,此时应拔除导管进行细菌培养,同时给予抗感染治疗,避免出现败血症等严重的全身感染并发症。

9. 其他　损伤周围组织、神经、霍纳综合征等。

(六) 操作注意事项

1. 中心静脉置管注意事项

(1)在学习中心静脉置管操作前,需学习有关中心静脉置管的相关知识,包括中心静脉置管操作的适应证、禁忌证;熟悉中心静脉及相关血管的解剖结构。

(2)中心静脉置管操作过程中,应严格无菌操作。穿刺过程中若需改变穿刺方向,必须将针尖退至皮下,以免增加血管的损伤。用细针试穿是最确切的定位方法,禁止用粗穿刺针反复试穿,以避免损伤局部组织和血管。误穿动脉后一定要注意局部给予较长时间持久的压迫止血。有时候在负压进针时未见回血而退针时却有回血,所以退针的时候要尽量缓慢,避免见血的时候针已退出血管。在送引导钢丝的过程中,若有阻力,则需退出钢丝,重新调整穿刺针位置后再送入钢丝,切忌暴力操作。穿刺全程都要注意患儿体位、呼吸等,避免空气栓塞的发生。

(3)穿刺成功后应立即缓慢注射肝素生理盐水或生理盐水,以免血液在导管内凝固形成血栓,阻塞管腔。

2. 中心静脉测压注意事项

(1)每次测压前均需要"校零","零点"一般取腋中线第 4 肋间。

(2)患儿若躁动、咳嗽、呕吐、抽搐或用力时,均影响 CVP 数值,应在患儿安静 10~15 分钟后再行测压。

(3)测压通路不能输入升压药、血管扩张药等,以免测压时药物输入中断或输入过量引起病情变化。

(4)严格无菌操作,穿刺部位每天消毒并更换敷料 1 次,预防感染的发生。

(5)必须熟悉三通的使用方法,确保连接管牢固可靠,防止管道脱开造成出血。

（七）相关知识

1. CVP 的临床意义

（1）CVP 升高的常见原因

1）心源性因素，如右心衰竭、心脏压塞、缩窄性心包炎、心房颤动及三尖瓣关闭不全等。

2）肺源性因素导致肺循环阻力升高，如肺动脉高压、肺栓塞、右心室流出道或肺动脉狭窄、肺血管收缩、支气管痉挛等。

3）胸内压力升高，如张力性气胸、血胸等。

4）使用呼吸机呼气末正压呼吸时、气管内吸痰及剧烈咳嗽、患儿躁动时等。

5）补液或输血过量或速度过快。

6）致腹压增高的各种疾病。

7）药物影响，如使用缩血管药物时，小静脉收缩，回心血量相对增加，导致 CVP 升高。

8）部分先天性心脏病患儿术后即使血容量不足，CVP 也高于正常，此类患儿术后的 CVP 应维持在较高水平。

（2）CVP 下降的常见原因

1）血容量不足，包括大量出血、大量利尿后未及时输血或补液等。

2）使用扩血管药物或洋地黄类药物后，血管张力降低，血容量相对不足，CVP 下降。

3）使用吗啡或者地西泮等镇静药物后。

2. 监测 CVP 后的处理　动态观察 CVP 的变化，同时还需要结合患儿血压、心率、尿量、肝脏大小等情况综合判断，对不同的情况进行相应的处理。

（1）CVP 低、血压低、心率快，提示血容量不足，应补充血容量。

（2）CVP 高、血压正常，提示容量负荷过重或心力衰竭，应强心利尿。

（3）CVP 进行性增高、血压降低时，可能有心脏压塞或严重的心功能不全，应强心、利尿、解除心脏压塞等。

（4）CVP 正常、血压低，可能为血容量不足或心输出量减低所致，可以给予强心、升压治疗，或试着进行小量快速输血或输液。

（5）CVP 高、血压高，提示周围血管阻力增大，循环血量多，可应用血管扩张剂和利尿药，减少或暂停输血输液等。

三、儿童中心静脉压监测技术规范检查表

儿童中心静脉压监测技术规范检查核查、评估见表 9-6-1、表 9-6-2。

表 9-6-1　儿童中心静脉压监测技术规范检查核查表

项目	内容	是	部分	否
操作前准备	核对患儿信息：包括姓名、性别、年龄、主诉			
	体位摆放得当：取平卧位，头低 15°，偏向对侧			
	穿刺点选择并标记			
	以穿刺点为中心 15~20cm 范围消毒 3 遍			
	选择合适的中心静脉置管套件			

续表

项目	内容	是	部分	否
操作前 准备	检查中心静脉导管是否通畅			
	以生理盐水润滑管腔			
	准备静脉输液、测压装置			
	准备听诊器、抢救车			
	心电监护			
操作 过程	用 5ml 注射器试穿、方向和深度正确			
	沿试穿点及方向穿入中心静脉穿刺针抽到静脉血,确认回抽血液通畅			
	置入引导钢丝入中心静脉内,并根据年龄选择合适的置入深度			
	退出穿刺针,保留引导钢丝在血管内			
	将扩张管套入引导钢丝扩张静脉后退出扩张管			
	将中心静脉导管套入引导钢丝后置入中心静脉内,边置入边退出引导钢丝,根据年龄选择合适的置入深度			
	用带生理盐水注射器确认回抽血液流畅			
	正确连接静脉输液			
	观察患儿的反应,听诊双上肺呼吸音,及时发现并发症			
	正确固定导管(胶布长短合适,粘贴牢靠)			
	恢复体位			
	根据患儿不同体位定测压"零点"			
	连接压力监测套件,确保管路通畅并排出空气			
	压力传感器调零			
	调节三通,观察监护仪 CVP 波形,并记录数值			
操作后 处置	向患儿家属简要介绍情况:插管是否顺利、可能监护的时间、可能的并发症等			
	清理物品,垃圾分类			
	人文关怀			

表 9-6-2 中心静脉压监测技术操作评估表

项目	5分	4分	3分	2分	1分
操作过程流畅度					
操作检查熟练度					
人文关怀					

评分标准:

5分:操作过程清晰流畅,无卡顿,检查熟练,血管穿刺方法正确;人文关怀到位,有术前交流、术中安慰及术后注意事项的交代。

4分:介于5分和3分之间。

3分:操作过程能整体完成,卡顿次数<3次,检查血管穿刺中方法基本正确;人文关怀不足,但能有部分术前交流、术中安慰及术后注意事项的交代。

2分:介于3分和1分之间。

1分:操作过程卡顿次数>6次,操作粗暴,血管穿刺反复损伤,无人文关怀。

四、常见操作错误及分析

1. **误穿入动脉** 对穿刺部位解剖不熟悉,进针前未定位动脉搏动的位置,进针角度错误,以及调整穿刺针角度时未完全退至皮下,都可能引起穿刺损伤动脉导致并发症。

2. **导管堵塞** 置管后未及时取出引导钢丝,或者未及时用生理盐水冲洗导管,或者未及时连接静脉输液装置,都可能引起导管内血凝块形成从而堵塞导管,另外患儿体位变化、躁动等都可能导致导管打折堵塞,要注意定期检查。

3. **导管脱出** 未固定好导管、搬动患儿或改变体位时未保护导管,以及暴力操作等,都可能导致导管脱出。

4. **CVP测量不准** 导致测量错误的常见原因有:"零点"定位不准,测量前监护仪通道未归零;压力转换器未放置在正确的位置、床未放平、管腔堵塞或者漏液、置管过深或者过浅等。每次测量前都应该检查管路是否通畅,体位是否正确,改变体位或进行相关操作后要再次校零后再进行测量。

五、目前常用训练方法及培训要点

1. **模型训练** 目前多数医院尚无专门的儿童中心静脉穿刺训练模型,可以使用成人的中心静脉穿刺模型进行模拟训练,训练过程中注意穿刺深度,引导钢丝置入的长度以及置管深度要选择儿童适用的长度进行考核。

2. **其他** 可用活体动物模型(活体猪)来训练。

六、相关知识测试题

1. 常见引起中心静脉压(CVP)升高的因素**不包括**
   A. 心源性因素,如右心衰竭、心脏压塞、缩窄性心包炎、心房颤动及三尖瓣关闭不全等
   B. 肺源性因素导致肺循环阻力升高,如肺动脉高压、肺栓塞、右心室流出道或肺动脉狭窄、肺血管收缩、支气管痉挛等
   C. 胸内压力升高,如张力性气胸、血胸等
   D. 使用呼吸机呼气末正压呼吸时,气管内吸痰及剧烈咳嗽,患儿躁动时等
   E. 使用扩血管药物或洋地黄类药物后,血管张力降低

2. 儿童最常用的中心静脉置管选择是
   A. 左锁骨下静脉
   B. 股静脉
   C. 右颈内静脉
   D. 左颈内静脉
   E. 右锁骨下静脉

3. 关于中心静脉置管,以下说法**错误**的是
   A. 穿刺点一般定位在由胸锁乳突肌胸骨头、锁骨头及锁骨内1/3构成的三角内,位于颈动脉搏动点外侧缘(一般为外侧0.5cm)
   B. 穿刺时注射器需边回抽边进针
   C. 进针较深仍未见回血时,可直接改变穿刺方向进行穿刺
   D. 中心静脉置管深度因儿童年龄不同而异

E. 穿刺结束后,需要听诊双肺呼吸音,确认有无发生气胸或血气胸等并发症

4. 中心静脉压的正常值是

    A. $5\sim10cmH_2O$　　　　　　B. $5\sim12cmH_2O$　　　　　　C. $4\sim10cmH_2O$

    D. $4\sim11cmH_2O$　　　　　　E. $3\sim10cmH_2O$

5. 中心静脉置管常见并发症**不包括**

    A. 误穿动脉　　　　　　　　B. 气胸、血胸　　　　　　　C. 心脏压塞

    D. 感染　　　　　　　　　　E. 置管失败

答案:1. E　2. C　3. C　4. B　5. E

(李卓颖)

第七节　儿童体外膜氧合技术

一、概述

体外膜氧合(extracorporeal membrane oxygenation,ECMO)是一种从体外循环技术发展而来的,能够在一定时间内,部分或全部替代严重心肺功能衰竭的患儿心肺功能,维持机体各器官的供氧,进行较长时间心肺支持的一种体外生命支持(extracorporeal life support,ECLS)。ECMO 的基本原理就是通过动静脉插管,将血液从体内引流到体外,经人工膜氧合后,再经泵将氧合血灌注入体内,维持机体各器官的供血和供氧,使心肺得以充分的休息,为进一步药物或手术治疗、心肺功能的恢复,甚至心肺移植赢得宝贵的时间窗口。根据 ECMO 建立的途径,可以分为静脉 - 动脉(V-A)和静脉 - 静脉(V-V)2 种模式。V-V ECMO 用于呼吸支持,V-A ECMO 除了呼吸支持,同时能够提供心脏支持。体外生命支持技术是儿童重症医学的核心技术系统,发展 ECMO 技术对于加强和完善儿科重症医学技术体系具有重要意义。

二、体外膜氧合技术操作规范流程

(一) 适应证

严重的急性心肺功能衰竭,常规治疗无效,预计短期内能恢复、改善或患儿有相应的后续治疗措施,主要包括以下几类。

1. 急性心肌梗死、心源性休克。

2. 急性暴发性心肌炎。

3. 急性呼吸衰竭、急性肺损伤、急性呼吸窘迫综合征。

4. 人工呼吸 3 小时后、人工呼吸出现气道压伤。

5. 急性肺栓塞的支持抢救。

6. 心肺移植术前术后支持。

7. 心脏手术。

8. 心肺脑复苏。

9. 新生儿肺疾病。

(二) 相对禁忌证

1. 无法建立合适的血管通路。

2. 终末期肿瘤患儿。

3. 严重的出血性疾病。

4. 严重的神经系统并发症。

5. 严重免疫抑制状态。

6. 不可逆的多脏器功能衰竭。

7. 不能接受血液制品的患儿。

8. 移植等待时间久且不确定。

9. 无法解决的外科问题。

(三) 操作前准备

1. 患儿的准备

(1) 为避免交叉感染,要制订合理的消毒措施,使用 ECMO 前完善 HBsAg、抗 HCV、抗 HIV 等相关检查。

(2) 向患儿及其家属详细交代病情、使用 ECMO 的必要性和可能出现的并发症,以及预后等,并签署知情同意书。

(3) 患儿进行镇静镇痛,必要时给予肌肉松弛药处理。

2. 物品(器械)的准备

(1) ECMO 设备:主机、显示屏、驱动泵(电动 + 手动)、空氧混合器、氧饱和度监测仪、水箱。

(2) ECMO 套包 1 个、ECMO 插管 2 根、ECMO 专用置管包 1 个、CVC 置管包 2 个、无菌手术衣、无菌手套。

(3) 药品准备:等渗葡萄糖氯化钠注射液、0.9% 氯化钠注射液、白蛋白、血浆、浓缩红细胞、肝素注射液。

(4) 床旁超声机、抢救车。

3. 操作者的准备

(1) 核对患儿信息:包括姓名、性别、年龄、主诉。

(2) 充分评估病情,必要时进行相关科室的会诊后决定是否进行 ECMO 治疗。

(3) 询问患儿既往有无服用抗凝、抗血小板药物(如阿司匹林、氯吡格雷等)的情况,以及有无出凝血异常疾病史。

(4) 询问有无麻醉药物过敏史。

(5) 查看患儿血常规、凝血功能、心电图及既往结果。

(6) 明确患儿有无 ECMO 的禁忌证。

(7) 确定患儿家属已签署知情同意书。

(8) 熟悉患儿病情,熟知 ECMO 操作流程,洗手、戴口罩。

(四) 操作步骤

1. 管路连接与预充

(1) 预充液配置

1) 平衡盐液 2 000ml+ 肝素 (5mg/500ml)

2) 白蛋白

3) 新鲜冰冻血浆

4）浓缩红细胞

（2）管路的连接及预充

1）检查管路外包装、有效期，套包条形码粘贴在操作记录单上。

2）连接静脉引流管与离心泵头口，确保连接紧密，用扎带固定。

3）连接 2 根预充管，将 2 根预充管中间管路用阻断钳阻断。

4）将靠近离心泵头静脉端预充管（1 号管）针头插入预充袋内，利用重力排气超过离心泵头，排气钳夹预充管（1 号钳）。

5）另一预充管（2 号管）针头插入预充袋内，备排气，钳夹预充管（2 号钳）。

6）均匀涂抹导电糊后将离心泵头装入离心泵，离心泵转速逐渐调至 2 000 转 /min，松开 1 号钳，打开 2 号管三通，预充氧合器与管道，充分排气，管道内无明显气体后将三通旋向预充袋方向。

7）氧合器内无明显气体，氧合器预充完全，1 号和 2 号钳夹闭阻断 2 根预充管，关闭预充管三通，松 2 根预充管中间的阻断钳，旋紧氧合器上黄色肝素帽，再次确认管路内预充情况，如有气体则再次预充。

8）预充结束，管路自循环备用，去除 1 号和 2 号管。

9）理顺整个循环管路，并固定于适当位置，避免管道弯折。

10）连接空氧混合气管道（气源→空氧混合器→氧合器），设定 FiO_2 和气体流量。

11）连接变温水箱，设置适宜水温，并进行水循环。

12）待动静脉插管插好后，打开台上管包装，将管路递给台上医师。

13）再次确认管路内无气体，管路通畅无误，连接管路准备运行 ECMO。

2. 插管

（1）插管方式的选择：见表 9-7-1。

表 9-7-1　不同年龄儿童常用的插管方式

年龄	插管方式	
	V-V	V-A
新生儿及婴幼儿（≤10kg）	颈部双腔管 （血管过细者可改用 V-A ECMO）	1. 颈总动脉 + 颈内静脉 2. 中心插管（右心房 + 主动脉）
3 岁以上儿童 （>10kg）	股静脉 + 颈内静脉	1. 颈总动脉 + 颈内静脉 2. 股静脉 + 股动脉 3. 中心插管（右心房 + 主动脉）

注：V-A. 静脉 - 动脉；V-V. 静脉 - 静脉。

（2）不同插管方式的步骤

1）颈总动脉、颈内静脉（右侧）插管

①体位：取仰卧位，头偏向左侧并后倾，肩下置垫圈垫高肩部，舒展颈部皮肤充分暴露手术野，操作过程中注意气管插管是否打折、脱出。

②切口位置选择：右侧锁骨上一横指处，做好标记。

③络合碘消毒，范围：上缘至右侧面部，下缘至前正中胸部，左、右至颈部两侧后方；常

规铺无菌巾。

④ 2% 利多卡因局部浸润麻醉，必要时可以进行局部神经肌肉阻滞。

⑤右侧胸锁乳突肌中下 1/3 内侧，做长为 1.5~2.0cm 的横切口。

⑥游离皮下组织和右侧颈阔肌，暴露胸锁乳突肌及胸骨舌骨肌间隙，钝性分离胸锁乳突肌与胸骨舌骨肌间隙，暴露颈部血管鞘，注意避免损伤或离断肌肉。

⑦打开筋膜进入血管鞘，小号乳突牵开器撑开并暴露颈内静脉及深部的颈总动脉。

⑧钝性分离颈内静脉近、远端，分别环套 10 号丝线并套橡胶圈以备阻断用。

⑨钝性分离颈总动脉近、远端，分别环套 10 号丝线并套橡胶圈以备阻断用。

⑩肝素化：静脉注射肝素（1mg/kg），3 分钟后监测全血活化凝血时间（ACT）。

⑪用 5-0 或 6-0 prolene 线连续缝合，在颈总动脉前壁和颈内静脉前壁做适当大小的荷包，并套橡胶圈备阻断用。

⑫颈总动脉插管：暂时阻断颈总动脉远端，助手左手用无损伤镊暂时夹闭颈总动脉近端，术者与助手分别持无损伤镊展开荷包，术者用尖刀在荷包内小心切开动脉前壁，直角钳扩大切口（注意防止插管过程中内膜损伤分离）。动脉插管插入颈总动脉，助手松开左手无损伤镊，动脉插管顺势插入颈总动脉近心端，插入深度以不超过头臂干动脉近端开口为佳，随后套圈缩紧荷包并将套圈固定于动脉插管防止脱出。再之后立即给予动脉插管内排气，连接 ECMO 管路动脉端，开放颈总动脉远端阻断带，恢复头部远端血液灌注。

⑬颈内静脉插管：暂时阻断颈内静脉远端，助手左手用无损伤镊暂时夹闭颈内静脉近端，术者与助手分别持无损伤镊展开荷包，操作者持尖刀在荷包内小心切开静脉前壁，直角钳扩大切口（注意防止插管过程中内膜损伤分离）。静脉插管插入颈内静脉，助手松开左手无损伤镊，静脉插管顺势插入颈内静脉近心端，插入深度至右心房内为佳，随后套圈缩紧荷包并将套圈固定于静脉插管，以防止脱出。再之后立即给予静脉插管内排气连接 ECMO 管路静脉端，开放颈内静脉远端阻断带，恢复头部静脉血液回流。

⑭彻底止血后，间断缝合肌层、皮下组织及皮肤切口，络合碘再次消毒后加盖纱布加压包扎。

⑮ECMO 管路用缝线固定于皮肤表面，防止外力拉拽导管导致脱出。

2）股动脉、股静脉（右侧）插管

①体位：取仰卧位，暴露右侧腹股沟区，右侧大腿根部放置一个臀垫以垫高右侧臀部，舒展腹股沟部皮肤充分暴露术野，右侧大腿保持伸直。

②切口位置选择：右侧腹股沟韧带中线内侧，股动脉搏动最强点处为切口，并做标记。

③络合碘消毒，范围：上缘至脐水平，下缘至右侧大腿膝部，左、右至大腿两侧后方；常规铺无菌巾。

④ 2% 利多卡因局部浸润麻醉，必要时可以进行局部神经肌肉阻滞。

⑤在右侧腹股沟韧带中线内侧，股动脉搏动最强点处，做长为 4~6cm 的纵切口。

⑥电刀游离右侧腹股沟皮下组织及肌层，暴露右侧深筋膜。钝性分离深筋膜间隙暴露腹股沟区血管鞘，注意避免损伤或离断肌肉。

⑦触及股动脉搏动最强点处，打开深筋膜进入血管鞘内，使用大号乳突牵开器撑开并暴露腹股沟区股动脉及深部股静脉血管。

⑧钝性分离股动脉近、远端，分别环套 10 号丝线并套橡胶管以备阻断。

⑨钝性分离股动脉后方的股静脉近、远端,分别环套 10 号丝线并套橡胶管以备阻断。

⑩肝素化:静脉给予肝素(1mg/kg)并等待 3 分钟,同时监测 ACT。

⑪用 5-0 或 4-0 prolene 线连续缝合,在股动脉、股静脉前壁缝合适当大小荷包,并套橡胶管备阻断。

⑫于切口远心端 4.0~6.0cm 处做 0.5cm 切口,钝性游离建立皮下内隧道,将股动、静脉插管经隧道置入插管区。

⑬先临时阻断股动脉各分支动脉血管,随后暂时阻断股动脉远心端,助手右手用无损伤镊暂时夹闭股动脉近心端,术者与助手分别持无损伤镊展开荷包,操作者持尖刀在荷包内小心切开动脉前壁,直角钳扩大切口(注意防止插管过程中内膜损伤分离)。动脉插管插入股动脉,助手松开右手无损伤镊,动脉插管顺势插入股动脉近心端,插入深度应以>4cm 为佳,随后套圈缩紧荷包并将套圈固定于动脉插管,以防止脱出。再之后立即给予动脉插管内排气连接 ECMO 管路动脉端,开放股动脉远端阻断带及各分支阻断带,恢复下肢远端血液灌注。

⑭先暂时阻断股静脉各分支回流血管,随后暂时阻断股静脉远心端,助手右手用无损伤镊暂时夹闭股静脉近心端,术者与助手分别持无损伤镊展开荷包,操作者持尖刀在荷包内小心切开静脉前壁,直角钳扩大切口(注意防止插管过程中内膜损伤分离)。静脉插管插入股静脉,助手松开右手无损伤镊,静脉插管顺势插入股静脉近心端,插入深度至右心房内为佳,随后套圈缩紧荷包并将套圈固定于静脉插管,以防止脱出。再之后立即给予静脉插管内排气连接 ECMO 管路静脉端,开放股静脉远端阻断带及各分支静脉阻断带,恢复下肢静脉血液回流。

⑮切口以生理盐水冲洗并止血。间断缝合肌层、皮下组织层及皮肤,碘伏再次消毒后加盖纱布并加压包扎。

⑯ECMO 管路应用缝线固定于皮肤表面,防止外力拉拽插管导致脱出。

3)正中插管(右心房 + 主动脉)步骤:该插管技术多用于患儿病情紧急,时间紧迫或采用正中开胸体外循环而无法停体外循环机的患儿。

①一般在手术室操作,患儿全身麻醉,呼吸机辅助呼吸。

②仰卧位,暴露正中胸骨。

③切口位置选择:胸骨中点至剑突最低点处。

④络合碘消毒(范围:上缘至胸骨上窝,下缘至会阴部,左、右至腋中线),常规铺无菌巾。

⑤胸骨中点至剑突最低点做纵切口。

⑥电刀游离皮下暴露胸骨下段,胸骨锯锯开胸骨下段,骨蜡处理胸骨下段骨髓腔渗血,电刀及时处理两侧骨膜出血。

⑦胸骨撑开器撑开胸骨下段暴露心包。剪开心包并悬吊心包于胸骨两侧,暴露右心耳及升主动脉。

⑧用 5-0 或 4-0 prolene 线连续缝合主动脉根部双荷包,并套橡胶管备用阻断。

⑨用 5-0 或 4-0 prolene 线连续缝合右心耳单荷包,并套橡胶管备用阻断。

⑩静脉给予肝素(1mg/kg)并等待 3 分钟,同时监测 ACT。

⑪弯钳钳夹升主动脉根部外膜展平升主动脉,祛除升主动脉荷包内动脉外膜组织,尖刀切开升主动脉并顺势插入动脉插管,深度 1~2cm 并缩紧荷包,并将荷包套圈固定于动脉插

管上,排气后连接 ECMO 管路动脉端。

⑫展开右心耳荷包,剪刀剪开右心耳扩大切口后顺势插入静脉插管,深度 2.5~4.0cm 并缩紧荷包,并将荷包套圈固定于静脉插管上,排气后连接 ECMO 管路静脉端。

⑬将动静脉插管缝合固定于皮肤,取适当大小无菌薄膜连续缝合皮肤封闭切口(若条件允许可内衬银离子敷料预防伤口感染),碘伏再次消毒后无菌敷料覆盖伤口。

3. 拔管

(1)颈总动脉及颈内静脉拔管步骤

1)拔管前通过对患儿病情以及 ECMO 各项参数指标进行综合评判,判断是否已经可以结束 ECMO 治疗。

2)剪开皮肤、皮下组织及肌层间断缝线,暴露插管。

3)再次游离颈内静脉近、远端及颈总动脉近、远端,并在近、远端分别环套 10 号丝线并套橡胶管以备阻断之用。

4)停止 ECMO 转流。

5)暂时阻断颈内静脉远心端后,剪开固定在静脉插管上缝线,松开荷包阻断套圈,右手持无损伤镊夹闭颈内静脉近端,顺势拔出 ECMO 静脉插管。锁紧荷包并打结,若有活动性出血则行颈内静脉血管修补(应用 7-0 或 6-0 prolene 线)。

6)暂时阻断颈总动脉远心端后,剪开固定在动脉插管上的缝线,松开荷包阻断套圈,右手持无损伤镊夹闭颈总动脉近端,顺势拔出 ECMO 动脉插管。锁紧荷包并打结,若有活动性出血则行颈总动脉血管修补(应用 7-0 或 6-0 prolene 线)。

7)切口以生理盐水冲洗并止血,清除坏死组织后间断缝合肌层、皮下组织层及皮肤,络合碘再次消毒后加盖纱布并加压包扎。

(2)股动脉及股静脉拔管步骤:拔管前通过对患儿病情以及 ECMO 各项参数指标进行综合评判,确认是否已经可以结束 ECMO 治疗。

1)剪开皮肤、皮下组织及肌层间断缝线,暴露插管。

2)再次游离股静脉近、远端及股动脉近、远端,并在近、远端分别环套 10 号丝线并套橡胶管以备阻断之用。

3)停止 ECMO 转流。

4)暂时阻断股静脉远心端及各静脉回流分支血管后,剪开固定在静脉插管上缝线,松开荷包阻断套圈,左手持无损伤镊夹闭股静脉近端,顺势拔出 ECMO 静脉插管。锁紧荷包并打结,若有活动性出血则行股静脉血管修补(应用 7-0 或 6-0 prolene 线),开放股静脉远端阻断带及各分支静脉阻断带,恢复下肢静脉血液回流。

5)暂时阻断股动脉远心端及各动脉分支血管后,剪开固定在动脉插管上的缝线,松开荷包阻断套圈,左手持无损伤镊夹闭股动脉近端,右手顺势拔出 ECMO 动脉插管。锁紧荷包并打结,若有活动性出血则行股动脉血管修补(应用 7-0 或 6-0 prolene 线),开放股动脉远端阻断带及各分支阻断带,恢复下肢远端血液灌注。

6)切口以生理盐水冲洗并止血,清除坏死组织后间断缝合肌层、皮下组织层及皮肤,络合碘再次消毒后加盖纱布并加压包扎。

(3)正中插管拔管步骤:拔管前通过对患儿病情以及 ECMO 各项参数指标进行综合评判,确认是否已经可以结束 ECMO 治疗。

1）剪开无菌薄膜缝线暴露纵隔,悬吊心包暴露 ECMO 插管。

2）清除纵隔积液,温盐水冲洗伤口,暴露升主动脉及右心耳结构。

3）停止 ECMO 转流。

4）剪开固定在静脉插管上的缝线,松开荷包阻断套圈,顺势拔出 ECMO 静脉插管,锁紧荷包并打结,若有活动性出血则行右心耳缝合修补（应用 5-0 或 4-0 prolene 线）。

5）剪开固定在动脉插管上的缝线,松开荷包阻断套圈,顺势拔出 ECMO 动脉插管。锁紧荷包并打结,若有活动性出血则行升主动脉血管修补（应用 5-0 或 4-0 prolene 线）。

6）纵隔内以生理盐水冲洗并彻底止血,体重<20kg 的患儿可应用 0 号 PDS 可吸收线闭合胸骨,体重>20kg 的患儿应用钢丝闭合胸骨。清除坏死组织间断缝合肌层、皮下组织层及皮肤,络合碘再次消毒后加盖纱布并加压包扎。

（五）并发症及处理

1. 设备耗材相关并发症及处理

（1）氧合器故障:主要表现为无法承担必要的气体交换功能,导致无法为全身供氧及去除二氧化碳。常见故障原因有:氧合器内液体积聚、氧合器内血凝块形成,以及氧合器血液渗漏,这些因素会导致形成湿润的或含血凝块的纤维,进而使气体交换功能丧失。一旦确认氧合器故障,应在不中断 ECMO 流量的情况下及时更换氧合器。

（2）气体栓塞:气体进入 ECMO 管道。该并发症发生率虽然低,但经常是致命的。气体进入循环管道的现象可表现为仅在管道或感应囊中看到的可视微小气泡,也可出现大量气体完全影响静脉回流,甚至气体进入人体。气体可能从多个不同位置进入 ECMO 回路,最常见的途径是通过连接在管道接头处的三通接头;气体也可在进行输注药物、液体、输血和抽血等操作时因操作不当而进入管道。静脉端的气体比动脉端的气体容易处理;动脉端,特别是氧合器后的气体出现是 ECMO 中的紧急事件,需要暂时停止转流,排出气体。如果看到大量的气体,需要暂停 ECMO 辅助,立即钳夹动静脉管道,停止泵,开放桥通道。如果气体流向动脉插管,应立刻钳夹靠近患儿的动脉管道,防止气体流入患儿体内。如果气体已经进入患儿体内,应该采取进一步的保护措施,采取头低足高位,使气体尽可能地不进入大脑循环。

（3）插管问题:主要指由插管原因导致的流量不足。静脉插管的问题可能是静脉太细、插管太粗或患儿存在左上腔静脉而没有无名静脉而导致无法完成颈静脉插管。动脉插管的问题则有可能是由导管插入过深或误入锁骨下动脉等所致。因此,要选择正确的插管型号,操作时注意插管的深度以及插管结束后使用超声确定插管位置等,这些措施都能减少因插管问题进行重新置管的次数和造成的创伤。插管脱出是很罕见的并发症,重在预防,做好管道护理。一旦插管处发生出血,应当迅速评估并给予相应处理。

（4）管道破裂:这一机械并发症罕见。尽管如此,用于非泵管部位的聚氯乙烯管道仍有可能发生破裂,拔管疏忽、管路崩裂、管道连接处脱落等都可能导致致命性的血液丢失,因此定时进行管道检查十分重要。一旦发生管道破裂,应立即停泵,中止 ECMO 并钳夹破裂管道的两端,采取紧急措施实施机械通气、循环支持和其他对应处理,然后更换管道以重启 ECMO。

（5）供气装置故障:可导致供气异常,引起低氧或高碳酸血症。多数医院使用的是中心供氧设备,一旦发生故障会直接报警,因此不难发现。采用实时的血气检测装置或定时的血气检查能帮助发现供气故障导致的问题。

（6）泵故障：泵失灵的现象随着设备性能的提升越来越少见，但是由于泵安装不妥或者长时间转流磨损导致泵失灵的情况还是时有发生。滚轴泵失灵会停止转动但不会导致血液倒流，暂时可给予增加呼吸和循环支持力度的措施，然后处理泵的问题；如果是离心泵失灵，会引起血液倒流，此时要立即钳夹转流管道，采用呼吸机和强心药物支持患儿，然后更换离心泵头。

（7）热交换器故障：热交换器的故障可以很快导致严重的低体温，如果是交换器渗漏，还可以引起非灭菌水污染血液，导致血液稀释、溶血和感染等并发症。因此，一旦出现故障应尽快更换装置。

2. 机体相关并发症及处理

（1）出血：常见原因包括已经存在的凝血障碍、血小板和凝血因子的耗竭、全身肝素化，以及外科性出血等。促进凝血、药物治疗和外科止血是处理出血的3个最基本的方法。定期监测血小板数量并及时补充是必不可少的，同时还应该监测纤维蛋白原和抗凝血酶Ⅲ（AT Ⅲ）水平，特别是后者，其水平过低会降低肝素效能、ACT 缩短，导致肝素剂量上调，引起出血。

外科性出血常见于原发疾病的手术部位，插管切口等。小量的出血一般通过纠正凝血障碍及血小板减少症、轻微降低 ACT 范围、血管暴露后再给予全身抗凝、插管后使用局部止血物质（如凝胶泡沫凝血酶、纤维蛋白胶等），以及局部加压或单纯外科缝合来解决。若外科干预后仍有难以控制的出血，必要时可通过降低肝素剂量、纠正 INR、补充纤维蛋白原和 / 或血小板来处理。大量出血则通常需要再次手术探查，同时协同应用氨基己酸、胰蛋白酶抑制剂和重组激活因子Ⅶ等，若出血仍不能停止，必要时可停用肝素，终止 ECMO。

非外科切口的严重出血也很危险。血红蛋白急剧下降、心率增快、低血压或 V-A ECMO 模式中的 PaO_2 上升是提示急性出血的征象，应尽快确定出血部位，并进行对应的治疗。

（2）血栓形成：管道内出现血凝块是比较常见的机械并发症，即使采用完全正确的抗凝策略也不能完全避免血栓形成。血凝块最常见于静脉端、血液流速低的管道，尤其是在接头部位和感应囊底部。想要预防这些血栓的形成需要勤于观察，随时评价血栓形成的可能性并将其清除。一般不需要单独更换这些部件，若血凝块阻断了血流，需立即更换整套管道。若动脉端发现凝块，应当更换整个回路，避免发生栓塞。其他组件也可能被血凝块堵塞。合理地使用压力监测有助于评价这些形成的血凝块，预防它们完全堵塞组件。

（3）溶血：溶血也是 ECMO 的常见并发症，其发生率在 5%~12%。引起溶血常见的病因包括 ECMO 泵头内血栓形成、管路扭折、静脉引流负压过大、DIC 及组织相容性低产生的炎症反应等。一般通过肉眼观察血清和尿液的颜色即可判断是否发生溶血。轻度溶血发展缓慢，可无临床表现或仅为淡红色肉眼血尿。严重急性溶血时，患儿可出现急性黄疸、血尿、贫血，以及发生肾功能不全、DIC，甚至死亡。处理溶血的主要措施是针对原因，一般轻度机械性溶血，可通过适当降低泵速，减小负压来解决；严重溶血时，需更换 ECMO 管路、氧合器或离心泵头，同时碱化尿液、利尿，必要时可行血浆置换。

（4）神经系统并发症：在 ECMO 辅助的患儿中，新生儿颅内出血（intracranial hemorrhage of newborn，ICH）仍然是很严重的并发症，而且并不少见。常规来说，新出现的 ICH 或以前存在的出血扩大是停用 ECMO 辅助的指征。在 ECMO 辅助开始前，需要对所有患儿进行相关检查,排除那些已存在的严重 ICH。此外常见的神经系统并发症还有癫痫和脑梗死。和 V-A ECMO 模式相比,V-V ECMO 模式的神经系统并发症发生率较低。ECMO 期间连续的脑电图检查异常也是预测病死率和神经系统并发症的有效指标。

(5)肾脏并发症:急性肾衰竭(acute renal failure,ARF)最常见的原因为低血压导致的肾脏低灌注和严重败血症导致的系统性炎症反应。ARF 是 ECMO 患儿死亡的独立危险因素。ECMO 会引起全身炎症反应,造成弥漫性的内皮功能障碍和毛细血管渗漏综合征。肾脏功能不全可能是炎症反应的结果,是肾脏对非搏动性血流的反应;也可能是 ECMO 插管前病情不稳定的结果。为了缓解肾功能不全,通常给予利尿剂降低液体负荷,但效果不一。利尿无效的情况下,患儿就需要进行肾脏替代治疗。

(6)心脏并发症:体循环高血压是 ECMO 常见且严重的并发症,可能导致颅内出血的发生,因此要给予控制性降压的治疗。使用 V-A ECMO 模式的患儿多为严重心功能不全,最初的治疗措施主要是通过增加泵流量以维持全身循环,同时针对心脏疾病的原因给予治疗,如给予抗心律失常药物、正性肌力药物,以及纠正电解质紊乱。

心脏压塞常见于心脏术后的患儿,心脏超声能确定诊断。一旦出现,应该立即解除心脏压塞,如超声引导下放置心包内导管,如果心包引流持续较多,且患儿血流动力学紊乱,则需急诊开胸探查止血。

(7)胸内并发症:常见并发症包括气胸(张力性气胸)、血胸、血气胸等。张力性气胸和血胸可通过胸部 X 线片诊断。若出现虽然输血但血红蛋白持续下降的情况,或是胸腔出现高密度影,可能提示严重的血胸。可以进行胸腔穿刺明确诊断,并放置引流管引流出血液或者气体,减轻胸腔内高压。应用呼吸机的患儿还要注意调整呼吸机参数,减少呼吸机引起的并发症。

(8)感染:感染是 ECMO 比较常见的并发症,因为血液与人工制品表面接触,同时又使用了各种设备,且患儿基础疾病较重,各类伤口、插管等都会增加感染的风险。所以应常规给予抗生素治疗。如果已经发生感染,应该根据病原菌选择敏感抗生素进行治疗,避免出现败血症等严重并发症。一旦发生败血症,且已成为患儿治疗中的主要问题时,则应该换掉整个管路。

(六) 操作注意事项

1. 静脉分离　分离静脉时要特别小心,避免血管痉挛,此时电刀能量要控制在最低限度,以避免痉挛发生,一旦静脉血管痉挛,静脉插管将十分困难。同时要尽量减少对静脉血管的操作,以防止误损伤导致的出血或血管破裂。在颈内静脉的内侧远端常有一小静脉分支,若不影响操作可予以保留,若影响操作可给予结扎以避免出血。

2. 颈内静脉和颈总动脉分离　钝性分离颈内静脉和颈总动脉时,注意避免损伤迷走神经。颈总动脉在颈内静脉的后内侧,多数没有分支,可安全地分离其近端和远端。

3. 股动脉分离　分离时应小心辨别动脉血管。因股动脉远端有粗大的分支动脉及深部动脉走行,分离过程中要避免造成动脉损伤而出血。

4. 股静脉分离　股静脉远端有丰富的下肢静脉回流且均较粗大,应细心辨别。

5. 若动脉插管较粗影响下肢血液灌注,下肢末端出现低温且皮肤苍白情况,预示下肢供血受阻,此时需要穿刺下肢灌注针,并连接于 ECMO 动脉管路侧壁,提供下肢远端动脉供血,以避免远端肢端坏死的发生。

（七）相关知识

1. ECMO 的装备组成及工作原理　ECMO 是一种采用体外循环技术进行操作和管理的辅助治疗手段，临床上主要使用胸腔外插管的方式进行长时间的呼吸支持和 / 或心脏支持治疗。其主要设备如下。

（1）血泵：即驱动泵，替代循环系统动力部分的驱动装置，是 ECMO 系统的一个重要组成部分，可分为滚压泵与离心泵 2 大类。无论何种驱动泵，都必须在安全的压力范围内给患儿提供合适的流量［通常婴儿和儿童的流量为 75~150ml/(kg·min)］，以避免溶血。

（2）ECMO 管路和插管：ECMO 的管路是由不同尺寸内径的 PVC 管组成。按照患儿年龄的不同，管路尺寸也不相同。一般情况下，新生儿选用内径为 1/4 英寸（1 英寸 =2.54cm），儿童和成人选用 3/8 英寸。管路中最重要的部分就是表面涂层。不同种类的表面涂层既可以减少补体、血小板以及其他炎性介质的激活，也可以减少血栓的形成。按照种类可分为肝素涂层和非肝素涂层 2 大类，同时管路的长度也很重要，最适合的管路长度应当刚好够从泵到患儿的距离，且满足患儿运送过程的安全。

ECMO 插管是管路与人体连接的最后一段组件，其内径的大小直接影响进入体内的血流量。因此，为了确保进入人体的血流量充足，插管内径越粗越好。现阶段插管大小的选择根据美国亚特兰大儿童医院的使用方案进行选择（表 9-7-2）。

表 9-7-2　不同体重患儿的插管型号匹配表

患儿体重 /kg	静脉引流（右颈内静脉 / 头侧插管 / 股静脉）	静脉供血管 - 非双腔管（右颈内静脉 / 股静脉）	附加静脉引流管（如需要）
2.0~<3.0	12F 双腔	不适用	10F 头侧（动脉插管）
3.0~<6.5	14~15F 双腔	不适用	10~12F 头侧（动脉插管）
6.5~<12.0	18F 双腔	14F	14F 头侧（动脉插管）
12.0~<15.0	18F 双腔 + 附加引流	15F	15~17F 头侧或股静脉
15.0~<20.0	18F 双腔 + 附加引流 21F	15~17F	19F 头侧或股静脉
20.0~<30.0	21~23F 双腔	17~19F	19~21F 头侧或股静脉
30.0~<60.0	23~27F 双腔	17~19F	19~21F 头侧或股静脉
>60.0	27~29F 双腔	21F	23F 股静脉

（3）氧合器：氧合器是整个 ECMO 中最核心的装置之一，为气体交换装置，有排出二氧化碳、氧气交换与调节血液温度的功能。根据其制造材质可分为 2 大类：硅胶膜氧合器与中空纤维氧合器。

（4）变温水箱：又称"热交换器"，是保证 ECMO 整个管道内血液温度达到目标温度的一个装置，每个 ECMO 系统都有一个热交换器整合于氧合器中或置于氧合器后，用于补充血液在管路中流动时因为接触面积大而丢失的热量。

（5）各种安全与检测系统：包括压力监测器、流量测定装置、气泡探测器、血气和氧饱和度监测装置、ACT 监测器、空气 - 氧气混合调节器等。

综上所述，血泵为血液在 ECMO 系统中的不停转动提供能量支持；氧合器保证血液在最短的时间内，最高效地摄取氧气，排出二氧化碳；变温水箱保证进入人体的血液温度为最适温度；涂抹有特殊抗凝材料的管道使血液能在管道内长期流动而不发生凝血；各种监测装置为 ECMO 的顺利运行提供安全保障。ECMO 就是通过这一系列装置的"完美配合"，将体内的血液引出到体外，摄取氧气，排出二氧化碳并加热至正常体温后，重新输注给患儿，从而将人体全身的氧供和氧耗调整在一个比较稳定的状态，让心脏和肺得到充足的休息。

2. ECMO 常用的血管通路模式

（1）静脉 - 静脉模式（V-V 模式）：V-V 模式是将血液从静脉循环中引出并回到静脉循环，只提供呼吸支持，主要用于心功能良好而呼吸衰竭的患儿。这种模式一般是通过颈内静脉置入一根双腔导管至右心房，也可以在颈内静脉和股静脉两处插管。

（2）静脉 - 动脉模式（V-A 模式）：该模式是将血液从体循环静脉引出，经过氧合后再回输到体循环动脉。主要是通过颈总动脉、颈内静脉，以及股动脉、股静脉插管来实现。这种模式同时提供了呼吸支持和心肺支持，主要用于心肺功能都发生衰竭的患儿。

3. ECMO 过程中的抗凝管理

（1）ECMO 对凝血功能的影响：ECMO 使用的管路是人工生物材料，不具备血管内皮细胞分泌抗凝因子的功能，因此对凝血功能的影响偏向促凝血方向，其促凝机制主要与血液和异物界面作用，以及凝血和炎症交互作用相关。ECMO 转流过程中需要全身抗凝，抗凝过度易引起出血，抗凝不足易形成血栓，导致栓塞。凝血系统激活给机体带来的影响不只限于体外循环系统，同时会造成患儿本身凝血功能的紊乱，甚至发生 DIC。在本身就存在凝血功能紊乱的危重患儿中，凝血异常并发症的发生率更高。

（2）ECMO 的肝素管理：在 ECMO 辅助期间，为了减少凝血系统促凝活性、预防血栓形成及消耗性出血，必须给予外源性抗凝治疗。ECMO 抗凝措施中最广为接受的"金标准"是应用静脉持续微泵注射肝素抗凝。肝素具有抗凝效果确切、可控性好、半衰期较短、可被鱼精蛋白拮抗、便宜、易获取等优点。

根据体外生命支持组织（ELSO）的指南推荐，肝素具体使用方法如下：

1）ECMO 插管前根据患儿凝血情况给予肝素 50~100U/kg 的单剂负荷量剂量，静脉注射；5 分钟后查 ACT，ACT 达到目标值 200~250 秒即可进行插管操作。

2）ECMO 体外转流期间以 20~70U/（kg·h）的速度持续泵入肝素。以 ACT 控制在 180~220 秒，或活化部分凝血活酶时间（APTT）在正常值的 1.5~2.5 倍（60~80 秒）为目标范围进行调整。

需要注意的是，当患儿出血风险较大时，需适当降低 ACT 标准；而具有血栓倾向时，需相应提高抗凝标准。目前的临床经验是，有出血风险患儿及凝血功能 APTT>80 秒者，需减少肝素使用量，但原则上不停用肝素。

（3）ECMO 抗凝的监测：ECMO 转流过程中需要定期对凝血相关指标进行监测，以便及时调整肝素用量以及处理并发症。主要监测指标如下：

1）ACT：向全血中加入纤维蛋白激活物后计算凝血块形成时间，能全面反映从血小板黏附、聚集、释放到血液凝固全过程。ACT 检测快速、方便，且可床旁进行，是相关指南中推荐的抗凝监测经典指标。但 ACT 值与血浆肝素水平并非完全呈现线性相关，除了与肝素水平相关之外，还受血小板数量及功能、凝血因子浓度、纤维蛋白原浓度等多种因素影响。因此，在 ECMO 抗凝管理时，需要动态监测 ACT 并结合其他监测指标综合评判。

2）APTT：是检查内源性凝血因子的一种过筛试验。因肝素的主要作用途径是增强 AT Ⅲ灭活Ⅱa、Ⅹa、Ⅸa、Ⅺa 和Ⅻa 等凝血因子的活性，故 APTT 对评估肝素抗凝活性具有较高灵敏度，是监测肝素的首选指标。临床研究显示，新生儿、儿童及成人 APTT 指标与肝素水平的相关性均优于 ACT；且动态监测 APTT 比 ACT 能更好地反映体内抗凝情况。

3）抗Ⅹa 因子活性：肝素主要是通过直接或间接抑制血浆中Ⅹa 因子活性起抗凝作用，故检测抗Ⅹa 因子活性是评价肝素抗凝效果的定量指标。ECMO 状态下，一般保持抗Ⅹa 因子活性在 0.35~0.70U/ml 为目标。抗Ⅹa 因子活性监测最明显的优势是不受年龄因素影响，随着 ECMO 转流时间延长，若抗Ⅹa 因子水平进行性升高，则提示肝素蓄积和／或 AT Ⅲ消耗。该检测目前临床开展较少。

4）血栓弹力图（thromboelastography，TEG）：TEG 反映从血小板聚集、凝血、纤溶的整个动态过程，从而监测凝血过程的变化。TEG 可在床旁进行检测，且快速、简洁，实时反映患儿凝血过程全貌，包括血小板功能、红细胞聚集状态、红细胞脆性、血液凝固速度、血栓强度、纤溶系统活性等，有助于鉴别 ECMO 过程中出现的凝血因子浓度异常、血小板功能异常等。

4. ECMO 期间的机械通气　大多数患儿在 ECMO 治疗初始阶段及治疗期间，都需要给予不同程度的机械通气支持。ECMO 期间机械通气的目标主要有两方面：①给予低水平通气来维持患儿呼吸功能；②防止肺组织因治疗原因而进一步受到损害。由于此时患儿气体交换功能主要由 ECMO 承担，患儿肺处于休息状态，机械通气的治疗定位处于辅助性质，不需要用高参数设置进行通气。另外，由于受到 ECMO 体外血流量上限以及 ECMO 创伤性的限制，临床也会采用两者结合共同完成气体交换任务的策略，即在保持一定流量 ECMO 的情况下，用有限的机械通气来补充 ECMO 流量的不足部分，同时弥补 ECMO 在呼吸支持治疗上的一些不足。

（1）ECMO 期间的机械通气特点及方法：ECMO 期间的机械通气与平时 ICU 中的常规机械通气之间，在治疗目标及参数设定上存在较大差别。由于 ECMO 具备强大的体外气体交换功能，ECMO 上机后机械通气对患儿的呼吸支持作用地位上由"主要角色"转变为"次要角色"。尽管如此，大多数医院在 ECMO 治疗的同时仍然会提供一定程度的机械通气支持，尤其是对于呼吸衰竭的患儿。在具体实施方面，机械通气在不同疾病、不同阶段及不同场合承担的呼吸支持任务、治疗策略也有所区别。具体如下：

1）根据疾病选择：国际上将 ECMO 患儿的疾病大致分为呼吸、心血管和急诊复苏 3 类，第 1 类患儿的病理变化主要是呼吸功能障碍，绝大部分肺组织丧失了呼吸功能；因此，在 ECMO 支持后的早期处理策略是以保护肺和肺休息为主要目标。第 2、3 类患儿的病变源自心血管或同时有心肺衰竭，这类疾病的病理改变以心脏病变及循环障碍为主，而呼吸系统受累程度相对较轻，在 ECMO 支持及循环得到改善后，对机械通气的要求较低，产生严重肺损伤及气体交换不足等情况较少，在病情缓解后能较快撤离呼吸机。

2）根据 ECMO 模式选择：不同模式 ECMO 对机械通气支持策略的选择也会产生影响。在常用的 V-A 及 V-V 两种 ECMO 模式中，机械通气策略基本相同。V-A 模式下一般会选择让患儿的肺在可能的情况下有一定的血流通过，承担小部分气体交换工作。V-V 模式中，通常在保护性肺通气策略下需要同时进行机械通气，目的为将肺动脉的中等含氧混合血血流的氧分压在肺内得到进一步提升，让患儿获得足够的体循环氧输送。

（2）ECMO 期间的机械通气参数的选择与调整：无论 V-V 还是 V-A 模式，使用 ECMO 后呼吸机参数均应下调，ECMO 早期一般不主张进行肺复张操作。呼吸机一般选择常频通气模式，设置要求为低呼吸频率、吸气时间延长、低平台压（<25cmH₂O）、低吸入气氧浓度（FiO₂<30%）、提供呼气末正压通气（PEEP）。实际应用中，呼吸机可以使用持续指令通气（CMV）、SIMV、BiPAP、气道压力释放通气（APRV）等模式，病情稳定后可转为压力支持通气（PSV）模式或脱离呼吸机。常规 ECMO 期间的呼吸机相关参数设定目标见表 9-7-3。

表 9-7-3　儿童 ECMO 的呼吸机参数设置

呼吸机参数	参考值			注意要点
	心脏疾病	呼吸疾病	新生儿	
呼吸频率 /(次·min⁻¹)	5~15	5~15	12~20	—
潮气量 /(ml·kg⁻¹)	≤6	≤6	≤6	—
吸气峰压（PIP）/cmH₂O	<20	<25	15~22	—
呼气末正压（PEEP）/cmH₂O	5	5~15	5~8	过高会影响静脉回流
吸入气氧浓度（FiO₂）/%	≤40	30	≤30	可根据需要增加

ECMO 期间呼吸机参数需要根据血气分析结果进行调整。ECMO 早期患儿呼吸机参数应尽量降低，以满足肺保护的主要目标。遇到 ECMO 流量不能完全满足患儿的情况，除了增加 ECMO 静脉导管引流外，也可考虑用提高呼吸机参数来补足 ECMO 交换的剩余。

ECMO 的撤离过程（ECMO 流量降至 30%~50% 及以下）和停机后需要适度提高呼吸机参数，参数设定应视具体病情而定，一般以最低有效设置为度。ECMO 撤机当天一般需要给患儿中等或以上程度的机械通气支持（完全呼吸支持），之后在病情稳定后逐步下调。恢复期可给予辅助呼吸模式及更多自主呼吸，以利于肺组织及功能的恢复。

（3）ECMO 患儿的机械通气撤离：ECMO 撤离之后的机械通气撤离与一般 ICU 的呼吸机撤离方法相同。撤机指征：①原发病控制及好转；②自主呼吸增强及生命体征稳定；③在 SIMV 模式下通气频率<10 次 /min，或者在 CPAP 及低度 PSV 模式，呼吸机氧浓度<40% 的条件下，患儿没有呼吸代偿症状，且血气分析在正常范围；④患儿咳嗽有力，自主排痰功能良好，对气道吸引耐受性良好。

5. ECMO 期间的连续性肾脏替代治疗　ECMO 期间经常会遇到急性肾损伤（AKI）和液体超载（FO）的发生，从而导致内环境失衡。其中 AKI 的发生率甚至高达 70% 以上，50%~60% 的 ECMO 支持患儿需要联合使用连续性肾脏替代治疗（CRRT）。通过 CRRT，可以达到稳定血流动力学指标、协助管理液体平衡、减轻炎症反应、改善受损器官功能(特别是肝肾功能)、稳定内环境等目的。

(1)ECMO 时 CRRT 适应证:液体超载(FO):ECMO 支持过程中,约超过 40% 患儿发生液体负荷过重,即液体超载。FO 是 ECMO 支持患儿预后不良的独立危险因素。液体超载率计算公式为:(当日体重 − 入院当时体重) ÷ 入院当时体重 ×100%。液体超载率<10% 时可以通过使用利尿剂或限制液体输入等解决。液体超载率>10% 时经限制液体输入和利尿剂等效果不佳时,需要考虑进行 CRRT。液体超载率>20% 需及时联合 CRRT。

1)急性肾损伤(AKI):合并 AKI 患儿经利尿等措施不能改善时,主张早期联合 CRRT。AKI 定义为: 在 48 小时之内血肌酐(SCr)增加 ≥ 26.5μmol/L(≥ 0.3mg/dl);SCr 增加 ≥ 1.5 倍基线值;尿量<0.5ml/(kg·h)持续 6 小时以上,并排除尿路梗阻与液体不足等因素。

2)电解质紊乱:ECMO 期间出现危及生命的电解质紊乱,如高钠或低钠危象、高钾血症(>6.5mmol/L)等,常规治疗效果不佳时。

3)其他: 例如中毒或某些原发疾病需要 CRRT 等。

(2)ECMO 时 CRRT 模式选择:ECMO 支持下 CRRT 模式主要包括连续性静脉 - 静脉血液滤过(CVVH)、连续性静脉 - 静脉血液透析滤过(CVVHDF)、高容量血液滤过(HVHF)等。具体选择模式需根据 CRRT 达到的目标而定,合并 AKI 者适宜采用 CVVHDF 模式,脓毒症患儿 ECMO 支持时可以考虑采用 HVHF 模式。

(3)CRRT 与 ECMO 的连接方式

CRRT 独立运行:通过建立新的静脉通路运行 CRRT,一般适用于 CRRT 早于 ECMO 运行前,或 ECMO 循环不稳定等情况。优点是对超滤以及 ECMO 血流动力学影响较小。

1)滤器连接于 ECMO 血流通路:这种方法虽然操作简单、设置容易且需要的血容量少,但不能准确掌控超滤量,现已较少采用。

2)CRRT 设备与 ECMO 连接:临床常用的模式是 CRRT 从 ECMO 氧合器后引血,经滤器滤过后血液回到 ECMO 动力泵前,CRRT 入口端在氧合器后,而出口端在动力泵前并回到 ECMO 环路。也可以从 ECMO 氧合器后引血,经滤器滤过后血液回到 ECMO 氧合器前、动力泵后。如果动力泵后压力高于 200mmHg,超过 CRRT 滤器设计压力,可以将 CRRT 滤器进血与回血均连接于 ECMO 动力泵前。

(4)ECMO 时 CRRT 管理目标

1)需要 CRRT 的原因消失,如高钾血症、代谢性酸中毒等。

2)尿量>1.5ml/(kg·h)。

3)液体超载<10%。

4)器官功能改善。

(5)ECMO 时 CRRT 常见并发症

1)技术相关并发症:血管通路血流不畅、管路连接不良、空气栓塞、滤器功能障碍等。

2)临床并发症:出血、感染和脓毒症、生物相容性和过敏反应、电解质紊乱及酸碱平衡失调等。

三、体外膜氧合技术规范检查表

体外膜氧合(ECMO)技术规范操作核查、评估见表 9-7-4、表 9-7-5。

表 9-7-4　体外膜氧合（ECMO）技术规范操作核查表

项目	内容	是	部分	否
操作前准备	核对患儿信息，包括姓名、性别、年龄、主诉			
	患儿体位摆放得当			
	穿刺点选择并标记，必要时备皮			
	以穿刺点为中心 15~20cm 范围消毒 3 遍			
	选择合适的 ECMO 插管套件			
	选择合适的中心穿刺置管套件			
	镇静、镇痛			
	备抢救车			
操作过程	管路预冲			
	驱动泵启动			
	水箱启动，设置水温 37.5℃			
	空氧混合器连接气源和氧合器			
	根据选择置管的血管分别钝性分离该血管的远端、近端，局部荷包缝合			
	暂时阻断血管血流，插入血管插管			
	床旁超声定位插管放置深度			
	插管严格排气后连接 ECMO 端			
	彻底止血、消毒，缝合固定 ECMO 管路			
	观察患儿的反应，及时发现并发症			
	记录各项生命体征数值及 ECMO 参数			
	评估病情是否达到撤机标准			
	停 ECMO 流转			
	暂时阻断血管血流，拔除血管插管			
	彻底止血、消毒、缝合局部肌肉皮肤			
操作后处置	向患儿家属简要介绍情况，包括手术是否顺利、可能上机时间、上机后可能出现的并发症及预防措施等			
	清理物品，垃圾分类			
	给予人文关怀			

表 9-7-5　体外膜氧合（ECMO）技术规范操作评估表

项目	5分	4分	3分	2分	1分
操作过程流畅度					
操作检查熟练度					
人文关怀					

评分标准：

5分：管路预冲顺利、管路无气泡；分离血管流畅、出血量少；连接 ECMO 管道顺利，无血栓、出血等并发症；人文关怀到位，有术前交流、术中镇静镇痛合适。

4分：介于 5 分和 3 分之间。

3分：管路预冲尚顺利、管路无气泡；分离血管困难、有一定出血量；连接 ECMO 管道顺利，有血栓/出血等并发症；人文关怀不到位、术中镇静镇痛一般。

2分：介于 3 分和 1 分之间。

1分：操作过程不顺利，插管失败或 ECMO 转流失败。

四、常见操作错误及分析

1. 插管或者拔管过程暴力操作导致的血管破裂以及血管挛缩等。严重的可以发生心脏压塞、血气胸等并发症。

2. ECMO 管路没有固定于皮肤表面，在患儿变换体位、转运等时，由于外力拉拽可导致管路脱出。

3. 拔管时停顿导致静脉插管头端卡顿致使空气从侧孔进入导致空气栓塞；导致动脉端大量出血。处理：拔管时确认好结扎线等没有套在管道上，周围组织等无卡顿时再进行操作。

4. 插管成功后，未及时开放血管，血管阻断带导致远端肢体血液回流受阻或供血不足。

5. 置管过程以及后续所有血管通路和管路操作没有严格的无菌操作，导致切口感染，甚至引发全身性的感染。

6. ECMO 运转期间没有定时监测 ACT、定期复查凝血功能，从而没有保持一个稳定的体外循环抗凝状态，导致出血、溶血等相关并发症等。

五、目前常用训练方法及培训要点

1. 模型训练　目前 ECMO 训练常用训练模型有：ECMO 模拟器 ECMOTRAINER 和 ECMO 模拟真人，前者仅用于模拟置管，后者可以在置管、机器预冲、管道连接环节均展开动手操作。模型训练的优点：①配有动脉和静脉循环，可用于练习 V-A ECMO 和 V-V ECMO；②超声成像，可使用超声引导穿刺针插入血管；③自带自动泵，可模拟血液循环工作，可以调节血液流量和搏动率；④可连接真正的 ECMO 设备，血液流量由 ECMO 设备控制；⑤静脉内有流速测量连接头；⑥有四导联心电图的连接点。

2. 其他训练　可用活体动物模型（活体猪）来训练。

六、相关知识测试题

1. 关于 ECMO，以下说法**不正确**的是

A. ECMO 是一种采用体外循环技术进行操作和管理的体外生命支持（ECLS）

B. ECMO 能够在一定时间内,部分或全部替代患儿的心肺功能,使心肺得以充分休息,为进一步行药物或手术治疗、心肺功能的恢复,甚至心肺移植赢得宝贵的时间窗口

C. ECMO 的基本原理就是通过动静脉插管,将血液从体内引流到体外,经人工膜氧合后,再经泵将氧合血灌注入体内,维持机体各器官的供血和供氧

D. 根据 ECMO 建立的途径,可以分为动脉 - 静脉(A-V)和静脉 - 静脉(V-V)两种模式

E. V-V ECMO 用于呼吸支持,V-A ECMO 除了呼吸支持,同时能够提供心脏支持

2. 下列选项中,**不属于** ECMO 主要组成部件的是

A. 血泵　　　　　　　　　　B. 滤器

C. 氧合器　　　　　　　　　D. 变温水箱

E. 管路和插管

3. 相比于 V-A 模式,V-V 模式的 ECMO 更具优势,但 V-V 模式不能

A. 不进行动脉插管可避免动脉系统栓塞和肢体远端缺血的并发症

B. 不需要动脉结扎和修复

C. 保持了人体生理状态下的搏动灌注

D. 肺动脉通过氧合血,有降低肺动脉压的作用

E. 降低前负荷,增加后负荷,降低脉压

4. 临床常用的 ECMO 插管部位**不包括**

A. 颈总动脉 / 颈内静脉

B. 锁骨下动脉 / 锁骨下静脉

C. 股动脉 / 股静脉

D. 中心插管(升主动脉 / 右心耳)

E. 颈内静脉 / 股静脉

5. 下列情况,使用 ECMO 适应证**不包括**

A. 急性心肌炎导致心力衰竭、心源性休克等

B. 严重肺部感染导致呼吸衰竭、ARDS 等

C. 严重先天性心脏病导致心力衰竭

D. 机械通气 <7 天

E. 新生儿肺疾病

答案:1. D　2. B　3. E　4. B　5. D

(李卓颖)

第十章

儿童保健专业专科技能

第一节　儿童生长测评及营养评估技术

小儿生长测量
（视频）

一、概述

儿童体格生长是儿科学的基础,儿科临床各种疾病的诊断及治疗都涉及儿童的体格生长。受遗传与环境的影响,儿童体格生长存在个体差异。异常的体格生长可能是某些疾病最早呈现的临床症状。

儿童生长测评是通过一定的方法来测量与评价儿童体格生长。通常选择有代表性、易于测量、可用数值表示、为连续变量、呈正态分布或偏正态分布、便于统计分析的计量指标。常用的儿童体格生长测评指标包括身长、体重、头围、胸围。通过这些指标可客观、充分地了解儿童的生长情况,以便于早期发现生长偏离,也是生长发育相关疾病疗效评估的关键指标。

二、生长测评及营养评估操作规范流程

（一）适应证

需进行生长发育测量的儿童。

（二）禁忌证

没有绝对禁忌证。但是对于生命体征不平稳的儿童,不建议搬动体位进行测量。

（三）测量前准备

1. 人员的准备

(1)测量者需充分了解儿童生长发育的规律。

(2)测量者衣帽清洁,手清洁。

2. 物品(器械)的准备

(1)物品:盘式电子秤 1 个(3 岁以下用)、体重计 1 个(3 岁以上用)、测量床 1 个(3 岁以下用)、身高尺 1 个(3 岁以上用)

(2)每日测量之前质检

1)体重秤:每日测量前用砝码进行校准。

2）测量床：每日用前检查测量床是否平整光滑、与地面平行，刻度是否清晰，头板与脚板是否与床面垂直，脚板滑动是否顺畅。

3）身高尺是否垂直地面、刻度是否清晰、头板与身高尺是否相互垂直成90°。

3. 环境准备保持室内温度在25~30℃，清洁、明亮。

（四）操作步骤

1. 记录被测儿童姓名、性别、出生日期、测试日期、年龄；2岁以下早产儿者还需记录出生胎龄、出生体重、预产期、计算纠正胎龄/年龄。

2. **体重测量**　体重是最易获得、能反映和衡量儿童生长与营养状况的重要指标。为各器官、系统、体液的综合重量，其中骨骼、肌肉、内脏、体脂、体液为主要成分。常用于儿科临床中补液容积、药物剂量、能量需求等计算。因体脂与体液变化较大，体重在体格生长指标中最易波动，故体重是反映儿童生长与近期营养状况的重要指标。

宫内发育会影响新生儿的体重，出生后体重增长则与营养、疾病等因素密切相关。体重测量步骤如下：

（1）嘱患儿测量前排空大小便或嘱家长在测量前给患儿更换干净尿片；除去外衣、鞋帽，只留单层衣裤。

（2）将电子秤置零。

（3）小于3岁婴幼儿：让小儿平卧在测量床上，双手自然放在身体两侧；如室温较低，可连衣服一起称量，随后再称衣服重量，总重量减去衣服重量即为小儿体重。稳定后安静时读数，数据精确至0.01kg。

婴幼儿体重（kg）＝所测体重数值（kg）－衣物与尿片重量（kg）

（4）3岁以上儿童：小儿站于体重计踏板中央位置，双手自然下垂，不可动摇或触碰其他物体。稳定后读数，数据精确至0.1kg。

3. **身长/身高测量**　身长/身高为头、脊柱、下肢的总长度。仰卧位测量为身长，3岁以下儿童测量身长；立位测量为身高，>3岁儿童测量身高。同一儿童身长>身高，相差0.7~1.0cm。身长/身高的增长又称线性增长，直接反映身体非脂肪组织的增长，非脂肪组织的生长潜能受遗传决定。正常儿童若获得足够的营养、生长潜能应得到发挥，即身长线性增长的速度达到非脂肪组织的生长潜能水平。

身长/身高受遗传影响最大，若父母身长/身高较高，其子代身长/身高也较高；反之，很多矮身材的儿童，其父母辈或祖父母辈都有矮身材的家族史。此外，身长/身高还受内分泌激素、营养、疾病等多种因素综合影响。生长激素、甲状腺激素以及肾上腺皮质激素在儿童的生长发育过程中也起着非常重要的作用。例如：生长激素分泌过多可以导致巨人症，患儿身材巨大；生长激素缺乏可导致侏儒症。身长/身高测量具体步骤如下：

（1）测量前脱去小儿外衣、鞋袜、帽子，仅穿单层衣裤。

（2）头板推到上限。

（3）小于3岁婴幼儿：让小儿躺于测量床正中线位置。助手用双手扶住小儿头部，使其头部接触头板，双眼看上方，双耳在同一水平线，使其眼眶下缘和耳屏上缘在同一水平线，并与底板垂直；测量者位于小儿右侧，左手按压双膝使双下肢并拢互相接触，并贴近底板。右手轻移底板使其接触足底。头板和底板之间的距离就是小儿的身长。测量读数精确至0.1cm。注意读数时测量床两侧的刻度要一致。

（4）3 岁以上儿童：儿童站于立尺上，取立正姿势，足跟并拢，足尖分开约 60°，双眼平视前方，两侧耳屏上缘和眼眶下缘呈一条水平线并与立尺垂直，稍挺胸稍收腹，并使足跟、臀、两肩胛间、枕部四点同时接触立柱，检查者手扶头板从上轻轻下移，使头板与头顶靠近。

（5）读测量床 / 立柱上的读数，即为小儿身高。测量读数精确至 0.1cm。

4. 坐高 / 顶臀长测量　坐高 / 顶臀长与上部量意义相同，主要反映脊柱的生长情况。其测量与身长 / 身高体位一致，婴幼儿卧位测量顶臀长，年长儿立位测量坐高。坐高：身高或顶臀长：身长的是衡量个体身材比例匀称程度的指标。从出生时的 0.67 下降至 14 岁时的 0.53。

任何影响下肢生长的疾病，均可使坐高：身高或顶臀长：身长或的比例停留在幼年状态。如生长激素缺乏症、小于胎龄儿或全身疾病所致矮身材，一般为身材匀称型；而先天性甲状腺功能减退、软骨发育不全等疾病因影响下肢骨骼发育，坐高：身高或顶臀长：身长或比值较同龄儿增加，为非匀称型矮身材。

坐高 / 顶臀长测量步骤如下：

（1）测量前将小儿脱去外衣、帽子，仅穿单层衣裤。

（2）头板推到上限。

（3）3 岁以下婴幼儿：取卧位，助手扶小儿头部，使其头部接触头板，双眼看上方，双耳在同一水平线，使其眼眶下缘和耳屏上缘在同一水平线，并与底板垂直；测量者位于小儿右侧，左手从小儿膝下抬起双侧小腿，使髋关节、膝关节垂直成 90°，右手轻移动足板，使足板紧压臀部。

（4）3 岁以上儿童：坐于立尺坐板上，测量时骶部紧贴立板，足部适当垫高使髋关节膝关节垂直，双眼平视前方，两侧耳屏上缘和眼眶下缘呈一条水平线并与立尺垂直，稍挺胸稍收腹，使臀、两肩胛间、枕部三点同时接触立柱，检查者轻轻下移头板，使头板与头顶靠近。

（5）读立柱上的读数，即为小儿坐高。测量读数精确至 0.1cm。

（6）注意测量者的眼睛要与头板位置呈一条水平线，否则容易发生误差。

5. 头围测量　头围的增长与脑和颅骨的发育相关，在 2 岁以内测量最有意义。胎儿期脑发育位居全身各系统的领先地位，故出生时头相对较大，头围在 32~34cm。此外，头围大小常与身长 / 身高有关，生后第一年头围约为身长的 1/2+10cm；头围还与遗传相关，双亲头围大的婴儿头围通常也大。

婴儿期连续追踪测量头围要比一次测量更重要，若头围<$\bar{X}$–2SD 往往提示脑发育不良。头围增长过速提示脑积水。头围测量步骤如下：

（1）测量前将小儿脱去帽子，头发过多者将其拨开，左右对称。

（2）测量者位于小儿右方，用左手拇指固定软尺 "0" 刻度在头部一侧眉弓上缘。

（3）右手持软尺绕枕骨隆突最高处，再回到原点。

（4）测量时软尺紧贴头皮，读数精确至 0.1cm。

6. 上臂围测量　上臂围是肱骨中部绕臂 1 周的范围，是上臂骨骼、肌肉、皮下脂肪和皮肤的综合测量。上臂围测量是在没有条件测量身高、体重的地方，用于筛查 5 岁以下儿童营养状况的指标。

上臂围>13.5cm 提示营养良好，12.5~13.5cm 提示营养中等，<12.5cm 提示营养不良。

（1）测量前将小儿脱去左上肢衣袖。

（2）小儿可取坐位、立位、卧位，被测者暴露上肢，双手自然平放或下垂。取肩峰至鹰嘴连线的中点。用皮尺在该点水平轻轻绕上臂一周，轻轻接触皮肤进行测量。读数精确至0.1cm。

7. 小儿营养评价　小儿营养评价是指对小儿所摄取的营养素与其机体所需是否适合的评价。定期营养评价能及时发现小儿群体或个体存在的营养问题，以便调整膳食与治疗方案。小儿体格生长评价通常采用基于标准差（SD）或百分位数的等级评价，一般采用五等级或三等级评价。生长指标（体重、身高、头围）>$\bar{X}$+2SD 或者高于第97百分位数就提示营养过度，<$\bar{X}$-2SD 或第3百分位数提示体重低下、消瘦或营养不良（表10-1-1、表10-1-2）。

表 10-1-1　五等级评价界点值

评价	离差法	百分位数法
异常（上）	≥$\bar{X}$+2SD	≥第97百分位数
中上	$\bar{X}$+1SD~<$\bar{X}$+2SD	第75~第97百分位数
中	$\bar{X}$-1SD~<$\bar{X}$+1SD	第25~第75百分位数
中下	$\bar{X}$-2SD~<$\bar{X}$-1SD	第3~第25百分位数
异常（下）	<$\bar{X}$-2SD	<第3百分位数

表 10-1-2　三等级评价界点值

评价	离差法	百分位数法
异常（上）	≥$\bar{X}$+2SD	≥第97百分位数
中	$\bar{X}$-2SD~<$\bar{X}$+2SD	第3~<第97百分位数
异常（下）	<$\bar{X}$-2SD	<第3百分位数

小儿体重超过同性别、同身高正常儿童均值20%以上者，即可诊断为肥胖症，其中20%~29%为轻度肥胖，30%~39%为中度肥胖，40%~59%为重度肥胖，60%以上者为极度肥胖。

临床对于2岁以上儿童用体重指数（body mass index，BMI）来更精确地评估个体营养状况（表10-1-3）。

$$BMI(kg/m^2) = 体重(kg) / 身高(m)^2$$

表 10-1-3　BMI 与同年龄、同性别儿童比较

百分位数	定义
≥第95百分位数	肥胖
≥第85百分位数，<第95百分数位	超重
<第3百分位数	消瘦

（五）操作注意事项

1. 3 岁以下儿童体重测量时应尽量减少衣物，所得测量数据应减去衣物重量才等于体重。应避免儿童哭闹而影响读数。

2. 3 岁以上儿童测体重时应尽量不要碰触周围物体，以免影响读数。

3. 3 岁以下儿童身长测量的关键点是固定膝关节、固定头板。

4. 3 岁以上儿童测身高时注意测量者的眼睛要与头板位置呈一条水平线，否则易发生误差。

5. 头围测量时要注意，头发较多者需先把头发上下分开。

（六）相关知识

1. 儿童生长发育的特点

（1）同年龄、同性别的儿童群体中，每个儿童的生长水平、生长速度、体型特点都不完全相同。连续性观察可全面了解每个儿童的生长状况。

（2）婴儿期是儿童生长最快的时期，为第一个生长高峰，幼儿期后儿童生长速度逐渐减慢，学龄前与学龄期儿童生长平稳至青春期前的 1~2 年生长速度减慢；青春期儿童出现第二个生长高峰。

2. 儿童生长发育的评价

（1）体重：年龄别体重与近、远期营养状况均相关，是评价儿童营养与健康状况最常用的指标。BMI 是衡量人体不同胖瘦程度指标，也是临床上肥胖或者营养不良的衡量指标。体重增长过快常见于肥胖症、巨人症，体重低于同年龄、同性别小儿体重（$<\bar{X}-2SD$）者要考虑营养不良。

足月新生儿出生时体重约 3kg，最初几天有"生理性体重下降"现象，10 天左右可恢复到出生体重。出生后前半年平均每月增长 0.7kg，后半年平均每月增长 0.5kg，1 岁以后平均每年增加 2kg。临床可用以下公式粗略推算小儿体重：

$$1~6 月龄体重（kg）=3+0.7 \times 月龄$$

$$7~12 月龄体重（kg）=7+0.5 \times （月龄 -6）$$

$$1 岁以上体重（kg）=8+2.0 \times 年龄$$

（2）身长／身高：是主要反映人体骨骼生长（线性增长）的重要指标。异常的生长也可能是某些疾病的唯一临床表现，如身长 $<\bar{X}-2SD$ 者，应考虑生长激素缺乏症、甲状腺功能减退、营养不良等；而身长 $>\bar{X}+2SD$ 者，应考虑性早熟、肾上腺皮质增生症等。

新生儿身长约为 50cm。1 岁内，增长速度逐月减慢，共增加约 25cm，一般前 6 个月每月增长约 2.5cm，后 6 个月每月增长约 1.5cm。第 2 年全年增长约 10cm。2 岁后至青春期每年增长约 7cm。临床可用以下公式推算小儿身长：

$$1~6 月龄身长（cm）=50+2.5 \times 月龄$$

$$7~12 月龄身长（cm）=65+1.5 \times （月龄 -6）$$

$$2 岁以上身长／身高（cm）=85+7.0 \times （年龄 -2）$$

2~3 岁间，身高与身长之间的转换公式：

$$身长（cm）= 身高（cm）+0.7cm$$

（3）头围：出生时平均头围 34cm，前半年增长 8~10cm，后半年增长 2~4cm。6 个月时头围约 44cm，1 岁时约 46cm（同胸围），2 岁 48cm，5 岁时约 50cm，15 岁接近成人（54~58）cm。连续性检测头围的变化趋势比单个时间点测量头围的大小更有意义。若头围进行性增大,即便没有超过 $\bar{X}+2SD$,也是颅内疾病的预警指标;而头围超过 $\bar{X}+2SD$ 但并非进行性增大者,则不一定存在颅内病变。

(4)上臂围:当没有条件测量身高、体重时,上臂围测量是粗略评估营养的指标。但不是首选指标。

(5)生长测量评价要选择恰当的标准,建议选择根据 2005 年中国 9 市 0~7 岁儿童体格发育调查及 2005 年中国学生体质与健康调查数据制定的《中国 0~18 岁儿童青少年生长标准》或 2006 年的《世界卫生组织儿童生长发育标准》。

三、儿童生长测评及营养评估规范检查表

儿童生长测评及营养评估检查、评估见表 10-1-4、表 10-1-5。

表 10-1-4 儿童生长测评及营养评估规范检查表

项目	内容	是	部分	否
操作前准备	核对患儿信息:包括患儿姓名、性别、年龄、纠正胎龄			
	物品准备:体重秤置零,检查身高尺与头板是否垂直			
	测量前大小便,或换干净尿片			
	脱去外套、帽子、鞋子			
	测量者清洁双手			
操作过程	体重测量			
	3 岁以上站于踏板中央			
	3 岁以下躺于测量床中线			
	不能触碰周围物体			
	避免哭闹			
	3 岁以下读数时精确至 0.01kg			
	3 岁以上精确至 0.1kg			
	身长 / 身高测量			
	3 岁以下用测量床			
	头与顶板紧贴			
	双膝关节伸直			
	足板紧贴足底			
	双眼看上方,眼眶下缘与耳屏上缘在一条线上			
	3 岁以上用身高尺			
	双眼平视前方,眼眶下缘与耳屏上缘在一条线			
	足跟紧贴立柱,足间分开约 60°			
	臀部、肩胛、枕后紧贴立柱			

项目	内容	是	部分	否
操作过程	双手自然下垂,贴双腿			
	坐高/顶臀长测量			
	3岁以下用测量床测量顶臀长			
	双髋关节与膝关节垂直			
	臀部紧贴底板			
	3岁以上用坐高尺			
	臀部紧贴立柱			
	双小腿垂直,使膝关节成90°			
	脚部适当垫高			
	头围测量			
	头发多的要上下分开			
	沿眉弓上缘、枕骨隆突绕一圈			
	上臂围测量			
	脱去左上肢衣袖			
	双手自然平放或下垂			
	取肩峰至鹰嘴连线的中点			
	用皮尺在该点水平轻轻绕上臂一周			
	轻轻接触皮肤进行测量			
	读数精确至0.1cm			
	营养评估			
	会用身高、体重计算BMI			
	按照生长曲线图对身高、体重、身高别体重、BMI进行百分位数及标准差评估			
	对所评数据进行营养登记划分			
测量后	向家长交代测量结果			

表10-1-5　儿童生长测评及营养评估规范评估表

项目	5分	4分	3分	2分	1分
测量过程流畅度					
测量熟练度					
人文关怀					

评分标准:

5分:测量操作准确,读取数据准确;人文关怀到位。

4分:介于5分和3分之间。

3分:测量动作基本正确,熟练度一般;有一定的人文关怀。

2分:介于3分和1分之间。

1分:测量操作动作不准确,且不熟练;人文关怀不到位。

四、常见操作错误及分析

1. 体重测量　测量前体重秤未置零,导致读数完全不对;没有脱去外衣,导致所读体重数值大于实际体重;测量时身体接触周围物品,导致读数不准;测量时患儿有哭闹,导致读数不准确。

2. 身长/身高测量　测量时不脱鞋,导致读数高于实际身高;未解开头发,使得枕部未能与立柱接触,影响读数;未脱外套(带帽子)使肩胛间未能接触立柱,影响读数;量身长时双足未并拢、膝关节未伸直,影响读数;量身长时头部歪斜,影响读数。

3. 坐高/顶臀长测量　测量顶臀长时臀部离开测量床,底板未与臀部紧贴;量坐高时未垫高双脚,影响读数。

4. 头围测量　软尺没有沿着眉弓上缘/未经过枕骨隆突。使得测量值偏小。或者读数时未看清除刻度的位置,影响读数。

5. 上臂围测量　未测量肩峰至鹰嘴的中点;皮尺绕上臂太紧或太松,影响读数。

五、目前常用训练方法及培训要点

1. 模型训练　可用儿童形体模型来训练体重、身长/身高、坐高/顶臀长、头围、上臂围的测量操作流程及操作规范。优点是用相对真实的儿童模型进行训练,但不足是相对操作变化较少,适合流程和基本操作手法的训练。

2. 健康体检儿童训练　可在儿童保健门诊对健康体检儿童进行体重、身长/身高、坐高/顶臀长、头围、上臂围测量的实际操作练习,由带教老师指出存在的问题。

六、相关知识测试题

1. 关于小儿身高增长的规律,**错误**的是
   A. 身长在生后第 1 年增长最快
   B. 生后第 1 年平均年增长 25cm
   C. 生后第 2 年平均增长 10cm
   D. 生后第 3 年平均增长 4.0~7.5cm
   E. 青春期每年增长 10cm

2. 关于坐高的定义,正确的是
   A. 头顶到坐骨结节的长度　　　B. 头顶到臀部的长度
   C. 头顶到耻骨联合的长度　　　D. 头顶到尾椎的长度
   E. 头顶到脚底的长度

3. 关于小儿体重增长规律的描述,**错误**的是
   A. 一般足月新生儿出生时平均体重为 3kg
   B. 生后最初几天有"生理性体重下降"现象
   C. 生后 3 个月时,体重约为出生体重的 2 倍
   D. 体重增长越快说明该儿童越健康
   E. 体重增长缓慢的儿童要注意排除是否存在疾病影响

4. 身高测量时,下面部位中**不需要**接触立柱的是

    A. 足跟   B. 臀部

    C. 两肩胛间   D. 枕部

    E. 颈部

5. 关于体重测量,下列描述中,**错误**的是

    A. 3 岁以下婴儿用台式或盘式电子秤

    B. 测量前不需排空大小便

    C. 3 岁以上小儿用载重 100kg 的体重计

    D. 体重计在测量前进行校准或置零

    E. 如室温较低,可连衣服一起称量,随后再称衣服重量(体重 = 总重量 - 衣服重量)

答案:1. E   2. A   3. D   4. E   5. B

(戴红梅)

第二节   儿童视听保健技术

一、概述

人体的眼睛和耳是最重要的感觉器官,外界信息中 90% 以上是通过眼睛来感知并传达给大脑,而听觉的发展直接影响语言、认知水平和社会交往能力的发育。世界卫生组织(WHO)报告显示,2017 年我国近视人数高达 6 亿,青少年近视发病率居世界前列,且耳聋和语言障碍残疾发病率为各残疾之首。加强儿童视听保健可促进儿童身心健康发展,减轻社会负担。

儿童视听保健技术通过儿童视力、听力的筛查与评估,早期发现影响儿童听力损失和视觉发育异常及眼病,保护和促进儿童视听功能正常发展,减少儿童不可控眼病和言语残疾,保障儿童健康发展。视听保健技术除常规的眼、耳外观及视力、听力判断外,可通过眼底检查、视力筛查仪、听力筛查仪进行检测。尤其是对具有相应视听高危因素的人群,需要定期进行视听保健,早发现、早诊断、早干预,最大限度减少不可控眼病和听力损失。不同年龄阶段、不同高危因素的筛查选择和内容有差异,因此,儿童视听保健技术应由经过相关培训的专业人士承担,以便作出相对专业、准确的判断,及时发现异常,转诊至专业机构进一步明确诊断与治疗。

二、视听保健技术操作规范流程

(一) 适应证

1. 健康儿童   应当在新生儿期进行首次眼病和听力筛查,以后在 3、6、12 月龄和 2、3、4、5、6 岁,以及之后每年健康检查的同时进行阶段性视听保健。听力初筛时间为生后 2~5 天,未通过者于生后 42 天复查,3 月龄内明确诊断,6 月龄内开始干预治疗。

2. 早产儿、低出生体重儿、高危儿   须行眼底筛查出生体重 <2 000g 或孕周 <32 周的早产儿和低出生体重儿,应当在生后 4~6 周或矫正胎龄 32 周时进行眼底筛查。对患有严重疾病的早产儿,筛查范围可扩大。

3. 具有眼病高危因素的儿童   在 6 岁前健康检查的同时,进行阶段性眼病筛查和视力

检查。新生儿眼病的高危因素包括：①NICU 住院时间超过 7 天并有连续吸氧(高浓度)史；②临床上存在遗传性眼病家族史或怀疑有与眼病有关的综合征，如先天性白内障、先天性青光眼、视网膜母细胞瘤、先天性小眼球、眼球震颤等；③巨细胞病毒、风疹病毒、疱疹病毒、梅毒或毒浆体原虫(弓形体)等引起的宫内感染；④颅面形态畸形、大面积颜面血管瘤，或者患儿哭闹时眼球外凸；⑤出生难产、器械助产；⑥眼部持续流泪、有大量分泌物。

4. 具有听力损失高危因素的儿童　在 3 岁前每年至少随访 1 次听力。听力损失的高危因素包括以下 10 项。①有永久性听力损失家族史。②NICU 住院超过 5 天；或有下列情况之一则不计住院时间：ECMO 治疗、接触到耳毒性药物或利尿剂、需要换血的高胆红素血症。③存在宫内感染：巨细胞病毒感染、麻疹、梅毒、弓形虫等感染。④颅面畸形：可能涉及耳郭、耳道、耳前瘘管、颞骨的异常。⑤出生体重<1 500g 的早产儿。⑥出生后的细菌性脑膜炎患儿。⑦新生儿窒息：Apgar 评分 1 分钟 0~4 分或 5 分钟 0~6 分。⑧母孕期曾使用耳毒性药物或袢利尿剂，或滥用药物和酒精。⑨临床上存在或怀疑有听力障碍的综合征或遗传病。⑩早产儿呼吸窘迫综合征。

(二) 禁忌证

1. 无绝对禁忌证。但需依据受试者年龄、高危病史选择适宜的检查。

2. 早产儿首次眼底筛查时间在生后 4~6 周或矫正胎龄 32 周，过早筛查易出现漏诊。

(三) 阶段性视听保健内容

1. 健康儿童常规视听保健

(1)新生儿：出生时的眼外观、耳外观，生后 2~5 天耳声发射仪或自动脑干诱发电位仪筛查听力，满月时进行光照反应检查。

(2)3 月龄：眼外观、瞬目反射、红球试验；听力初筛未通过者 42 天内复筛，仍未通过者 3 月龄内转听力中心确诊，6 月龄内开始干预。

(3)6 月龄：眼外观、3 月龄未成功项目，视物行为观察、眼位检查；耳外观、听觉观察法，有条件者给予耳声发射仪、脑干诱发电位仪检查。

(4)1~3 岁：每半年进行一次视听保健。包括：眼外观、眼位检查，眼球运动检查、视物行为观察，有条件者用双目视力仪行屈光检查；耳外观、听觉观察法或听觉评估、耳声发射检查、脑干诱发电位检查。

(5)4~14 岁：每年 1 次保健，包括耳眼外观、视力检查、眼位检查、眼球运动检查。

2. 眼病高危儿的视保健

(1)早产儿(孕周<32 周)、低出生体重儿(出生体重<2 000g)、眼病高危儿等需眼底筛查，筛查时间为出生后 4~6 周或矫正胎龄 32 周，对患有严重疾病的早产儿，筛查范围可扩大。

(2)依据初筛的结果决定复查时间，如Ⅰ区无早产儿视网膜病变(ROP)、1 期或 2 期 ROP 每周复查 1 次；Ⅰ区退行性 ROP，可以 1~2 周检查 1 次；Ⅱ区 2 期或 3 期 ROP 病变，每周检查 1 次；Ⅱ区 1 期 ROP，1~2 周检查 1 次；Ⅱ区 1 期或无 ROP，或Ⅲ区 1 期、2 期 ROP，2~3 周随诊。如达到阈值病变，或者确诊阈值病变，或者为 1 型阈值前病变，应在 72 小时内进行治疗，治疗后一周复查，如病变未消退或发现有遗漏的地方，需再补充治疗。若检查中发现阈值前病变消退，则可隔周复查，直至确定病变消退，以后可隔 4~8 周复查。

(3)满足以下条件之一可终止筛查：①视网膜血管化，如鼻侧已达锯齿缘、颞侧距锯齿缘 1 个视神经乳头直径；②矫正胎龄达 45 周，无阈值前病变或阈值病变，视网膜血管已发育到

Ⅲ区;③ROP退行。

(4)6岁前健康检查的同时进行阶段性眼病筛查和视力检查,异常者直接转眼科进一步诊断。

3. 听力损失高危儿的听保健

(1)具有听力损失高危因素者,若病情稳定,可行自动听性脑干反应筛查,未通过者直接转诊到听力中心进行复筛。

(2)1月龄内再次住院的婴幼儿,当伴有迟发性听力损失(达到换血指征的黄疸,血培养阳性的败血症)可能时,出院前进行自动听性脑干反应复筛,未通过者直接转诊到听力中心进行诊断。

(3)初筛、复筛通过者,行阶段性听保健,包括耳外观、听觉观察法或便携式听觉评估仪筛查,有条件者使用耳声发射仪、脑干诱发电位仪筛查,异常者均转听力中心诊断。

(四) 操作前准备

1. 人员准备

(1)检查者需充分了解儿童基本信息、既往有无高危眼病和听力损失病史,合理选择筛查方案,接触患儿前洗手消毒。

(2)国际标准视力表:被检者保持正直姿势,头保持正位,不能前倾、后仰、歪头、眯眼看视标,用挡眼遮光板时勿对眼球施加压力,以免眼球受压而导致视物模糊。检查者要站在视力表不遮挡光线的一侧,指示棒尖要求以黑色为宜,指示视标时棒尖应在视标正下方1cm处,每一个视标的辨认时间不超过3秒。

(3)眼底筛查:受试者检查前2小时避免进食,取仰卧位,术前60分钟滴注扩瞳药物,每10分钟滴注1次,共6次。

(4)双目视力筛查仪:受试者可坐在椅子上或由家长抱坐,避免身体晃动,测试前眼睛可以稍微休息一下,闭眼几秒。操作者与测试者距离85cm±5cm。

(5)耳声发射

①婴儿应处于自然睡眠状态或哺乳后的安静状态,婴儿的饥饿、哭闹、躁动等均影响测试结果;②筛查时体位:可取平卧头侧位,检查耳朝上,也可以由家长抱在怀里进行测试;③耳道的准备:用专用消毒小棉签清洁耳道,认真清理耳道中的积液、羊水等,必要时用75%的酒精棉签清洁耳道,以消除耳道积液,避免造成传音障碍,从而降低假阳性率。

(6)便携式听觉筛查:若受试者为3月龄以下,于哺乳后浅睡眠状态,取平卧位检查;之后各年龄阶段均在患儿安静、清醒状态下检查。检查者位于受试者一侧,便于移动测听。

(7)自动听性脑干反应:受试者处于安静清醒或睡眠状态。

2. 物品(器械)的准备

(1)常规视保健:电源充足的聚光手电筒、直径5cm左右的红球、遮眼板、黑色指挥棒,视力检查设备为国际标准视力表或对数视力表灯箱,有条件者屈光检查设备可选双目视力筛查仪。

(2)眼底筛查:复方托比卡胺滴眼液、0.5%丙美卡因、开睑器、巩膜加压器、间接检眼镜、屈光度20~30D的透镜,有条件者配合广角数码儿童视网膜成像系统。

(3)听保健:耳声发射仪、便携式听觉筛查仪、自动听性脑干反应仪,每次筛查前先对仪器进行检查、校准,保证电量充足,确认仪器的精确性和可靠性。

3. 环境准备国际标准视力表要求室内明亮,各处亮度基本一致。双目视力筛查仪要求室内低亮度,关闭所有照明设备,拉好窗帘。便携式听觉筛查仪、耳声发射仪要求室内安静,噪声控制在45dB以下。其余检查保持室内温度适宜,清洁、明亮即可。

(五) 操作步骤

1. 眼外观 观察眼睑有无缺损、上睑下垂、闭合障碍、水肿,眼睫毛有无内翻。眼球是否突出或下陷。结膜有无黄疸、充血、苍白、出血点等,泪囊有无分泌物,有无持续溢泪。角膜是否透明呈圆形。确认瞳孔形状、大小是否正常。

2. 光照反应 检查者将手电灯快速移至婴儿眼前照亮瞳孔区,重复多次,双眼分别进行,婴儿若出现反射性闭目动作为正常。

3. 瞬目反射 受检者取顺光方向,检查者以手或大物体在受检者眼前快速移动,不接触到受检者,婴儿立刻出现反射性、防御性的眨眼动作为正常。该检查于3月龄以上进行,未能完成者,6月龄继续此项检查。

4. 红球试验 用直径5cm左右色彩鲜艳的红球在婴儿眼前20~33cm距离缓慢移动,可以重复检查2~3次。婴儿出现短暂寻找或追随注视红球的表现为正常。该检查于3月龄以上进行,未能完成者,6月龄继续此项检查。

5. 眼位检查(角膜映光加遮盖试验) 6月龄以上进行,将手电灯放至儿童眼正前方33cm处,吸引儿童注视光源;用遮眼板分别遮盖儿童的左、右眼,观察眼球有无水平或上下的移动。正常儿童双眼注视光源时,瞳孔中心各有一反光点,分别遮盖左右眼时没有明显的眼球移动。

6. 眼球运动 6月龄以上进行,自儿童正前方,分别向上、下、左、右慢速移动手电灯。正常儿童双眼注视光源时,双眼能够同时同方向平稳移动,反光点保持在双眼瞳孔中央。

7. 视物行为观察 6月龄以上进行,询问家长儿童在视物时是否有异常的行为表现,如不会与家人对视或对外界反应差、对前方障碍避让迟缓、暗处行走困难、视物明显歪头或距离近,以及畏光或眯眼、眼球震颤等。

8. 视力检查(国际标准视力表或对数视力表)

(1)被检者距视力表5m,视线与代表1.0的视标平行。

(2)检查时正直姿势,头正位,用遮光板将左眼轻轻遮上,先查右眼,后遮右眼查左眼。

(3)自上而下辨认视标,直到出现某一行不能辨认时为止,其前一行即可记录为被检者的视力。只有半数以上的视标可辨清,可用加减号表示。

(4)视力<0.1,让被检者逐渐走近视力表,直至辨清0.1为止,根据走近视力表的距离换算视力,如在距视力表4m处看清0.1视标,则视力为$4/5 \times 0.1 = 0.08$。

(5)对4岁视力≤0.6、5岁及以上视力≤0.8的视力低常儿童,或者双眼视力相差2行及以上的儿童,都应当在2周~1个月后复查1次。

9. 屈光检查(双面视力筛查仪)

(1)开机选择受试者年龄。

(2)让受试者坐好,或家长抱着坐好,便于根据屏幕提示调整测量前的距离(85cm±5cm)。

(3)让受试者注视闪烁绿灯中的红灯。

(4)保持仪器与受试者的眼睛高度一致。

(5)准确对焦时屏幕出现环形闪烁符号并保持该位置3秒,屏幕上会自动显示具体读数及结果判断。

(6)各种异常结果均需复查1~2次。

10. 眼底检查(间接检眼镜)

(1)检查前1小时用复方托比卡胺滴眼液扩瞳,10分钟1次,共6次。

(2)检查时用1滴0.5%丙美卡因先使眼球麻醉。

(3)用开睑器将眼睑分开,在间接检眼镜下观察,加用巩膜压迫器压迫眼球,观察其周边视网膜的情况。

(4)记录检查结果。

(5)整个检查过程最好在护理人员、新生儿科医师、眼科医师的共同协作下完成,尤其是极低出生体重儿,以及做过气管插管且病情尚不稳定者,应同时监测生命体征,以防止眼心反射所致心动过缓的发生。

11. 耳外观 观察耳郭的外形、大小、位置和对称性,有无外耳畸形、低耳垂、外伤瘢痕、红肿等,是否有结节,牵拉和触诊耳郭有无疼痛;外耳道皮肤是否正常,有无异常分泌物、外耳湿疹等。

12. 听觉行为观察法 给一个刺激声,在一定的时间锁相下观察幼儿是否出现听觉行为改变,以此评估幼儿听力状况的方法。不能用敲桌、拍掌、叩门等声音进行听力测试,因有震动感,影响检查结果(表10-2-1)。

表10-2-1 0~3岁儿童听觉观察法听力筛查阳性指标

年龄	听觉行为反应
6月龄	不会寻找声源
12月龄	对近旁的呼唤无反应 不能发单字词音
24月龄	不能按照成人的指令完成相关动作 不能模仿成人说话(不看口型)或说的话别人听不懂
36月龄	吐字不清或不会说话 总要求别人重复讲话 经常用手势表示主观愿望

13. 便携式听觉评估

(1)28~60日龄婴儿:受试者哺乳后浅睡状态,取平卧,操作人员在耳旁适当的距离用测听仪发声(先左后右,双侧测试),首选2kHz啭音作为测试音,通过扬声器给予85dB SPL的声音刺激,在给声0.5~1.0秒后观察被测试儿是否有眨眼、惊跳、拥抱等反射(有一种反射即可)。3次中有2次反应或5次中有3次反应,计为正常。

(2)4月龄~2岁婴幼儿:需要2人配合完成。主试者在受试者的正前方,观察受试者的听觉行为反应,同时利用玩具控制其注意力,测试者控制仪器。选择2kHz和4kHz的啭音或窄带噪声作为测试音,在幼儿注意力相对集中的情况下,及时通过扬声器给予65dB SPL的声音刺激,观察有无听觉行为反应。听觉行为反应主要表现为眼球向声源方向转动,寻找声源、表情变化(惊奇、哭、笑等)、动作变化、语言行为变化等。

(3)3~6岁:游戏测听法,如听声移物,在受试者面前放置一串算盘珠式的玩具,或一盘塑料小球,示意让被试者听到一点声音就拨动一个珠子或拣出一个小球,使用插入式耳机,分别测出受试者两耳 1kHz、2kHz、4kHz 的纯音听阈值。如果对 1kHz、2kHz 和 4kHz 的40dB HL 均能听到即通过测试。测试者操作仪器时注意回避被试者的视觉。

(4)儿童便携式听觉评估仪筛查阳性指标(表 10-2-2)。

表 10-2-2　0~6 岁儿童听觉评估仪听力筛查阳性指标

年龄	测试音强度	测试音频率(首选啭音,其次为窄带噪声、滤波复合音)	筛查阳性结果
0~3 月龄	85(dB SPL,声场)	首选 2kHz,其次为 1kHz、4kHz	无听觉反应
4~6 月龄	65(dB SPL,声场)	首选 2kHz,其次为 1kHz、4kHz	无听觉反应
7~12 月龄	65(dB SPL,声场)	1kHz、2kHz、4kHz	任一频率无听觉反应
12 月龄	60(dB SPL,声场)	1kHz、2kHz、4kHz	任一频率无听觉反应
24 月龄	55(dB SPL,声场)	1kHz、2kHz、4kHz(啭音)	任一频率无听觉反应
3~6 岁	45(dB SPL,耳机或声场)	1kHz、2kHz、4kHz(啭音)	任一频率无听觉反应

注:室内本底噪声≤45dB。SPL.声压级。

14. 耳声发射

(1)连接探头。

(2)检查电源,若电量图标显示降低至底部,请充电使用。

(3)根据耳道大小选择型号合适的耳模头,将耳模头放置到探头支架,推到底部。

(4)将探头插入被试者外耳道,轻轻将耳郭向后下方牵拉,使耳道变直,将探头紧密置于外耳道外 1/3 处,其尖端小孔要正对鼓膜,对提取耳声发射的信号,减少与排除外环境噪声。保证刺激声能到达鼓膜十分重要,是完成听力筛查的重要环节。

(5)进行测试,按向下键开机,按左键或右键,开始左耳或右耳的测试。

(6)探头自检,检查外耳道是否密闭,检查噪声是否符合要求。

(7)耳声发射显示信息"pass"为通过,"refer"为参考或不通过。

(8)打印报告。

15. 脑干诱发电位

(1)开机录入基本信息。

(2)处理皮肤:用磨砂膏清洁皮肤上的油脂,以减少阻抗。

(3)贴电极片在合适的位置上,理想电极片位置在前额发际线中央、脸颊或肩膀、颈背部,备选电极片位置在前额发际线中央、左耳乳突、右耳乳突。

(4)检查阻抗,一般<3kΩ 即可,最佳为<1kΩ。

(5)戴上耳机,开始测试。

(6)分析记录结果。

（六）操作注意事项

1. 国际标准视力表或对数视力表

（1）视力表悬挂在光线明亮处（如有人工照明更佳），避免阳光直射。

（2）视力表 1.0 行视标的高度与被检眼在同一高度。

（3）视力表必须有标准照明（200~500lx），各处的照亮应该基本一致。视力表灯箱内一般应装 2 支 20W 日光灯，必须同时照明。

（4）视标字迹清晰完整。

（5）由灯箱视力表的表面到被检者眼球表面的间距为 5m；如果室内长度不足 5m，可在视力表的表面前 2.5m 处竖一块反光镜，则视力表与平面镜、平面镜至被检者坐位这两段距离之和须为 5m，被检者坐在视力表下方进行检测。

（6）每个视标的辨认时间为 2~3 秒。

（7）非受检眼睛的遮盖要完全，但不要压迫眼球，以免导致视物模糊。

（8）受检者的姿势要端正，不能歪头用另一只眼睛偷看，不能眯眼。

（9）检查前不要揉眼睛，检查时不要眯眼或斜着看，检查者应随时注意监督。

（10）不宜在长时间用眼、剧烈运动后即刻检查视力，至少应该休息 10 分钟后进行。检查若在室内进行，受检者从室外进入室内后也应有 15 分钟以上适应时间。

2. 双目视力筛查仪

（1）环境要求较低亮度的柔和照明环境。

（2）受试者与检测者距离适当，根据屏幕提示调整距离为 85cm ± 5cm。

（3）仪器与受试者眼睛在同一水平线。

（4）无法捕捉视光信息时，可做以下调整：调整室内灯光明暗度，防止因为瞳孔过小，仪器无法捕捉；调整受试者的姿势和位置，以免受试者晃动；尝试利用仪器单眼模式进行测试；尝试让受试者带上红光眼镜进行测试；尝试适当提拉受试者眼皮进行测试；尝试让受试者适当休息一下再进行测试。若经以上尝试仍无法捕捉患儿视光信息，转专科行进一步视力检查，避免遗漏器质性病变。

（5）使用仪器时请将腕带挂在手上，防止仪器摔落。

（6）使用仪器后，请将仪器及时放回包装盒内。

（7）建议仪器充电充满后使用，剩下一格电量时需及时充电。

（8）及时导出仪器内数据，释放更多存储空间。

3. 眼底筛查

（1）筛查前 2 小时避免进食，防止反流误吸。

（2）检查时同时监测生命体征，以防止眼心反射所致心动过缓发生。

（3）为减少乳汁吸入并发，检查完成 0.5~2.0 小时后方可进食，其间应监测血糖以防低血糖发生。

（4）开睑器一人一用，重复使用的器材需高压灭菌消毒，避免交叉感染。

4. 耳声发射仪

（1）探头养护：探头放在阴凉干燥处，若要对不同新生儿进行筛查，探头的头部要用酒精棉球擦拭消毒；耳塞要一人一塞，检查后集中用清洁液清洁，擦干，消毒备用，定期检查探针是否堵塞，若堵塞则更换探针。

（2）对仪器所有用品,定期用紫外线照射消毒。

（3）对特殊感染的新生儿,应在确认相关化验结果（如梅毒感染）正常后再进行听力筛查。

（4）选择合适大小的耳塞,耳模头应完全密封外耳道口,达到不用手扶探头时,探头不掉落的状态,操作时动作轻柔,避免损伤外耳道。

（5）婴儿应处于睡眠或安静睡眠状态。

（6）根据仪器的使用频率,每半年或一年必须对仪器进行专业校验。

5. 脑干诱发电位仪

（1）整个试验在安静、电屏蔽的室内进行。

（2）受试者闭眼放松,避免肌电干扰,5 岁以内常需镇静。

（3）注意仪器的保养与维护、清洁,避免磕碰。

（4）结果判读:听性脑干反应（auditory brainstem response,ABR）仅反映外周的听力敏感度和脑干听觉通路的神经传导功能,不能代表真实的听力;严重皮层功能障碍的儿童可有正常的 ABR;不同年龄阶段有不同的反应阈值。

（七）相关知识

1. 视力　包含中心视力和周围视力,常说的视力检查是指中心视力,反映黄斑区的功能。

2. 视觉　是大脑接收信息后传递大脑后的复杂整合,良好的视觉是所有感觉输入（听觉、触觉、平衡觉、本体感觉等）的有效整合,这种整合的结果可以让人们理解自己和周围的空间。

3. 正视　眼在调节放松的前提下,平行光经屈光系统后,聚焦在视网膜上。

4. 屈光不正　在调节放松的前提下,平行光经屈光系统后,不能聚焦在视网膜上,包括近视、远视、散光。

5. 早产儿视网膜病变（retinopathy of prematurity,ROP）　发生部位分为 3 个区:Ⅰ区是以视神经乳头为中心,视神经乳头中心到黄斑中心凹距离的 2 倍为半径画圆的一个区域;Ⅱ区是以视神经乳头为中心,视神经乳头中心到鼻侧锯齿缘为半径画圆,除去Ⅰ区之后的环状区域;Ⅱ区以外剩余的部位为Ⅲ区。早期病变越靠近后极部（Ⅰ区）,进展的危险性越大。

6. ROP　病变严重程度分为 5 期。

（1）1 期:视网膜颞侧周边有血管区与周边无血管区之间出现一条白色平坦的细分界线,约发生在矫正胎龄 34 周。

（2）2 期:白色分界线进一步变宽且增高,形成高于视网膜表面的嵴形隆起,平均发生在矫正胎龄 35 周（32~40 周）。

（3）3 期:嵴形隆起愈加显著,并呈粉红色,说明新生血管不仅长入嵴内且发展到嵴上。此期伴纤维增殖,并进入玻璃体,平均发生在矫正胎龄 36 周（32~43 周）。

（4）4 期:部分视网膜脱离,又分为 A 与 B 两级。4A 为周边视网膜脱离未累及黄斑,4B 为视网膜脱离累及黄斑。视网膜脱离多属牵引性,但亦有渗出性,阈值前病变平均发生在矫正胎龄 36 周,阈值病变平均发生在矫正胎龄 37 周。

（5）5 期:视网膜全脱离,常呈漏斗型,可分为宽漏斗、窄漏斗、前宽后窄、前窄后宽四种。此期有广泛结缔组织增生和机化膜形成,导致 ROP,大约在出生后 10 周。

7. ROP 其他病变

(1)附加病变(plusdisease):后极部至少 2 个象限视网膜血管出现怒张、扭曲,严重的附加病变还包括前部虹膜血管高度充血或扩张、瞳孔扩大困难(瞳孔强直),玻璃体可有混浊。附加病变是 ROP 活动期指征,一旦出现常意味预后不良。书写格式:如Ⅱ区 2 期 ROP 合并附加病变,记录为"ROP Ⅱ区 2 期 plus(+)"。

(2)阈值病变(threshold ROP):ROP3 期,处于Ⅰ区或Ⅱ区,相邻病变连续至少占据 5 个时钟范围;或者病变虽不连续,但累计达 8 个时钟范围。此期是早期治疗的关键时期。

(3)阈值前病变(pre-threshold ROP):包括 2 种情况。分为"1 型阈值前病变"和"2 型阈值前病变"。"1 型阈值前病变"包括Ⅰ区伴有附加病变的任何一期病变、Ⅰ区不伴附加病变的 3 期病变、Ⅱ区伴附加病变的 2 期或 3 期病变;"2 型阈值前病变"包括Ⅰ区不伴附加病变的 1 期或 2 期病变,Ⅱ区不伴附加病变的 3 期病变。

(4)Rush 病变:ROP 局限于Ⅰ区,新生血管行径平直。Rush 病变发展迅速,医务人员一旦发现应提高警惕。

8. ROP 干预时机　确诊阈值病变或阈值前 1 型病变。

9. 听觉诱发电位(auditory evoked potential,AEP)　由听觉系统的刺激引发的中枢神经系统的生物电反应。

10. 听性脑干反应(ABR)　是由一系列声刺激诱发的短潜伏期客观生物电反应。

11. 自动听性脑干反应(automatic ABR)　使用 35dBNHL 的刺激声诱发 ABR,根据 V 波的存在与否自动判断筛查结果。

三、儿童视听保健技术规范检查表

儿童视听保健技术规范检查核查、评估见表 10-2-3、表 10-2-4。

表 10-2-3　儿童视听保健技术规范检查核查表

项目	内容	是	部分	否
操作前准备	核对患儿信息:包括患儿姓名、性别、年龄			
	物品准备是否齐全,仪器检查、校准			
	选择国际标准视力表,保持室内明亮,双目视力筛查仪低亮度,听力筛查室内安静			
	受检者准备			
	检测者清洁双手			
操作过程	眼外观及运动			
	眼外观,包括眼睑、眼球、结膜、角膜、瞳孔			
	光照反应,手电灯快速移至受检者眼前照亮瞳孔区,重复多次,双眼分别进行			
	瞬目反应,手或大物体在受检者眼前快速移动			
	红球试验,红球在婴儿眼前 20~33cm 距离缓慢移动			

项目		内容	是	部分	否
操作过程	眼位检查	手电灯放至受检者眼正前方 33cm 处,吸引儿童注视光源			
		用遮眼板分别遮盖儿童的左、右眼			
		观察眼球有无水平或上下的移动			
	眼球运动,自儿童正前方,分别向上、下、左、右慢速移动手电灯,观察眼球移动				
	视物行为观察,询问有无视物行为异常表现				
	国际标准视力表				
	受检者 5m 处自上而下辨认视标,直到不能辨认行				
	若视力<0.1,根据走近视力表辨清 0.1 的距离换算				
	双目视力筛查仪				
	开机调整测试距离与高度				
	准确对焦保持 3 秒				
	结果判断,异常者复查 1~2 次				
	眼底筛查				
	滴眼液扩瞳及麻醉眼球				
	分开眼睑,间接检眼镜下观察				
	记录检查结果				
	耳外观及听觉行为观察				
	耳郭的外形,皮肤有无异常,有无分泌物				
	刺激声后受检者的听觉行为改变				
	便携听觉评估仪				
	不同年龄阶段选择合适的测听仪声音				
	声音刺激后观察受试者反应				
	耳声发射仪				
	连接探头				
	选择合适大小耳模头并插入外耳道				
	开始测试				
	打印报告				
	脑干诱发电位仪				
	处理皮肤				
	贴电极片				
	检查阻抗				
	开始测试				
	打印结果				
检查后	向家长交代检查结果				

表 10-2-4 儿童视听保健技术规范检查评估表

项目	5分	4分	3分	2分	1分
检查过程流畅度					
检查熟练度					
人文关怀					

评分标准：

5分：检查操作准确，读取数据准确；人文关怀到位。

4分：介于5分和3分之间。

3分：检查动作基本正确，熟练度一般；有一定的人文关怀。

2分：介于3分和1分之间。

1分：检查动作不准确，且不熟练；人文关怀不到位。

四、常见操作错误

1. 国际标准视力表从视力表 5.0 行视标起开始辨认，根据辨认结果再往上或下一行检查。

2. 眼底筛查时间早于生后 4~6 周或胎龄 32 周，可能遗漏视网膜病变。

3. 听力损失高危因素者仅行耳声发射仪初筛，或脑干诱发电位筛查未通过者用耳声发射仪复筛。

4. 耳声发射仪的耳模头大小不合适，影响结果。

五、目前常用训练方法及培训要点

视听保健在针对不同年龄阶段、不同高危人群时，选择的项目不同，从事视听保健的医护人员必须经过相关的专业技术培训并取得相应的合格证书，省、市妇幼保健机构会开展相关培训。专业、有经验的眼科医师才能进行眼底筛查。

目前尚无模型或虚拟操作系统可供训练用。

六、相关知识测试题

1. 耳声发射产生的部位是，外中耳的状态是否会影响耳声发射

    A. 内毛细胞；是　　　　　　　B. 外毛细胞；否

    C. 内毛细胞；否　　　　　　　D. 外毛细胞；是

    E. 内皮细胞；否

2. 新生儿听力筛查中，初筛的时间段是（　　　　），如果初筛不通过，需要在（　　　　）内进行复筛。

    A. 48 小时到 5 天，42 天　　　B. 出生到出院前，42 天

    C. 48 小时到一个月，3 个月　　D. 出生到出院前，3 个月

    E. 48 小时到出院前，3 个月

3. ABR 阈值的判断是依据中，刚好出现的最小强度的波是

    A. Ⅰ波　　　　　　　　　　　B. Ⅱ波　　　　　　　　　　　C. Ⅲ波

    D. Ⅳ波　　　　　　　　　　　E. Ⅴ波

4. 国际标准视力表进行视力检查时的距离为

    A. 50.0m   B. 5.0m   C. 3.0m

    D. 2.5m   E. 6.0m

5. 以下不同出生体重的早产儿和低出生体重儿,应当在生后4~6周或纠正胎龄32周时由眼科医师进行首次眼底病变筛查的是

    A. <1 000g   B. <2 500g   C. <2 000g

    D. <1 500g   E. 不考虑出生体重

答案:1. B   2. A   3. D   4. B   5. C

(田 朗)

第三节　儿童常用发育行为评估技术

一、概述

与身高、体重等生长指标一样,儿童的适应、运动、语言、交往等各种能力都会随年龄增长而不断发育完善。多数儿童能力发展都能达到与其年龄相匹配的程度和水平,但也有部分儿童会表现出某种程度的发育行为差异或障碍。身高、体重可以用量具进行量化测量,心理量表则是用于测量个体心理行为状况的"准尺"。发育行为评估是一种测量技术,是应用心理量表进行测试取得儿童、青少年发育行为变化的数据,进而比较、鉴别和评估不同个体之间的差异,或同一个体在不同时间、条件或情景下的差异。儿童、青少年发育行为问题逐渐增多的现象备受关注,儿童保健科、发育行为儿科、心理科、精神科、神经科等在内的多专业纷纷开展儿童发育行为评估,使儿童、青少年的发育行为问题能更早得到诊断及干预,改善儿童及家庭生存质量。

发育行为评估实施过程不仅要遵循标准化原则,也要认识到不同测试工具的局限性,特别是在解释测验结果和进行推论时要十分谨慎。正如生化、影像等辅助检查结果可以作为临床诊断处置的参考依据,但医师也不能过度依赖于检查化验结果,需要有综合各项线索进行独立思考及判断的能力。每一项评估量表都有其使用要求和特点,实施者必须掌握量表评估的基本知识,如量表适用的人群范围、特殊的诊断目的等。因此,在开展量表评估之前,负责施测者及报告解读医师都必须熟练掌握儿童、青少年心理发展的基本规律和量表评估的基本知识,这样才能更科学地利用量表服务于临床诊疗。

二、发育行为评估操作规范流程

(一)适应证

需进行发育行为评估的儿童。

(二)禁忌证

1. 绝对禁忌证　无绝对禁忌证。

2. 相对禁忌证

(1)现场行为观察测试,生命体征不平稳或精神状态不佳或因疾病和/或治疗等因素可能导致现场发挥受限的儿童。

(2)由家长或教师问卷,但填写问卷人不够熟悉儿童真实情况。

（三）评估前准备

1. 人员的准备

(1)开始施测前,施测者应接受包括所用量表的理论基础、内容、具体操作方法和结果解释系统培训,以达到熟练施测的程度,并能较科学地分析、解释评估结果的目的。

(2)在正式施测前最好要求先做预测试,进行一致性检验,符合要求者才能正式成为合格的评估者。

2. 物品及环境的准备

(1)量表选择是否正确,直接影响评估的质量,需要选择适合评估对象及评估目的的评估量表。

(2)评估量表一般均为纸笔形式或计算机作答形式。直接对儿童进行评估时,可能需要借助一些辅助器材,如标准化工具箱,用以评估行为能力或特征性反应。

(3)评估场地一般在安静的房间内进行。

（四）操作步骤

儿童、青少年发育行为评估包含常规的病史采集、体格检查及心理测量手段。收集儿童、青少年的相关资料是一项技巧性很强的工作。收集儿童、青少年资料时,应注意询问问题发生的频度、强度及发生时的情境;应比对同年龄、同性别的儿童表现以判定行为是否异常;询问其他异常行为的数目与紊乱的过程和类型;询问儿童自身对问题的认识和态度,家长或抚养人对可能存在的问题所持态度及立场;了解有无功能损害,即社会活动受限的范围、对儿童心理发育干扰的程度,以及儿童行为对其他人的影响。接触资料者应恪守职业道德,保护患儿隐私。

1. 基本资料采集

(1)一般资料:包括儿童姓名、性别、出生日期、年级、双亲年龄、职业、文化程度、兄弟姐妹的年龄、学习或工作情况、病史提供者与儿童的关系、所提供病史的可靠性等。

(2)主诉及现病史:主诉是由家长或儿童本人主动提出的、亟待解决且最主要的问题。现病史包括症状表现(也包含对诊断有价值的阴性症状)、发病时间、病程、可能的病因或诱因及过去诊治情况等。

(3)生长发育史及家庭情况:包括患儿母亲妊娠期情况、儿童出生情况、喂养史、疾病史、发育情况(运动、语言、情绪、学习成绩及在校表现、兴趣爱好、性格特点及人际交往情况等)、家庭经济状况及居住条件、父母婚姻情况、家人的健康状况及人格特点、家族精神病病史,家族成员有无药物/酒精依赖、养育环境及态度等。

(4)儿童常规体格检查及神经系统检查。

(5)专项检查:直接观察,当面问诊时,一边与父母和/或儿童交谈,一边留意观察儿童所表现出的运动、语言、认知、情绪及社会行为等水平;个别交谈,医师选择恰当的话题,用适合儿童理解能力的方式与其进行交流,观察儿童反应及态度。

(6)辅助检查及化验:根据病情需要选择,如脑形态或功能学检查、遗传学检查、生化检查等。

2. 标准化测试 即通过一系列任务来了解儿童在某种能力上的表现,然后将这些结果与标准化量表中的参照标准进行比较。标准化测试可帮助临床医师了解被试儿童能力较对照组常模所处水平、发展的优势和不足、存在的问题或缺陷,进而帮助临床诊疗。测试数据可以为临床决策提供参考,但不能据此对儿童发展作出最终评价。此外,单项测试结果只能反映儿童某一方面在测试环境下呈现出来的能力,不能揭示儿童认知和行为发展的全部内涵。专业人员需要仔细分析受试对象、测试环境,以及评价目的等诸多因素,综合多维度获得的信息,客观评价标准化测试的可行性和有效性。

3. 访谈　识别症状是保障诊治质量的先决条件,而访谈是识别症状的重要手段。访谈是心理状态的临床评估、诊断过程,是以会谈的方式采集儿童信息的一种方式。医师需清楚地知道访谈的目的,包括识别就诊原因、明确有无功能损害及严重程度、识别造成问题的相关因素、制订个体化干预的建议、建立牢固的医教家治疗联盟等。既要以发展性的眼光看待儿童行为问题,也要详细了解儿童现状和成长历程中的既往经历。不仅关注儿童存在的问题和症状,还要关注儿童的长处、才能,帮助儿童及其家庭树立自尊并坚定干预信心。需要尽可能以多个渠道、不同形式采集儿童资料,以获得对儿童更为全面的了解。

(五) 操作注意事项

发育行为测试常采用多种不同形式:儿童自陈量表多用于人格测量,个体情感、兴趣及行为调查均属此类,是让儿童自己按照量表内容要求,提供关于自己的行为、心理,以及个人成长、家庭社会材料的报告,但其应用受到被试儿童年龄及认知水平限制,且受评者报告自己行为时常常会带有某些偏向。家长/教师用量表往往由家长或日常照护人代述,不依赖于儿童的测试合作,可以帮助医师更方便、快捷地了解儿童在家庭、学校等环境中所呈现的状态。但问卷填写人的观点、看法差异及对儿童情况的熟悉程度不同(例如,留守儿童就诊时往往由不熟悉儿童日常情况的父母陪同来院),均可导致所收集的病史资料具有较大不确定性。现场测试可使得评估者能够观察到较家长口述信息更为标准化的儿童能力表现,但测试环境、施测者测试技巧及熟练程度、施测者及被试儿童测试时的状态、儿童与施测者融洽度、文化背景差异等诸多因素都会影响现场测试的结果。医师应灵活应用不同测试工具,多维度收集儿童信息以增加判断的客观性,并对存在障碍的儿童及家庭后续接受干预的依从性有所预见。

1. 熟悉不同年龄阶段儿童的发育水平及其特征,是准确评估儿童的发育行为是否正常的先决条件。

2. 掌握与家长交谈的技巧,可以明显提高收集病史的准确性与可靠性。在与家长交谈中,首先需要消除家长的顾虑,取得其信任,明确家长或患儿自己要了解的主要问题,再针对问题展开询问,了解其对该问题的看法。收集病史时,要采用歧义更少的询问方式,避免家长受到情感因素的左右而出现错误理解及回答。若需了解儿童的在校表现,可考虑采用教师问卷的形式或约请教师面谈。

3. 了解检查儿童的技巧,常用的技巧包括交谈与观察。与儿童交谈获得的信息可以作为家长/教师问卷、现场测试结果的补充;某些情况下,父母或教师并不完全了解儿童内心真实感受及想法,与儿童直接进行交谈是获得真实信息的唯一途径。富有技巧性的交谈还能缓解儿童的不安情绪,增加后续观察的合作度及可行性。临床观察包括自然观察法和标准情境中观察法2种:自然观察法是指在日常生活环境中对受检儿童的行为进行观察,可较全面地了解儿童多维度的行为,但需要耗费较长的观察时间,并要求观察者有敏锐的洞悉力;标准情境中观察法是在特殊的试验环境下观察受检儿童对特定刺激的反应,该方法是预先精心设计的,按一定程序进行,每个受检儿童都接受同样的刺激内容,观察到的结果具有较高的可比性和更具有科学性。

4. 儿童发育行为的检测常运用投射技术来协助分析患儿的心理活动,游戏常常是与儿童沟通的良好手段。如沙盘游戏治疗中,医师根据图画或场景或造型来推测患儿的情绪、心理障碍及与家庭成员间关系的亲密度等。儿童倾注于玩耍时,可以表现出很多父母或教师未曾叙述的情况。但这类方法推测的儿童心理活动带有主观成分,对医师的个人经验依赖性较高。

5. 临床还可以从下几个方面观察儿童行为。

(1)对视观察:了解儿童有无游离眼神、对视回避,潜在的情绪心理活动等,判断是否存在孤独症谱系障碍的表现。

(2)诊间观察:观察儿童有无与场景不相符的行为表现,如多动、冲动、不合场景的突发行为、兴奋、违拗、无理取闹、攻击、刻板行为或语言等异常行为表现;有无动作笨拙、步态欠协调、手眼精细动作欠协调等运动障碍。

综上所述,不能脱离发育的规律及无视儿童的成长背景进行儿童行为问题评估。

(六) 相关知识

1. 测验工具选择注意事项

(1)进行心理测验前,应充分了解所选量表的性能与结构,是否与自己评价目的一致;如果该量表有常模,需了解该常模是否能代表将要测量对象所处的群体;如果该量表没有常模,需了解量表样本特征和评估对象的差异。

(2)如果有多个同类型量表可供选择,尽量选择信、效度齐全,性能较好的量表。

(3)了解量表的实施方法是否有特殊要求,如自评量表可能要求被测对象有一定阅读理解能力,他评量表则要求评估、评估者熟练掌握测评技术等。

(4)需要考虑到被测个体的实际情况可能会影响测试效果,例如对年龄较小儿童若一次测试时间太长,容易造成被试者疲劳,影响测试准确性。

2. 实施测验时注意事项

(1)正确的测试方法是保证测试结果准确的重要因素。经规范化操作培训的主试者亲自进行个别或团体测验并在测试过程中不断熟练测试技能,对测试结果进行质控。

(2)在正式开始测试前,主试者应当为被试者认真讲解指导语,使其了解测验目的,增加测试的配合程度。

(3)填写问卷式自评量表时,应首先填写受评者的一般背景资料及病种。

1)自评量表填写前通常有一简短指导语,说明评估主要目的、范围、时间界定、频度或程度标准及其他要求等。由受评者自己、家长或抚养人独立完成填表过程。如受评者对一些项目不理解,评估者可逐项念题,并以中性态度把项目意思告诉受评者。

2)他评量表实施中评估者最好应与受评者现场见面和晤谈,以保障资料来源的可靠性。纯问卷形式的测试,现场回收比派送问卷事后回收更为可靠。对于回收的量表,主试者应当进行快速浏览,重点检查有无漏答、多选及不清楚的问题,并进行核实补充。评估者再对照评分标准对所收集资料进行评分。

3. 量表结果换算及评估报告　量表各项目评分需要累加为因子分(或分量表分)和总分,这些原始分可根据要求转换成各种形式的标准分或百分数,或者对其进行加权处理。测试完毕后,需要将评估主要结果、结论及解释用文字或口头形式表达即报告。报告用语要精确明了,解释合理才有科学性。

4. 报告解读　各种临床心理测试为临床医师诊疗提供了有力的参考信息,科学地选择并合理地运用恰当的心理测验和量表,正确地解释和应用测评的结果,能够帮助我们更客观地了解和评价研究对象的行为发育、心理品质和特征。但临床医师切不可仅凭测试结果进行盲目诊断,在实施心理测试的过程中,需要深切理解并体会父母对儿童的担忧,仔细结合临床观察和病史,正确解读测试结果,并为家长提供进一步的评价和建议,或者及时进行转诊。应注意避免滥用心理测评方法和工具,错误地解释和应用测评结果,造成漏诊或过度诊断,给被测儿童及家庭带来困扰。

三、发育行为评估规范检查表

发育行为评估规范检查核查、评估见表 10-3-1、表 10-3-2。

表 10-3-1　发育行为评估规范检查核查表

项目	内容	是	部分	否
操作前 准备	人员准备			
	施测者已接受包括所实施测试的理论及操作系统培训,达到熟练施测的程度			
	施测者在正式施测前已先做预测试并进行过一致性检验			
	物品及环境的准备			
	器材准备:纸笔或计算机、标准化工具箱等			
	适宜的评估场地			
操作 过程	基本资料采集			
	一般资料采集			
	主诉及现病史采集			
	生长发育史及家庭情况			
	儿童常规体格检查及神经系统检查			
	专项检查:包括直接观察和 / 或个别交谈			
	辅助检查及化验			
	标准化测试			
	根据评估对象及目的选择适合的评估工具			
	能综合受试对象个体情况、测试状态、成长背景等诸多因素,客观评价标准化测试的有效性			
	访谈			
	清楚地知道访谈的目的			
	多个渠道、不同形式采集儿童资料,以获得对儿童更为全面的了解			
评估后	能较科学地分析解释评估结果			
	不仅关注儿童存在的问题和症状,还要关注儿童的长处、才能,帮助儿童及家庭树立自尊及坚定干预信心			
	能以发展性眼光看待儿童行为问题			

表 10-3-2　发育行为评估规范检查评估表

项目	5分	4分	3分	2分	1分
操作过程流畅度					
操作检查熟练度					
人文关怀					

评分标准：

5分：操作过程清晰流畅，检查熟练，严格遵照操作规范；人文关怀到位，有评估前沟通交流、评估中恰当的指导及评估后科学合理的结果解读。

4分：介于 5 分和 3 分之间。

3分：操作过程能整体完成，操作基本正确；人文关怀不足，但能有部分的评估前沟通交流、评估中指导，评估后能提供基本合理的结果解读。

2分：介于 3 分和 1 分之间。

1分：操作过程不熟练，评估时违反操作规范；无人文关怀，对测试结果无法进行合理解读。

四、常见操作错误及分析

实施及报告解读者必须非常熟悉所实施测验量表的性能、特征及局限性，综合分析和判断才能作出准确、可靠的解读。自评式心理量表一般采用客观评分方式，较少出现评分困难。他评式心理量表容易受到评估者主观影响，做好测验前评估者的技能培训是关键。只有通过了一致性评价程序并符合要求的评估者，才能参加正式的评估。应了解影响测验结果的误差来源及原因。

1. 评估者对测试条目的理解及标准的把握可能存在差异，进而导致评估结果不一致。清楚的指导语、不易引起歧义的条目内容及良好的主试技能培训是减少误差的关键。

2. 光环效应，即评估者受到被试者一个好的或坏的特征不适当的影响，从而影响对其他特征的判断；趋中误差，即评分时习惯于选择量表中段以避免产生极端分数，导致分数的分布范围偏窄，区分效果下降；有的评估者不愿意打否定分数，分数集中于一端而致宽大误差。

3. 测试环境、儿童接受测试时状态、家长问卷填表人是否熟悉儿童真实情况及其所处的立场等因素也会直接影响测试结果。

心理测验是帮助了解儿童心理特征的重要方法，应合理地选择并运用心理测验工具，正确地解读测评结果，不过度夸大或贬低测试的价值，避免给儿童及家庭带来不必要的困惑，是每位测试者及报告解读者应当谨记的。

五、目前常用训练方法及培训要点

发育行为评估涵盖众多评估量表及工具。针对不同评估工具，研发单位及妇幼保健系统均有常规开展培训班，进行理论讲解及实操培训。单项培训时间一般数天至半个月不等。结束后还需经过反复临床实践以达到熟练操作、合理解读的水平。

六、相关知识测试题

1. 关于儿童发育行为评估，下列说法**不恰当**的是

A. 发育行为评估是一种测量技术,应用心理量表进行测试从而取得儿童、青少年发育行为变化的数据

B. 只有精神科医师才能实施儿童发育行为评估

C. 发育行为评估实施过程不仅要遵循标准化原则,也要认识到不同测试工具的局限性,特别是在解释测验结果和进行推论时要十分谨慎

D. 实施者必须掌握量表评估的基本知识,如量表适用的人群范围、诊断目的等

E. 在开展量表评估之前,负责施测者及报告解读医师都必须熟练掌握儿童青少年心理发展的基本规律和量表评估的基本知识

2. 下列因素中,**不会**导致评估结果价值下降的是

A. 未根据儿童个体情况及评估目的选择恰当的评估工具

B. 测试实施者不熟练规范的操作流程

C. 使用标准化的测试工具

D. 测试环境不符合要求

E. 测试时儿童状态不佳或表格填写人不熟悉儿童日常情况

3. 下列选项中,较完整地描述了发育评估中所需采集资料的是

A. 一般资料,主诉及现病史

B. 生长发育史及家庭情况

C. 常规体检及神经系统检查结果

D. 专项检查、辅助检查及化验结果

E. 以上全部

4. 关于标准化测试,下列说法中**不正确**的是

A. 通过一系列任务来呈现儿童在某种能力上的表现,然后将这些结果与标准化量表中的参照标准进行比较

B. 标准化测试可帮助临床医师了解被试儿童能力较对照组常模所处水平、发展的优势和不足、存在的问题或缺陷,进而辅助临床干预方案制订

C. 测试数据可以为临床决策提供参考,但不能据此对儿童发展作出最终评价

D. 单项测试结果可以揭示儿童认知和行为发展的全部内涵

E. 需要仔细分析受试对象、测试环境,以及评价目的等诸多因素,综合多维度获得的信息,客观评价标准化测试的可行性和有效性

5. 关于测试工具的选择,下列说法**错误**的是

A. 进行心理测验前,应充分了解所选量表的性能与结构,确认其是否与评价目的一致

B. 如果该量表有常模,需了解该常模是否能代表将要测量对象所处的群体

C. 如果有多个同类型量表可供选择,尽量选择信、效度齐全,性能较好的量表

D. 了解量表的实施方法是否有特殊的要求

E. 无须考虑被测个体的实际情况可能会影响测试效果

答案:1. B　2. C　3. E　4. D　5. E

（罗雪梅）